全国高等中医药院校成人教育教材

方 剂 学

国家中医药管理局人事教育司委托修订

主编单位：广州中医药大学
主　　编：高汉森
副主编：李政木　贺又舜
编　　委：（以下按姓氏笔画为序）
　　　　　文乐兮　李政木　何奇宽
　　　　　周欣欣　贺又舜　施旭光
　　　　　高汉森　黎同明
主　　审：梁颂名　段富津
参　　审：云正华　连建伟　杨卓欣
　　　　　何国梁

湖南科学技术出版社

《全国高等中医药院校成人教育教材》编审小组

　　根据中医事业发展需要，为促进中医人才的培养，进一步提高全国中医院校函授教育的质量，1983 年，原卫生部中医司指定成都、湖南、湖北、江西、浙江、长春、辽宁、陕西、南京、黑龙江、河南等 11 所中医院校联合编写《全国高等中医院校函授教材》，并确定了教材编审组成员。1984 年元月，各参编单位在长沙举行了第一次编写会议，会议讨论了教材的编写原则和编写体例。会议一致认为，教材的编写要根据中医高等函授教育的目标，切实做到"体现中医特色，确保大专水平，突出函授特点"。为此，在内容分配上要和全日制大专教材相当；在编写过程中要坚持"一家编，多家审"的原则，广泛征求意见，力求重点明确，通俗易懂。为方便函授教学，教材统一设置了一些指导函授教学的栏目，如"自学指导"、"复习思考题"，考虑基层学员查阅文献有所不便，教材各章附有"参考文献摘录"，将与教学内容密切相关的经典著述附录在课文后，供学员借鉴，加深对课文理解。会议确定全套教材共设 19 门课程，按函授教学需要的先后顺序，于 1985 年陆续出版，1988 年 2 月出齐。尔后，根据中医临床的需要和函授师生的反映，经国家中医药管理局同意，决定在 19 门中医课程教材的基础上，增设 5 门西医课程教材，分别由北京、广州、南京、河南、湖南 5 所中医院校主编，并于 1988 年 4 月在长沙举行了编写会议，在坚持整套教材编写原则和体例风格的基础上，会议商讨了有关中医学习西医知识教材编写出版事宜。西医课程教材于 1990 年全部出版。

　　《全国高等中医院校函授教材》的出版对规范函授中医专业教学内容及人才知识结构起到十分重要的作用。因其有重点突出，内容丰富，编写形式适合在职中医人员业余学习等优点，多年来一直被多数中医院校选用。1995 年全国普通高等院校函授部、夜大学教材评估时，对这套教材的编写质量有较高的评价。

　　10 多年来，随着医药科学的发展，知识更新，医学模式转变和中医药教育改革的不断深入，教材内容也需要作相应的修订和完善。1999 年 12 月在成都召开的全国中医药成人教育学会理事会四届一次会议上，全体理事讨论了湖南科学技术出版社提出的《关于修订〈全国高等中医院校函授教材〉的报告》；2000 年 5 月，国家中医药管理局本着政府职能转变的原则要求，为充分发挥学会和中介组织作用，决定委托全国中医药成人教育学会高等教育研究会负责组织《全国高等中医院校函授教材》的修订和编写工作。同时，为适应中医药成人教育的需求，决定将教材更名为《全国高等中医药院校成人教育教材》。根据国家中医药管理局的决定，全国中医药成人教育学会高等教育研究会 2000 年 6 月在长沙举行了教材修订主编会议，成都、广州、南京、北京、山东、湖南、河南、辽宁、浙江、黑龙江、湖北、长春、陕西、江西等 14 所中医药院校的主编出席了会议。会议进一步明确了《全国高等中医药院校成人教育教材》是在 1983 年编写的《全国高等中医院校函授教材》基础上的修订和补充编写，要求这次修订编写在原函授教材的基础上保持基本架构不变，重在充实完善，要根据教学实践中发现的问题和新形势下成人教育的需要来修订编写。考虑到成人教育主要是培养基层实用型人才，编写教材要求做到"理论够用为度，便于自学，重在实用"。

修订新版的《全国高等中医药院校成人教育教材》由国家中医药管理局人事教育司（原科技教育司）委托组织编写（修订），实行主编负责制，坚持"一家编，多家审"的原则，强调质量第一。修订后的教材保留适应成人教育、方便业余学习的体例形式，同时结合中医药成人教育改革与发展的趋势，作了进一步改进和完善。为适应当前中医药事业的发展，在课程设置上新教材增设了《推拿学》、《医学心理学》、《药理学》、《预防医学》、《急诊医学》、《卫生法规》等 6 门课程。为了满足不同层次的教学需要，修订新版教材采用"一书两纲"的形式，即一本教材内容定位在本科教学水准，同时考虑专科教学需要，两本大纲分别指导本科、大专两个层次的教学。教学时数分配，本科部分在中医本科成人教育教学计划未发布以前，暂时参照全日制本科教学计划安排；专科部分按国家中医药管理局确定的成人高等专科教育中医学专业教学计划安排。

中医药成人教育是中医人才队伍建设的一个重要组成部分，尽管我们已取得了相当的成绩，积累了许多宝贵经验，前进的道路仍十分漫长，还有许多课题需要我们去探索，还有许多困难有待我们去克服。教材编写是教育事业的一项基础工作，直接关系到教学质量的提高，编好教材不仅需要作者们呕心沥血，更需要教学师生的关心和支持，诸如课程体系设置是否合理、教学内容详略是否恰当、大纲安排是否切合实际等等，都有待广大师生提出批评和建议，以便今后修订再版时更臻完善。

最后，我们要感谢参编院校的领导和各位主编，他们为教材的编写、修订作出了无私的贡献和积极的努力；感谢使用教材的院校领导和师生，他们一直关心教材的编写、修订，并提出了许多宝贵的建议。我们深信，有编者、读者和出版者的共同努力，《全国高等中医药院校成人教育教材》必将成为中医药园地中一朵绚丽的奇葩。

湖南科学技术出版社

　　《方剂学》是阐述治法，以及方剂的配伍、运用的一门学科，是中医学、中药学各类专业必修的课程。本教材遵循成人教育的特点，注重方剂学理论的独特性、系统性，又紧密结合临床实践，既便于掌握前人组方用药的精华，又能培养学生的创新能力。此外，根据本套教材长沙主编会议要求，本教材的内容定为本科水平，另附本科、专科两种教学大纲，供全国高等中医药院校成人教育教学使用。

　　全书分总论、各论两部分。

　　总论——重点阐述治法、组方原则，以及方剂的分类、剂型、煎服法等基础理论和基本知识。

　　各论——根据"以法统方"的原则，将方剂分为解表、泻下、和解、清热、温里等19章。各章选择既能体现各种治法，又有良好疗效的方剂列为正方，计180首；以其组成、功用与正方相似的方剂列为附方，计86首。每首正方下列组成、用法、功效、主治、方解、临床运用、附方、参考文献摘要、方歌、类方比较等项目。

　　组成：包括药名、制法、用量，均以原方为准。遇有属于国家保护类动（植）物不能入药的资源，将在方解项中予以说明。现代用量采用国家法定计量单位"克"（g），并以圆括号附上，以体现"重在实用"的原则。

　　用法：先写现代用法，对于汤剂，若无特殊用法，则均以"水煎服"表示；原方用法以圆括号附上；对于丸、散、片、丹、胶囊等中成药，其用法则用"克"（g）表示。

　　方解：其内容包括病因病机、立法、配伍三部分。对于配伍，既要分析单味药的作用，亦要阐明两味以上药物配伍的意义，还要探索原方作者拟方时的思路和遴选药物的意图，以启发学生的临床思维。

　　临床应用：其主要内容是运用要点、随证加减、使用注意等，以帮助学生掌握临床用方的原则性和灵活性。

　　附方：其内容为组成、功效、主治，并与相关正方予以"比较"。

　　本教材在每章前面设有"目的要求"，其内容是指出学习本章时需要熟悉、掌握或了解的方剂，使老师、学生有目的、有针对性地进行教与学。每章后面设有"自学指导"，对该章的重点、难点进行简要提示，并指出该章方剂的共性与个性，此外，还提供了复习思考题以帮助学员回顾、思考、理解本章的内容。

　　为了便于学员检阅自己的学习成绩，本教材在书后附有三套模拟试题，供学习自测之用。

　　承蒙黑龙江中医药大学段富津教授、浙江中医学院连建伟教授、长春中医学院云正华教授、深圳市中医院杨卓欣副主任医师、广州中医药大学梁颂名、何国梁教授等对本书初稿进行了详尽的审读，提出了许多中肯的意见，对保证本书编写质量起了重要的作用；广州中医药大学领导自始至终关心成人教育的教材建设，本校成教学院、中药学院和深圳市中医院等单位给予了大力支持和帮助，在此一并致谢。

　　殷切地希望各中医药院校师生及广大读者多提宝贵意见，以便本教材建设不断完善，成为一本适应于高等中医药院校成人教育的优秀教材。

高汉森

2002 年 5 月 12 日

目 录

总 论

各　论

总　论

第一章　方剂学概论

【目的要求】

1. 了解方剂、方剂学的定义。
2. 了解方剂学的性质及任务。
3. 熟悉方剂学发展史。
4. 了解方剂的分类。
5. 熟悉常用剂型的特点和应用。
6. 熟悉方剂的煎服法。

【自学时数】

2学时。

第一节　方剂学的性质与任务

一、方剂

(一) 方剂的定义

医师根据治法、组方原则而为病人开出的药单（处方）叫方剂。如桂枝汤、银翘散、天王补心丹等等。

方剂是由药物组成的，是在辨证审因，决定治法之后，选择适宜的药物，按着组方原则，酌定用量、用法，妥善配伍而成的。方剂的组成程序是非常严谨的，"方者法也，剂者齐也"即是此意。

具有医学价值的方剂，不但要根据一定的组方原则而组成，还应具有预期的疗效。所谓预期的疗效，是指服药后疗效出现的时间及强度。例如麻子仁丸（《伤寒论》），服用该药丸后8～10小时可出现便意及泻下软便；又如十枣汤（《伤寒论》），服用该药散后30～50分钟便可出现水泻。历代医药学家都很注重方剂的预期疗效，例如张仲景，他在创制桂枝汤（该方主治风寒表虚证）时曾云："温服令一时许，遍身絷絷微似有汗者益佳，不可令如水流漓，病必不除。"（《伤寒论》）　又如王肯堂，他在创制鸡鸣散（该方主治寒湿脚气）时曾云："服药至天明，大便当下黑粪水……至早饭痛住肿消。"（《证治准绳》）

（二）处方的书写

处方的结构有两部分，一是药物（包括剂量）；二是服用方法。

处方是医师根据治法、组方原则而为病人开出的一张药单，也是药剂人员按方配药的依据，因此，书写处方时应注意：

1．药名：药物名称应以《中华人民共和国药典》规定名称为标准，不宜用别名或商品名，更不能用同音字。有些药物如人参，它是各类人参的通用名，由于产地、加工的不同，其药名各有不同，因此，不能用"人参"这个笼统的药名作为临床处方用名。临床处方时宜写高丽参，或吉林参，或生晒参等等。其它如紫苏、贝母等亦有类似情况，宜准确、具体地表达，以免药剂人员配错药物。当然，对于不规范的处方，药剂人员亦有责任拒绝配药，并嘱咐持方人向医生反映，予以更正后，方可配药。

2．药量：药物用量不应超过《中华人民共和国药典》所规定的最大用量，如需超过"最大用量"时，应在该药的剂量旁边签上医师的姓名，以示开方医师对此剂量负责。若无医师签名，药剂人员有权拒绝配药。此外，汤剂饮片用量单位，应采用我国颁行的法定计量单位，固体以"克"（g）为单位；液体以毫升（mL）为单位。尽量不用"片"、"粒"、"杯"、"勺"等计量单位，原因是这些用量单位的本身是可大可小、模糊不清的，难于准确地配药。

医师书写处方时思想要集中，态度要认真，当治法、选药、配伍等各个重要细节都考虑完善后，再下笔书写，切莫书写时迟疑不决，或随便涂改，以免影响病人的信心。书写完毕后，尚需检查一遍，确保无误后，才可签名。

附：处方举例

1．汤剂

处　方　笺		
姓名　×××　　性别　×　　　年龄　×　　　日期　×××		
地址或电话		
℞　　　柴　胡10g	当　归10g	白　术10g
白　芍15g	茯　苓15g	炙甘草6g
香　附9g	大　枣5枚	生　姜4片
清水三碗，煎至0碗八分，分一次服，饭后服		
配药×剂　　　　　　　医师：×××　　代码：××××		

2．中成药

处 方 笺

姓名　×××　　性别　×　　年龄　×　　日期　×××

地址或电话

R　归脾丸　壹瓶
　　　　用法：每天 3 次，每次 10g，饭前服。
　　七叶神安片　壹盒
　　　　用法：每天 3 次，每次 2 片，饭前服。

配药×剂　　　　　　　医师：×××　代码：××××

二、方剂学

（一）方剂学的定义

方剂学是阐述和研究治法，以及方剂组成、配伍、运用的一门学科。是中医药各专业必修的基础课程。

对于医疗专业而言，方剂学与临床各科紧密相连，起着沟通基础与临床的桥梁作用。因此，本课程应该是在修完中医基本理论、中药学、中医诊断学之后才开设，使已修完的相关课程前后相接，融会贯通。

方剂学阐述和研究的对象是方剂对人体所发生的作用及其原理。例如：补中益气汤（《脾胃论》）甘温除热的原理；麦门冬汤（《金匮要略》）培土生金的原理，等等。"方剂治病原理"的阐述和研究，是方剂学得以发展的重要途径。

（二）方剂学的任务

方剂学的性质决定了方剂学的任务，它的任务是：

1．指导医师如何立法、选药、配伍。

2．指导医师如何运用方剂。

3．指导医药工作者如何开展方剂学研究（包括临床药理学研究），以进一步阐述方剂防治疾病的原理，或创制新方。

从以上三项任务的内容可以看出，方剂学对医学、药学肩负的重要使命是其他学科不能代替的。因此，只有通过方剂学的系统学习，掌握方剂的立法、配伍规律和临床运用，才能充分发挥中药的治疗作用。此外，由于人的体质以及疾病的种类不断发生变化，新的疾病不断出现，医药工作者必须利用各自的知识和智慧，对现有的方剂进行整理和提高，并创制新的方剂，方剂学才有新的生命。

第二节 方剂学的起源与发展

一、方剂学的奠基时期

方剂的起源可追溯到公元前的商朝。古人在长期的生活实践中，不断积累和创造了与疾病作斗争的经验，从单味药物的使用，逐步掌握数药配伍使用，从而形成了"方剂"。

在现存的医籍中，最早记载方剂的医书是《五十二病方》。该书记载了涉及内、外、妇、儿、五官等疾病的方剂共283首，但绝大部分方剂有药物而无方名，立法、配伍亦欠严谨，属方剂学萌芽阶段的早期方剂。据考证，该书当早于《黄帝内经》，由此可知，中医方剂学的知识体系由殷商开始至春秋战国之际已逐渐形成，并被应用于临床。

（一）《黄帝内经》奠定了方剂学的基础

《黄帝内经》不仅是中医基本理论的巨著，亦是方剂学基本理论的奠基者。该书对方剂学的贡献，主要是：

1. 总结出一套治则与治法：如"其在皮者，汗而发之。""其在下者，引而竭之。"（素问·阴阳应象大论）这是解表剂、泻下剂的立法依据。

2. 指出方剂的组方原则。《素问·至真要大论》曾云："主病之谓君，佐君之谓臣，应臣之谓使。"后世医家根据这种学说把组方原则定为君、臣、佐、使。直至今天，对于组方原则，仍以"君、臣、佐、使"为准则。

3. 创立了方剂的剂型：《黄帝内经》载方虽然只有13首，但已有汤、丸、散、丹、酒等各种剂型。

4. 首创方剂分类：《黄帝内经》根据药味多寡、药量大小、病势缓急，将方剂划分为大、小、缓、急、奇、偶、重七类。为后世方剂的分类开了先河。

以上贡献（特别是"组方原则"），为方剂学的形成奠定了理论基础。

（二）《伤寒杂病论》是方剂学发展的里程碑

东汉张仲景"勤求古训，博采众方"，著《伤寒杂病论》，总结东汉以前用药处方的临床经验，对方剂学的形成和发展作出了重要的贡献，主要是：

1. 把《黄帝内经》提出的组方原则付诸实践：组方原则是方剂学的基本理论，而把这种理论恰当地运用于选药、配伍，是从张仲景始。《伤寒杂病论》载方314首，对于这些方剂，张仲景虽未指出其君臣佐使，但立法准确，选药精当，给后世组方示以准绳。

2. 创立了"辨证立法，以法组方"的组方方法和思路：例如："霍乱……热多欲饮水者，五苓散主之，寒多不用水者，理中丸主之。"（《伤寒论》）这种"热多"、"寒多"的鉴别就是辨证。张仲景对于"热多"、"寒多"证虽未指出其立法，但从其处方五苓散、理中丸的选药、配伍已可看出其立法了。又如："伤寒表不解，心下有水气……小青龙汤主之。"（《伤寒论》），这条条文亦说明，张仲景的组方思路是先辨证（辨其病机为"伤寒表不解，心下有水气"），然后才立法、选药，组成小青龙汤。总观张仲景原著《伤寒论》、《金匮要略》的原文，可以看出，他的每条条文的文字排列，几乎都是先写症状、病名或病因病机，然后才写方名，这种理、法、方、药贯串一体的组方方法，直至今天仍为临床医师所采用。

3．发展了方剂学配伍学说：张仲景在组方时，十分注重药物之配伍，诸如附子配干姜以回阳救逆（四逆汤）、大黄配附子以温里通便（大黄附子汤）、干姜配黄连以辛开苦降（半夏泻心汤）、桂枝配白芍以调和营卫（桂枝汤）、柴胡配黄芩以和解少阳（小柴胡汤），都恰到好处。这样的选药配伍，由于明显地增强或扩大了药效，使人们知道，"方剂"不是药物简单的、随意的堆集。

基于以上几点原因，《伤寒杂病论》被誉为"方书之祖"。

可以说，到了东汉末年，由于《黄帝内经》、《伤寒杂病论》的出现，方剂学已成为有理论、有实践的一门学科了。

二、方剂学的发展时期

东汉以后，方剂学发展史上的特点是出现了方剂学方面的专著（即"方书"），创立了很多"治法"。东晋葛洪收集了民间有效、简廉的单方、验方，编成《肘后备急方》，便于临证急用。唐代孙思邈集唐以前医药文献，编撰《备急千金要方》与《千金翼方》，载方分别为5300余首与2000余首。其后，王焘著《外台秘要》，载方6000余首，保存了《深师》、《集验》、《小品方》等众多方书的部分内容，是研究唐朝以前方剂的重要文献。

入宋以后，方书专著更多，最著名的有《太平圣惠方》和《太平惠民和剂局方》（简称《局方》），这两部方剂专著都是由国家召令名医所编，其中《局方》被称为我国历史上第一部由政府颁行的"药典"。该书的许多方剂至今仍在临床中被广泛应用。继《太平圣惠方》之后，《圣济总录》（宋•太医院编）、《普济本事方》（许叔微）、《济生方》（严用和）、《世医得效方》（危亦林）、《小儿药证直诀》（钱乙）、《三因极一病证方论》（陈言）、《妇人大全良方》（陈自明）等著作，都是实践经验的结晶，使方剂学的内容不断充实、完善，成为一门有专著的学科。

金元时期，出现了刘、张、李、朱四大医家，刘完素善治火热病证，著《宣明论方》；张从正擅长攻下，著《儒门事亲》；李东垣专于补土，著《脾胃论》、《内外伤辨惑论》；朱丹溪主张滋阴，著《丹溪心法》。这些不同流派的学术争鸣，创立了很多治法及其代表方，诸如"甘温除热"之补中益气汤、"壮水之主，以制阳光"之六味地黄丸、"滋阴降火"之大补阴丸等等，大大丰富了方剂学的治法。清朝，温病学派崛起。叶天士著《温热论》，吴鞠通著《温病条辨》，王孟英著《温热经纬》，又创立了许多治疗温病的治法及方剂（详见本书第二章第四节）。

可以说，到了清朝，方剂学所包含的治法及其代表方剂，对于伤寒、温病以及内、外、妇、儿等各科疾病的治疗，在治法和组方方面，已具备了良好的完整的基础学科的作用。

三、方剂学的理论提高阶段

自明末始，方剂由博返约，医家开始研究制方之理，方剂学逐渐进入理论提高阶段。

本来，在"方论"方面，金•成无己的《伤寒明理论•药方论》首先依据组方原则，剖析了•《伤寒杂病论》部分方剂的配伍原理，开创了后世方论之先河。但只涉及20首方剂，涉及面较狭，内容亦简单。直至明末，吴鹤皋著《医方考》，对前人所制，有代表性的方剂进行较为详细的阐述。入清，汪昂著《医方集解》，进一步从证候、药性、治法阐其组方大义。

同年代吴仪洛的《成方切用》、费伯雄的《医方论》、吴谦的《删补名医方论》、王晋三的《绛雪园古方选注》等都十分注重阐述方剂的治法、选药、配伍，以及用方之宜忌，对方剂学理论的提高，作出了卓越的贡献。特别是 1960 年卫生部召集部分名医、教授编写的供全国中医院校和西学中培训班教学使用的试用教材《中医方剂学讲义》（习惯称一版教材），以法统方，说理清晰，既尊重传统，撷其精华，又古为今用，发挥今见，使方剂学面目焕然一新，它的理论性、实践性和科学性，比之过去任何一本方书都强，使方剂学成为一门具有完整理论体系，既能指导医师临床，又适用于培养高级中医药人才的学科。

值得一提的是，近半个多世纪以来，由于生物科学、医药科学的发展，中西医药工作者的团结合作，用实验病理生理学技术与动物实验模型进行"复方"研究，使方剂的研究与应用，有了极大的发展与提高。方剂学的宏观论与现代医学的微观论互相融会贯通，从而形成了具有新内容的现代方剂学。

可以说，由于历代医药工作者的共同努力，时至今日，方剂学不仅积累了大量的对防治疾病行之有效的方剂，并且已经形成了一套能够指导临床实践，创制新方的独特的理论体系。

第三节　方剂的分类

方剂的分类，历代不一。有以病证分类，有以组成分类，有以脏腑分类，有以治法分类。这些分类，各有取义，但以治法分类较为科学，而且实用。

一、按病证分类

按病证分类方剂的文献首推《五十二病方》。该书记载了 52 类疾病，涉及内、外、妇、儿、五官等科目，医方共 283 首。汉代《伤寒杂病论》、唐代《外台秘要》、宋代《太平圣惠方》、清代《张氏医通》等，都是按病证分类方剂的代表作。这种分类，便于临床以病索方。

二、按组成分类

这种分类法最早见于《黄帝内经》。它是按"组成"药物之多寡、用量之轻重、病势之缓急、病体之强弱作为分类依据，将方剂分为大、小、缓、急、奇、偶、重七类。金代成无己在《伤寒明理药方论·序》中根据《黄帝内经》所说，总结为："制方之用，大、小、缓、急、奇、偶、复七方是也。"明确提出"七方"这一名称。所谓"大方"，是指药味多（一般是指 13 味以上）或用量大，用治邪盛的重剂；"小方"是指药味少（一般是指 3 味以内）或用量小，用治病浅邪微的轻剂；"缓方"是指药性和缓，用治病势缓慢的方剂；"急方"是指药性峻猛，用治病势急重，急需取效的方剂；"奇方"、"偶方"分别指单数或双数药味组成的方剂；"复方"（即《黄帝内经》的"重方"）是指两方或数方组合的方剂。"七方"分类由于没有很大的实质性意义，现已不用。

三、按治法分类

这种分类始于北齐徐之才《药对》。该书原是对中药进行分类的，他根据中药的功用，归纳为宣、通、补、泄、轻、重、滑、涩、燥、湿十种。其后成无己《伤寒明理药方论》将其称为"十剂"，并用于方剂的分类。即"宣可去壅，通可去滞，补可去弱，泄可去闭，轻可去实，重可去怯，滑可去著，涩可去脱，燥可去湿，湿可去枯"。明朝张景岳著《景岳全书·新方八阵》又把前代医家分类法演变为补、和、攻、散、寒、热、固、因八阵，但"八阵"不能概括一切方剂分类，故在其书后又附有妇人规、小儿则等四门方剂。到了清朝，汪昂著《医方集解》，开创了新的分类方法，分为补养、发表、涌吐、攻里、表里、和解、理气、理血、祛风、祛寒、利湿、消导等共22剂。这种按治法（或功效）分类的方法，概念比较明确，并能概括众多方剂的功效，切合临床与教学的实际需要。所以，后来的《成方切用》、《成方便读》，直到今天及全国高等中医院校采用的教材《方剂学》（包括本教材）都是遵循"以法统方"的原则，将所辑之方剂分为解表、泻下、和解、温里、补益、理气、理血诸章节。

目前，最常用的方剂分类法，一是按治法（或功效）分类，其次是按疾病分类。

第四节 剂 型

所谓"剂型"，是指药物经加工而制成的形态。如汤剂、片剂、丸剂等。

方剂的剂型，有着悠久的历史，其中的汤剂是最早应用的方剂剂型之一。据皇甫谧《甲乙经》载："伊尹以亚圣之才撰用神农本草，以为《汤液》。"说明汤剂于商代即已创用。到了春秋战国时期，《黄帝内经》已有丸、散、膏、丹、酒等剂型，随后历代医家又有很多发展。现将常用剂型的制作方法及其主要特点简介如下。

1. 汤剂：古称"汤液"，是将药物饮片加适量水或酒浸泡后，再煎煮一定时间，去滓取汁制成的液体剂型。主要供内服、含漱、外洗、熏蒸之用。如麻黄汤、大承气汤等。汤剂的优点是吸收快，能较快地发挥药效。其次是制作容易，不需特殊设备。而最大的优点是能根据病情的变化而随证加减，最能显示中医治病的灵活性，因此，疗效比较理想，2000多年来，最为医家和病家所采用。汤剂的不足之处是药材用量大，同时非水溶性有效成分不易煎出，挥发性成份易挥发散失。此外，汤剂还不适于大规模生产，不便于携带。

2. 散剂：是将药物粉碎，过筛，制成粉末状的一种剂型。分为内服与外用两类。内服散剂一般是研成细末，以水冲服，如人参蛤蚧散、十灰散等。亦有制成粗末，以水煮取汁内服的，称为"煮散"，如银翘散、凉膈散等。外用散剂一般作为外敷、外洗之用，如金黄散、双柏散等。亦有作为喷鼻、吹喉之用，如通关散、冰硼散等。散剂的优点是制作简便，可以大规模生产，节省药材，便于携带，内服吸收亦较快。散剂的不足之处是难于随证加减。

3. 丸剂：将药材研成细末（或将药材的提取物）与辅料制成球形的固体剂型。如理中丸、六味地黄丸等。丸剂的优缺点与散剂相似。丸剂与汤剂比较，吸收较慢，但药效持久，适于慢性、虚性疾病，如六味地黄丸、归脾丸、左归丸等。但也有一些丸剂因含有芳香走窜类药物（如麝香、冰片），如安宫牛黄丸、苏合香丸等，其药效则甚快捷，适于病情危急，急需见效的病证。此外，丸剂尚可再包裹糖衣，使之有良好口感而易于吞服；如需在肠道被吸收，又可包肠溶衣，使之进入肠道再崩解。常用丸剂种类有蜜丸、水泛丸、糊丸、浓缩丸等。

4. 片剂：将药材研成细末（或用药材的提取物），与辅料压制而成的片状固体剂型。如牛黄解毒片、银翘解毒片等。片剂的优缺点与丸剂相同。

5. 酒剂：又称药酒，是将药物用酒浸泡而制成的一种液体剂型。酒剂的特点是制作简易，服用方便，吸收较快。多用于祛风通络或补益身体。如五加皮酒、参茸药酒等。外用尚可活血消肿止痛等。

6. 冲剂：是将药材提取物加入赋形剂而制成的干燥颗粒状或块状剂型。其优点是吸收快，服用方便。如感冒冲剂、小儿喘咳冲剂等。

7. 糖浆剂：是将药物煎煮，取汁浓缩，加入蔗糖而成的液体制剂。如止咳糖浆、急支糖浆等。糖浆剂的优点与冲剂相似，而且味道甘甜，易于入口，尤适用于小儿用药。

8. 口服液：是将药物用水或其他溶剂提取，经精制而成的液体剂型。如蜂王浆口服液、杞菊地黄口服液等。口服液的优点与冲剂相似。

9. 注射液：亦称针剂，是将药物经过提取、精制、配制等步骤而制成的灭菌溶液、无菌混悬液或无菌粉末，供皮下、肌内、静脉注射的一种剂型。针剂的优点是药效迅速，剂量准确。适于急救，尤宜于神志昏迷，难于口服用药的病人。如参麦注射液、清开灵注射液等。

以上诸般剂型，各有特点，临证应根据病情酌以选用。此外，尚有膏剂、丹剂、茶剂、露剂、锭剂、线剂、栓剂、气雾剂等以及其他新的剂型，不一一详述。可参考《中药药剂学》。

第五节 方剂煎服法

一、煎药法

汤剂、冲剂、浓缩丸、糖浆剂、口服液等都是将药物经过煎煮，去滓取汁而制成。煎法是否适当，对疗效有一定的影响。特别是临床最常用的汤剂，它是根据药物性质及病情差异而采用不同的煎煮方法。

（一）煎药用具

一般以瓦罐、砂锅为好，搪瓷器具或铝制品亦可，忌用铁器、铜器，因为有些药物与铜、铁一起加热之后，会起化学变化或降低溶解度。例如人参含未饱和之脂肪酸，遇铁可形成脂肪酸铁沉淀。早在明代李时珍已有"人参忌铁器"之说，因此，炖煮人参时勿用铁器盛药。此外，煎具的容量宜大于药物的容积，以利于药物的翻动，并可避免药液外溢。煎煮时宜加盖，以防水分蒸发过快，并可防止气味走散。

（二）煎药用水

宜用洁净的冷水，如自来水、井水、蒸馏水等 。也可用酒或酒水合煎，用水量可视药量、药物质地及煎煮时间而定，一般以 500～600mL 为宜，或以浸过药面 3～5cm 为宜。每剂药可煎煮 1～2 次，有的煎 3 次。每次煎得量为 100～150mL 即可。

（三）煎药火候

煎药火候有"武火"、"文火"之分。急火、大火煎之谓武火；慢火、微火煎之谓文火。

一般先用武火，煮沸后改用文火。同时，要根据药物性质及疾病性质，酌定火候。例如，解表与泻下之剂，煎煮时间宜短（10～15分钟），因此，其火宜急，水量略少；补益之剂，煎煮时间宜长（40～60分钟），因此，其火宜慢，水量略多。

（四）煎药方法

煎药前，宜先将药物浸泡20～30分钟，然后煎煮，其有效成分则易于煎出。有些药物宜用特殊的煎煮方法，常见的有：

1. 先煎：介壳与矿物类药物，因质地坚实，有效成分难于煎出，宜打碎先煎，煮沸后20分钟左右，再下其他药物。某些质地较轻而用量又多以及泥沙多的药物（如芦根、糯稻根等），亦可先煎取汁，然后以其药汁代水煎药。

2. 后下：气味芳香的药物，取其挥发油起效的（如薄荷、砂仁、木香等），只煎4～6分钟即可。用大黄取其泻下的，一般煎5～8分钟即可。

3. 包煎：某些药物，煎煮之后，其药汁或混浊难咽，或对咽喉有感官刺激，或易于粘锅，如海金沙、车前子、赤石脂；有些药物，煎煮之时总是漂浮水面而不下沉，此类药物多为植物种子或花序如蒲黄、旋覆花等。以上几类药物都应先用纱布包好，再放入锅内与其它药物同煮。

4. 单煎：有些贵重药物如高丽参、鹿茸、西洋参等，为了避免其有效成分被其它药物吸收，可单煎另服，或与其它药汁和服。

5. 溶化或烊化：胶质、粘性大而且容易溶解的药物，如阿胶、龟胶、饴糖、蜂蜜、鹿胶等，应单独溶化，趁热另服，或与煎好的药汁混服，以免因其粘性而影响其它药物的煎煮（性粘的胶质药物若与其他药物共煎，常会粘结其他药物，使其有效成分不易析出）。胶性药煎煮时容易烧焦，故只能用"溶化"之法。

6. 冲服：某些芳香类药物如麝香、冰片、苏合香等，不宜煎煮（煎煮则有效成分全部挥发散失）的，应研末冲服。此外，为了节省药材，有些药物如三七、西洋参、五味子、牛黄等，亦常研末冲服。

此外，有些药材（特别是植物叶、花类如菊花、茵陈、桑叶等）吸水性强，使药汁流出不畅。因此，煎取药汁时，应对药滓予以适当压榨，这样，可收尽药液，以免浪费。

二、服药法

（一）服药时间

1. 饭前服（空腹服）：下列情况宜饭前服：①病位在下焦者。如肠燥便秘、下焦瘀热、膀胱湿热等。②补益类方剂宜空腹服，使药物能被充分吸收。③和胃制酸类方剂，如珍珠层粉、香砂养胃丸等宜饭前服，使药物能直接中和胃酸，增强对胃粘膜的保护。

2. 饭后服：下列情况宜饭后服：①病位在上焦者，如感冒、咳嗽、鼻炎等。②消食剂宜饭后服，使药物既充分接触食物，又健运脾胃。③对肠胃有强烈刺激的药物，如常山、黄药子、皂荚、马兜铃、瓜蒂等，亦宜饭后服，以减轻对胃粘膜的刺激。④缓下剂如麻子仁丸、济川煎、大黄附子汤、番泻叶等一般于晚饭后服，以利于次日晨排便。

总的来说，大部分的方剂宜于半饥半饱服，急病或重病则不拘时服。

（二）服药方法

1. 汤剂：一般是1日1剂，分1～2次温服。有些疾病如急病或重病，1日可服2剂。

对于服药呕吐者，可加入生姜同煎或姜汁对服。

2. 中成药：膏、丹、丸、散等中成药的服法，一般是将一天的总药量分2～3次口服。其服用方法与汤剂一样都是根据病情、病位和药物特点而定。

附：古方药量考证

古方用药分量，从数字看，与现代相差很大，这是由于历代度量衡制度、计量单位各不相同所致。

1. 古方衡器：古秤（汉制）以铢、分、两、斤计算，即六铢为一分，四分为一两，十六两为一斤。及至宋代，遂立厘、分、钱、两之目，即十厘为一分，十分为一钱，十钱为一两，十六两为一斤。元、明、清均沿用宋制。建国以后，我国现行中医处方按国家标准法定计量单位要求以"克"（g）为单位。

2. 古方容器：古方容量有斛、斗、升、合、勺之名。均以十进制，即十勺为一合，十合为一升，十升为一斗，十斗为一斛。其大小，历代亦多变易。例如秦代一升，折合市制为0.34市升，至清代一升，折合市制则1.0355市升。此外，尚有"刀圭"、"方寸匕"、"钱匕"、"撮"、"鸡子黄大"等名称，这是较为粗略的计量方法，现已不用。所谓方寸匕，是指作匕正方一寸，抄散剂（或药丸）取不落为度；钱匕者，是以汉代五铢钱抄药散（或药丸），亦以不落为度；半钱匕者，则为抄取一半。本教材以一钱匕相当2克计，半钱匕相当1克（g）计。

为便于了解古今方剂的用药剂量，兹将汉、晋衡量与现代剂量对照如右表：

如果参阅《伤寒杂病论》、《金匮要略》、《千金方》、《外台秘要》等汉唐方书，还需注意其服法。多数方剂"分温三服，得效即止"。这是因古方一剂药等于现代的三剂，故直接的折算可按一两约合3克（g）计。

汉、晋度量衡值	现折合值
三　斤	500克（一市斤）
一　两	9克（三钱）
一　尺	6寸9分
一　斗	2升（2000毫升）
一升水	2合（200毫升）

根据国务院指示，从1979年1月1日起，全国中医处方用药计量单位一律采用以"克"（g）为单位。兹附旧斤两制单位与克制计量单位换算率如下：

一斤（16两）＝0.5公斤（kg）＝500克（g）

1市两＝31.25克（g）

1市钱＝3.125克（g）

1市分＝0.3125克（g）

1市厘＝0.03125克（g）

（注：换算时尾数可舍去）

自 学 指 导

【重点难点】

1.《黄帝内经》对方剂的贡献是：①总结出一套治则和治法；②指出方剂的组方原则；

③创立了方剂剂型；④首创方剂分类。为方剂学的形成奠定了理论基础。

2.《伤寒杂病论》对方剂学亦作出了重要贡献。①把《黄帝内经》提出的组方原则付诸实践；②创立了"辨证立法，以法组方"的组方方法；③发展了《神农本草经》"七情"配伍学说。被誉为"方书之祖"。

3.《太平惠民和剂局方》是由国家召令名医编著的我国第一部"药典"，该书的许多方剂至今仍在临床中被广泛应用。

4. 金元四大医家不同流派的学术争鸣，创立了很多治法及方剂。诸如甘温除热、补气升阳、滋阴降火等。清朝，温病学派崛起，他们创制的银翘散、清营汤等方剂，使中医对温病的治疗有了更丰富的治法。

5. 在"方论"方面，《伤寒明理论》依据组方原则对《伤寒杂病论》方剂的配伍进行了剖析，使方剂由博返约，进入理论提高阶段。

6. 近半个世纪以来，由于中西医合作，用实验病理生理技术与动物实验模型进行"复方"研究，使方剂学的宏观论与现代医学的微观论互相贯通，形成具有新内容的现代方剂学。

7. 方剂的分类，历代不一，但以治法分类较为科学和实用。

8. 方剂的剂型有多种，各有优缺点。在这众多的剂型中，最为医家和病家所采用的是汤剂。究其原因，主要是汤剂可以根据病情的变化而随证加减，最能显示中医治病的灵活性，因此，疗效比较理想。

【复习思考题】

1. 试述方剂、方剂学的定义。
2. 书写"处方"应注意哪些事项？
3. 试述《黄帝内经》、《伤寒杂病论》、金元四大医家、温病四大医家对方剂学的贡献。
4. 汤剂、散剂、丸剂、酒剂、冲剂、针剂，各有什么优缺点？
5. 方剂的煎法中，包煎与冲服、溶化与后下各有什么区别？
6. 方剂的服法中，什么情况下宜饭前服？

（高汉森　李政木）

第二章　治　法

第一节　治法与治则的关系

　　所谓治法，从方剂学角度而言，是指根据病机，在治疗原则（简称治则）指导下而制订的，适于某一病证的治疗方案。例如，在"正治"（《素问·至真要大论》）的治则指导下，根据风寒表虚证而制定的解肌发表，调和营卫法；在"扶正祛邪"的治则指导下，根据虚人外感风寒，内有痰饮而制定的益气解表，理气化痰法，其他诸如和解少阳法、补气生血法、滋阴熄风法等等都属治法的范畴。

　　所谓治则，是在中医生理、病理、诊断等基础理论指导下而制定的，适于所有疾病的施治纲领。例如：治病求本、扶正祛邪、缓则治本、急则治标、正治、反治等。

　　治法与治则既有联系又有区别，治法是治疗某一病证（或某一疾病）的具体方法；治则则是治疗所有疾病的总则，对方剂的立法（即治法）有指导作用，是确立治法的依据之一。例如：清法、温法、补法等就是以"热者寒之"、"寒者热之"、"虚者补之"为理论依据的。

第二节　治法与病机的关系

　　治法是在"治则"指导下，根据病机而拟定的。所谓病机，是指疾病发生及其变化的机理，以病因、病位、邪正关系为其主要内涵。根据辨证立法的原理，每首方剂的治法是以病因、病位、邪正关系为立法依据。例如银翘散（《温病条辨》），该方主治症状为发热，微恶风寒，无汗或有汗不畅，头痛口渴，咳嗽咽痛，舌红，苔薄白或薄黄，脉浮数。其病因为外感风热，其病位在卫分，其邪正关系为正邪俱实，因此，其治法为辛凉透表，清热解毒。在此，需要指出的是"病位"对于治法的确定也有重要的意义，表现在：病位不同，其治法则有差异。例如，同是感受热邪，病位在气分者，宜清热生津法，如白虎汤（《伤寒论》）；病位在营分者，则宜清营透热法，如清营汤（《温病条辨》）；病位在血分者，则宜凉血散瘀法，如犀角地黄汤（《备急千金要方》）。叶天士所言："在卫汗之可也，到气方可清气，入营犹可透热转气，入血……直须凉血散血。"（《外感温热篇》）说明病位对于治法的确定，有重要意义。"邪正关系"对于治法的确定，其意义也是不可忽视的。例如，同是寒积便秘，正邪俱实者，宜用温里通便法，如大黄附子汤（《金匮要略》）；正虚（脾阳虚）邪实者，宜用攻下寒积，温补脾阳法，如温脾汤（《备急千金要方》）。

可以这样说，任何一首方剂，其立法依据都离不开"病机"二字。

一、治法与脏腑学说的关系

治法的拟定虽是以病机为依据，但有时亦需顾及脏腑的生理功能。例如，对于胃火上炎之牙痛证，症见牙痛，牵引头痛，面颊发热，舌红苔黄，脉数者，治之宜立"清胃、凉血"之法。其中"凉血"法的拟定则是根据胃的生理功能（即胃为多气多血之腑，胃热每致血分亦热）而确立的，清胃散（《兰室秘藏》）就是这类治法的代表方。又如，以清肝火，利湿热为治法的龙胆泻肝汤之所以选用生地黄以养阴阳、当归以养肝血，其原因是肝的生理功能之一是肝藏血，肝的特性是"体阴而用阳"。镇肝熄风汤之用茵陈蒿、麦芽以疏畅肝气，亦是根据脏腑特性（肝主疏泄）而决定的。

二、治法与五行学说的关系

治法与五行学说亦有密切的关系，很多治法虽是根据病机而拟定，但亦联系五行学说，使这些治法更为完善而又有鲜明的个性。例如痛泻要方（《景岳全书》引刘草窗方），该方主治脾虚肝郁之腹痛泄泻，其病因是土虚木乘。治之之法，既要柔肝止痛，又要补脾止泻。但究竟以柔肝为主，抑或以补脾为主，则是参考五行学说"土虚木乘"而采用补脾为主，柔肝为辅的治法，此即"培土抑木"之法。又如参苓白术散（《和剂局方》），该方原治脾虚夹湿证。后人亦用治肺虚久咳，痰白量多，伴食少便溏，舌淡苔白，脉缓弱者，其思路便是根据五行相生（土生金）学说，用此方以健脾保肺，此即依据五行学说而拟定的"培土生金"法。

根据病机，结合五行学说而制定的治法，除了培土抑木、培土生金法外，还有金水相生、滋水涵木、补火生土、培土制水、壮水制火、清金制木等各种治法。

三、治法与气血学说的关系

气血学说对于治法的拟定亦有重要的意义。例如，对于血虚发热证，症见肌热面赤，烦渴欲饮，脉洪大而虚者，其治法不是单纯补血，而是补气生血。这种治法就是根据气血互根学说而拟定的，代表方如当归补血汤（《内外伤辨惑论》）。"气为血之帅，血为气之母"。因此，血虚而兼气虚或不兼气虚者，均可于补血的同时，辅以补气，以助生血，人参养血丸（《和剂局方》）即是根据这种治法而选用人参的。同样的道理，气虚而兼血虚或不兼血虚者，均可于补气的同时，辅以补血，以助补气，补中益气汤（《脾胃论》）就是根据这种治法而选用当归的。根据病机，结合气血学说而产生的治法尚有补气活血、血脱益气等。

四、治法与阴阳学说的关系

阴阳学说与治法的关系主要表现在"阴阳互根"学说的运用上。例如，张仲景在创制肾气丸时，其立法是温补肾阳，但在选药配伍时，除了桂枝、附子是温补肾阳外，其余的干地黄、山药、山茱萸等却是滋补肾阴。后人张景岳创制右归饮、右归丸时，其组方配伍亦是按照这种法则而遴选药物的，因此，张景岳曾言："善补阳者，必于阴中求阳，则阳得阴助，而生化无穷。"（《景岳全书》）可见，他们这种立法、配伍是以阴阳学说为依据的。根据"阴阳互根"学说而创立的可供处方立法时作为依据的尚有"阳中求阴"，左归丸、左归饮等方剂就是根据这种理论而立法、配伍的。

第三节　治法与方剂

中医治病首先是"辨证"，然后才是"立法、组方"，因此，从辨证论治的程序来看，应该是"先有法，后有方"。但"治法"的产生，却是方剂发展到一定数量时总结出来的，因此，从历史的观点来看，应该是先有方，后有法。深究其源流，可以看出，治法与方剂有特殊的关系。

治法与方剂都是中医学理、法、方、药的重要组成部分。两者必须环环相扣，才能达到"论治"的目的。治法与方剂的关系主要表现在：

一、治法是组方的依据

治法确定之后，它就成为临床组方或创制新方的指导原则。例如，一个感冒病人，症见恶寒发热，头痛身疼，无汗而喘，舌苔薄白，脉浮紧。病机为风寒束表，肺气失宣，正邪俱实。治法为辛温发汗，宣肺平喘。这个"治法"就是麻黄汤（《伤寒论》）选药组方的依据。依照这一治法，选用麻黄为君药，辛温发汗，宣肺平喘。桂枝为臣药，助麻黄之辛温发汗。杏仁为佐药，配伍麻黄以宣肺平喘。甘草为使药，调和诸药，四药合用而组成麻黄汤。如此组成的方剂，其功用与治法相符，治法与病机相符，则能药到病除，而且没有（或很少）副作用。

二、方剂是治法的体现

治法确定之后，选药（包括用量）是否精当，配伍是否合理，又直接影响着治法的正确性。例如麻黄汤，药虽不多，但选药精当，君臣有序，准确无误地反映了"辛温发汗，宣肺平喘"法的特点，因此，对于风寒外感表实证的疗效则甚可靠。

综上所述，可以看出，治法与方剂的关系非常密切。只有治法而无方剂，治法不能体现出来，所谓"有法无方"即是此意。但若只有方剂而无治法，则方剂起不到预定的治疗效果，古云"有方无法"即是此意。因此，在临床处方或创制新方时，既不能有法无方，亦不能有方无法。两者必须紧密配合，才能保证方剂的疗效。

第四节 治法的形成与发展

治法是方剂发展到一定数量时总结出来的。

治法的形成，从历史观点来看，它是历代医药学家或则通过自己的临床实践，或则"勤求古训，博采众方"，总结，深化而形成的，是"实践"飞跃成为理论的过程。

我国历史上最早记载方剂的医书《五十二病方》，虽然记载有283首方剂，但内容比较粗糙，没有方名，更没有治法的内容。

成书于春秋战国时期的《黄帝内经》，开始了治则与治法的研究。诸如"其下者，引而竭之……其在皮者，汗而发之。"（《素问·至真要大论》）细看《黄帝内经》条文，其治法研究的条文不多，更多的是有关治则的讨论。可以说，《内经》以其丰富的有关治则的内容，给"治法"的形成和发展奠定了基础。

被后人誉为"融理、法、方、药于一体"的《伤寒杂病论》，对治法的形成作出了独特的贡献，表现在示后人"根据辨证拟定治法"。例如，对于温经汤(《金匮要略》)，原方作者曾有这样的叙述："妇人年五十所，病下利（血），数十日不止，暮即发热，少腹里急，……瘀血在少腹不去……当以温经汤主之。"（《金匮要略》）从该条文的内容可以看出，张仲景是根据辨证知其病因是"瘀血在少腹"，结合"年已五十所"，血海虚寒的特点，将其治法拟为温经散寒，祛瘀养血。又如："少阴病……急温之，宜四逆汤。"（《伤寒论》）该条文的"急温之"就是治法。细看《伤寒论》、《金匮要略》的条文，几乎是每首方剂之前，都先列出症状，或病名，或病因，然后才举出治法或方剂。所以说，张仲景开创了"辨证以立法"的先河。后世很多治法诸如化饮解表、调和营卫、助阳解表、和解少阳、急下存阴、辛开苦降、化气利水、温肾利水、回阳救逆、温阳化饮等许多行之有效的治法，都是从他创制的方剂总结出来的。

金元时期，治法有了新的进展。金元四大医家中，河间主火、子和擅攻、东垣补土、丹溪养阴，对"治法"的形成和发展各有贡献，特别是对吐、下、清、补诸法的形成奠定了基础。清代程钟龄《医学心悟》提出的汗、吐、下、和、温、清、消、补八法，就是以张仲景的温、汗、下、和四法，结合金元四大医家的吐、清、补（养）等法而成。

对于补法的形成，作出较大贡献的，当推李东垣和张景岳，李东垣创制了补中益气汤、当归补血汤、生脉散等多首名方，从而形成了诸如升提中气、甘温除热、补气生血、益气生津、补气养阴固脱等等至今仍有临床价值的治法，充实了补气法的内涵。张景岳则根据张仲景肾气丸的组方结构，提出"阴中求阳"、"阳中求阴"论，并以此论为指导，创制了左归丸、右归丸等名方，从理论方面丰富了补阴法与补阳法的内容。

到了清朝，由于叶天士、薛生白、吴鞠通、王孟英等温病学派的出现，对温病治法的形成，已达到更高的境界。他们创立的透热转气法、清暑益气法、豁痰开窍法，特别是安宫牛黄丸（《温病条辨》）所体现的清热开窍法，以及银翘散（《温病条辨》）所体现的辛凉解表法，为外感热病的治疗另辟蹊径，弥补了伤寒学派治疗外感热病的不足。

至此，可以说，中医学家对于伤寒、温病，以及杂病的治疗，已经有了完整的治法体系，"治法"作为一门学说，已进入成熟阶段，并已成为指导临床处方的方剂学理论体系之一。

第五节　八　　法

"汗、吐、下、和、温、清、消、补"八种治法，总称为"八法"。是清代程钟龄根据前人的论述而归纳出来的。早在公元前 200 年，《黄帝内经》已有吐、下、汗等治法的论述，如"其高者，因而越之……中满者，泻之于内……其在皮者，汗而发之。"（《素问·阴阳应象大论》）。汉代张仲景创制了麻黄汤、瓜蒂散、大承气汤、小柴胡汤、理中丸、四逆汤、白虎汤、鳖甲煎丸、肾气丸等方剂，虽无"八法"之名，但已充分体现了"八法"的具体运用，使"八法"由理论变为可鉴可摸的现实。清代程钟龄结合自己的临床心得，将历代医家临床上诸多常用的治法，概括为"八法"，提出"论治病之方，则以汗和下消吐清温补八法尽之。"（《医学心悟》"八法"简明扼要，因此，至今仍被沿用。现将"八法"的内容简介如下。

一、汗法

汗法是通过开泄腠理，促使发汗，令外感六淫之邪仍由肌表随汗而解的一种治法。汗法不仅能发汗透邪，尚能使气血通畅，因此，汗法尚有透疹、消水肿、消疮疡，祛风止痛等作用，除用于外感表证之外，尚可用于麻疹、水肿、风湿、下利、疮疡等初起而有表证者。常用的汗法有辛温解表，辛凉解表，助阳解表，滋阴解表，益气解表，化饮解表，调和营卫，逆流挽舟等。

1. 辛温解表：用性味辛温而有发汗解表作用的药物为主组成方剂，使之具有发汗解表、散风祛湿等作用，用于风寒表证，风湿在表，疮疡初起等证，这种治法叫辛温解表法。代表方如麻黄汤、九味羌活汤、荆防败毒散等。

2. 辛凉解表：用辛凉透表药为主组成方剂，或以辛寒（或苦寒）药与辛温药配伍组成方剂，使之具有辛凉解表，宣肺平喘，解肌清热或解肌透疹等作用，用于风热表证，风热（肺热）喘咳，麻疹初起，阳明肌热等证，这种治法叫辛凉解表法。代表方如银翘散、麻杏甘石汤、柴葛解肌汤、升麻葛根汤等。

3. 助阳解表：用辛温解表药与助阳药同用组成方剂，使之具有助阳发汗作用，用于阳虚风寒表证，这种治法叫助阳解表。代表方如麻黄附子细辛汤、再造散等。

4. 滋阴解表：用性味甘寒，滋阴而不腻的药物与辛凉解表药同用组成方剂，使之具有滋阴透邪，轻宣燥热等作用，用于阴虚风热表证，外感温燥证等，这种治法叫滋阴解表。代表方如加减葳蕤汤、桑杏汤等。

5. 化饮解表：用温化水饮药与辛温解表药同用组成方剂，使之具有解表化饮，止咳平喘作用，用于外寒内饮证，这种治法叫化饮解表法。代表方如小青龙汤。

6. 逆流挽舟：用解表药与散寒祛湿药同用组成方剂，使之具有解表散邪，祛湿散寒作用，用于痢疾（或泄泻）初起而有表寒证的一种治法。代表方如败毒散。古人认为引起痢疾的病因是邪气由表陷里，用疏散表邪，散寒祛湿之法，使邪气由里出表，好似在逆水中挽舟上行，故名逆流挽舟法。现对于急性肠胃炎、消化不良、肠胃型感冒、细菌性痢疾等见有泄泻，腹胀呕恶，伴恶寒发热，头痛无汗等属于邪气由表入里者，可用本法治之。除此之外，本治法亦可用于外感风寒湿邪证。

二、吐法

运用涌吐药为主组成方剂，使之具有涌吐痰涎、宿食、毒物等作用，用于治疗痰厥、食积、误食毒物等属于病情急迫而又急需吐出者，这种治法叫吐法。代表方如瓜蒂散、盐汤探吐方等。这种治法近代已较少使用。

三、下法

运用泻下药为主组成方剂，使之具有泻下、逐水等作用，用于里实积滞证，这种治法叫下法。常用的下法有清热泄下（釜底抽薪），急下存阴，温里通便，润肠通便，增水行舟等，具体内容可参考本书第四章泻下剂，这里谨介绍急下存阴法和增水行舟法。

1. 急下存阴：是运用寒下药为主组成方剂，使之具有"急下"作用，用于热结伤津证的一种治法。代表方如大承气汤。热结伤津证多见于热性病过程中，由于持续壮热，大便秘结，热与燥屎相搏而形成阳明腑实证。此时，津液日益耗损，且有热扰心神之躁扰谵语，病情急迫，急需泄热通便，泻其实热，以保存阴津，故名急下存阴（又名急下存津）。现对于急腹症（如急性单纯性肠梗阻、急性胰腺炎、胆囊炎等），以及某些疾病过程中出现高热谵语，神昏惊厥，或发狂而见大便不通属于热结伤津者，可用本法治之。

2. 增水行舟：是运用养阴药与寒下药同用组成方剂，用治热结阴亏便秘证的一种治法，代表方如增液承气汤。古人把热结阴亏引起的便秘证形容为"无水舟停"，因而把这种既能养阴又能通便的治法称为"增水行舟"。实质上，它属于"增液泻下"之法。

四、和法

到目前为止，对于和法的定义尚未有明确的界定。和法的原意是和解少阳。目前，比较一致的说法是：和法是运用两类性味、功效不同的药物同用而组成方剂，使半表半里之邪，或脏腑、阴阳、表里失和之证得以解除的一种治法。常用的和法有和解少阳，疏肝理脾，补脾柔肝，辛开苦降，表里双解等。

1. 和解少阳：是运用具有透泄半表之邪与清泄半里之邪的药物为主组成方剂，用治邪在少阳半表半里的一种治法。代表方如小柴胡汤、蒿芩清胆汤等。

2. 疏肝理脾：是运用疏肝郁与理脾气的药物组成方剂，用治肝气犯脾，肝脾不和证的一种治法。属于调和肝脾法的范畴。代表方如四逆散。肝气犯脾之临床表现主要为胁痛或胀闷，遇事急躁，大便不畅，脉弦等，病机是肝气横逆，影响脾胃，以致消化功能紊乱。因此，本治法以疏肝为主，理脾为辅。现对于慢性胃炎、肝炎、胆囊炎、结肠过敏、胃神经官能症等见有上症属于肝气犯脾者，可用本治法治之。

3. 补脾柔肝：是运用健脾药与柔肝药等组成方剂，用治土虚木乘，肝郁脾虚证的一种治法。属于调和肝脾法的范畴。代表方如痛泻要方。土虚木乘，脾受肝制之临床表现主要为肠鸣腹痛，大便泄泻，泻后痛减，脉弦等。病因主要在于脾虚，因此，本治法以健脾为主，柔肝为辅，与疏肝理脾法迥然不同。

4. 辛开苦降：是用辛温（辛开散结或散湿祛寒）药与苦寒（苦寒降泄或燥湿清热）药

为主组成方剂，用治湿热（或水热，或寒热）互结证的一种治法。又称辛开苦泄法。代表方如半夏泻心汤、大陷胸汤、小陷胸汤等。古人认为湿邪（或水邪，或寒邪）属阴，非温不散；热邪属阳，非寒不降。因此，对于上证宜用辛温药与苦寒药相伍而成辛开苦降之法。

五、温法

温法是以温热药为主组成方剂，使之具有温里散寒，回阳救逆等作用，用治里寒证的一种治法，常用的温法有温中散寒，温肝降逆，温经散寒，温阳利水，回阳救逆，甘温除热等。

1. 温阳利水：是用温壮肾阳（或心阳）药与健脾制水药为主组成方剂，使之具有温阳利水作用，用治脾肾阳虚之水肿，或水气凌心之心悸的一种治法。脾制水，肾主水。对于少阴肾寒，寒水侮脾或寒水凌心者，其病机总以肾阳虚为主，故欲利水当先温肾，代表方如真武汤。

2. 回阳救逆：是用大辛大热而有温阳散寒（以温壮肾阳为主）药物为主组成方剂，用治亡阳证的一种治法。代表方如四逆汤、参附汤等。

3. 甘温除热：是运用甘温补益阳气的药物为主组成方剂，用治阳虚发热或气虚发热的一种治法。代表方如黄芪建中汤、补中益气汤等。对于阳虚发热或气虚发热属于"劳倦伤脾……阳气下陷阴中而发热……遵《内经》劳者温之，损者益之之义……选用甘温之品，升其阳以行春生之令"（《名医方论》），此即"甘温除热"法的缘由与机理。现对于肺结核、产褥热、慢性骨髓炎、白细胞减少症、白血病、再生障碍性贫血等见有发热系因阳虚或气虚所致者，可用本法治之。

六、清法

运用清热药为主组成方剂，使之具有清热泻火，凉血解毒，或养阴透热等作用，用治里热证、热毒证，或虚热证的一种治法。常用的清法有辛寒清气，甘寒清气，气营两清，气血两清，清营泄热，透热转气，凉血解毒，苦寒直折，利水导热，清肝泻火，凉血止痢，养阴透热，清暑利湿，清暑益气等。代表方如白虎汤、竹叶石膏汤、龙胆泻肝汤、白头翁汤、六一散、清暑益气汤等。

1. 透热转气：属清营泄热法的内涵之一。是运用清泄营热与透热外出的药物组成方剂，以治营分热证，使初入营分之热邪透出气分而解的一种治法。此即叶天士所说"入营犹可透热转气"之理。代表方如清营汤。

2. 凉血解毒：是治疗血分热证的一种治法。热入血分，症见发热谵语，斑疹紫黑，舌绛起刺，脉细数者，根据"入血就恐耗血动血，直须凉血散血"之意，其治法应是既要凉血解毒，又要活血散血。代表方如犀角地黄汤（犀角现已用水牛角代替）。

3. 气营两清：运用清气药与清营药组成方剂，用治气营两燔证的一种治法。对于气营两燔证，症见高热心烦，口渴，汗出，舌绛苔黄干，脉洪数者，治之必须清气、清营并用，才是合拍，此即气营两清法。代表方如化斑汤（《温病条辨》）。

4. 苦寒直折：以苦寒清热药为主组成方剂，用治热毒或火热炽盛证的一种治法。代表方如黄连解毒汤。对于热毒或火热炽盛证（包括疮疡疔毒），邪盛而正未虚，症见高热烦躁，错语不眠，舌红苔黄，脉数有力者，可用苦寒清热药直泻其火，此即苦寒直折之意。需要指出的是，苦寒清热药易于化燥，因此，热邪虽盛，但已伤津者，则不宜单用此法。

5. 利水导热：是引导邪热或湿热从小便而出的一种治法。适于脏腑有邪热或湿热者。例如心经火热证，症见心胸烦热，舌红脉数，可用利水导热法，导心经之热从小便出，代表方如导赤散。

6. 养阴透热：用于清虚热的治法之一。对于温病后期，热已伤津，但邪仍深伏阴分者，不能纯用养阴，养阴而滋腻太过则恋热留邪，亦不能单用苦寒，苦寒则化燥伤阴，必须养阴与透热并进，方为合拍，此即养阴透热法，代表方如青蒿鳖甲汤。

七、消法

消法是通过消食导滞，或行气活血，或化痰散结，或祛湿或祛虫等方法，使气、血、痰、食、水、虫等所结成的有形之邪渐消缓散的一种治法。适于食积，气滞血瘀，痰湿郁积，虫积，痈疮初起等证。代表方如保和丸、健脾丸、枳实消痞丸、消瘰丸、木香顺气丸、仙方活命饮等。

消法从狭义角度理解，是指"消食"而言，即消食导滞法；从广义角度理解，是指"消散"而言，即消除由于气血，或痰湿，或瘀，或虫而引起的病证，诸如痞积、痰核、瘰疬、癥瘕、乳结、痔积、虫积等。消法的范围很广，很多治法，诸如理气、理血、祛湿、祛痰、驱虫等，其内涵很多是属于消法范畴。

消法与下法都有"削破有形之邪"的作用。所不同者，消法是根据"坚者削之"而立法，属于渐消缓散之法，适于病势缓慢，消散也需一个过程的证候（多为正虚邪实之证），如癥瘕积聚，瘰疬痰核等，病情顽固，但非急迫，如用猛攻急下之法，则积聚未消而正气已伤。下法是根据"坚者推之"而立法，属于猛攻急下之法，适于病势急迫，消散需快的证候（多为正邪俱实之证），如热结证，水结证，瘀热肠痈等，病情急迫，若不急攻，则正气容易为邪所伤。

八、补法

补法是通过补养人体气血阴阳之不足，治疗各种虚证的一种治法。代表方如四君子汤、补中益气汤、归脾汤、四物汤、六味地黄丸、肾气丸等。

补法的内容甚为丰富，总的来说有"直接补益法"与"间接补益法"两类。直接补益法是指血虚补血、气虚补气、阴虚补阴、阴阳两虚则阴阳并补等治法，《难经》所谓"损其肺者，益其气"，"损其肾者，益其精"即是此意。间接补益法是根据"阴阳互根"、"五行相生"等理论，将多种补益法配合使用而产生的各种治法，诸如补气生血，阴中求阳，阳中求阴，滋水涵木，补火生土，培土生金，金水相生等。

1. 补气生血：是治疗血虚发热证的一种治法。对于劳倦内伤而引起的血虚发热证，其发热机理属于阴不维阳，虚阳外越者，根据"有形之血生于无形之气"的原理，选用甘温之黄芪（或优质人参）以大补脾肺之气，以资气血生化之源，配伍甘温之当归以养血和营，共奏阳生阴长，气旺血生之效，这种治法叫补气生血法。代表方如当归补血汤（《内外伤辨惑论》、归脾汤等。

2. 阴中求阳：是治疗阳虚证（特别是肾阳虚）的一种治法。例如，对于肾阳不足证，症见神疲气短，腰冷腿弱，阳痿精冷，舌淡苔白，脉沉迟者，在温补肾阳的同时，配以熟地黄、山萸肉、山药、肉苁蓉等以滋补脾肾之阴，使之阴生阳长，这种治法叫阴中求阳。代表方如右归丸、肾气丸等。

3. 滋水涵木：是通过滋肾阴以达到养肝木的目的，以治疗肾阴虚，肝火上炎的一种治法。属滋养肝肾法的范畴。对于肾阴不足，肝火上炎证，症见头目眩晕，双眼干涩，耳鸣颧红，腰膝酸软，舌红苔少，脉弦细数者，根据"水生木"的原理，可用滋养肾水之法以降其肝火，此即滋水涵木之法。代表方如杞菊地黄汤。

4. 补火生土：是通过温补命门之火以恢复脾土运化功能的一种治法。对于五更泻（又名肾泻），伴腹痛肢冷，舌淡苔白，脉沉迟无力属于肾阳虚衰，命门之火不能上温脾土者，根据"火生土"的原理，可用温补肾阳（即温补命门之火）之法达到暖脾止泻的目的，此即补火生土之法。代表方如四神丸（《内科摘要》）。

5. 培土生金：是通过培补脾胃，使脾胃功能强健，能将饮食精微上输于肺，以治疗肺虚证的一种治法。例如，对于胃津不足，虚火上炎，灼伤肺阴所致的肺痿，症见咳唾涎沫，气短气促，舌干红少苔，脉虚数者，根据"土生金"的原理，可用滋养胃阴之法以润肺燥，而疗肺痿，此即培土生金（又名补脾益肺）法。代表方如麦门冬汤、参苓白术散等。

6. 金水相生：是通过滋养肺肾以治疗金不生水，火炎水亏证的一种治法。根据五行相生理论，肺金与肾水是母子关系（即金生水），但据临床观察结果，却是金水相生。因此，对于金不生水，火炎水干证，其立法是金水相生。例如，对于肺肾阴虚，虚火上炎证，症见咳嗽气喘，痰中带血者，可用百合、麦冬清养肺阴；生地、熟地滋肾填精，此即金水相生之法。代表方如百合固金汤。

综上所述，可以看出，虽名为"八法"，实质是包含着很多治法，正如《医学心悟》所说："八法之中，百法备焉。"

自 学 指 导

【重点难点】

1. "凡适用于任何疾病的施治纲领"，叫治则。根据某一病证的病机而制定的治疗方案，叫治法。治则对方剂的立法（即治法）有指导作用。

2. 治法是根据病机而拟定的。

3. 治法是组方的依据，方剂是治法的体现。治法与方剂的关系非常密切。若是只有治法而无方剂，治法则不能体现出来；若是只有方剂而无治法，方剂的功效则不能按预定的要求而发挥出来。只有"以法组方"，选药精当，方剂的功效才是可靠的。

4. 治法是方剂发展到一定数量时总结出来的。所谓"先有方，后有法"即是此意。对治则作出较大贡献的首推《黄帝内经》。对治法作出较大贡献的首推张仲景，他的《伤寒杂病论》所记载的300余首方，多数方剂都能看到其"治法"（功效）的痕迹，后世很多治法诸如化饮解表、助阳解表、调和营卫、辛开苦降、急下存阴、和解少阳、化气利水、温肾利水、回阳救逆、温阳化饮等等，都是从他记载的方剂总结出来的。可以说，张仲景的方剂使治法由难于触摸的理论进化为可察可鉴的现实。

5．八法适应了表里寒热虚实不同的证候，但因病情的错综复杂，临床常需数法合用，且有主次轻重之分，所以虽为八法，但配合之后变化多端。

【复习思考题】

1．什么叫治法？

2．试述治法与治则、治法与病机、治法与方剂的关系。

3．调和营卫、辛开苦降、急下存阴、透热转气、逆流挽舟、阴中求阳的含义是什么？

4．根据五行学说而产生的补法有哪些？并各举一方说明。

（高汉森　李政木）

第三章　方剂的组成

第一节　组方目的

　　药物通过有机的配伍而成为方剂，这个过程叫"组方"。药物通过"组方"而成为方剂，是药物运用的一次质的飞跃。这种"质的飞跃"表现在，药物经过组方而成为方剂之后，可出现下面几个优点：

一、增强药效

　　例如大黄与芒硝，单用大黄口服，一般是 6～8 小时才见泻下；单用芒硝口服，一般是 4～6 小时才见泻下，但若两者有机地配伍（如大承气汤《伤寒论》），则于 1 小时左右可出现泻下，其原理：大黄荡涤大肠（增加肠蠕动），芒硝咸寒软坚（增加肠容积），因此，两药相伍，"芒硝先化燥屎，大黄继通地道"，共奏"急下"之效。又如附子与干姜，附子大辛大热，走而不守，温里散寒，起效快，但药力消失亦快；干姜辛热，守而不走，温里散寒，起效虽慢，但药力持久，因此，两药相伍（如四逆汤《伤寒论》），其药力则快捷、强劲而持久，正符合回阳救逆法的要求。从上面的两个例子亦可以看出，两个（或两个以上）药物相伍，其效之所以能够增强是有科学原理的，是"有机配伍"的结果，而不是简单的数学式的相加。

　　需要强调的是，几乎所有的"相须"配伍，都能增强药效，但作为临床用药，不是多多益善，而是恰到好处。例如治疗阳明腑实轻证之小承气汤（《伤寒论》），作为君药大黄就不必配伍芒硝了。因此，作为"组方"的要诀之一则是选药要精当。

二、扩大药效或产生新药效

　　每一个中药，作为单体，其功效、主治是有一定范围的。但若与不同药物"相使配伍"，多能扩大药物的功效，甚至产生新的作用（或改变其原有的作用），从而扩大其治疗范围。例如桂枝，桂枝的功效是发汗解表，温经通阳。但若与白芍相伍（如桂枝汤），则产生调和营卫的新药效；若与茯苓相伍（如苓桂术甘汤），则奏温阳化饮的作用；若与泽泻相伍（如五苓散），则奏化气利水的作用，这些都是扩大药效的例子。需要强调的是，不是所有的"相使配伍"都能扩大药效。能否扩大药效，关键在于两药之间在性味功效（包括归经）方面是否有"某种共性"的存在。

三、监制药物之烈性或毒性

首先，需要说明的是，这里所说的"烈性或毒性"，是指某些药物具有一定毒性或副作用，与古时所言的广义的"毒药"，其概念有所不同。具有一定毒性或副作用的药物，用得不当就可能导致中毒。因此，医药学家便通过配伍（或炮制）以减轻或消除其对人体的不利因素。例如干姜与生附子配伍（如四逆汤），既可增强附子温里散寒之力，又可消除附子的毒性。又如十枣汤，十枣汤之用大枣而不用甘草，是取其既能缓和甘遂、大戟、芫花之毒性，使邪去而不伤正，又能补土制水，增强逐水之力。方剂学家们认为，通过"配伍"以监制药物之烈性或毒性，其最佳效果，应该是既能减缓或消除"毒药"对人体的毒害，又能增强"毒药"对疾病的疗效。

综观上述，可以看到，几味药物配伍成为方剂而用于治病，要比单味药治病更为理想，这就是组方的目的。"方之既成，能使药各全其性，亦能使药各失其性，操纵之法，有大权焉，此方之妙也。"（《医学源流论》）方剂学的任务就是指导医师们掌握这种技巧。

第二节　组方原则

一、组方原则的概念

方剂的组成，不是几味药物的随意堆砌，它是按照一定的原则而组成的，这个原则就叫组方原则，前人称方剂的组方原则为君、臣、佐、使，现仍沿用至今。

组方原则的雏形可溯源于《黄帝内经》，它把方剂的组方原则规范为君、臣、使。《素问·至真要大论》曾云："主病之谓君，佐君之谓臣，应臣之谓使。"这是借用当时的国家政体制度，以说明（或曰规范）方剂的组方原则。元代李东垣则把《黄帝内经》提出的组方原则——君、臣、使，补充为君、臣、佐、使，他说："主病之谓君，兼见何病，则以佐使药分别之，此制方之要也。"明代何柏斋曾云："与君药相反而相助者，佐也。"进一步明确、扩大了"佐药"的含义。至于君、臣、佐、使药之间的关系，李东垣曾云："君药分量最多，臣药次之……不可令君过于臣，君臣有序，相与宣摄，则可以御邪除病矣。"（《脾胃论》）明代以后，组方原则的具体内容便被定为君、臣、佐、使。由此可以看出，这个经过1000多年才形成的组方原则及其内涵是经过历代医疗实践，经过历代医药学家的不断补充，才逐步完善的。春秋战国绵延至今，历代医家都认为这种组方原则是正确、可行的。当然，这个"组方原则"还不够具体和规范，尚需予以充实。

二、组方原则的内涵

组方原则的内涵是君、臣、佐、使。为了更好地理解君、臣、佐、使的定义及其具体运用，特先举一例（麻黄汤），供作对照说明。

麻黄汤（《伤寒论》）由麻黄、桂枝、杏仁、甘草组成。功能发汗解表，宣肺平喘。主治外感风寒证，症见恶寒发热，无汗而喘，苔薄白，脉浮紧等症。根据各个药物的作用，其组方原则如下：

麻黄汤 { 君药——麻黄：发汗散风寒，兼宣肺平喘
臣药——桂枝：发汗散风寒，助麻黄解表
佐药——杏仁：宣降肺气，止咳平喘
使药——甘草：调和诸药

根据历代医家的论述，现对君药、臣药、佐药、使药作如下的分析。

（一）君药

含义：针对主要病因或主证，起主要治疗作用的药物，称为君药。例如麻黄汤（《伤寒论》），方中麻黄是针对病因（风寒外感），而且药力最强，能够起主要治疗作用，故为君药。

说明：

1. 针对主要病因或主证的药物，不一定就是君药。例如，麻黄汤（《伤寒论》）中的桂枝，它与麻黄都是针对病因（风寒外感）而设，但它的药力未居方中之首，故为臣药。其它诸如白虎汤中的知母、黄连解毒汤中的黄芩，这些药物虽然亦是针对病因而设，但由于药力略逊，未起主要治疗作用，因此，不能称为君药。

2. 君药不宜多，一般是 1~2 味。原因是每首方剂所主治的病证，其病因或主证一般是 1~2 个。需要明确的是君药的多寡与病因的多寡并无直接关系。例如小青龙汤（《伤寒论》）两个病因，两个君药，而半夏泻心汤（《伤寒论》），两个病因却只有一个君药。

3. 君药用量较重。原因是用量加重后，其药力可加强，以保证其在方中可起主要治疗作用，因此，李东垣曾云："君药分量最重。"（《脾胃论》）但需指出的是，用量最重者不一定就是君药，因为有些药物为矿物贝壳类本身的常用量就是较重的。此外，尚需指出的是，所谓"用量较重"是指药物本身而言，而不是与其它药相比较。

（二）臣药

含义：臣药的含义有二，一是辅助君药以加强治疗病因或主证的药物。例如麻黄汤中的桂枝，其作用是加强麻黄发汗散寒的作用，故为臣药。二是针对次要病因或次要症状起主要治疗作用的药物。例如葛根黄芩黄连汤（《伤寒论》），该方主治证的病因是表邪未解（主要病因），热已入里（次要病因），主症是身热，次要症状是下利。方中黄连是针对入里的热邪（次要病因）而起治疗作用，故为臣药。又如小青龙汤（《伤寒论》），该方主治证的病因是外有风寒（主要病因），内有痰饮（次要病因），方中干姜、细辛是针对痰饮而起治疗作用，故为臣药。

说明：

1. 辅助君药，并与君药相伍产生新的药效（或扩大君药药效）的药物，应为臣药。如桂枝汤（《伤寒论》）中的白芍（与桂枝共奏调和营卫之效）、小柴胡汤（《伤寒论》）中的黄芩（与柴胡共奏和解少阳之效）。又如当归补血汤（内外伤辨惑论），该方只有二味药，其中

当归的作用是辅助君药黄芪，并与黄芪相伍，共奏补气生血之效，因此，当归不是佐药而是臣药。

2. 臣药的数目一般为1～3味。原因是根据每首方剂所主治证的次要病因（或次要症状）一般是一个，甚或没有。此外，作为"辅助"君药，目的是加强君药的药效，或与君药相伍产生新药效，或扩大君药的药效，1～3味药也足够了。

（三）佐药

含义：佐药的含义有三种。一是佐助药。即协助君、臣药以加强治疗病因或主证，或加强臣药治疗次要病因或次要症状，或直接治疗次要症状的药物。例如麻黄汤，其杏仁的主要作用是直接治疗次要症状喘咳，故为佐药（佐助药）。二是佐制药。即消除或减缓君、臣药之毒性或烈性。例如十枣汤（《伤寒论》），方中大枣的作用是缓和芫花、甘遂、大戟之毒性，属佐药（佐制药）。三是反佐药。对于病势危重，出现拒药而须"从治"者，组方时选用与君药性味或功用相反而又能相成的药物，该药则称为反佐药。例如白通加猪胆汁汤（《伤寒论》），该方治证既有阳衰阴盛之四肢厥冷，脉微欲绝，又有虚阳外越之面赤烦躁，干呕心烦，病情危重（阴阳格拒），根据"甚者从之"的治则，选用咸寒苦降（性味功用与君药附子相反）的猪胆汁、童尿，一方面益阴和阳，防寒邪拒药，一方面从阴引阳，引外越之虚阳复归于阴中，使阳气得以内外交通，上行下济，因此，猪胆汁与附子相伍，以各自不同的作用，相反相成，共奏回阳救逆之效，故为反佐药。

说明：

1. 佐助药的含义甚似臣药，两者都有"辅助君药以加强治疗作用"，都有"治疗次要症状的作用"，其区别在于佐药的药力小于臣药。

2. 反佐药的性味既然与君药相反，因此，在方剂的"组成"上往往有寒热药并用的情况，需要指出的是寒热药并用不一定就是"反佐"，例如左金丸（《丹溪心法》）之黄连、吴茱萸；半复泻心汤（《伤寒论》）之黄连、干姜，大黄附子汤（《伤寒论》）之大黄、附子。是否属于反佐药，应以治则"甚者从之"为判断依据。

3. 佐助药的数量一般是1～3味，其原因可参考"臣药"条目。佐制药的数量一般是1～2味，原因是佐制药的作用只是监制君、臣药的毒性或烈性而已，无需众多的药物。反佐药的数量一般是1～2味，原因是反佐药的"药性"不能胜过君药，否则，该方的功效将适得其反。

（四）使药

含义：使药的含义有二，一是引经药，即引方中诸药到达"病所"的药物。例如天王补心丹（《摄生秘剖》），方中桔梗的作用是载药上行，药力上入心经，故属引经药。二是调和药，即具有调和诸药作用的药物，例如麻黄汤，方中甘草的作用是调和诸药。

说明：

1. 理论上每首方剂必有引经药。原因是每首方剂所主治的病证必定有相关的病位。药物只有按预定目标到达病所，其治疗作用才是有治疗价值的。问题是精明的医药学家为了优化方剂的组成，他们在创制方剂时，往往不为"引经"而设引经药，而是由君、臣药或佐药兼任引经药的作用，使其方显得精简有序。例如大黄牡丹汤（《金匮要略》，方中君药大黄兼能引药入肠，故不另设引经药。其它诸如大黄附子汤、十枣汤、犀角地黄汤等等，几乎九成的名方都是如此。

2．"调和诸药"的含义及其目的是使每首方剂各药性恰如其分地发挥治疗作用。其次，下面一些情况亦属"调和诸药"的范畴。一是减少或防止药物（特别是大苦大寒之药）对脾胃功能的损害，例如白虎汤（《伤寒论》）、龙胆泻肝汤（《医方集解》）等等过用都有"败胃"之弊，故用甘草以防之。伤寒论方之所以常用生姜、大枣、甘草，其中之一是顾护胃气。二是缓和药物之偏性。例如麻黄汤，方中麻黄辛温而偏燥热，若不配伍使药甘草，有些人服用之后便会出现烦躁，失眠，甚至兴奋不已。

3．"调和药"的数量一般是1味，有的方剂可以不设，可由佐药"调和"之。

三、君、臣、佐、使药之间的关系

1．君药、臣药、佐药、使药的判定，不是随意的，是根据它在方中的作用而决定的。

2．每首方剂，君药是不可少的。原因是每一首方剂，其所治证肯定有其病因的。

3．在比例上，一般是君药少，臣、佐药多。在某些情况下，臣、佐药可以少用或不用。这个"情况"主要是：

（1）君药药效强劲而又全面者。例如白虎汤（《伤寒论》），其所治证的热邪（病因）虽然炽盛，但其君药石膏清热之力强劲，因此，该方的臣佐药各用一味（知母、粳米）便可以了。又如当归补血汤（《内外伤辨惑论》），该方主治血虚发热证，或疮疡溃后，久不愈合。由于该方君药黄芪的药效全面而可靠，故此不必用佐药，而仅用一味当归，令其为臣，便可成方了。

（2）病情简单或邪浅病轻者。例如增液汤（《温病条辨》），该方主治津亏便秘证，主症只是大便秘结而已，病情简单，故用玄参为君，麦冬、生地为臣、佐药便可成方了。又如六一散（《伤寒直格》），该方主治暑湿证，在病因病机方面，既有暑热，又夹有湿邪（两个病因），但属邪浅病轻之证，因此，仅用二味药（滑石、甘草）便成为六一散了（方中滑石为君）。

（3）有时为了"功效快捷而力专"，往往是仅用二三味药，甚或一味药而组成方剂。诸如参附汤（《正体类要》）、四逆汤（《伤寒论》）、芪附汤（《魏氏家藏方》）、独参汤（《丹溪心法》）等等，都以"快捷而力专"作为疗效的标准之一。所谓功效快捷而力强，一般是指药物起效快，药力强劲而且很快到达病所，因此，组方选药以少而精为宜。药物过多而又不能有机配合的话，则反而药力分散，或则互相牵制，削弱药效的发挥。总之，每一首方剂，臣、佐药的多少，以及臣、佐药是否齐备，应由病情，治法的需要，以及所选药物的药效来决定。

4．每首方剂，引经药是不可少的。原因是每一首方剂，其所治证肯定有其相应的病位。但引经药可由臣、佐药兼任。

第三节　组成变化

一、组成变化的意义

方剂的组成固然有一定的原则（即组方原则），但在临床运用时，由于个人的体质、年龄和生活习惯的不同；由于病情轻重缓急的变化；由于地区或气候的不同，又需灵活化裁，加减运用，才能取得更好的疗效。这是方剂组成的灵活性，只有这样才能做到"师其法而不泥其方"。

方剂的随证加减，有其共同的守则：

1. 应在主病（或主证）不变、君药不变的情况下，根据次要症状（包括患者体质、年龄等）的改变，增减次要药物。

2. 增减的药物不宜过多（一般是1～2味）。过多则庞杂，甚或喧宾夺主，以致原方面目全非。

3. 增减的药量不宜过大。过大则会改变该方的君药，从而改变该方的功效与主治。

综观历代名方，诸如桑菊饮、小青龙汤、银翘散、小柴胡汤、理中丸、真武汤、四物汤、右归饮等等，其原方加减都是遵循这个守则的。

二、组成变化的形式

1. 药味加减变化

所谓药味加减变化是指一个方剂在主证、君药不变情况下，随着次要症状或兼挟证的改变，而加减其次要药物（即臣、佐药），以适应病情变化的需要，属随证加减的内容之一。例如，桂枝汤，该方主治头痛发热、汗出恶风、脉浮缓。若兼见咳喘，则加厚朴、杏仁，名桂枝加厚朴杏子汤（《伤寒论》）。又如，大承气汤，该方主治痞满燥实之阳明热结重证，若燥证不甚，可去芒硝，名小承气汤，主治痞满实之阳明热结轻证。如此加减，则与病情贴切而有较好的疗效。

若因药味加减而改变了原方的主证、君药时，则属另行组方而不在此例，例如苓桂术甘汤，方中君药茯苓，与臣药桂枝相伍温阳化饮，主治脾阳不足之痰饮。若去桂枝，加人参，君药变为人参，即四君子汤，主治证则为脾胃气虚，与苓桂术甘汤迥然不同，因此，不属于药味加减变化的范畴。

2. 药量加减变化

所谓药量加减变化是指一个方剂在主证、君药不变情况下，随着次要症状或兼挟证的改变，而加减该方某些药物（君药、臣药或佐药）的用量，以适应病情变化的需要，亦属随证加减的范畴。例如四逆汤，该方用量为附子一枚、干姜一两半、炙甘草二两，主治少阴四逆证。若兼见"身反不恶寒，其人面色赤"等阴盛格阳之危象者，可将附子加量为"大者一枚"，干姜加量至三两，此则为通脉四逆汤，主治少阴四逆重证。通脉四逆汤比之四逆汤，其君药、主证并没变化，只是病情较重，故加重姜附用量。临床上根据病人的年龄、体质以及地区、气候之不同，加减原方药物之用量，亦属药量加减变化范畴。

若因药量加减而改变了原方的君药时，则属另行组方而不在此例。

3. 剂型更换变化

所谓剂型更换变化是指同一方剂，由于病情需要或其他原因（如煎煮不便、外地出差等）而选用其不同剂型，以达到相应的治疗目的者。方剂的剂型有多种，诸如汤、丸、散、膏、丹、针剂等等。由于制作工艺的不同，可使不同的剂型具有不同的特点。例如丸剂，丸剂的特点之一是吸收缓慢，药效持久，适于病势缓慢，消散也需一个过程的证候。汤剂的特点则是吸收快，适于较急的病证。因此，张仲景对于中焦虚寒之腹痛绵绵，喜温喜按者，选用理中丸（《伤寒论》），而对中焦虚寒所致的胸痹，病证较急（此证已出现"胁下逆抢心"）者，则用人参汤（《金匮要略》）。此人参汤即理中丸之汤剂。张仲景在理中丸方后有"然不及汤"四字，其意亦即如此。

"组方原则"体现了方剂组成（特别是选药、配伍）的原则性；"组成变化"则体现了中医运用方剂的灵活性。临证时，既要严格地遵循"组方原则"以选药、配伍，又要结合病者的病情、体质、气候、生活习惯等，予以灵活化裁，才能取得理想的疗效。

自 学 指 导

【重点难点】

1. 方剂组成的目的是增强药效、扩大药效或产生新药效、监制药物之烈性或毒性。

2. 方剂是按照一定的原则而组成的，方剂的组方原则为君、臣、佐、使。

3. 针对主要病因或主证的药物，不一定就是君药，必须是既针对主要病因或主证，又能起主导作用的药物，才能称为君药。为了保证君药能起主要治疗作用，君药用量一般较重。

4. 君药、臣药、佐药或使药的判定是根据它在方中的作用而定的。每首方剂，君药是不可少的。在比例上，一般是君药少，臣、佐药多，但在某些情况下，臣、佐药可少用或不用。理论上，每首方剂必有引经药，但在实际操作时，往往由君药、臣药或佐药兼任。

5. "组方原则"体现了方剂组成的原则性，而"组成变化"则体现了中医运用方剂的灵活性。临证时，既要严格遵循"组方原则"以选药、配伍，又要结合患者的病情、体质、气候、生活习惯等，予以随证加减，才能取得较好的药效。

6. 方剂的随证加减，应该是在主证、君药不变情况下，随着次要症状的改变，而加减其次要药物（或药量）。需要指出的是，若因药物（或药量）的加减而改变了原方的君药及功效，则不属"组方变化"的范畴。

【复习思考题】

1. 方剂的组成目的是什么？

2. 什么叫君药、臣药？

3. 什么叫使药？

4. "调和药性"的含义是什么？

5. 君、臣、佐、使药之间有什么样的关系？

6. 方剂的组成为什么要变化？如何变化？

（高汉森　李政木）

各 论

第四章 解 表 剂

【目的要求】

1. 熟悉解表剂的含义、分类、使用注意。
2. 要求掌握的方剂:麻黄汤、桂枝汤、小青龙汤、止嗽散、银翘散、麻黄杏仁甘草石膏汤、败毒散。
3. 要求熟悉的方剂:九味羌活汤、桑菊饮。
4. 要求了解的方剂:柴葛解肌汤、升麻葛根汤、参苏饮、香薷散。

【自学时数】

6 学时。

1. 含义:凡以解表药为主所组成,具有发汗、解肌或透疹等作用,用于治疗表证的方剂,称为解表剂。属于"八法"中"汗法"的范畴。

2. 分类:解表剂为治疗表证而设。凡外感风寒或温病初起,以及麻疹、疮疡、水肿、痢疾、疟疾等病初起之时,证见恶寒发热,头痛身疼,苔白或黄,脉浮等表证者,均可用解表剂治疗。

由于病邪性质有风寒风热之不同,患者体质有虚实之差别,因此解表剂分为辛温解表、辛凉解表、扶正解表三类。

(1) 辛温解表——本类方剂具有发散风寒的作用,适用于外感风寒表证,以及疮疡、水肿、疟疾、痢疾等疾病初起时见风寒表证者。症见恶寒,发热,头痛,身疼,鼻塞,舌淡红,苔薄白,脉浮紧或浮缓等。代表方如麻黄汤、桂枝汤、小青龙汤等。

(2) 辛凉解表——本类方剂具有疏散风热的作用,适用于外感风热表证或温病初起,以及疮疡、麻疹、水肿等疾病初起时见有风热表证者。症见发热,微恶风寒,头痛,咽痛,口干,舌红苔薄黄,脉浮数等。代表方如银翘散、桑菊饮、麻黄杏仁甘草石膏汤等。

(3) 扶正解表——本类方剂既有发散表邪的作用,又有扶助正气的作用,适用于既有外邪袭表出现表证，又兼正气不足者。症见恶寒，发热，头痛，身疼，舌淡，苔白，脉浮而重按无力等。代表方如败毒散。

3. 使用注意：

(1) 解表剂多为辛散轻扬之品，不宜久煎，否则药性耗散，药效减弱。

(2) 服药后宜避风寒，或增衣被以助出汗，但以遍身微汗出为佳。假使汗出不能遍身，或大汗淋漓，都不适宜。因汗出不畅，病邪不解；汗出太多，易耗气伤津，严重的可导致亡阴亡阳。

(3) 忌食生冷、油腻食物，以免影响药物的吸收及药效的发挥。

(4) 表证未尽，而又出现里证者，一般应先解表，后治里；表里俱重者，则应表里双解。

第一节　辛温解表

麻黄汤　《伤寒论》

【组成】　麻黄去节，三两（9g）　　　桂枝二两（10g）　　　杏仁去皮尖，七十个（10g）　　　甘草炙，一两（6g）

【用法】　水煎服（原方四味，以水九升，先煮麻黄减二升，去上沫，内诸药，煮取二升半，去滓，温服八合，覆取微似汗，不需啜粥，余如桂枝法将息）。

【功效】　发汗解表，宣肺平喘。

【主治】　外感风寒表实证。症见恶寒发热，头疼身痛，无汗而喘，舌苔薄白，脉浮紧。

【方解】　本方原为太阳伤寒证而设。所谓太阳伤寒证，是指外感风寒表实证。由于风寒袭表，邪正相争，故出现恶寒，发热，脉浮；肺主一身之气，外合皮毛，今风寒之邪客表，毛窍闭塞，导致肺气不宣，故出现喘咳，无汗。治疗上应以发汗解表，宣肺平喘为法。方中麻黄辛苦温，善于开腠理，既能发汗散寒，又能宣肺平喘，为君药。因本方证为毛窍闭塞而无汗，单用麻黄发汗只能解卫分之邪郁，所以再用透营达卫之桂枝为臣药，既能温经散寒，又能解肌发表，并解营分之邪郁，防邪气传入营分，麻黄、桂枝相须为用，以加强发汗解表透邪之功。以苦、微温的杏仁为佐药，宣降肺气，止咳平喘。麻黄药性上行而发散，杏仁药性下行而温润，麻杏相配，一宣一降，可增强平喘止咳之功。炙甘草为佐使药，味甘性微温，缓和麻、桂发散峻烈之性而起调和药性的作用，又可使汗出不致过猛而耗伤正气。诸药合用，发汗散寒以解表邪，宣降肺气以平喘咳。

【临床运用】

1. 运用要点：恶寒发热，无汗而喘，脉浮紧。

2. 普通感冒、流行性感冒、急性气管-支气管炎、支气管哮喘等属于外感风寒表实证者，可用本方治之。

3. 因本方为辛温发汗之峻剂，其发汗解表力较强，故只能用于风寒邪盛，而正气未虚的风寒表实证。对于原著《伤寒论》所说的"疮家"、"淋家"、"衄家"、"亡血家"等有阴血不足者；外感表虚自汗者；血虚而脉兼"尺中迟"者；误下伤阳而见"身重心悸"者，虽有表证，亦皆禁用，以免犯"虚虚"之戒。

【附方】

1．麻杏苡甘汤（《金匮要略》）

组成：麻黄去节，半两 (6g)　　杏仁去皮尖，炒，十个 (6g)　　甘草炙，一两 (3g)　　薏苡仁半两 (12g)。功效：发汗解表，祛风胜湿。主治：汗出当风，或受冷所致的风湿证。症见一身尽疼，发热，日晡所剧者。

2．三拗汤（《太平惠民和剂局方》）

组成：麻黄不去节 (9g)　　杏仁不去皮尖 (10g)　　甘草不炙，各等分 (6g)。功效：宣肺解表。主治：感冒风邪。症见鼻塞声重，语音不出，咳嗽胸闷。

3．华盖散（《太平惠民和剂局方》）

组成：麻黄去根节　　桑白皮蜜炙　　紫苏子隔纸炒　　杏仁去皮尖，炒　　赤茯苓去皮陈皮去白，各一两（各6g）　　甘草炙，半两 (6g)。功效：宣肺解表，祛痰止咳。主治：素体痰多，又感受风寒之喘咳证。症见咳嗽气喘，痰多胸闷，呼吸呀呷有声，脉浮者。

麻杏苡甘汤是由麻黄汤去桂枝加薏苡仁而成，其发汗散寒解表之力小于麻黄汤，但兼有祛湿之功，主要用于治疗汗出当风，或久伤受冷所致之风湿在表诸证。三拗汤和华盖散虽均以麻黄汤为基础加减而成，都是重在宣散肺中风寒，所治之证皆有咳喘。但三拗汤所治是风寒所伤的咳喘证，华盖散所治则是素体痰多，又感受风寒之喘咳证，所以更加苏子、陈皮、桑白皮、赤茯苓以降气祛痰，加强化痰止咳的作用。

【参考文献摘录】　据临床报道：用麻黄汤加减治疗流行性感冒120例，无肺炎并发症者单用麻黄汤原方，有肺炎者加鱼腥草、大青叶、板蓝根、金银花、连翘。结果，102例流感无并发症者1～2剂痊愈，18例有肺炎并发症者5～7剂痊愈（中医药信息，1995，4：42）。

【方歌】

麻黄汤中配桂枝，杏仁甘草四般施，

发热恶寒头身痛，风寒无汗服之知。

桂枝汤　　《伤寒论》

【组成】　桂枝三两 (9g)　　芍药三两 (9g)　　甘草炙，二两 (6g)　　生姜三两 (9g)　　大枣十二枚 (6枚)

【用法】　水煎温服，服后进少量热粥或开水，穿衣或盖被使微汗出，并避风寒（原方五味㕮咀，以水七升，微火取煮取三升，适寒温，服一升。服已须臾，啜热稀粥一升余，以助药力。温覆令一时许，遍身漐漐微似有汗者益佳，不可令如水流漓，病必不除。若一服汗出病瘥，停后服，不必尽剂；若不汗，更服如前法；又不汗，后服小促其间，半日许，令三服尽。若病重者，一日一夜服，周时观之，服一剂尽，病证犹在者，更作服；若汗不出，乃服至二三剂。禁生冷、粘滑、肉、面、五辛、酒酪、臭恶等物）。

【功效】　解肌发表，调和营卫。

【主治】　外感风寒表虚证。症见头痛发热，汗出恶风，鼻鸣干呕，苔白不渴，脉浮缓或浮弱者。

【方解】　本方是为外感风寒表虚证而设。所谓外感风寒表虚证，就是《伤寒论》所说的

"太阳中风"，此证是由于风寒束表，营卫不和* 所致。因风寒袭表，导致邪正相争，故出现头痛，发热，恶风，脉浮；风寒袭表，使肺胃气机不和，故出现鼻鸣干呕；营卫不和，卫阳不能外固，营阴不能内守，故汗出、脉浮而缓。治疗上应以解肌发表，调和营卫为法。方中桂枝辛甘温，辛温以解肌发汗，甘温以扶助卫阳，为君药。营阴外泄，故又选用益阴敛汗之白芍为臣，敛固外泄之营阴，与桂枝相配，一散一收，既能外散在表之风寒，又能敛固外泄之营阴，并可使桂枝发汗而不过汗，使祛邪而不伤正，敛阴而不留邪，共奏解肌发汗，调和营卫之效。再以生姜、大枣为佐药，生姜辛温，助桂枝辛散在表之风寒，并能温胃止呕；大枣甘平，能补益脾胃。生姜与大枣相配，既能调和脾胃，又能调和营卫。炙甘草为使药，与桂枝相配辛甘化阳，助阳实卫，有助于抵抗外邪；与芍药相配酸甘化阴，加强敛阴和营之功；与姜、枣相配，和中化生营卫。药仅五味，配伍严谨，散中有收，汗中寓补，所以柯韵伯赞桂枝汤"为仲景群方之冠，乃滋阴和阳，调和营卫，解肌发汗之总方也"。（《伤寒附翼·太阳方总论》）

服法中指出服药后"啜热稀粥"，是借谷气助药力，兼益胃气，以鼓邪外解。"温覆"取其协助取汗。但汗出不宜过多，多汗则易伤阳气。因此，欲其解表，则"啜热稀粥"；但欲其调和营卫以治杂病，则不必如此。

【临床运用】

1. 运用要点：发热，恶风，汗出，舌淡红苔白，脉浮缓。

2. 普通感冒、流行性感冒等属外感风寒表虚证者；功能性发热、多形红斑、荨麻疹、皮肤瘙痒症等属阴阳失调者，均可用本方治之。

3. 本方有调阴阳、和营卫作用，不但可用治外感病症，临床上也可用于治疗自汗、盗汗、失眠、遗精以及产后、病后出现时而身热时而恶寒等内科杂病属阴阳（或营卫）失调者。

4. 若素有喘咳，又感受风寒而有桂枝汤证者，可加厚朴、杏仁以下气平喘，名桂枝加厚朴杏子汤（《伤寒论》）；若桂枝汤证兼见腹满而大便实者，可倍芍药，加大黄以通便除满，共奏表里双解之效，名桂枝加大黄汤（《伤寒论》）。

5. 服用本方后，可服热稀粥或热开水以助出汗，但应以微汗出为佳，不宜大汗淋漓，汗出过多易伤阳气。凡伤寒表实证、湿热内蕴证、热邪内盛证、温病初起或酒客脉洪数者均不宜服用本方。服本方后，不宜食生冷、油腻、恶臭、酒酪等食品。

【附方】

1. 桂枝加葛根汤（《伤寒论》）

组成：桂枝二两 (9g)   芍药二两 (9g)   生姜切，三两 (9g)   大枣擘，十二枚 (6枚)
甘草炙，二两 (6g)   葛根四两 (20g)。功效：解肌发表，生津舒筋。主治：太阳病，项背强几几，反汗出恶风者。

桂枝加葛根汤是桂枝汤加葛根而成，其主治证系因风邪滞于经脉，津液不能输布所致，故加葛根以增强解肌发表，生津舒筋之力。

---

　　* 营卫不和——指表虚自汗的病理现象。卫是指具有防御功能的体表阳气，营是指行于脉中的水谷精微，具有营养作用，又称营阴，是汗液的物质基础。在正常情况下，营阴守于内，作为卫阳的基础，卫阳行于外，作为营阴的护卫，如果营卫的这种功能受到破坏，则可出现卫失固守，营阴外泄的表虚自汗现象，这种病理现象，即称为营卫不和。

2. 桂枝加龙骨牡蛎汤（《金匮要略》）

组成：桂枝 (9g)　　芍药 (9g)　　生姜各三两 (9g)　　甘草二两 (6g)　　大枣十二枚 (6枚)　　龙骨 (15g)　　牡蛎各三两 (15g)。功效：调和阴阳，涩精止遗。主治：阴阳失调。症见遗精，梦交，少腹弦急，下部觉冷，目眩发落，脉极虚芤迟或诸芤动微紧。

本方和桂枝汤均有调和阴阳的功效，都可用治阴阳失调之证。但桂枝汤尚于调和营卫。主要用治外感风寒、营卫不和的外感风寒表虚证。而桂枝加龙骨牡蛎汤尚于调和阴阳固涩止遗，主要用治阴阳失调，梦交遗精等症。

【参考文献摘录】　据临床报道：用桂枝汤加味治疗小儿支气管哮喘 40 例，结果治愈 36 例，好转 3 例，未愈 1 例，总有效率 97.5%，疗程最短为 1 天，最长 5 天，服药后均无不良反应，且无汗病人服用本方后均有微汗（四川中医，1998，9：42）。

【方歌】

桂枝汤治太阳风，芍药甘草姜枣同，

解肌发表调营卫，表虚自汗服之宜。

【类方比较】

麻黄汤	均能散寒解表，用治外感风寒表证，症见恶寒，发热，头痛，苔薄白，脉浮	方中麻、桂相须为用，发汗散寒力强，并能宣肺平喘，为辛温发汗之重剂。适用于外感风寒，兼有肺气失宣而见恶寒发热，无汗而喘，脉浮紧之表实证
桂枝汤		方中桂、芍并用，发汗解表之力较逊，但有调和营卫之功。适用于外感风寒，营卫不和而见发热头痛，汗出恶风，脉浮缓之表虚证

九味羌活汤　　《此事难知》

【组成】　羌活　　防风　　苍术 (各12g)　　细辛 (4g)　　川芎　　白芷　　生地黄　　黄芩　　甘草 (各10g)　　原书未著用量

【用法】　水煎服（原方九味，㕮咀，水煎服，若急汗热服，以羹粥投之；若缓汗温服，而不用汤（粥）投之也）。

【功效】　发汗祛湿，兼清里热。

【主治】　外感风寒湿邪，兼有里热证。症见恶寒发热，肌表无汗，头痛项强，肢体酸楚疼痛，口苦微渴，舌苔白或微黄，脉浮。

【方解】　本方为外感风寒湿邪，内有蕴热之证而设。风寒束表，卫阳被遏，故恶寒，发热，无汗，头痛，脉浮；湿邪内阻经络，气血运行不畅，故肢体酸楚疼痛；兼有里热，故口苦，微渴，苔微黄。治法上应以发散风寒湿邪为主，兼清里热。方中用辛苦温的羌活为君，其气芳香，上行发散，长于散风寒湿邪而止痹痛，是治疗风寒湿邪在表之要药。防风辛甘温，为风药中之润剂，能祛风除湿，散寒止痛；苍术辛苦温燥，发汗除湿，两药相配，协助君药散寒除湿止痛，共为臣药。细辛、白芷、川芎散寒祛风，宣痹止痛以治头身疼痛；生地、黄芩清泄里热，生地并能养阴生津，又可防上述诸药之辛燥伤津。以上五味共为佐药。甘草调和诸药为使。以上诸药，一走表，一走里，互不相制，共成发汗祛湿，兼清里热之剂。

本方配伍特点是升散药与清热药的结合运用，以升散药为主，清热药为辅，两者相配，使升散药升而不峻，清热药寒而不滞湿。

【临床运用】

1. 运用要点：恶寒发热，头痛无汗，肢体酸痛，口苦微渴，脉浮。

2．普通感冒、流行性感冒、急性肌炎、风湿性关节炎、偏头痛等属外感风寒湿邪，兼有里热证者，可用本方治之。

3．方中虽有生地、黄芩之寒，但总属辛温燥烈之剂，故风热表证及阴虚内热者不宜使用。

4．如湿邪较轻，肢体酸疼不甚者，可去苍术、细辛，以减温燥之性；如肢体酸楚疼痛剧者，可倍用羌活以加强通痹止痛之功；湿重胸满者，去滋腻之生地黄，加枳壳以行气化湿宽胸；无口苦微渴之里热者，生地、黄芩又当酌情裁减。

【附方】

羌活胜湿汤（《内外伤辨惑论》）

组成：羌活　独活各一钱（各12g）　藁本（10g）　防风（10g）　甘草炙　川芎各五分（各8g）　蔓荆子二分（6g）。功效：祛风胜湿止痛。主治：风湿在表，症见肩背痛不可回顾，头痛身重，或腰脊疼痛，难以转侧，苔白脉浮。

【参考文献摘录】　据临床报道：用九味羌活汤治疗152例急性荨麻疹，每日1剂，结果：服药3剂痊愈者119例，5剂痊愈者15例，7剂痊愈者10例，6例反复发作，10例症状好转，2例无效（中成药名方药理及临床应用，1991，50）

【方歌】

九味羌活用防风，细辛苍芷与川芎，

黄芩生地同甘草，发汗祛湿清热功。

香薷散　《太平惠民和剂局方》

【组成】　香薷一斤（12g）　白扁豆微炒（30g）　厚朴姜制，各半斤（10g）

【用法】　水煎服（原方为粗末，每三钱，水一盏，入酒一分，煎七分，去滓，水中沉冷，连吃二服，随病不拘时）。

【功效】　散寒解表，化湿和中。

【主治】　暑月感寒证。症见恶寒，发热，头重身痛，无汗，胸闷，腹痛吐泻，四肢倦怠，舌苔白腻，脉浮。

【方解】　本方为夏月乘凉饮冷，感受寒湿而设。夏月乘凉露卧，外感于寒，邪滞肌表，故发热，恶寒，无汗，头身重痛，脉浮；饮食生冷，湿伤脾胃，气机不畅，故胸闷，腹痛吐泻，四肢倦怠，苔白腻。治疗上应外散肌表之风寒，内化脾胃之湿滞。方中香薷为君，本品既辛散温通，以宣散肌表之风寒，又芳香入胃，以化中焦之湿浊，是夏月解表散寒之要药。以苦辛温之厚朴为臣，行气除满，内化湿滞。以白扁豆甘而微温为佐，健脾和中，兼利湿消暑。入酒少许同煎，意在增强散寒通经之功。诸药合用，共成祛暑散寒解表，化湿和中之剂。

【临床运用】

1．运用要点：恶寒发热，头重身痛，无汗，胸闷，苔白腻，脉浮。

2．夏季感冒、急性胃肠炎、夏季热、肠胃型感冒等属外感风寒，内伤湿滞者，可用本方治之。

3．若属表虚有汗，或中暑发热汗出，心烦口渴属于暑热伤津者，则不可使用。

【附方】

新加香薷饮（《温病条辨》）

组成：香薷二钱 (6g)　　　银花三钱 (9g)　　　鲜扁豆花三钱 (9g)　　　厚朴二钱 (6g)　　　连翘二钱 (9g)。功效：祛暑解表，清热化湿。主治：暑温兼湿证。症见发热微恶寒，无汗头痛，心烦口渴，舌红苔白腻，脉浮而数者。

香薷散与本方均属祛暑方剂，两方均以辛温之香薷、厚朴祛暑解表，散寒化湿。但香薷散药性偏温，主治暑令感寒挟湿之证；而本方则加银花、扁豆花、连翘以清热解暑，主治暑温兼湿，虽亦恶寒无汗，但有口渴面赤，舌红脉数，故两方所治之证实有不同。

【参考文献摘录】 据临床报道，用香薷散加黄连治疗高热286例，热甚者加银花，连翘。每天服2剂，小孩或高热抽搐者，采用鼻饲，每30分钟注入药液一次。结果，286例中，治愈249例，有效28例，无效9例，总有效率为96.8%（湖南中医杂志，1997，2：25）。

【方歌】
香薷散中豆朴先，解表散寒功效坚，
化湿和中调胃气，暑月感寒此方煎。

小青龙汤　《伤寒论》

【组成】 麻黄去节,三两 (9g)　　　芍药三两 (9g)　　　细辛三两 (6g)　　　干姜三两 (9g)
甘草炙,三两 (6g)　　　桂枝去皮,三两 (9g)　　　半夏洗,半升 (9g)　　　五味子半升 (6g)

【用法】 水煎服（原方八味，以水一斗，先煮麻黄，减二升，去沫，内诸药煮取三升，去滓，温服一升）。

【功效】 解表散寒，温肺化饮。

【主治】 外寒内饮证。症见恶寒发热，无汗，喘咳，痰多而稀，或痰饮喘咳，不得平卧，或身体疼重，头面四肢浮肿，舌苔白滑，脉浮。

【方解】 本方为外感风寒，内有水饮而设。外感风寒，毛窍闭塞，故恶寒，发热，无汗，脉浮；病者素有水饮内停于肺，现有风寒外感，以致外寒引动内饮，水寒射肺，肺失宣降，故咳嗽气喘，痰多清稀，甚则不得平卧，卧则气喘加剧；水饮溢于肌肤，则身体疼重，或头面四肢浮肿。治疗上单纯解表则水饮不化，单纯化饮则外邪不解，惟解表散寒，温肺化饮并用，才能使外邪得以宣解，停饮得以蠲化。方中麻黄、桂枝为君药，麻黄发汗以散表寒，宣肺以平喘；桂枝解肌发表，温通经脉，助麻黄以散在表之风寒，并能温阳化气以行水；两者相配，既可加强解表之功，又可促进水饮的消除。干姜、细辛为臣药，干姜辛热，温肺化饮，又温脾阳以助化湿除饮；细辛辛温，内可温肺化饮，外可助麻、桂解表散寒。五味子酸敛肺气，与姜、辛相配，一散一收，使散寒而不伤肺气，敛肺气而不留邪，相反相成，共成化饮止咳平喘之效。芍药养阴和营，与桂枝相伍，可以调和营卫，与五味子相配，可以防麻、桂发散太过而耗伤阴液。半夏燥湿化痰，和胃降逆，与姜、辛相配，善于温化水饮痰浊，三药共为佐药。炙甘草和中调药，为使药。

本方配伍特点有三，一是以麻黄、桂枝解散在表之风寒，配白芍酸寒敛阴，兼制麻黄、桂枝辛散之性，使该方散中有收；二是以干姜、细辛、半夏温化在肺之痰饮，配五味子敛肺止咳，令开中有阖，使之散不伤正，收不留邪；三是以麻黄、桂枝散风寒，并以姜、辛、夏温化水饮，内外同治，共成散寒蠲饮之效。

【临床运用】

1. 运用要点：恶寒发热，无汗，喘咳，痰多而稀，舌苔白滑，脉浮。

2. 慢性支气管炎、支气管哮喘、肺心病、阻塞性肺气肿等属外寒内饮者,可用本方治之。

3. 本方并非专治外寒内饮之证,凡咳嗽痰白清稀而有泡沫,舌淡苔白而滑属于肺有寒饮者,不论有无恶寒发热,无汗有汗,均可加减应用。如无恶寒发热等外感症状,或外寒已解而咳喘未除,可去桂枝,减缓发散之力,并改用蜜炙麻黄以偏重宣肺平喘。兼有里热,烦躁者,加石膏以清热除烦;口渴者,去半夏,加天花粉以清热生津;喘甚者,加杏仁以降气平喘。

4. 本方辛温发散之力较强,对于阴虚之干咳无痰、或痰热内壅之咳嗽痰黄稠,均不宜使用。

【参考文献摘录】 据临床报道:用小青龙汤加减治疗咳喘70例,其中慢性支气管炎46例、肺气肿12例、肺心病6例、支气管哮喘6例。结果,基本治愈49例,占70%,好转16例,占23%,无效5例,占7%,有效率为93%,收到较好的效果(实用中医药杂志,1999,10:15)。

【方歌】

小青龙汤桂芍麻,干姜辛草夏味加,

外感风寒内停饮,散寒蠲饮效可夸。

第二节 辛凉解表

银翘散 《温病条辨》

【组成】 连翘一两(12g)　　银花一两(12g)　　苦桔梗六钱(9g)　　薄荷六钱(5g)
竹叶四钱(10g)　　生甘草五钱(6g)　　荆芥穗四钱(8g)　　淡豆豉五钱(15g)　　牛蒡子六钱(10g)

【用法】 加芦根适量,水煎服(原方杵为散,每服六钱,鲜苇根汤煎,香气大出,即取服,勿过煎。肺药取轻清,过煎则味厚而入中焦矣。病重者,约二时一服,日三服,夜一服;轻者三时一服,日二服,夜一服;病不解者,作再服)。

【功效】 辛凉透表,清热解毒。

【主治】 温病初起。症见发热无汗,或有汗不畅,微恶风寒,头痛口渴,咳嗽咽痛,舌尖红,苔薄白或微黄,脉浮数。

【方解】 本方原为治疗温病初起而设。温病初起,邪在卫分,邪正相争,故出现发热、微恶风寒,无汗或有汗不畅,头痛等症;风热邪毒壅于咽喉,故咽喉肿痛;温邪易伤津液,故口渴,舌尖红;温邪上受,首先犯肺,导致肺失清肃,故出现咳嗽;苔微黄、脉浮数是风热在卫表的征象。温病传变最速,因此,治之既要辛凉透表,又要清热解毒。方中金银花、连翘既能清热解毒,又因其质轻而气味芳香,兼有透解卫分表邪的作用,故重用为君。薄荷、荆芥穗、淡豆豉辛散表邪,透邪外出,为臣药。其中荆芥穗、淡豆豉虽属辛温,但是正因为其辛温,与性寒之银、翘相伍,温性被制,共奏辛凉透表之效。牛蒡子、桔梗清利咽喉,化痰止咳;竹叶、芦根清热生津,有"先安未受邪之地"的作用,此即原方作者所言"此方之妙,预护其虚"之意(《温病条辨》)。四药共为佐药。甘草生用,意在清热解毒,配桔梗以清利咽喉，并调和诸药，为使药。本方以清热解毒药与辛散表邪药相配伍，共奏辛凉解表，清热解毒之效，此乃本方特点之一。

【临床运用】

1. 运用要点：发热，微恶风寒，咽痛，舌红，脉浮数。

2. 流行性感冒、急性上呼吸道感染、麻疹初起，以及流行性乙型脑炎、流行性脑脊髓膜炎、腮腺炎等属外感风热表证者，可用本方治之。

3. 因方中多为芳香轻宣之品，故不宜久煎，以免药性挥发耗散。外感风寒证、湿热初起证均不宜使用。

4. 根据原方加减之意：胸膈闷者，此为秽浊阻于气分，故加藿香、郁金以芳香辟秽，化浊止呕；项肿咽痛者，此为热毒壅于咽喉，故加马勃、玄参以清热解毒，利咽消肿；衄者，此为热伤阳络，故去芥穗、豆豉之辛温动血，加白茅根、侧柏炭、栀子炭以清热凉血止血；小便短者，此为热伤津液，故不用清热利水药，而加苦寒之知母、黄芩、栀子以清热泻火，并加甘寒之麦冬、生地以滋阴生津。

【参考文献摘录】 据临床报道：用银翘散加减治疗扁桃体炎高热急症93例。头痛剧者加羚羊骨，咳嗽者加北杏仁、川贝母，咽痛剧者加牛膝。结果显效76例，占81.72%，3小时至2天热退，身凉，余症消除，异常指标复常或接近正常；有效15例，占16.13%，3～5天热退或退后尚有余热，异常检查复常或有改善；无效2例，占2.15%（中国中医急症，1998，5：212）。

【方歌】

银翘散主上焦疴，竹叶荆牛豉薄荷，

甘桔芦根凉解法，辛凉平剂用时多。

桑菊饮 《温病条辨》

【组成】 桑叶二钱五分 (15g)   菊花一钱 (15g)   杏仁二钱 (10g)   连翘一钱五分 (10g)
薄荷八分 (5g)   桔梗二钱 (12g)   甘草八分 (6g)   苇根二钱 (12g)

【用法】 水煎服，薄荷后下（原方水二杯，煮取一杯，日二服）。

【功效】 疏风清热，宣肺止咳。

【主治】 风温犯肺证。症见咳嗽，身热不甚，口微渴，舌红苔薄白，脉浮数。

【方解】 本方为风温初起而设。风热之邪从口鼻而入，伤及肺络，导致肺气不宣，故咳嗽；风热袭表，邪在肺卫，病邪轻浅，故身热不甚；邪热轻微，伤津不甚，故口微渴，舌红苔薄白，脉浮数是风热之征。病位在肺，以咳嗽为主症，故治疗上应以疏风清热，宣肺止咳为法。方中重用桑叶为君，疏散风热，清肺止咳，尤善于清肺络风热之邪。菊花辛甘凉，清散风热，助桑叶以清散肺中风热之邪；桔梗开宣肺气，化痰止咳；杏仁降利肺气而止咳，与桔梗相配，一宣一降，以调整肺的宣降功能。三药合用，共为臣药。薄荷辛凉透表，疏散风热；连翘清热透邪而除上焦邪热；苇根清热生津。三药合用，共为佐药。生甘草为使，调和诸药，与桔梗相合而清利咽喉。

本方用药轻清宣透，性味辛凉平淡，故吴氏称之为"辛凉轻剂"。其功能以宣肺化痰止咳见长，宜用于风热初起，邪在肺卫，热伤肺络之轻证。

【临床运用】

1. 运用要点：咳嗽，发热不甚，微渴，脉浮数。

2. 急性上呼吸道感染、流行性感冒、急性气管-支气管炎等属风热犯肺之病轻邪浅者，可用本方治之。

3. 本方为辛凉之剂，风寒咳嗽不宜使用。方中主要药物均属轻清宣透之品，故不宜久煎。

4. 根据原方加减法之意：二三日不解，气粗似喘者，此为热在气分，加石膏、知母以清气分之热；舌绛，暮热烦躁者，此外邪初入营，加元参、犀角以清营分之热；在血分者，去薄荷、苇根，加麦冬、细生地、玉竹、丹皮以清热凉血；肺热甚者，加黄芩以清肺热；渴者，加花粉以生津止渴。

5. 本方能疏风清热，若加决明子、夏枯草，以加强清解肝经风热之功，可以治疗风热眼疾；若加牛蒡子、土牛膝，以加强清咽解毒之力，可以治疗乳蛾（急性扁桃体炎），病在卫分而见发热、咳嗽、咽痛等症者。

【参考文献摘录】 据临床报道：用桑菊饮随证加减治疗小儿上呼吸道感染引起的咳嗽 80 例，服 2 剂痊愈者 64 例，服 3~5 剂痊愈者 11 例，无效 5 例，总有效率为 94％。服药最少者为 1 剂，最多者 7 剂（实用中医药杂志，1999，7：16）。

【方歌】
桑菊饮中桔杏翘，苇根甘草薄荷饶，
疏散风热宣肺气，风热咳嗽服之消。

【类方比较】

银翘散	均能辛凉解表，疏风散热。用治外感风热，邪在肺卫之证，症见发热，微恶风寒，头痛，微渴、舌尖红，脉浮数等	兼清热解毒的作用。主要用治风热袭表，热毒较甚而见发热，微恶寒寒，头痛口渴，咽痛者，为"辛凉平剂"
桑菊饮		并能宣肺止咳。主要用治风温初起，邪客肺络，邪浅病轻而以咳嗽为主，伴微热者，为"辛凉轻剂"

麻黄杏仁甘草石膏汤 《伤寒论》

【组成】 麻黄去节，四两（10g）　　杏仁去皮，五十个（10g）　　甘草炙，二两（6g）　　石膏碎，绵裹半斤（20g）

【用法】 水煎服（原方四味以水七升，煮麻黄减二升，去上沫，内诸药，煮取二升，去滓，温服一升）。

【功效】 辛凉宣肺，清热平喘。

【主治】 肺热喘咳证。症见身热不解，咳喘，甚则气急鼻煽，口渴，有汗或无汗，舌苔薄白或黄，脉浮而数。

【方解】 本方所治为表邪入里化热，壅遏于肺。邪热炽盛，故身热，口渴；热壅于肺，肺失宣降，故喘咳气急，甚则鼻煽；至于有汗或无汗，则与肺热有关，若热闭于肺，导致毛窍闭塞，则无汗；若热壅于肺，迫津外泄，则汗出。治疗上当以清泄肺热为主，邪由表入里，又当宣肺散邪。方中麻黄既能宣肺平喘，又能辛散透邪；石膏清泄肺热，两药相合，一辛寒，一辛温，既能宣肺邪，又能清肺热，麻黄得石膏，则宣肺平喘而不助热；石膏得麻黄，则清解肺热而不凉遏，现石膏倍用于麻黄，辛寒大于辛温，相制为用共成辛凉之剂，共为君药。杏仁降肺气，止咳喘，为臣药，与麻黄同用，一宣一降，平喘之力得以增强。炙甘草益气和中，调和诸药，为使药。综观全方，药仅四味，但清宣之法具备，共奏辛凉宣泄，清肺平喘之功。

【临床运用】

1. 运用要点：发热，喘咳气急，苔薄黄，脉浮数。

2. 普通感冒、流行性感冒、急性气管-支气管炎、肺炎、支气管哮喘、麻疹合并肺炎等属肺热咳喘者，可用本方治疗。

3. 风寒咳喘，或痰热壅盛者，均非所宜。

4. 运用本方时，若病者有汗出，属热壅于肺者，石膏用量可五倍于麻黄；若无汗出，属热闭于肺者，石膏用量则三倍于麻黄。

5. 对于麻疹已透或未透而出现身热烦渴，咳嗽气粗而喘，属疹毒内陷，肺热炽盛者，亦可用之。此时，可酌加大青叶、连翘、黄芩或鱼腥草等以清肺热，解麻毒。

【参考文献摘录】 据临床报道：用麻黄杏仁甘草石膏汤治疗小儿暑热证 50 例，高热烦躁者加蝉衣、僵蚕，食欲不振者加内金、谷芽。结果有 40 例经服药 3～5 剂后，汗出热退，症状消失；其他 10 例，服药后体温降至 37.5～38℃，但身热仍不退至正常，进入秋凉后则自愈，治愈率占 80%，好转率占 20%（黑龙江中医药. 1993，3：33）。

【附方】

越婢汤（《金匮要略》）

组成：麻黄六两 (9g)　　　　石膏半斤 (18g)　　　　生姜三两 (9g)　　　　甘草二两 (5g)　　　　大枣十五枚 (5枚)。功效：发汗利水。主治：风水。症见一身悉肿，恶风，脉浮，不渴，续自汗出，无大热者。

越婢汤与麻黄杏仁甘草石膏汤均用麻黄配石膏，均能宣肺透邪，但本方证有"一身悉肿"，是水在肌表，故增大麻黄用量，并配生姜，意在发泄肌表水气，不喘，故去杏仁。由此可见，麻黄杏仁甘草石膏汤重在清泄肺热，宣降肺气以平喘，越婢汤则重在宣肺发汗，发越水气以消肿。

【方歌】

伤寒麻杏甘石汤，辛凉宣肺清热良，

身热喘咳兼口渴，四药服之效验彰。

升麻葛根汤　《阎氏小儿方论》

【组成】　升麻(8g)　　　葛根 (20g)　　　芍药 (9g)　　　甘草炙，各等分(3g)。以上为小儿量。

【用法】　水煎服（原方同为粗末，每服四钱，水一盏半，煎至一盏，量大小与之，温服无时）。

【功效】　解肌透疹。

【主治】　麻疹初起。症见疹出不透，身热恶风，喷嚏，咳嗽，目赤而眼泪汪汪，口渴，舌红，脉数，指纹紫红而浮。

【方解】　本方原为外感表邪而致麻疹不发或疹出不透者而设。麻疹为肺胃热毒所发，其证初起，以外透为顺。若外邪郁表，肺气失宣，疹毒郁而不得畅发，以致麻疹不发或发而不透，身热恶风，咳嗽，脉浮数；风邪疹毒上攻则目赤流泪；热灼津液则口渴，舌红苔干。治疗上应当辛凉解肌，透疹解毒。方中升麻入肺胃经，味辛性寒，解肌透疹为君药。葛根入胃经，味甘辛性凉，解肌发表，升津除热为臣药。芍药能和营泄热，为佐药。炙甘草调和诸药，为使药。四药相配，共奏疏风解肌，透疹解毒之功。

【临床运用】

1. 运用要点：疹出不畅，舌红，脉数。

2. 麻疹、单纯性疱疹、水痘等属外感表邪，疹出不透者，可用本方治疗。

3. 临证时亦可选加薄荷、荆芥、金银花以增强透疹解毒之功；如咽喉肿痛者，加桔梗、玄参、马勃等以清利咽喉；如麻疹未透，色深红，加紫草，或选加丹皮、金银花、大青叶等以加强凉血解毒之力。

4. 若麻疹已透，以及疹毒内陷而见气急喘咳者不宜使用。

【参考文献摘录】 据临床报道：用升麻葛根汤加紫草治疗带状疱疹 20 例，疗效满意。本方有解肌透疹作用，再加上有清热凉血的紫草，对疱疹病毒感染而见局部瘙痒疼痛，时有发热怕冷等症状有明显改善作用（新中医，1977，增刊：51）。

【方歌】

阎氏升麻葛根汤，芍药甘草合成方，

麻疹初期发不透，解肌透疹此方良。

柴葛解肌汤 《伤寒六书》

【组成】 柴胡 (12g)　　葛根 (20g)　　甘草 (6g)　　黄芩 (10g)　　芍药 (10g)
羌活 (10g)　　白芷 (10g)　　桔梗原方未注用量 (12g)

【用法】 加石膏20g，生姜三片，大枣 6 枚，水煎服（原方水二盏，姜三片，枣二枚，《杀车槌法》加石膏一钱，煎之热服）。

【功效】 辛凉解肌，兼清里热。

【主治】 感冒风寒，郁而化热证。症见恶寒渐轻，身热渐盛，无汗头痛，目疼鼻干，心烦不眠，嗌干耳聋，眼眶痛，舌苔薄黄，脉浮微洪者。

【方解】 本方为外感风寒，邪传三阳经，郁而化热之证而设。外感风寒，初起时恶寒较甚，以后寒郁化热，则恶寒渐轻，身热渐盛。太阳之表邪未解，故恶寒发热，无汗头痛，脉浮；邪郁化热入里初犯阳明、少阳经，故目疼鼻干，心烦不眠，嗌干耳聋，眼眶痛，苔薄黄，脉微洪。治疗上应当辛凉解肌，以解太阳之邪热，兼清里热，以除少阳、阳明之邪热。方中柴胡、葛根为君，柴胡苦辛微寒，疏风散热，以清透少阳之邪；葛根甘辛凉，解肌清热，解阳明之邪，两者相配，具解肌清热之功。羌活、白芷散太阳表邪而止头痛；黄芩、石膏助柴胡、葛根以清泄少阳、阳明之邪热，共为臣药。白芍和营泄热；桔梗宣利肺气，生姜、大枣调和营卫，均为佐药。甘草兼为使，调和诸药。诸药合用，寒温并用，三经并治，是"分经论治"法的具体体现。

【临床运用】

1. 运用要点：发热重，恶寒轻，头痛，眼眶痛，鼻干，脉浮微洪。

2. 普通感冒、流行性感冒、鼻窦炎、三叉神经痛等属感冒风寒，郁而化热证者，可用本方治疗。

3. 凡病属太阳，未化热入里者，不宜用之，以免引邪入里。若病邪已入阳明之腑而出现便秘腹痛者，也不宜用。

4. 根据原方加减之意，无汗、恶寒甚者，去黄芩，加麻黄以发散表寒，夏秋季节则不宜加麻黄，可用苏叶代之。

5. 三叉神经痛属热郁三阳经者，可用本方去桔梗，加细辛以祛风止痛。

【参考文献摘录】 据临床报道：用柴葛解肌汤加减治疗流行性感冒 393 例，均有明显上呼吸道感染的全身及局部症状，结果：服药 48 小时内退热，头痛、咽痛及全身不适消失或基本消失者 378 例，占 96%；服药 48 小时后退热，其他症状改善不明显者 15 例，占 4%（湖北中医杂志，1984，3：34）。

【方歌】

陶氏柴葛解肌汤，石膏大枣与生姜，

芩芍桔甘羌活芷，邪传三阳此方良。

第三节　扶正解表

败毒散　《小儿药证直诀》

【组成】　柴胡洗，去芦　前胡　川芎　枳壳　羌活　独活　桔梗炒（各5g）人参各一两（3g）　甘草半两（3g）。以上为小儿量。

【用法】　加生姜、薄荷少许，水煎服（原方为末，每服三钱，入生姜、薄荷煎服）。

【功效】　散寒祛湿，益气解表。

【主治】　气虚外感证。症见憎寒壮热，头项强痛，肢体酸痛，无汗，鼻塞声重，咳嗽有痰，胸膈痞满，舌淡苔白，脉浮而按之无力。

【方解】　本方原为小儿体虚外感风寒湿邪而设。后世推广用于年老、产后、大病后，以及素体虚弱而感风寒湿邪者。外感风寒湿邪，邪正交争于肌腠之间，而正虚不能祛邪外出，故出现憎寒壮热，头项强痛，肢体酸痛，无汗；风寒犯肺，肺气不宣，故鼻塞声重，咳嗽有痰；风寒夹湿，湿滞气机，故胸膈痞满；因正气不足，故脉虽浮而重按无力。治疗上应以散寒祛湿，益气解表为法。方中羌活能走肌表，善于治上半身的风寒湿邪；独活善于治下半身之风寒湿邪，两药相配，发散风寒，祛风止痛，通治一身上下之风寒湿邪，共为君药。川芎、柴胡为臣药，川芎祛风止痛；柴胡祛风透表，两者相配，助君药以辛散外邪，祛风止痛。佐以桔梗、前胡，枳壳宣肺降气，化痰止咳；茯苓健脾渗湿；人参益气，能扶助正气以驱邪外出，使该方散中有补，不致耗伤真元，五药共为佐药。生姜、薄荷助君臣药以发散外邪；甘草既助人参以益气和中，又能调和诸药，皆为使药。诸药合用，以解表为主，辅以益气，共成扶正祛邪之功。

本方有人参，后人又名为"人参败毒散"，以示与荆防败毒散有所区别。本方原为小儿而设，因小儿元气未充，故用人参，补其元气，托邪外出，正如《医方考》所说的"培其正气，败其邪毒，故曰败毒"。

【临床运用】

1. 运用要点：憎寒壮热，肢体酸痛，无汗，苔白，脉浮按之无力。

2. 感冒、支气管炎、过敏性皮炎、荨麻疹、湿疹、皮肤瘙痒症等属正气不足，外感风寒湿者，可用本方治疗。

3. 外感风热，邪已入里化热，以及阴虚外感，均不宜使用本方。

4. 痢疾初起，见有恶寒发热，身痛肢楚，头痛无汗，泻下赤白、不爽，苔白腻者，此属风寒湿邪从表陷里之证，可用本方（可去人参）疏散表邪。表气疏通，里滞亦除，痢疾自愈。喻嘉言认为痢疾的邪本来由表陷里，用本方仍使邪由里出表，故将这种治法称为"逆流挽舟"* 法。现有用于肠胃型感冒、急性肠炎等见上症属于风寒湿邪由表陷里者。但若见舌红苔黄，此为邪已陷里化热，则应禁用本方。

5. 本方去人参，加连翘，银花，名连翘败毒散（《医方集解》）。功能祛风散湿，发汗解毒。主治疮疡初起，红肿热痛，恶寒发热，头痛无汗属于风寒湿毒郁于肌腠者。

【附方】

荆防败毒散（《摄生众妙方》）

组成：羌活　柴胡　前胡　枳壳　茯苓　荆芥　防风　桔梗　川芎各一钱五分 (各8g)　甘草五分 (3g)。功效：发汗解表，散风祛湿。主治：外感风寒湿邪证，症见憎寒壮热，头痛无汗，肢体酸痛，苔白，脉浮缓。亦可用于时疫疟疾、痢疾、疮疡初起等具有风寒湿表证者。

败毒散乃宋朝钱乙《小儿药证直诀》为治小儿外感风寒湿而设。明朝《摄生众妙方》认为体未虚者，可去人参，并加荆芥、防风以增强祛风散寒之力，因此而创制了荆防败毒散。两方之功效甚为相似，但荆防败毒散祛风散寒之力较强，适于风寒湿邪较甚而正气未虚者。

【参考文献摘录】　据临床报道：用败毒散治疗小儿病毒性上呼吸道感染37例，结果治愈17例，显效18例，2例在治疗中家长放弃纯中药治疗，加用西药，作无效计，总有效率为94%左右（陕西中医，1999，7：297）。

【方歌】

人参败毒草苓芎，羌独柴前枳梗同，

薄荷少许姜三片，时行感冒有奇功。

【类方比较】

败毒散	均能疏风散寒，祛湿解表。用治外感风寒湿邪证，症见恶寒发热，头痛无汗，身痛项强等	兼有益气扶正，宣肺止咳的作用，是益气解表的代表方。用治外感风湿邪，兼正气不足而见憎寒壮热，无汗，头身重痛，咳痰声重，苔白，脉浮重按无力
九味羌活汤		兼有清解郁热的作用。用治外感风寒湿邪较甚，兼里有蕴热而见恶寒发热，头痛无汗，肢体酸楚疼痛，口苦微渴，苔微黄，脉浮

参苏饮　《太平惠民和剂局方》

【组成】　人参 (6g)　紫苏叶 (10g)　葛根 (30g)　半夏汤洗，姜汁炒　前胡　茯苓各三分 (各12g)　木香 (5g)　枳壳麸炒　陈皮　桔梗 (各10g)　甘草炙，各半两 (6g)

【用法】　加生姜三片，大枣三枚，水煎服（原方㕮咀，每服四钱，水一盏半，姜七片，枣一个，煎六分，去滓，微热服，不拘时）。

【功用】　益气解表，理气化痰。

---

* 逆流挽舟——是治疗痢疾初起而有表证的方法。对于表邪陷里而成的痢疾，治疗上可用疏散表邪的方法，使陷里之邪还从表出，好像在逆流中挽舟上行，这种治法，称为"逆流挽舟"。

【主治】 虚人外感风寒，内有痰饮证。症见恶寒发热，无汗，头痛，鼻塞，咳嗽痰白，胸膈满闷，倦怠无力，气短懒言，舌苔白，脉弱。

【方解】 本方所治证为素体脾肺气虚，外感风寒所致。风寒束表，邪正相争，则恶寒发热，头痛；肺气闭郁，毛窍闭塞，则无汗，鼻塞；脾肺气虚，内有痰饮，因外感而引动，故咳嗽痰白；痰饮阻滞气机，故胸膈满闷；正气不足，故倦怠无力，气短懒言，脉弱。总之，其病机主要是脾肺气虚，外感风寒，内有痰阻气滞，所以，治疗上既要益气解表，又要理气化痰。方中以苏叶、葛根为君，发散风寒，解肌透邪。前胡、半夏、桔梗止咳化痰，宣降肺气；陈皮、枳壳理气宽胸，如此配伍，化痰与理气兼顾，既寓治痰先治气之意，又使肺气升降复常而有助于表邪之宣散，为臣药。人参益气，与苏叶相伍，扶正托邪；茯苓健脾，渗湿消痰，与陈夏相配，以加强化痰之功；木香助陈皮、枳壳以行气，醒脾畅中，三药共为佐药。炙甘草补气和中，调和诸药，是为使药。诸药合用，共奏益气解表，理气化痰之效。人参虽为佐药，但其作用亦甚重要，故名为参苏饮。

参苏饮与败毒散都有益气解表的作用，都可用于虚人外感风寒湿证。所不同者，参苏饮兼理气化痰，适于外有风寒，内有痰阻气滞者；败毒散则兼祛风止痛，适于风寒湿邪在表者。两方证都有湿邪，但一者在里，一者在表，宜予鉴之。

【临床运用】

1. 运用要点：恶寒发热，无汗头痛，咳嗽痰白，倦怠乏力，苔白，脉弱。

2. 肠胃型感冒、慢性支气管炎、肺气肿合并感染、上呼吸道感染等属气虚外感风寒，内有痰饮者，可用本方治之。

3. 本方散寒发汗之力颇逊，若见恶寒，无汗，鼻塞，风寒束表较甚者，可去葛根之凉，加荆芥、防风以散寒发汗。

【参考文献摘录】 据临床报道：用参苏饮治疗气虚外感病 60 例，若咳嗽频繁日久者加百部、仙鹤草；痰多者加白前、紫菀；大汗淋漓，体倦乏力者，加黄芪。水煎服，每日一剂，分多次服，结果：全部治愈，其中服 3 剂痊愈者 38 例，4～6 剂者 20 例，7～10 剂者 2 例（福建中医药，1997，2：25）。

【方歌】

参苏饮内用陈皮，枳壳前胡半夏齐，

干葛木香甘桔茯，气虚外感最相宜。

加减葳蕤汤 《重订通俗伤寒论》

【组成】 生葳蕤二钱至三钱（20g）　　生葱白二枚至三枚（15g）　　桔梗一钱至钱半（12g）
白薇五分至一钱（8g）　　淡豆豉三钱至四钱（20g）　　薄荷一钱至钱半（6g）　　甘草炙，五分（6g）
红枣两枚（3枚）

【用法】 水煎服（原书未著用法）。

【功效】 滋阴解表。

【主治】 阴虚外感证。症见头痛身热，微恶风寒，咳嗽咽干，痰稠难出，无汗或有汗不多，口渴心烦，舌红苔薄白，脉数。

【方解】 本方为素体阴虚，外感风热而设。外感风热，故头痛身热，微恶风寒，舌红苔薄白，脉数；素体阴虚，风热犯肺，故咳嗽咽干，痰稠难出，口渴。阴虚之体感受外邪，易于热化，且阴虚者多生内热，故见咽干心烦。此时若单纯滋阴，则易留邪；若单纯解表发汗，不仅不能作汗，反而有劫阴之弊，所以，应该解表与滋阴并用，才可两全其功。方中葳蕤（即玉竹）多汁而不腻，滋阴润燥，以充汗源，并能润肺止咳，清利咽喉，为君药。配以葱白、豆豉、薄荷辛散外邪，与玉竹相伍，共奏滋阴解表之效，共为臣药。白薇清热除烦；桔梗宣肺止咳，共为佐药。使以甘草、红枣甘润滋脾。诸药合用，滋阴清热而不碍解表，发汗解表而不伤阴津，故适用于阴虚而有风热表证者。

本方系从《备急千金要方·卷九》葳蕤汤加减而来，故名加减葳蕤汤。二方皆有葳蕤、白薇、甘草，而千金葳蕤汤用麻黄、独活、川芎、青木香、杏仁、石膏，是发表清里，气血并治之剂；本方却配伍葱、豉、薄、桔、红枣，为解肌清热，兼有养阴之剂，两方方名虽相近，但功用不同，故使用时应加以区别，不宜混淆。

【临床运用】

1．运用要点：发热微恶风寒，头痛，咽干口渴，舌红苔薄白，脉细数。

2．过敏性鼻炎、鼻窦炎、感冒、上呼吸道感染、支气管炎、肺炎等属阴虚外感风热者，可用本方治疗。

3．如表证较重，可加防风、葛根以祛风解表；咳痰不爽，加牛蒡子、瓜蒌仁以利咽化痰；如心烦口渴甚者，可加竹叶、天花粉以清热生津。

4．本方偏于滋阴润燥，若感受风寒湿或湿热者，不宜用。

【方歌】

加减葳蕤用白薇，豆豉生葱桔梗随，

草枣薄荷共八味，滋阴发汗此方俾。

自 学 指 导

【重点难点】

本章共选方14首，根据其功效分为辛温解表、辛凉解表、扶正解表三类。

1．麻黄汤中麻黄与桂枝相配，相须为用，能增强原药效，加强发汗作用，使本方为峻汗之剂，用治风寒之邪盛于肌表，即"邪气盛则实"，而正气不虚的风寒表实证。

2．桂枝汤证已有汗出，为何又用发汗之法？盖桂枝汤证之自汗，属后世医家曹颖甫所称的"病汗"，是由于卫阳不能外固，营阴不能内守所致，常带有凉意；而服桂枝汤后之出汗，是指"药汗"，常带有温意，是祛邪的手段，用桂枝汤发汗，以调和营卫，疏通气血，祛除表邪。清代医家柯韵伯云："自汗与发汗迥别，自汗乃营卫不和，发汗使营卫相合，自汗伤正，发汗祛邪。"

3．银翘散既然以辛凉透表法为主，何以不用辛凉透表药为君药？其原因系因本方所治之病邪（风热）颇甚，在众多的辛凉透表药中，尚未有一味药对此病邪可起主导作用，正如原作者在论述银翘散时所言："今人亦间有用辛凉法者，多不见效，盖病大药轻之故。"（《温病条辨》）

4．关于麻黄杏仁甘草石膏汤主治肺热喘咳时，何以无汗与有汗均可使用？①无汗而喘，是热闭于肺。即因肌表闭塞，毛窍不开，引起肺热内盛。方中麻黄解表，故无汗喘咳可用；②有汗而喘，是热壅于肺。即肺热内盛，内热迫津外溢而汗出。方中石膏清热，热清则汗止、喘平，故有汗喘咳亦可用。但在运用时，无汗而喘者，麻黄之用量宜重、宜生用，石膏之用量可轻；若有汗而喘，则麻黄之量宜轻，宜炙用，石膏之用量宜重。

【解表剂小结】

解表剂共选方14首，按其功效分为辛温解表、辛凉解表、扶正解表三类。

1. 辛温解表：麻黄汤、桂枝汤、小青龙汤、九味羌活汤、香薷散、止嗽散都有发散风寒的作用，均可用于外感风寒表证。其中麻黄汤麻、桂并用，发汗散寒力强，又能宣肺平喘，为辛温发汗之重剂，适用于外感风寒表实证。桂枝汤中桂、芍并用，发汗解表之力小于麻黄汤，但有调和营卫之功，为辛温解表之和剂，适用于外感风寒表虚证。九味羌活汤发汗祛湿之力较强，且兼清里热，适用于外感风寒夹湿，兼有里热之证。香薷散功能祛暑解表，化湿和中，适用于暑月乘凉饮冷，外感于寒，内伤于湿之阴暑证。小青龙汤长于解表散寒，温肺化饮，适用于素有寒饮又感风寒之咳喘证。止嗽散功能宣肺利气，疏风止咳，适用于外感风邪，解表不彻，风邪犯肺之咳嗽证。

2. 辛凉解表：银翘散、桑菊饮、麻黄杏仁甘草石膏汤、柴葛解肌汤、升麻葛根汤均有发散风热作用，均可用于外感风热表证或风温初起之证。其中银翘散与桑菊饮均为治疗风热表证的常用方剂，但银翘散解表之力大，且能清热解毒，适用于风热袭表，热毒较甚之证，为辛凉平剂；桑菊饮解表之力较轻，重在宣肺止咳，适用于风热较轻，邪在肺络，以咳嗽为主之证，为辛凉轻剂。麻黄杏仁甘草石膏汤长于辛凉宣肺，清热平喘，适用于外邪入里化热所致的肺热咳喘证。柴葛解肌汤功能解肌清热，适用于风寒入里化热，初犯阳明，或三阳合病之证。升麻葛根汤解肌清热而透疹，适用于麻疹欲出不出而身热无汗者。

3. 扶正解表：败毒散、参苏饮、加减葳蕤汤均有扶正解表作用，适用于正虚而感受外邪之证。其中败毒散发散风寒湿，兼益气解表，适用于体虚而感风寒湿邪之表证，痢疾初起属于风寒湿邪从表陷里者亦可应用。参苏饮功能益气解表，且长于理肺化痰，适用于气虚外感风寒，内有痰饮者。加减葳蕤汤功能滋阴解表，适用于阴虚外感风热证。

【复习思考题】

1. 试述解表剂的含义、分类、使用注意。

2. 桂枝汤证已有汗出，为何还要用"汗法"治之？

3. 试分析麻黄汤与桂枝汤在组成、功效、主治方面的异同。

4. 小青龙汤的功效、主治有何特点？方中干姜、细辛、五味子配伍的意义如何？

5. 银翘散为辛凉解表剂，方中配伍辛温的荆芥穗有何意义？

6. 麻杏甘石汤的功效、主治有何特点？方中麻黄与石膏的配伍意义如何？

7. 九味羌活汤与败毒散均可用治风寒湿邪外感之证，其功用、主治有何不同？

（施旭光）

第五章 泻下剂

【目的要求】

1. 熟悉泻下剂的含义、分类、使用注意。
2. 要求掌握的方剂：大承气汤、温脾汤、麻子仁丸、十枣汤。
3. 要求熟悉的方剂：济川煎、大黄附子汤、黄龙汤。
4. 要求了解的方剂：五仁丸、增液承气汤。

【自学时数】

4 学时。

1. 含义：凡以泻下药为主组成，具有通便或逐水等作用，用于里实积滞证的一类方剂，称为泻下剂。属于"八法"中"下法"的范畴。

2. 分类：泻下剂为里实积滞证而设。由于里实积滞证的病因、病机不同，证候表现有热结、寒结、燥结、水结的区别，兼之人体体质有虚实之差异，因此其立法则有寒下、温下、润下、攻补兼施、逐水五种，根据"以法统方"之原则，本方相应分为五类。

(1) 寒下——本类方剂有泻下、清热作用，适用于热结证（即里热积滞实证）。症见大便秘结或泻下不畅，腹痛拒按，发热，舌红，苔黄厚，脉沉实等。代表方如大承气汤。

(2) 温下——本类方剂有泻下、温里作用，适用于寒结证（即里寒积滞实证）。症见大便秘结或泻下不畅，腹痛拒按，手足不温，苔白，脉沉紧等。代表方如温脾汤、大黄附子汤等。

(3) 润下——本类方剂有润肠通便作用，适用于燥结证（即肠燥津亏之便秘证）。症见大便秘结，舌红苔黄，脉数等。代表方如麻子仁丸。

(4) 攻补兼施——本类方剂具有扶助正气、泻下实积作用，适用于邪实正虚之便秘或泄泻。症见大便秘结或泻下不畅，腹痛腹胀，神疲少气，苔黄，脉虚等。代表方如黄龙汤、增液承气汤等。

(5) 逐水——本类方剂具有攻逐水饮、消除水积作用，适用于水结证（即水饮壅盛于里之实证）。症见胸胁引痛，或水肿腹胀，脉沉实等。代表方如十枣汤。

3. 使用注意：

(1) 里未成实者，不宜用泻下剂。

(2) 里已成实，但表邪未解者，亦不宜单独应用泻下剂。此时，宜采用"先解表，后治里"，或表里双解之法。

(3) 泻下剂除润下剂较为和缓外，其余均属峻烈之剂，因此，年老体弱、孕妇、产妇均应慎用或禁用。

(4) 泻下剂大都易伤胃气，应用时宜"见效"即止。

第一节　寒　下

大承气汤　《伤寒论》

【组成】　大黄四两，酒洗（10g）　　　　厚朴八两，去皮，炙（15g）　　　　枳实五枚（12g）　　　　芒硝三合（6g）

【用法】　水煎服，其中大黄后下，芒硝溶化（原方四味，以水一斗，先煮二物，取五升，去滓，内大黄，煮取二升，去滓，内芒硝，更上微火一二沸，分温再服。得下，余勿服）。

【功效】　峻下热结，行气导滞。

【主治】

1．阳明腑实证。症见数日不大便或泻下清臭粪水，发热（不恶寒，反恶热），腹胀腹痛，按之腹痛加剧，烦躁不安，神志模糊（甚则神昏谵语），目中不了了，睛不和，舌质红，苔黄燥起刺或焦黑燥裂，脉沉实。

2．热厥、痉病、发狂等由于里热实积所致者。

【方解】　本方原为阳明腑实证而设。所谓阳明腑实证，系指外邪内传阳明之腑（胃与大肠），入里化热，与肠中燥屎相搏，壅结肠道所致。里热炽盛，故见发热（不恶寒，反恶热），舌红，苔黄燥。热盛则伤大肠之津，令大肠之粪块成为燥屎，燥屎与热邪相搏于大肠，则致腑气不通，不通则痛，故见便秘、腹痛拒按。热扰心神，故见神志模糊（甚则神昏谵语），目中不了了（看物体时模糊不清），睛不和（两眼直视）。前人将以上证候归纳为"痞、满、燥、实"。"痞"是指胸脘闷塞，"满"指脘腹胀满，均为腑气不通所致；"燥"指胃肠伤津燥结，燥屎不下；"实"指正邪俱实，症见腹痛拒按，舌苔黄燥起刺或焦黑燥裂，脉沉实有力。需要指出的是，本方证的主要病机是"热邪与燥屎相搏"，此为"有形之邪"。因此，不能纯用"清法"，单用"清法"则燥屎不去。只能"清法"与"下法"相伍，即所谓"寒下"之法，才是正道。另外，此时热已炽盛而阴津已伤，治宜尽快引邪外出，热无出路则更伤阴津，因此，立法选药之时，需要注意的另一个问题是疗效要快，此即"急下存阴"之意（所谓"急下存津"亦是此意）。方中大黄苦寒降泄，既能泻下，又能清热，以除胃肠热结，可消除致病之因，故为君药。大黄虽能泻下攻积，但欠润燥软坚之力，单用大黄仍不能达到"急下"的目的，故又选用咸寒而擅于软坚润燥（屎）的芒硝为臣，与大黄相须为用，以增强清热、泻下之力。"芒硝先化燥屎，大黄继通地道"（《古今名医方论》），这就是二药相伍的机理。阳明腑气不通，故又选用善于下气导滞，消痞除满的厚朴、枳实为佐，与大黄、芒硝相伍，共奏急下存阴之效。

前人将阳明腑实证、热结旁流证*并列为大承气汤的主治证，其实"热结旁流"亦属阳明腑实证，只是表现不同而已，一者便秘，一者下利粪水（旁流）。后者虽有下利粪水，

---

*　热结旁流——中医病证名。阳明腑实证的另一种表现。主要症状为泻下黄臭的粪水，腹痛拒按，苔黄，脉沉实等。

但其病因（热结）不去，故此亦宜寒下之法，此即"通因通用"之意。

六腑以通为用，胃气以降为顺，本方泻下、行气并举，承顺胃气下行，故曰"承气"，正如《温病条辨》所说："承气者，承胃气也……曰大承气者，合四药而观之，可谓无坚不破，无微不入，故曰大也。"

【临床运用】

1. 运用要点：便秘或下利不畅，腹痛拒按，舌苔焦黑而干，脉沉实。

2. 急性单纯性肠梗阻、细菌性痢疾、急性胆囊炎、急性胰腺炎等属于里热积滞实证者，可用本方治之。

3. 大黄、芒硝煎煮过久会减缓泻下之力，因此，煎煮本方时，芒硝宜溶化，大黄宜后下。

4. 服用本方后，一般是在30～60分钟出现泻下，此时，腹痛，发热等症随之缓解，在此情况下，则应停用本方，原书指出"得下，余勿服"即是此意。

5. 本方泻下力强，易伤正气，凡年老、体弱以及孕妇等均应慎用。

【附方】

1. 小承气汤（《伤寒论》）

组成：大黄四两 (10g)　　厚朴二两 (8g)　　枳实三枚 (9g)。功效：轻下热结。主治：①阳明腑热结轻证，症见便秘，腹胀痛，发热，苔黄，脉滑数；②痢疾初起，症见泻下不畅，里急后重，腹痛，苔黄，脉数属于热结旁流之轻证者。

2. 调胃承气汤（《伤寒论》）

组成：大黄四两 (10g)　　芒硝半升 (10g)　　甘草炙,二两 (6g)。功效：缓下热结。主治：①阳明腑实证，症见发热，便秘，口渴，苔黄干，脉滑数；②胃有积热之牙龈肿痛，或口舌生疮，或牙龈出血，鼻出血。

【参考文献摘录】 据临床报道：用大承气汤加清热解毒药治疗中毒性细菌性痢疾38例，症见高热，神昏，四肢厥冷，腹满痛，大便溏臭或不大便，结果全部治愈（浙江中医药，1983，1：40）。

【方歌】

大承气汤用硝黄，配伍枳朴泻力强，

痞满燥实四症见，峻下热结宜此方。

【类方比较】

大承气汤	三方均有泻下、清热作用，均可用于阳明腑实证之便秘、腹痛、苔黄、脉沉实等	攻下之力最强（峻下热结），适于热结较甚，痞、满、燥、实俱备者
小承气汤		攻下之力次之（轻下热结），适于热结较轻，痞、满、实具备而燥证不甚者
调胃承气汤		攻下之力和缓（缓下热结），适于热结较轻，燥、实具备而痞，满不甚者

第二节　温　下

大黄附子汤　　《金匮要略》

【组成】　大黄三两 (8g)　　　附子三枚, 炮 (9g)　　　细辛二两 (6g)

【用法】　水煎服（原方以水五升，煮取二升，分温三服。若强人煮取二升半，分温三服。服后如人行四五里，进一服）。

【功效】　温里通便。

【主治】　寒积实证。症见便秘，脐腹冷痛或胁下偏痛，苔白，脉紧弦。

【方解】　寒邪积滞阻结于肠道，可致传化失职，故大便秘结。寒性凝泣，寒实内结于肠道，可致升降之气机痞塞，兼之大便不通，不通则痛，故见腹部或胁下疼痛。此时，"非温不能散其寒，非下不能去其积"（《成方便读》），只有温里通便之法才能去其寒实积滞，故用大辛大热，走而不守之附子温散寒凝而开闭结，以治脐腹冷痛，为君药。附子没有通便的功用，故又选用善于泻下通便之大黄为臣药，大黄虽属寒凉之品，但与辛散大热之附子配伍，则寒性被制而存其走泄泻下之性，两药相伍，制性存用，共奏温里通便之效。至此，按理无须再选用其他药物了，原因是根据本方证之病因病机，附子、大黄相伍，其温里通便之力已可达到治疗目的了。之所以选用细辛，系借其散寒止痛，并辛温宣通之性以增强附子温散寒凝之力，并可协助附子以制药大黄之寒性而又不阻碍大黄走泄之性，为佐药。

原方作者张仲景创制大黄附子汤时，对于大黄、附子的用量亦甚深究。与麻黄附子细辛汤（《伤寒论》）相比，"麻黄附子细辛汤中附子只用一枚，此方附子则用三枚，所以然者，麻黄、附子、细辛是三味温药，只有相助而不相制，故附子一枚已足。此方大黄苦寒，且系三两，若只用附子一枚，岂不为大黄牵制……"（《古方八法举隅》）

【临床运用】

1. 运用要点：便秘，脐腹冷痛，苔白腻，脉弦紧。

2. 单纯性肠梗阻、习惯性便秘、慢性胰腺炎、胆囊炎、结肠炎、肠结核、尿毒症等属于寒实积滞者，可用本方治之。

3. 大黄用量不宜超过附子，以便"制性存用"。大黄用法，按原方之意是大黄与附子、细辛同煎，但据临床报道：大黄亦可后下。大黄后下时，其用量可减轻。

4. 评价本方的疗效，其标准是服用本方后大便是否通畅。

5. 本方煎液浓缩成 200mL，用作保留灌肠，隔天一次，7 次为一疗程，治疗慢性肾炎尿毒症，症见大便不畅或便秘，伴腹胀，恶心，眩晕，苔白腻，脉弦紧属于浊阴上逆者。

【方歌】

金匮大黄附子汤，制性存用细辛帮，

寒积内结成实证，功专温下止痛良。

温脾汤　　《备急千金要方》

【组成】　大黄四两 (10g)　　　人参 (6g)　　　甘草 (3g)　　　干姜各二两 (6g)　　　附子大者一

枚（9g）

【用法】 水煎服，其中大黄后下（原方五味，㕮咀，以水八升，煮取二升半，分三服，临熟下大黄）。

【功效】 泻下寒积，温补脾阳。

【主治】 寒积腹痛。症见脐腹冷痛，喜温喜按，便秘或下利日久不止，手足不温，苔白不渴，脉沉弦而迟。

【方解】 本方治证虽有便秘与下利之不同，但其病机均为脾阳不足，寒积内结。此时，正虚而邪实，单纯温补则积滞不去，单纯泻下则更伤脾阳，惟温下之中辅于温补，方为合拍。方中附子走而不守，温壮脾阳以散寒凝；大黄泻下，其性虽属苦寒，但与辛热之附子相伍，制性存用，则奏温下之效，两药共为君药，此乃仿张仲景大黄附子汤之法而用药。干姜辛热，既能温脾散寒，又可增强附子对大黄的制约，为臣药。然本方证尚有脾阳不足，故又选用人参、甘草补益脾胃之阳气，并使大黄下不伤正，为佐药。甘草并能调和诸药，兼以为使药。诸药合用，具有寓温补于攻下之中的配伍特点，是温补泻下法的代表方。

原方作者对大黄、附子之用量亦甚有考究，与大黄附子汤（《金匮要略》）相比，本方有干姜之温，故此，附子减量；有干姜之"守"（干姜守而不走），故此，大黄加量，并且后下。

本方之立法既然是温脾止痛，何不仿理中汤（《伤寒论》）之法以干姜为君药？这是因为温脾汤证的病机既有脾阳不足，又有冷积停滞，治之既需温补脾阳，又需泻下冷积，据此，惟大辛大热，走而不守的附子方能胜任。叶天士所言"脾为柔脏，惟刚药可以宣扬驱浊"（《临证指南医案》），即是此意。

《备急千金要方》有两首温脾汤，规划教材《方剂学》（六版）所录用之温脾汤出自"卷十三"，其组成尚有芒硝、当归，攻下之力较强，用治寒积便秘；本书所录用之温脾汤出自"卷十五"，亦治寒积腹痛，但大便自利，故此删去芒硝、当归。两首温脾汤皆为温下之剂，但其症有异，用药、用量则有差异，这种用药法度，亦值得效学。

【临床运用】

1. 运用要点：脐腹冷痛，下利或便秘，手足不温，苔白，脉沉弦而迟。

2. 急性单纯性肠梗阻、胃柿石症、慢性细菌性痢疾、慢性结肠炎、尿毒症等属于脾阳不足，寒积内结者，可用本方治之。

3. 久痢赤白，苔灰腻者，此为冷积甚，可加肉桂以温散冷积，调和血气。此时，宜以当归易人参、甘草，以增强行血之力。

4. 腹部胀痛属于气滞者，加木香以行气止痛。

【附方】

三物备急丸（《金匮要略》）

组成：大黄一两（100g）　　　干姜一两（100g）　　　巴豆一两，去皮心，外研如脂（100g）。功效：攻逐寒积。主治：寒实腹痛。症见卒然心腹剧痛，大便不通，苔白，脉沉实。

本方与温脾汤都有攻下寒积的作用，都可用于寒积腹痛。所不同者，温脾汤尚能温补脾阳，攻下力和缓，适于病势缓慢者，属标本同治之法。本方则攻下力专而峻，适于病情危急者，属"急则治标"之法。

【参考文献摘录】 据临床报道：本方与二陈汤加减以温肾健脾，利湿降浊，用治慢性肾炎、肾功能衰竭患者，先后随症加减共服 40 余剂，调治二月余。结果，症状消失，尿常规、二氧化碳结合力、非蛋白氮等化验均为正常（北京中医学院学报，1986，2：30）。

【方歌】

温脾附子与干姜，人参甘草与大黄，

寒热并行兼补泻，温通寒积最相当。

【类方比较】

大黄附子汤	两方都有温里通便作用,均可用于寒积内结之便秘腹痛	专于温里通便,温下之力较强,适于寒积内结,正邪俱实者
温脾汤		兼能温补脾阳,温下之力和缓,适于脾阳不足,寒积内结,正虚邪实者

第三节　润　　下

麻子仁丸（又名脾约丸）　《伤寒论》

【组成】　麻子仁二升（30g）　　　芍药半斤（15g）　　　枳实炙,半斤（15g）　　　大黄去皮,一斤（10g）　　　厚朴炙,去皮,一尺（10g）　　　杏仁去皮、尖,熬,别作脂,一升（10g）　　　蜂蜜原方未列出用量（15g）

【用法】　上药为末，炼蜜为丸，每日1～2次，每次10g，空腹服。亦可作汤剂，水煎服，大黄宜后下（原方六味，蜜和丸，如梧桐子大，饮服十丸，日三服，渐加，以知为度）。

【功效】　润肠通便。

【主治】　脾约证。症见大便干结，小便频数，不更衣数日而无所苦，舌质红，苔黄干，脉浮涩。

【方解】　对于本方治证之病因病机，原书归纳为"其脾为约"。其意是由于胃有燥热，脾阴不足，脾受约束，不能为胃行其津液，津液不能四布，偏渗于膀胱而不能濡润大肠，故见小便频数、大便干硬。其便秘主要是由于肠道失于濡润所致，故虽多日不更衣，而无所苦，不似大承气汤之肠胃实热内结，腹痛里急，急需泻下存阴。本方证则以润肠通便为主，兼以泄热导滞。方中麻子仁（即火麻仁）质润多脂，既能滋脾润燥，又能滑肠通便，故重用为君药。大黄虽属苦寒之品，但它既能泻下，又能清热，因胃有燥热，故需用之。肺与大肠相表里，故又选用质润多脂，既能润燥通便，又能宣肺降气之杏仁以奏"开上通下"之效。芍药（本方证宜用白芍），质滑性寒，养阴和里，有助于滋脾润燥，滑肠通便，三药各有所司，但合而又能增强通便之效，并可使大黄下不伤阴，共为臣药。枳实、厚朴下气破结，既可助君药之通便，又可防麻子仁之腻滞，为佐药。蜂蜜养胃润肠为使。合而为丸，有润下、缓下之效。

综观本方，虽含有小承气汤，但比之小承气汤原方治证，本方证并非胃肠实热，腑气壅滞，而是胃有燥热，脾阴不足，故此大黄、厚朴用量相对减轻，并且只"服十丸，日三服，渐加，以知为度"，说明本方意在缓下。

【临床运用】

1. 运用要点：便秘，小便频数，舌红，苔黄干。

2. 习惯性便秘、痔疮、不全性粪便阻塞性肠梗阻、肛肠术后便秘、肠结核等属于胃有燥热，脾阴不足者。

3．痔疮便秘，兼见便血鲜红属于大肠燥热者，可加槐花、生地黄以凉血止血。

4．本方虽属润下，但方中有大黄之苦寒泻下，因此，孕妇及血虚便秘者均应慎用。

5．火麻仁虽属甘平滋润之物，但用量过大亦可引起中毒，曾有报道，某医院曾先后收治14例火麻仁中毒，食入量为2~4两（60~120g），多在食后1~2小时发病。轻者头晕眼花，呕吐泄泻，失去定向力；重者昏迷抽搐，瞳孔散大（中华内科杂志，1964，12：1147）。另据药理分析，火麻仁含蕈毒素、毒性蛋白，过量时可作用于大脑中枢，引起先兴奋后抑制。

【附方】

五仁丸（《世医得效方》）

组成：桃仁一两（15g）　　杏仁一两（15g）　　柏子仁半两（20g）　　松子仁一钱二分五厘（6g）　　郁李仁一钱（8g）　　陈皮四两（10g）。功效：润肠通便。主治：津枯便秘。症见大便干燥，硬涩难出，舌淡红少津，脉沉细。

麻子仁丸与五仁丸都有润肠通便的作用，都可用于津枯便秘。所不同者，麻子仁丸兼能泄热，适于津枯兼胃热者；五仁丸则专于润下，用于津枯便秘者。

【参考文献摘录】　据临床报道：用麻子仁丸治疗500例肛肠疾病手术后患者，以防止术后第一次排便时由于大便干结而引起的疼痛或便血，其法是术后按常规服用麻子仁丸，每次6g，每日2次。结果，有效479例，有效率达95.8%（中医杂志，1965，10：40）。

【方歌】

麻子仁丸治便难，小承气加杏芍餐，

脾受约束津不布，润肠泄热自能安。

济川煎　《景岳全书》

【组成】　当归三至五钱（10g）　　牛膝二钱（8g）　　肉苁蓉酒洗去咸，二至三钱（20g）　　泽泻一钱半（5g）　　升麻五至七分或一钱（5g）　　枳壳一钱，虚甚者不必用（5g）

【用法】　水煎，空腹服（原方水一盏半，煎七分，食前服）。

【功效】　温肾益精，润肠通便。

【主治】　肾虚便秘。症见大便秘结，小便清长，腰酸膝软，苔白，脉沉迟。

【方解】　肾开窍于二阴，司理二便。若肾阳虚弱，气化无力，开阖失司则小便清长；小便量过多，水液偏渗于膀胱，大肠失去水液之濡润则致大便秘结。治之既要温肾益精以培本，又要润肠通便以治标。方中肉苁蓉性味咸温，质润而降，既能补肾益精，又能润肠通便，故此重用为君。当归辛甘温润，养血润肠，既能助君药之温肾，又能助君药以增强润肠通便之效；牛膝补肝肾，强腰膝，并能引药力下行以通便，共为臣药。既然是小便清长，何以又用利水渗湿之泽泻？究其理，小便清长乃肾虚气化失职，开阖失常，浊阴不降所致，故在重用肉苁蓉、当归以补肾润肠的前提下，少少用之，甘淡泄浊，降浊气以输膀胱，并取"浊去精生"之意，肾浊去，肾精生，则小便清长自除；欲降先升，故又用少量升麻以轻宣升阳，清阳得升，浊阴自降；枳壳下气宽肠，助肉苁蓉以通便，三药共为佐使。综观本方之用药，应是寓通于补，寄降于升之剂。方名"济川"，乃济助河川之水以行舟之意。

【临床运用】

1．运用要点：便秘，小便清长，腰膝酸软，苔白，脉沉迟。

2. 老年人便秘、肠结核、慢性肾上腺皮质功能低下症（阿狄森氏病）、慢性肾炎尿毒症等属于肾虚精亏者，可用本方治之。

3. 若无肉苁蓉，可用熟地或锁阳代之。

4. 按原方作者之意，兼气虚者，加人参以补气，并有"开上通下"之意；肾虚甚者，加熟地以补肾益精，并能润肠通便；虚甚者，枳壳可以不用，以免伤气。

5. 肾虚肠燥便秘日久，一般可去泽泻之渗利，加锁阳、火麻仁以润肠通便。

【方歌】

济川归膝肉苁蓉，泽泻升麻枳壳从，

肾虚尿长又便秘，寓通于补法堪崇。

第四节　攻补兼施

黄龙汤　《伤寒六书》

【组成】　大黄三钱（9g）　　芒硝四钱（8g）　　枳实二钱（10g）　　厚朴一钱（10g）　　甘草一钱（5g）　　当归三钱（6g）　　人参二钱（6g）

【用法】　上方加生姜10g、大枣2枚、桔梗5g，水煎，芒硝冲服（原方以水二盏，姜三片，枣二枚，煎之后再入桔梗一撮，热沸为度）。

【功效】　攻下热结，补气养血。

【主治】　阳明腑实，气血不足证。症见下利清水，色纯青，秽臭，或便秘，脘腹胀满或腹痛拒按，身热口渴，口舌干燥，谵语，甚则循衣撮空，神倦少气，舌苔焦黄或焦黑，脉虚。

【方解】　本方原治热结旁流而兼气血两虚之证。后世医家用治温疫病应下失下，邪实正虚者。以上两种证候，其病机均为邪热入里与肠中糟粕互结，兼之气血不足，故见便秘，腹痛拒按，谵语撮空，舌苔焦黑，或则下利不畅，色青味臭，虽然得泻而腹痛不减，即"热结旁流"证；素体气血不足，或里热实证误治而耗伤气血，均见神倦少气，脉虚。此时，虚实并见，单纯攻下则正气不支，单纯补之则邪热更甚，惟攻补兼施（以攻为主），方为两全。方中大黄泻下清热为君药。芒硝润燥软坚，增强君药清热泻下之力，为臣药。枳实、厚朴行气导滞，当归、人参补养气血，与君、臣药相伍，共奏泻下而不伤气血之效，共为佐药。生姜、大枣、甘草和胃，使硝、黄之寒下而不败胃，"上窍开，下窍泄"（《医学三字经》），故又选用桔梗以奏开肺气而通肠腑之效，以上四药共为佐使药。诸药合用，共奏攻下扶正、邪正兼顾之效。

本方原作者立法选药的意图是:用大承气汤祛邪以存正气,参、归、草、枣扶正以助祛邪。

【临床运用】

1. 运用要点：下利清水秽臭，或便秘，腹痛拒按，神倦少气，苔焦黄，脉虚。

2. 单纯性肠梗阻、细菌性痢疾、慢性肾炎尿毒症、慢性铅中毒、腹部手术后等属于阳明腑实而兼气血不足者，可用本方治之。

3. 原方未注明大黄、芒硝之用法，根据本方证之病机及立法，大黄宜后下，芒硝宜冲服，以冀能奏"泻下"之效。

【附方】

新加黄龙汤（《温病条辨》）

组成：细生地五钱 (15g)　　生甘草二钱 (6g)　　人参一钱五分 (5g)　　生大黄三钱 (6g)　芒硝一钱 (3g)　　玄参五钱 (15g)　　麦冬五钱 (15g)　　当归一钱五分 (3g)　　海参二条 (15g)　姜汁六匙 (5mL)。功效：通便泄热，滋阴益气。主治：阳明腑实，气阴不足证。症见大便秘结，咽干口燥，倦怠少气，唇裂舌焦，苔黄或焦黑，脉沉细或沉涩。

新加黄龙汤与黄龙汤都有通便泄热，益气养血之效，均可用于阳明腑实，气血不足者。所不同者，新加黄龙汤用调胃承气汤缓下热结，配伍滋阴增液、益气养血之品，泻下之力和缓，滋阴益气之力较强，适于热结较轻而偏于气阴不足者；黄龙汤则用大承气汤峻下热结，并配伍益气养血之品，泻下之力较强，适于热结较甚而兼气血不足者。

【方歌】

黄龙枳朴与硝黄，参归甘桔枣生姜，

阳明腑实气血弱，攻补同施效力强。

增液承气汤　　*《温病条辨》*

【组成】　玄参一两 (30g)　　麦冬八钱 (连心，20g)　　细生地八钱 (30g)　　大黄三钱 (6g)　芒硝一钱五分 (3g)

【用法】　水煎，大黄后下，芒硝冲服（原方水八杯，煮取三杯，先服一杯，不知，再服）。

【功效】　滋阴增液，泄热通便。

【主治】　热结阴亏便秘证。症见大便秘结，下之不通，脘腹胀满，口干唇燥，舌红苔薄黄干，脉沉细数。

【方解】　本方治证系因热结胃肠，阴液亏损所致。温邪最易伤阴，阳明温病，热伤津液，肠道失去濡润，则致燥屎不行。此属"无水舟停"之证，因此，虽用攻下法（此指温或苦寒泻下）而不得通。惟甘凉濡润增液为主，辅以咸寒软坚润下，才是正道。方中玄参既甘寒滋阴降火，又咸寒软坚润燥，故重用为君。麦冬、生地黄甘寒多液，既滋阴增液，又能清热降火，共为臣药。三药相伍即为增液汤（《温病条辨》），有"增水行舟"之效，但本方与增液汤相比，尚有热结，故又选大黄、芒硝软坚润燥，泄热通便。

原著《温病条辨》指出，阳明温病，大便秘结，若属津液枯竭，水不足以行舟而燥屎不下者，可服增液汤以增水行舟；若再不下，是燥结太甚，则宜增液承气汤以滋阴增液，泄热通便。说明增液承气汤之主治证是阳明温病腑实之邪未去，而津液已伤者。如若腑实之邪已去，仅是液枯便秘者，则宜增液汤。

【临床运用】

1. 运用要点：便秘，口干唇燥，舌红苔黄，脉细数。

2. 结肠炎、肠结核、习惯性便秘、痔疮等属于热结阴亏者，可用本方治之。

【参考文献摘录】　据临床报道：用本方加水牛角、赤芍、丹皮，治疗流行性出血热75例。腹胀（肠麻痹）加枳实、厚朴；渴甚加天花粉，呕吐加竹茹。结果：治愈73例，死亡2例（河北中医，1987，2：10）。

【方歌】

增液承气用硝黄，玄参生地麦冬尝，

热结阴亏肠燥实，滋阴通便效非常。

第五节　逐　　水

十枣汤　《伤寒论》

【组成】　芫花熬　　甘遂　　大戟各等分（各等分）

【用法】　上三味研末。大枣 10 枚煎汤，调服药末 1.5～3 克，每日 1 次，早上或上午空腹服（原方三味等分，各别捣为散。以水一升半，先煮大枣肥者十枚，取八合去滓，纳药末。强人一钱匕，羸人服半钱，温服之，平旦服。若下后病不除者，明日更服，加半钱。得快下利后，糜粥自养）。

【功效】　攻逐水饮。

【主治】

1. 悬饮。症见咳嗽唾痰，胸胁或胸背牵引作痛，心下痞满，气紧气喘，甚则不能平卧，舌苔滑，脉沉弦。

2. 水肿。症见全身浮肿，按之陷指，伴腹胀喘满，大便不畅，脉沉实。

【方解】　本方所治之悬饮或水肿均因水饮壅盛所致。水饮停于胸胁，则见咳嗽唾痰，胸胁或胸背引痛，甚则不能平卧；水饮停于心下（此指腹部），则见心下痞满；水饮泛溢肢体，则见全身浮肿。此时，水饮壅盛，非一般化饮渗利之品所能胜任，兼且正气未虚，故可投予逐水峻剂，以冀尽快祛除水饮。方中甘遂、大戟、芫花均为泻水逐饮之品，泻水之力甚强，服后可致连续泻下，使潴留之水饮从二便而出。三药之中，芫花体轻走上焦，擅泻胸胁之水饮；大戟走中、下焦，擅泻肝肾之水浊；甘遂则走全身以泻全身之水饮，三药合用，其药力更为强劲而快捷。

需要指出的是，上述三药既然有毒，何以不用甘草，却用大枣？要知，"水饮"属阴邪，甘草味甘，虽能缓解上述三药之毒，但甘草反甘遂、大戟与芫花。此外，甘草甘壅滞湿，不利水饮之祛除。大枣甘温，不仅能缓解上述三药之毒，且能补土制水，通过补土制水，既可增强利水之力，又可使上述三药的峻下利水而不伤脾肾。药理实验表明，大枣含蛋白质，有助于利水；而甘草所含的甘草甜素及其盐类则有抗利尿作用。可知，张仲景特意用大枣作为本方的方名，是有其含义的。

本方名为"汤"，实为"散"剂。原因是方中甘遂的有效成分难溶于水，故此三药不能作汤剂，只能为散，大枣煎汤送服，这种服药方式有其科学性。

【临床运用】

1. 运用要点：胸胁引痛，或水肿腹胀，大便不畅，苔滑，脉沉弦。

2. 渗出性胸膜炎、肝硬化腹水、肾性水肿等属于水饮壅盛，形气俱实者，可用本方治之。

3. 服用十枣汤后，相隔 30～60 分钟，病者先感上腹不适，泛恶，继而肠鸣，泄泻（水样泄泻）。服药 2 小时后仍未见泄泻者，当天可酌情再服一次。

4. 服用本方，宜从少量开始，不效再加重用量。服药得快利后，会出现乏力，轻度眩晕等症状，此时，可吃糜粥以养胃止泻。

5. 十枣汤对于水肿、胸腔腹腔积液等只是对症治疗，水饮去除后，宜辨其病因（如肿瘤、结核、肝硬化等）作进一步的治疗。

【参考文献摘录】 据临床报道：用十枣汤（即大戟、甘遂、芫花等量，研末，治疗胸积液，每次 3g，隔日 1 次，每次用红枣 10 枚，煎水送服，连服 3 次为一疗程，间隔 5 天后再行第 2 疗程，经治疗后均有明显好转，胸水逐渐减少，继以温阳、健脾、化饮等法善后，直至痊愈（浙江中医杂志，1983，12：532）。

【方歌】

十枣逐水效堪夸，甘遂大戟与芫花，

悬饮潴留胸胁痛，大腹肿满用无差。

自 学 指 导

【重点难点】

1. 泻下剂的适应范围很广，除了本教材所言的热结、寒结、燥结、水结外，尚可用于食积、肠痈等证。近几年来亦有用于降脂、降压、减肥等，值得总结与发扬。

2. 大承气汤的"急下"主要是通过大黄的苦寒荡涤与芒硝的咸寒软坚，有机结合而促成的。"方剂配伍"的重要性，于此可见。

3. 大承气汤用治热结证时，其脉象可"数"，亦可"迟"。其原理是热与燥屎相搏，可致陈气蓄积，阻滞血行，故见脉迟（脉沉迟有力）。大承气汤的创制者张仲景曾云："阳明病，脉迟……大承气汤主之。"（《伤寒论》）。临床时，对于热结证，别以脉迟误为寒结证，宜以舌象鉴别之。

4. 温脾汤主治证候有脾阳不足，按理其大黄用量应比大黄附子汤为轻，但因该方非用干姜不可，干姜守而不走，有止泻作用，故此加重大黄用量，与干姜共奏相反相成之奏。

5. 麻子仁丸系由小承气汤加麻子仁、白芍、杏仁、蜂蜜而组成。其主治证的病机为胃有燥热，脾阴不足。既曰"胃有燥热"，何以不用调胃承气汤加味？其原因是：根据其立法，必需用麻子仁、蜂蜜等润肠通便之品，但这些药品有腻滞之弊。本方证已是"脾受约束"，因此，必须辅于行气之品，如枳实、厚朴（此二味配大黄即为小承气汤），一是行气助其通便，二是行气化滞，防麻子仁、蜂蜜、杏仁之滞胃。若用芒硝（芒硝配大黄、甘草即为调胃承气汤），芒硝配麻子仁、白芍等虽有增强泻下的作用，但其"咸寒"之性却可加重麻子仁、杏仁等的腻胃。

6. 济川煎之用泽泻，亦值得注意，按理，对于肾虚便秘，不宜再用利水药。但该方证候中出现小便清长，系因肾虚开阖失司，水液代谢失常所致，故用补益肾精之肉苁蓉与降泄浊阴之泽泻相配，以复肾之气化。需要掌握分寸的是，泽泻的用量不能过重，过重则恐伤肾，而且不利于通便。

【泻下剂小结】

泻下剂的代表方共选8首，按其功效之不同，分为寒下、温下、润下、攻补兼施、逐水五类。

1. 寒下：大承气汤与小承气汤、调胃承气汤都有泻下泄热的功用，都可用于热结证。所不同者，大承气汤硝、黄与枳、朴并用，泻下泄热之力最强，属峻下热结之剂，主治阳明腑实证，痞、满、燥、实具备者；小承气汤不用芒硝，且厚朴用量较轻，属轻下热结之剂，主治阳明腑实证，痞、满、实较轻者，调胃承气汤虽硝、黄并用，但无枳、朴，且加入甘草，属缓下热结之剂，主治阳明腑实证，痞、满不甚者。

2. 温下：温脾汤、大黄附子汤均有温里通便作用，均可用于里寒积滞证。所不同者，温脾汤兼有温补脾阳的作用，适于脾阳不足，寒积中阻（正虚邪实）者；大黄附子汤则专于温里通便，适于寒积中阻（正邪俱实）者。

3. 润下：麻子仁丸、济川煎都有润肠通便的作用，都可用于燥结证。所不同者，麻子仁丸由润肠药与泻下药组成，既能润肠通便，又能泻下热结，适于胃有积热，脾阴不足之脾约证（实多虚少）；济川煎则以温润药为主组成，功能温肾益精，兼以润肠通便，适于肾虚便秘（实少虚多）证。

4. 攻补兼施：黄龙汤、增液承气汤都有泻下泄热的作用，都可用于热结证而正气不足者。所不同者，黄龙汤兼能益气养血，适于阳明腑实，气血不足者；增液承气汤则兼能滋阴增液，适于阳明温病，阴液不足者。

5. 逐水：十枣汤攻逐水饮之力甚著，适于水饮壅盛于里，邪盛而正未虚之悬饮、水肿等证。

【复习思考题】

1. 大承气汤的立法依据是什么？大黄泻下力已很强，为何还要配伍芒硝？
2. 温脾汤主治证既然有脾阳不足，为何其大黄用量，比之大黄附子汤还重？
3. 大黄附子汤中大黄与附子的配伍意义。
4. 麻子仁丸所主治的脾约证，既然胃有燥热，为何不用调胃承气汤加味，却用小承气汤加味？为何要用杏仁？
5. 济川煎为何要用泽泻？
6. 十枣汤为什么选用大枣而不用甘草？
7. 大黄在大承气汤、大黄附子汤的作用有何异同？为什么？
8. 枳实、厚朴在麻子仁丸、黄龙汤中的作用有何异同？
9. 试比较下列方剂的功效与主治：
大承气汤—小承气汤—调胃承气汤　　麻子仁丸—济川煎　　黄龙汤—增液承气汤
济川煎—黄龙汤

（高汉森）

第六章　和　解　剂

【目的要求】

1. 熟悉和解剂的含义、分类、使用注意。
2. 要求掌握的方剂：小柴胡汤、四逆散、逍遥散、半夏泻心汤、大柴胡汤、葛根黄芩黄连汤。
3. 要求熟悉的方剂：蒿芩清胆汤、痛泻要方。
4. 要求了解的方剂：防风通圣散。

【自学时数】

4学时。

1. 含义：凡具有和解少阳、调和肝脾、调和寒热、表里双解等作用，用于治疗少阳病、肝脾不和、寒热错杂、表里同病的方剂，统称和解剂。属于"八法"中"和法"的范畴。

2. 分类：和解剂原为伤寒邪入少阳而设，少阳属胆，位于半表半里，既不宜汗法，又不宜下法，更不能用吐法，惟有和解一法最为恰当。此外，肝胆相表里，胆经发病会影响及肝，肝经发病亦会影响及胆；并且肝胆发病又可影响及脾胃，导致肝脾不和。此外，少阳病的发病过程，又可因误治导致中气虚弱，寒热互结。此外，表证未除，里证又急者，仅治其表则里证不去，仅治其里则外邪不解，惟表里双解法方为贴切。因此，凡属治疗肝脾不和、寒热互结或表里同病的方剂，也都列入和解剂的范围，所以本章方剂分为和解少阳、调和肝脾、调和寒热、表里双解四类。

(1) 和解少阳——本类方剂有和解少阳的作用，适于邪在少阳半表半里证。症见往来寒热，胸胁苦满，口苦咽干，默默不欲饮食，目眩，脉弦等。代表方如小柴胡汤、蒿芩清胆汤等。

(2) 调和肝脾——本类方剂有疏肝理脾或补脾柔肝等作用，适于肝气郁结，横犯脾土，或是脾虚不充，肝木乘脾之肝脾失调证，症见胸胁或脘腹胀痛，或泄泻腹痛，或月经不调，脉弦等。代表方如四逆散、逍遥散、痛泻要方等。

(3) 调和肠胃——本类方剂有辛开苦降，散结除痞作用，适于寒热（或湿热）互结于中焦之痞证。症见心下痞满而不痛，肠鸣下利，舌苔腻而微黄等。代表方如半夏泻心汤。

(4) 表里双解——本类方剂有解表治里作用，适于表里同病（如少阳阳明合病、表寒里热、表里俱热等）之证。代表方如大柴胡汤、防风通圣散、葛根黄芩黄连汤等。

3. 使用注意：邪在肌表者，不宜使用和解剂，以免引邪入里。

第一节　和解少阳

小柴胡汤　《伤寒论》

【组成】　柴胡半斤（12g）　　黄芩三两（10g）　　人参三两（可用党参，10g）　　甘草炙，三两（6g）　　半夏洗，半升（10g）　　生姜切，三两（10g）　　大枣擘，十二枚（4枚）

【用法】　水煎服（原方七味，以水一斗二升，煮取六升，去滓，再煎，取三升，温服一升，日三服）。

【功效】　和解少阳。

【主治】

1. 少阳病。症见往来寒热，胸胁苦满，默默不欲饮食，心烦，喜呕，头晕目眩，口苦咽干，舌质淡红，苔薄白，脉弦。

2. 妇人热入血室*。症见月经期间，经水适断，并见往来寒热，下腹或胸胁满痛，舌淡红，苔白黄相兼，脉弦。

【方解】　本方是治疗邪犯少阳的代表方。病位在少阳半表半里，邪正相争，正胜则拒邪出于表，邪胜则入里并于阴，故见往来寒热；邪犯少阳，经气不舒，故见胸胁苦满；邪由表入于少阳，郁而化热，胆火上炎，故见心烦，口苦咽干，目眩；胆热犯胃，胃气不和，故神情默默，不欲饮食，喜呕。此时，邪不全在表，非汗法所宜，辛温发汗则邪热更甚；病邪又不全在里，又非下法所宜，苦寒泻下则伤脾阳。惟宜和解少阳之法。方中柴胡苦辛微寒，透泄与清解少阳半表之邪，使半表之邪得以外泄，并能疏利枢机，为君药。黄芩苦寒，清泄半里之邪，令胆热得以内泄，为臣药，两药相伍，共奏和解少阳之效。胃气不和，故用半夏、生姜和胃降逆；邪之所以从太阳传入少阳，缘于正气本虚，故用人参、大枣益气健脾，参、枣相伍，既可与柴胡配伍以助少阳生发之气，祛邪外出，又可与生姜配伍以防邪内传太阴，以上四药共为佐药。炙甘草助参、枣之扶正祛邪，为使药。诸药合用，以和解少阳为主，兼能和胃降逆，补中扶正，是和解少阳法的代表方剂。

【临床运用】

1. 运用要点：往来寒热，胸胁苦满，苔薄白，脉弦。

2. 感冒、流行性感冒、疟疾、胸膜炎、中耳炎、急性乳腺炎、产褥热等属于少阳病者，可用本方治之。

3. 根据原方加减法，胸中烦而不呕者，为热聚于胸，宜去半夏、人参之温，加瓜蒌以清热宽胸；口渴者，是热伤阴津，宜去半夏之温燥，加天花粉以清热生津；腹中痛者，为脾虚而肝木乘脾，宜去苦寒之黄芩，加白芍以柔肝缓急。

4. 热入血室，症见经水适断，往来寒热，舌淡红，苔白黄相兼，脉弦属于热与血搏结

＊　热入血室——中医病名。指妇女月经来潮时感受外邪，外邪乘虚入里，与血互相搏结于胞宫而出现的病证。临床症状见上述。

于血室者，可用小柴胡汤治之，此时，可加丹皮、荆芥以清热和血。

【参考文献摘录】 据临床报道：用小柴胡汤加减治疗产后感染8例，主诉为发热，体温在38～39.6℃之间，持续3～6天不等，伴泛恶纳呆。加减法：发热微恶寒，肢节烦痛，自汗者，加桂枝；恶露未净，腹痛拒按者，去芍药、生姜，加生化汤。结果，见效最快者服药2剂后热退，最慢者5剂热退（上海中医药杂志，1965，10：14）

【方歌】

小柴胡汤和解供，半夏人参甘草从，

更配黄芩加姜枣，少阳为病此方宗。

蒿芩清胆汤　《重订通俗伤寒论》

【组成】 青蒿脑钱半至二钱（9g）　淡竹茹三钱（9g）　仙半夏一钱半（9g）　赤茯苓三钱（12g）　青子芩一钱半至三钱（9g）　生枳壳一钱半（6g）　陈广皮一钱半（6g）　碧玉散另包，三钱（滑石、甘草、青黛、纱布另包，共9g）

【用法】 水煎服（原方未著用法）。

【功效】 清胆利湿，和胃化痰。

【主治】 少阳湿热证（湿轻热重）。症见往来寒热（寒轻热重），吐酸苦水，或呕粘稠黄涎，口苦，胸膈胀闷，舌红苔白腻，脉数而弦滑。

【方解】 本方专为少阳胆热偏重，兼有痰湿中阻而设。邪热在少阳胆经，故见往来寒热，口苦，舌红，脉弦数。胆热犯胃，化生痰湿，胆汁并随胃气上逆，故见吐酸苦黄涎，以及胸膈胀闷，苔白腻，脉滑等。此属少阳胆经湿热，湿轻热重之证，因此，治宜清泄胆热为主，兼以利湿，和胃，化痰。方中青蒿苦寒芳香，既能清少阳邪热，又能透少阳之邪外出；黄芩苦寒，擅清胆热，兼能燥湿，两药相伍，清泄少阳胆热之力颇强，共为君药，方名"蒿芩清胆"即是此意。陈皮、半夏、竹茹、枳壳和胃化痰，降逆止呕，对本方证之兼证（胆热犯胃，化生痰湿），起着主要治疗作用，故为臣药。碧玉散、赤茯苓清热利湿，并引邪从小便而出，对君、臣药的清胆、利湿，有佐助作用，故为佐药。甘草调和诸药，兼以为使。诸药相伍，使少阳邪热可清，胆胃痰湿可化，诸症则可痊愈。

【临床运用】

1. 运用要点：往来寒热，胸膈胀闷，吐酸苦水，舌红苔白腻，脉数弦滑。

2. 胆囊炎、胆汁返流性胃炎、疟疾、肠胃型感冒、肠伤寒、钩端螺旋体病、产褥热、盆腔炎、胸膜炎等属于少阳湿热证（湿轻热重）者，可用本方治之。

3. 本方清肝胆、利湿热之力颇强，对于湿热黄疸（湿轻热重）者，亦可用本方治之。此时，可用茵陈易青蒿以化湿退黄。现有用于急性黄疸型肝炎、溶血性黄疸、急性醇性肝炎、药物性黄疸、妊娠期特发性黄疸等属于肝胆湿热（湿轻热重）者。

4. 若见苔黄腻属于湿热俱重者，宜去半夏之温燥，加白豆蔻以增强芳香化湿之力。舌淡红苔白，脉濡或缓，属于湿重热轻者，非本方所宜。

【参考文献摘录】 据临床报道：用本方去陈皮，加苍耳子10g、细辛2g，治疗鼻窦炎1例，证属外感风寒，郁阳化热，热郁少阳，胆热熏蒸清窍。结果：服2剂后头痛、浊涕减轻，随后，以原方去细辛，加鱼腥草15g，胆南星6g，继服5剂而痊愈（江西中医药，1983，6：30）。

【方歌】

蒿芩清胆碧玉需，陈夏茯苓枳竹茹，

热重寒轻痰湿挟，胸痞呕恶总能除。

【类方比较】

小柴胡汤	两方都有和解少阳的作用。都可用于邪犯少阳之往来寒热，苔白，脉弦等	重在和解少阳经，兼能益气和胃，适于少阳证，病因为邪热兼中虚，病位在半表半里（苔白薄，脉弦）
蒿芩清胆汤		重在和解少阳府，兼能利湿化痰，适于少阳湿热证，病因为邪热兼痰湿，病位在胆（苔白腻，脉弦滑数）

第二节　调和肝脾

四逆散　《伤寒论》

【组成】　甘草炙　　枳实破、水渍、炙干　　柴胡　　芍药各十分（各100g）

【用法】　研末为散，每日3次，每次10g。亦可水煎服，用量按原方比例酌定（原方四味，各十分，捣筛，白饮和服方寸匕，日三服）。

【功效】　透解阳郁，调畅气机。

【主治】

1. 四逆证。症见四肢逆冷，或身微热，或心悸，或腹痛，或泄泻，脉弦。

2. 肝脾不和证。症见脘腹疼痛，胸胁胀闷，脉弦。

【方解】　本方用治四肢逆冷，故名"四逆"。其证系因人体受外界因素的影响，气机为之郁遏，导致阳气内郁，不能达于四末，故见四肢逆冷。邪实而正未虚，故此脉弦而不虚弱。此种"四逆"与阳气衰微之四肢逆冷，脉沉细弱，甚则脉微欲绝有本质之不同。正如李中梓所云："此证虽云四逆，必不甚冷……惟气不宣通，是以逆冷"（《医宗金鉴·订正伤寒论注》）。此时，"阳气内郁"是本方证病因病机的癥结，因此，治宜透解阳郁，调畅气机。方中柴胡辛、苦，微寒，既能升发阳气，又能疏肝解郁，为君药。本方证的病位主要在肝，肝为刚脏，故又选用白芍为臣药，其作用有二，一是养肝血，敛肝气，与性喜升发的柴胡相伍，一散一敛，既可增强条达肝气的作用，又可使柴胡无升发太过之弊。二是柔肝止痛，与枳实相伍，又能调理肝脾。枳实为佐，理气破结，与柴胡相伍，一升一降，加强疏畅气机之效。使以甘草，缓肝之急。药仅四味，但由于选药贴切，兼之彼此间的配伍既能相反相成，又能相辅相成，故能取得疗效。

本方并能调和肝脾，缓急止痛，因此，亦可用于肝脾不和之脘腹疼痛，胸胁胀闷，脉弦等，这是后世对古方的发挥。

【临床运用】

1. 运用要点：手足厥冷，脉弦。

2. 雷诺病、癔病、神经官能症、经前紧张症、多发性神经炎等见有手足不温属于阳气内郁者；肋间神经痛、慢性胆囊炎、慢性肝炎、乳腺炎、胃炎、附件炎等见有胁肋或脘腹疼痛属于肝脾不和者，均可用本方治之。

3. 痛经属于肝郁气滞者，可加当归、香附以调经止痛，此时，白芍可用至20g以加强柔肝止痛之力。

【附方】

柴胡疏肝散（《景岳全书》）

组成：柴胡(10g)　　陈皮各二钱(6g)　　川芎(6g)　　香附(10g)　　枳壳(8g)
芍药各一钱半(10g)　　甘草炙,五分(3g)。功效：疏肝解郁，行气止痛。主治：肝气郁滞证。
症见胁肋疼痛，脘腹胀满，嗳气，脉弦等。

本方与四逆散均有疏肝解郁的作用，均可用于肝气郁结之胸胁或脘腹胀痛，脉弦等。所
不同者，四逆散重在疏通阳气，适于阳气内郁之四肢逆冷；本方则行气止痛之力较强，适于
肝郁而气滞较重者。

【参考文献摘录】　据临床报道：本方加味治疗输卵管阻塞115例。治疗方法包括口服、热敷、灌
肠三种。门诊者单纯用口服方。住院者则三法合用。口服方：本方加皂刺、路路通、三七粉、丹参、穿山
甲，每日1剂。下腹痛，黄带多，质稠气秽者，加龙葵、蛇莓；经前乳房胀痛者，加露蜂房；输卵管积水
者，加泽兰、大戟。结果：门诊者52例，痊愈25例，有效12例，无效15例，总有效率71%；住院者63
例，痊愈38例，有效15例，无效10例，总有效率84.1%（中医杂志，1987，9：41）。

【方歌】

四逆散非四逆汤，柴甘枳芍共煎尝，
透解阳郁治热厥，调理肝脾效亦彰。

逍遥散　《太平惠民和剂局方》

【组成】　甘草炙,半两(10g)　　当归(10g)　　茯苓(15g)　　芍药(15g)　　白术
(10g)　　柴胡各一两(10g)

【用法】　共为粗末，每次6～9g，生姜、薄荷少许，水煎服（原方为粗末，每服二钱，
水一大盏，烧生姜一块，切破，薄荷少许，同煎至七分，去滓热服，不拘时候）。

【功效】　疏肝解郁，健脾养血。

【主治】　肝郁脾弱血虚证。症见胸胁隐痛，郁郁寡欢，头晕目眩，神疲食少，或见往来
寒热，或月经不调，乳房作胀，舌淡苔白，脉弦而虚。

【方解】　本方证系因情志不遂，由肝及脾所致。肝为"体阴用阳"之脏，性喜条达舒
畅，若有情志不遂，肝木不能条达，则见胸胁隐痛，郁郁寡欢，或乳房作胀，或月经不调；
肝木为病，易传于脾，脾胃虚弱，则见食欲不振而脉弦；土生万物，脾虚则生化不足，可致
肝血不足，故见眩晕，神疲，舌淡脉虚。综上所述，可以看出，肝郁与脾弱血虚是因果关
系，因此，治法应以疏肝解郁为主，兼以健脾养血。方中柴胡为君药，疏肝解郁，使肝气得
以条达，适肝之所喜，为君药。肝藏血，体阴而用阳，故又选用性寒酸敛，善于滋养肝血的
白芍为臣药，柴胡得白芍，疏肝而不劫肝阴，白芍得柴胡，养肝体而不敛邪，一养一疏，正
符合肝为"体阴用阳"之生理需要；当归芳香，既可增强柴胡疏肝之力，又能补益肝血，亦
为臣药。佐以白术、茯苓、甘草益气健脾，既可使营血生化有源，又可使土实以抑木乘，此
即"见肝之病，当先实脾"之意。薄荷芳香，疏畅肝脾之郁滞，生姜醒胃，助苓、术之健
脾，以上两药共为使药。诸药合用，补肝体而助肝用，实脾土而益肝木，如此立法选药，值
得效学。

【临床运用】

1. 运用要点：胸胁隐痛，郁郁寡欢，神疲食少，舌淡苔白，脉弦虚。

2. 胃肠神经官能症、慢性肝炎、胆囊炎、胸膜炎、胰腺炎、胃及十二指肠壶腹溃疡、胃炎、经前期紧张综合征、痛经、月经失调、乳腺增生、更年期综合征等属于肝郁脾弱血虚者，均可用本方治之。

3. 本方原为内科疏肝健脾养血的代表方，后世亦用于妇科调经。对于肝郁血虚兼气滞，症见痛经，脉弦虚者，可去白术，加香附、佛手以理气止痛。肝郁血虚，症见痛经，舌淡白，脉弦虚者，可加补血调经之熟地，名曰黑逍遥散（《医略六书·女科旨要》）。

4. 本方中薄荷以后下为妥，原因是薄荷的药效系来自芳香之气，因此，不宜久煎。

【附方】

加味逍遥散（《内科摘要》）

组成：柴胡 (6g)　　当归 (6g)　　白芍 (10g)　　白术 (6g)　　茯苓各一钱 (10g)　丹皮 (8g)　　栀子 (8g)　　甘草炙，各五分 (3g)。功效：疏肝清热，活血调经。主治：肝郁血虚，化火生热之月经不调、痛经、经期吐衄等。

本方是逍遥散去生姜、薄荷，加丹皮、栀子而成，故又名丹栀逍遥散。其治证系因肝郁日久，郁久化热，并耗伤阴血。此时，逍遥散已不足以平其郁火，故加丹、栀以清泄肝火，并可活血调经。与逍遥散相比，两方都有疏肝解郁，健脾养血的作用，都可用于肝郁脾弱血虚证。所不同者，丹栀逍遥散并能清泄郁火，适于肝郁血虚，化火生热者。

【参考文献摘录】　据临床报道，以逍遥散为基本方，寒凝气滞血瘀者，加艾叶、桂枝；气滞血瘀者，加失笑散；治疗痛经52例。用法：经前3～5天开始服药，连服5～7剂为一疗程。结果：临床治愈14例，好转32例，无效6例，有效率88.4%（贵阳中医学院学报，1985，3：42）。

【方歌】

逍遥散用芍归柴，苓术甘草姜薄偕，

疏肝养血脾亦理，兼有郁火丹栀排。

【类方比较】

四逆散	两方都有舒泄肝郁，调理肝脾的作用，都可用于肝脾不和之腹痛	兼能调畅气机，适于肝气内郁，脾气壅滞之腹痛（正邪俱实）者
逍遥散		兼能健脾养血，适于肝郁血虚，脾气虚弱之腹痛（正虚邪实）者

痛泻要方　《景岳全书》

【组成】　白术炒，三两 (12g)　　　白芍炒，二两 (10g)　　　陈皮炒，两半 (8g)　　　防风一两 (8g)

【用法】　水煎服。亦可作散剂或丸剂（原方或煎或丸或散，皆可用）。

【功效】　健脾止泻，柔肝止痛。

【主治】　痛泻证。症见肠鸣腹痛，大便稀烂，量少，日三五次，泻下不畅，泻前腹痛，泻后痛减，反复发作，舌淡红，苔白薄，脉弦。

【方解】　本方原名白术芍药散（系刘草窗方，录自《景岳全书》）。其证系因肝旺脾虚所致。肝旺乘脾，故见腹痛；脾虚生湿，故见泄泻。"泻责之脾，痛责之肝，肝责之实，脾责之虚"。（《医方考》）虚实并见，故见"泻前腹痛，泻后痛暂减，反复发作。"（《中国医学百科全书·方剂学》）因此，治之既要柔肝止痛，又要健脾止泻，但重点在脾，此即"扶土抑木"之意。方中白术苦、甘而温，一是健脾以御木乘，二是燥湿止泻，故重用为君。白芍酸寒，既能柔肝缓急止痛，又能补益脾阴，配白术可于土中泻木，为臣药。陈皮理气燥湿，醒脾和胃，助白术之补脾，为佐药。防风祛风胜湿，与白术相伍，升清阳而止泄泻。防风又为脾经引经药，故兼俱佐使之用。四药相伍，既可健脾胜湿以止泻，又可柔肝缓急以止痛，故名痛泻要方。

【临床运用】

1．运用要点；腹痛泄泻，泻前腹痛，泻后痛减，脉弦。

2．肠易激综合征、溃疡性结肠炎、结核性腹膜炎、腹膜粘连等属于肝旺脾虚者，可用本方治之。

3．肝旺而腹痛甚者，可加玄胡索以和肝止痛。脾虚而泻多者，可加茯苓以健脾渗湿。

4．原方用法后云："久泻者加炒升麻六钱,"此时，炒升麻的作用是升阳止泻。

【参考文献摘录】　据临床报道：用本方加味治疗溃疡性结肠炎 35 例。每日 1 剂,20 天为 1 疗程。结果:显效 30 例,有效 5 例。其中 30 例随访 1 年,复发者 2 例,其余未见复发(湖北中医杂志,1988,6:36)。

【方歌】

痛泻要方用陈皮，术芍防风痛泻医，

此为肝实乘脾证，治贵泻肝与和脾。

第三节　调和肠胃

半夏泻心汤　《伤寒论》

【组成】　半夏洗, 半升（12g）　　　黄芩（8g）　　　干姜（6g）　　　人参各三两（10g）　　　黄连一两（5g）　　　大枣十二枚（6g）　　　甘草炙, 三两（6g）

【用法】　水煎服（原方七味，以水一斗，煮取六升，去滓，再煮，取三升，温服一升，日三服）。

【功效】　辛开苦降＊，和胃除痞。

【主治】　痞证。症见心下痞闷或胀满，不痛，伴肠鸣下利，恶心呕吐，苔腻而微黄，脉弦数。

【方解】　痞证是胸腹间气机升降失常的一种自我感觉。其病因病机有多种，有因湿热阻滞，有因寒热互结，有因气虚气滞。本方治证，按原方作者所言，系因"柴胡汤证具，而以它药下之"所致："柴胡汤证具"，按理宜用和解法，医者却用苦寒泻下法，以致误下伤及中阳，脾胃阳虚，升降失常，故见心下痞；与此同时，少阳之邪热则乘虚内犯肠胃，故见肠鸣下利，苔腻微黄。此时，寒热互结，正虚邪实，治疗上，寒（湿）非温不散，热非寒不清。但是单用辛温散寒之法则邪热更甚，单用苦寒泄热之法则更伤脾阳，惟以上两法有机结合，才是正道，此即"辛开苦降"法的由来。本方以辛温之半夏为君，一是取其辛温散结之性，

＊　辛开苦降——详见总论第二章。

以散寒热（或湿热）之互结；二是取其和胃降逆之性，以降胃气之上逆。干姜辛热，温中散寒，芩、连苦寒，降泄邪热，共为臣药，君臣相伍，共奏辛开苦降之效。然痞证之病机与误下伤中阳，脾虚失运有关，故又选用人参、大枣甘温益脾，复"脾主升"之职，与半夏相伍，有升有降，脾胃之运化则可自如。使以炙甘草调和药性，与干姜、大枣相伍，辛甘化阳以助脾胃之运化。综观全方，苦辛并进以散其寒热互结，补泻兼施以调其虚实并见，是辛开苦降法的代表方剂。

本方虽为小柴胡汤证误治所致，但少阳半表之往来寒热已除，故无需柴胡、生姜之透表；今邪已内陷入里，病位在中焦，故改用入里之干姜、黄连，变和解少阳之剂，而为辛开苦降之方。

【临床运用】

1．运用要点：心下痞满，呕恶泻利，苔腻微黄。

2．胃肠炎、结肠炎、细菌性痢疾、胆囊炎、肝炎、胰腺炎、口腔溃疡、妊娠恶阻等属于寒热（或湿热）互结，脾胃虚弱者，可用本方治之。

3．痞证，呕恶较甚，苔厚腻属于湿热内蕴于中焦（湿重于热）者，宜去炙甘草、大枣之甘壅，并加生姜、枳壳以和胃止呕。由于食积或气滞所致的痞证，不宜用本方。

【附方】

1．生姜泻心汤（《伤寒论》）

组成：生姜四两（15g）　　甘草炙，三两（6g）　　人参三两（9g）　　干姜一两（3g）　　黄芩三两（10g）　　半夏半升（10g）　　黄连一两（6g）　　大枣十二枚（4枚）。功效：辛散水气，和胃消痞。主治：水气与热邪互结之痞证。症见心下痞满不痛，恶心呕吐，肠鸣下利，舌苔白黄而滑。

本方系半夏泻心汤减干姜之量，加生姜而成。与半夏泻心汤相比，两方都有辛开苦降，和胃除痞作用，都可用于痞证。所不同者，半夏泻心汤苦（寒）辛（温）并用，用治寒热互结之痞证；本方则重用生姜以辛散水气，用治水热互结之痞证。

2．黄连汤（《伤寒论》）

组成：黄连（10g）　　甘草炙（6g）　　干姜（6g）　　桂枝各三两（6g）　　人参二两（6g）半夏半升（10g）　　大枣十二枚（4枚）。功效：清上温中，和胃止呕。主治：上热下寒证。证见胸中烦热，恶心呕吐，腹痛，舌淡红，苔白黄相兼，脉弦数。

本方为半夏泻心汤去黄芩，加桂枝而成。与半夏泻心汤相比，两方都有辛开苦降，和胃降逆的作用，都可用于寒热错杂证。所不同者，半夏泻心汤证为寒热互结于中焦脾胃，以心下痞满为主症。本方证为上热下寒（胸中有热，肠中有寒），以胸中烦热，腹痛呕吐为主症。

【参考文献摘录】　据临床报道：本方加减治疗急性肠炎100例，发热者加葛根，呕吐或腹中冷痛者加生姜，腹胀明显者加枳壳、木香。经治疗3日后，治愈78例，好转14例，无效8例，总有效率为92%（浙江中医杂志，1985，4：155）。

【方歌】

半夏泻心用干姜，黄芩人参连枣甘，

寒热互结成虚痞，辛开苦降此方良。

第四节　表里双解

大柴胡汤　《伤寒论》

【组成】　柴胡半斤（12g）　　黄芩三两（10g）　　芍药三两（10g）　　半夏洗，半升（10g）
枳实炙，四枚（8g）　　大枣擘，十二枚（4枚）　　大黄二两（5g）　　生姜五两（12g）

【用法】　水煎服，大黄后下（原方八味，以水一斗二升，煮取六升，去滓，再煎，温服一升，日三服）。

【功效】　和解少阳，兼泻阳明。

【主治】　少阳阳明并病。症见往来寒热，胸胁苦满，郁郁微烦，呕吐不止，心下痞硬或心下满痛，大便不解或下利不畅，舌质红，苔黄，脉弦数有力。

【方解】　按原方作者之意，本方证系因少阳病不解，而邪热又已内传阳明所致。邪犯少阳则枢机不利，故见往来寒热，胸胁苦满，郁郁微烦；邪犯阳明则腑气不通，以致胃气上逆而见呕吐不止；再者邪热已入阳明之腑，故又见便秘或下利不畅，腹痛等阳明腑实证，其机理与大承气汤证（《伤寒论》）相同，但病情较轻。既然有阳明腑实证，则宜用下法，现少阳阳明并病，在治法上，则宜以和解少阳为主，兼以清泄腑实。方中柴胡为君，配伍臣药黄芩以和解少阳。大黄、枳实内泄腑实，亦为臣药。邪热在肝胆肠胃，故又选用白芍，一与柴胡相伍，舒泄肝胆之郁热，一与枳实相伍，理气和血，柔肝缓急止痛。生姜之所以重用，一是借其辛散之性，助柴胡以透解少阳之邪，正如《医宗金鉴》所云："柴胡得生姜之倍，解半表之功捷。"二是和胃止呕。半夏散结消痞满，与生姜相伍，又可和胃止呕，共为佐药。大枣为使药，与生姜相伍以调和营卫。综观全方，重用柴胡、生姜而轻用大黄，可知原方作者立法之意是透解少阳之邪热宜捷，泻下阳明之腑实可缓。

本方虽有阳明腑实证，但未成大实，病情尚轻，故于大承气汤中去芒硝、厚朴。

【临床运用】

1. 运用要点：往来寒热，呕吐，脘腹满痛，便秘或下利不畅，苔黄，脉弦数。

2. 胆囊炎、胰腺炎、阑尾炎、细菌性痢疾、肠系膜淋巴结炎等属于少阳阳明并病者，可用本方治之。

3. 原方用法中，大黄不后下，但本方之用大黄，意在泻下、清热，因此，大黄以后下为妥。

4. 本方证兼有黄疸者，可加茵陈以清热利湿退黄。

5. 肝内胆管结石、胆结石属于肝胆湿热（热重于湿）者，可用本方去生姜之走表，加鸡内金、海金沙以化石解郁。此时，柴胡的作用是疏肝利胆。

6. 本方在《伤寒论·辨太阳病脉证并治中》用治少阳阳明合病属热实者，在《金匮要略》则用治心下满痛兼少阳病见证者。根据原方作者对本方证治的论述，本方的立法、配伍应以《伤寒论》为依据。

【参考文献摘录】　据临床报道：本方去半夏、生姜、大枣，加海金沙、丹参、鸡内金、金钱草，治疗胆石症 35 例，治疗时间 6～33 天。结果：经 B 超证实，胆石排净者 26 例，排出部分胆石者 8 例，未排石者 1 例，结石排尽率达 74.3%（湖北中医杂志，1989，1：46）。

【方歌】
大柴胡汤用大黄，枳芩夏芍枣生姜，

少阳阳明同合病，和解攻里是良方。

防风通圣散　《宣明论方》

【组成】　防风 (10g)　　川芎 (8g)　　当归 (5g)　　芍药 (10g)　　大黄 (5g)　　薄荷叶 (5g)　　麻黄 (8g)　　连翘 (10g)　　芒硝各半两 (5g)　　石膏 (30g)　　黄芩 (10g)　桔梗各一两 (10g)　　滑石三两 (20g)　　甘草二两 (6g)　　荆芥 (10g)　　白术 (6g)　　栀子各二钱半 (8g)

【用法】　研末为散，每日 3 次，每次 10g，生姜 10g，煎水送服，饭后服，亦可作汤剂，水煎服，薄荷后下，芒硝冲服，用量按原方比例酌定（原方为末，每服二钱，水一大盏，生姜三片，煎至六分，温服）。

【功效】　解表，清热，泻下。

【主治】

1. 表里热实证。症见憎寒壮热，无汗，头目昏眩，目赤肿痛，口苦咽干，咽喉肿痛，大便秘结，小便短赤，舌红苔黄腻，脉数有力。

2. 疮疡肿毒、斑疹瘾疹 * 等属于风热壅盛，气血壅滞者。

【方解】

本方治证的特征是外有风寒，内有实热。外有风寒，邪正相争，故见憎寒壮热无汗；内有实热，故见口苦咽干，便秘尿赤；热邪上攻，故见头目昏眩，目赤肿痛；证属内外俱病，表里俱实，因此，治之既要发汗解表，驱邪从皮毛而出，又要通利二便，引热从下而去。外有风邪，故用防风、麻黄、荆芥、薄荷发汗解表使风邪从汗而解；大黄、芒硝、滑石、栀子通利二便，使里热从二便分消；石膏、黄芩、连翘、桔梗清泄上、中二焦之热，并使麻黄、防风、荆芥辛温发汗而无助热之弊。然寒凉之品，易于败胃伤血，兼且汗、下并用，易于伤正，故又选用当归、白芍、川芎养肝血，白术、生姜、甘草益脾气。如此配伍，汗、下、清、利四法并用，上、中、下三焦并治，故可用于风热壅盛，表里俱实之证。

至于疮疡肿毒、斑疹瘾疹 * 属于风热壅盛，气血壅滞者，其病位在肌腠，其症必有发热恶寒，局部红肿热痛，舌红苔黄，脉数有力，治之既要发汗解表，清热泻火，活血消肿，亦需兼以通利二便，引热毒从下而出，因此，亦可用本方治之。此时，麻黄、荆芥、防风、薄荷的作用，一是发汗透毒，令肌腠之毒邪随汗而外解；二是畅行营卫，类似仙方活命饮（《校注妇人良方》）之用防风、白芷。至于大黄、芒硝，因与当归、川芎相伍，则奏活血消肿，兼有通便泄热之效。

【临床运用】

1. 运用要点：憎寒壮热无汗，便秘尿赤，苔黄腻，脉数。

---

* 瘾疹——又名瘾疹。症见皮肤出现大小不一的丘疹，小如针头大，大如豆瓣大，有风热、风寒、风湿之分。

2. 感冒、流行性感冒、风湿热、斑疹伤寒、腮腺炎、流行性乙型脑炎、流行性出血热等属于风热壅盛，表里俱实者，可用本方治之。

3. 本方证应属邪实正未虚之证，因此，方中当归、川芎、白术、白芍等以轻用为妥。

4. 表证较轻者，可去麻黄；内热不甚者，可去石膏；无便秘者，可去芒硝。孕妇慎用。

【参考文献摘录】 据临床报道：本加减治疗风热乳蛾1例，症见左侧咽部红肿，疼痛不能吞咽，体温39℃，证属肺胃积热，复感风热毒邪，上搏于咽喉，用本方去白术、麻黄、加银花、黄连等，服药1剂后，便通热退，似以上方去芒硝，继进5剂而愈（陕西中医，1985，8：353）。

【方歌】
防风通圣大黄硝，荆芥麻黄栀芍翘，
甘桔芎归膏滑石，薄荷芩术表里消。

葛根黄芩黄连汤 《伤寒论》

【组成】 葛根半斤（30g）　　　甘草炙，二两（8g）　　　黄芩三两（10g）　　　黄连三两（10g）

【用法】 水煎服（原方四味，以水八升，先煮葛根，减二升，纳诸药，煮取二升，去滓，分温再服）。

【功效】 解表清里。

【主治】 协热下利。症见身热汗出，泻下不畅，日三五次，伴胸脘烦热，口干作渴，舌红苔黄，脉数。

【方解】 本方原治伤寒表证未解，误用下法而成协热下利证。此时，表证未解，故见身热；误用攻下，虚其里气，表邪乘虚入里（阳明）而成里热，故见下利，胸脘烦热，汗出口渴。此时，"邪陷于里者十之七，而留于表者十之三，……"（《伤寒贯珠集》）因此，治之宜表里双解而以清里为主。但在具体运用上，凡表里俱病者，一般宜以解表为先，故此方中重用味甘辛性凉的葛根为君，一以辛凉解表退热；二是取其升发脾胃清阳之气以治下利；三是甘凉生津止渴。由于葛根清里止利之力不强，故又选用善于清热燥湿，厚肠止利之黄连为臣，并选黄芩以加强黄连清热止利之力为佐，臣佐药虽属苦寒化燥之品，但因本证尚未伤阴，故可用之，兼之葛根甘凉生津，芩、连则清热燥湿而无伤阴之虑。使以甘草，甘缓和中，缓芩、连之苦燥。四药相伍，"合为清热止利，兼解表邪之剂"（《临证实用伤寒学》）。

【临床运用】

1. 运用要点：身热下利，舌红苔黄，脉数。

2. 胃肠型感冒、肠伤寒、急性肠炎、细菌性痢疾等属于表热未解，里热甚者，可用本方治之。

3. 本方既能治表，又能治里，但清里之力较强，因此，对于本方治证不论有无表证，均可用之。

4. 本方适于热利，兼见腹痛者，可加白芍以缓急止痛。泻下臭秽，里急后重，肛门灼热属于湿热俱盛（热重于湿）者，可加木香、槟榔以行气化湿。

5. 舌淡苔白，脉沉迟属于虚寒下利者；舌红无苔，脉细数属于热毒下利，伤阴耗津者，均忌用本方。

6. 至于煎服法，原方是先煮葛根。其理由，按柯韵伯之说是"先煮葛根，后纳诸药，解肌之力优而清中之气锐。"但根据临床观察，根据葛根的药性，入药不必先煮。

【参考文献摘录】 据临床报道：本方治疗小儿秋季腹泻36例，平均退热3.4天，止泻2.7天（新医药杂志，1977，8：33）。

【方歌】

葛根黄芩黄连汤，再加甘草共煎尝，

邪陷阳明成热利，清里解表保安康。

自 学 指 导

【重点难点】

1. 和法的适应范围很广，至今仍无明确的界限，因此，对于和解剂的含义与分类，目前仍无法找出一个统一的标准以规范之。

2. 小柴胡汤又名三禁汤。此"三禁"是指禁汗、禁吐、禁下。这是根据小柴胡汤证的病因病位而决定的。小柴胡汤证的主因是邪由表入于少阳，郁而化热，次因是胆热犯胃。此时，邪不全在表，又不全在里，故禁汗、吐、下，只宜和解少阳之法。尚需明白的是，本方的和解少阳之法，是通过柴胡与黄芩，两者有机配伍而共同完成的。

3. 小柴胡汤尚可用于热入血室。"热入血室"一词出《伤寒论》，系指妇女月经期间感受外邪，外邪乘虚入里化热，与血相搏于子宫而出现的病证。症状除见寒热往来外，尚见少腹痛或腰痛。病位在血室，故常加丹皮、荆芥（或苏叶）以清热和血。

4. 蒿芩清胆汤主治证的病机是湿轻热重，故其立法以清（胆）为主，以利（湿）为辅。是以蒿芩清泄胆热为君药。

5. 四逆散主治证的病机是人体受外界因素（如精神因素）的影响，气机（特别是肝气）为之郁遏，导致阳气内郁。病位主要在肝，邪实而正未虚。以上病机就是四逆散的立法依据。

6. 从另一角度看，逍遥散的选药配伍充分体现了"脏腑用药"的特色。例如，肝藏血，喜疏泄，故选气味芳香之当归，既可增强柴胡疏肝之力，又能补益肝血；肝为刚脏，既恶抑郁，也忌过亢，故选用性寒酸敛的白芍，一以增强当归养血和肝之力，二是防当归、柴胡过于辛散，白芍与当归、柴胡相伍，正符合肝脏"体阴而用阳"的特性。又如，用白术、茯苓健脾益气，既可使营血生化有源，又可使"土实以抑木侮"。薄荷之用，亦是取其芳香疏畅肝脾之郁滞。以上选药往往与脏腑有关，而与病因则不一定有关。

7. 半夏泻心汤的立法（辛开苦降法）依据是，寒热（或湿热）互结。此时，寒（或湿）非温不散，热非寒不清。但是，单用辛温散寒之法则邪热更甚，单用苦寒泄热之法则更伤脾阳，惟以两法（即辛开法与苦降法）有机结合，才是正道。方中半夏、干姜、黄连的配伍，是辛开苦降法的具体体现。

【和解剂小结】

和解剂共选方9首，按其功效分为和解少阳、调和肝脾、调和肠胃、表里双解四类。

1．和解少阳：小柴胡汤与蒿芩清胆汤都有和解少阳的作用，都可用于少阳证。所不同者，小柴胡汤重在透泄少阳半表之邪热，兼能和胃，适于邪热内犯少阳经，并有胆热犯胃者；蒿芩清胆汤则重在清泄胆热，兼能利湿化痰，适于少阳胆热偏重，兼有痰湿中阻者。前者病因为热，病位在少阳经半表半里；后者病因为湿热，病位在胆。

2．调和肝脾：四逆散、逍遥散、痛泻要方都有调理肝脾的作用，都可用于肝脾气机不和之腹痛。所不同者，四逆散主要功用是透解阳郁，调畅气机，适于阳气内郁之四逆证，以及肝脾气机不和之腹痛；逍遥散则疏肝养血健脾，适于肝郁血虚脾弱之胁痛、月经不调等；痛泻要方则补脾柔肝，适于脾虚肝实之痛泻证。

3．调和肠胃：半夏泻心汤辛开苦降，散结除痞，适于寒热或湿热互结于中焦之痞证。

4．表里双解：大柴胡汤、防风通圣散、葛根芩连汤都有表里双解的作用，都可用于表里同病之证。所不同者，大柴胡汤和解少阳，内泄热结，适于少阳阳明合病。防风通圣散解表、清热、泻下，适于风热壅盛，表里俱实之证。葛根芩连汤外解肌表之邪，内清肠胃之热，适于热利而表邪未解者。

【复习思考题】

1．小柴胡汤的立法依据是什么？柴胡与黄芩配伍有何意义？
2．蒿芩清胆汤的治法，是以清胆为主抑或利湿为主？为什么？
3．逍遥散的选药配伍与"脏腑用药"有何关系？
4．半夏泻心汤"辛开苦降"法的立法依据是什么？
5．败毒散、小柴胡汤、半夏泻心汤都有人参，其用药意图有何不同？
6．葛根芩连汤的治法是表里双解而以清里为主，为何又以葛根为君药？
7．大柴胡汤的运用要点与小柴胡汤有何异同？
8．试比较下列方剂的功效与主治：
小柴胡汤—蒿芩清胆汤　　四逆散—逍遥散　　痛泻要方—四逆散　　小柴胡汤—大柴胡汤

（高汉森）

第七章 清热剂

【目的要求】

1. 熟悉清热剂的含义、分类、使用注意。
2. 要求掌握的方剂：白虎汤、清营汤、龙胆泻肝汤、玉女煎、白头翁汤、清暑益气汤、青蒿鳖甲汤。
3. 要求熟悉的方剂：竹叶石膏汤、犀角地黄汤、芍药汤、黄连解毒汤、导赤散、清胃散。
4. 要求了解的方剂：泻白散、左金丸、普济消毒饮、凉膈散。
5. 理解"透热转气"、"苦寒直折"的含义。
6. 鉴别白虎汤与竹叶石膏汤、清胃散与玉女煎、白头翁汤与芍药汤功效、主治的异同。

【自学时数】

6学时。

1. 含义：凡以清热药为主组成，具有清热泻火、清热祛暑、凉血解毒等作用，用于里热证的方剂，统称清热剂。属"八法"中的"清法"。

温、热、火三者同一属性。温盛为热，热极为火，其区别只是程度不同而已，故统称之为"热"。"暑亦温之类，暑自温而来。"（《温病条辨》）故将清暑剂亦列入本章。

火热之为病，甚为常见，然究其病因，不外外感、内生两类。外感风寒，可入里化热；五志过极，脏腑偏胜，可以化火，过食辛热之品亦可化火，导致里热证。

2. 分类：根据病因病机，里热证有实热、虚热之分，有脏腑偏胜之别；根据病位，里热证又有在气分、营分、血分之不同，因此，本章内容相应分清气分热、清营凉血、清热解毒、清脏腑热、清热祛暑、清虚热六类。

（1）清气分热——本类方剂具有清热生津作用，适于热邪在气分，症见壮热不恶寒，口渴，舌红苔黄，脉洪大有力，或热病之后，气阴已伤，余热未清，症见身热多汗，口干烦渴，舌红苔少，脉虚数等，代表方如白虎汤、竹叶石膏汤等。

（2）清营凉血——本类方剂具有清营透热，或清热解毒，凉血散瘀作用，适于热入营分或血分诸证。热入营分则症见身热夜甚，时有谵语，斑疹隐隐，舌绛而干；热入血分则见身热谵语，斑疹紫黑，或吐衄便血，舌绛起刺。代表方如清营汤、犀角地黄汤等。

（3）清热解毒——本类方剂具有清热解毒作用，适于瘟疫、温毒或疮疡疔毒等证，症见大热烦扰，错语，或吐衄发斑，小便短赤，大便秘结，舌红苔黄，脉数有力等。代表方如黄连解毒汤、普济消毒饮、凉膈散等。

（4）清脏腑热——本类方剂具有清胃、泻肝，或凉血止痢等作用，适于脏腑邪热偏胜（包括大肠湿热）之证。其临床表现则根据其邪热偏盛于某一脏腑而有所不同。代表方如导赤散、龙胆泻肝汤、泻白散、清胃散、白头翁汤等。

（5）清热祛暑——本类方剂具有清暑利湿或清暑益气等作用，适于夏季感暑证。暑病的范围颇广，如感受暑湿，症见身热心烦，小便短赤者，治宜清暑利湿。代表方如六一散；如感受暑热，气津两伤，症见身热汗多，少气口渴，脉虚数者，治宜清暑益气，养阴生津。代表方如清暑益气汤。此外，暑月感寒，治宜祛暑解表者，则非本类方剂之范畴（可参考解表剂之香薷饮）。

（6）清虚热——本类方剂有养阴退热作用，适于虚热证。如温病后期，阴液已伤，热留阴分，症见夜热早凉，舌红少苔，脉数者，治宜清透邪热，养阴退热。代表方如青蒿鳖甲汤。但如阴虚生内热，症见骨蒸潮热，或盗汗咯血，治宜养阴为主，辅以清热降火者，则非本类方剂之范畴（可参考补益剂之大补阴丸）。

3. 使用注意：

（1）认清适应范围。清热剂的适应范围是表证已解，热已入里，但未成实。若已成实，则宜泻下；邪热在表，应当解表；表邪未解，热已入里，又宜表里双解。

（2）辨别热证的病位。病在气而治血，则易引邪入里；热在血而治气，则"恐耗血动血"。

（3）辨别热证的虚实。对于屡用清热泻火剂而热仍不退，属"寒之不寒，是无水也"之阴虚火旺证，则当改用养阴壮水之法，如大补阴丸之类，使阴复则其热自退。

（4）寒凉之品易伤胃气，对于平素虚寒者，宜慎用。

第一节　清气分热

白虎汤　《伤寒论》

【组成】　知母六两（12g）　　　石膏碎，一斤（30g）　　　甘草炙，二两（6g）　　　粳米六合（9g）

【用法】　水煎至米熟，去滓温服，石膏先煎（原方四味，以水一斗，煮米熟汤成，去滓，温服一升，日三服）。

【功效】　清热生津。

【主治】　阳明（气分）热盛证。症见身大热，面赤，恶热不恶寒，大汗出，大渴引饮，心烦，舌红苔黄燥，脉洪大有力。

【方解】　本方原治伤寒外感寒邪，入里化热之实热证，后世亦被用治温病热入气分之温热证。热邪炽盛，故见大热面赤；邪已入气分，故恶热不恶寒；里热熏蒸，迫津外越，故大汗出；热灼津伤，故烦渴引饮，舌苔黄燥；正邪俱盛，相争剧烈，故脉洪大有力。此时，邪已离表，故不可发汗；里热虽盛，但无腑实，又不宜攻下；此外，里热虽盛，但已伤津，又不宜苦寒直折，苦寒之品，每易化燥，易伤其津。邪从表入里，只有选用甘寒清热生津，清热之中兼以透热外出，方为上法，正如吴鞠通所言："白虎本为达热出表。"(《温病条辨》)方中石膏辛甘大寒，既有较强的清热除烦作用，又兼有轻微的解肌透热功效，故重用为君。由于本方证的病位在里，故又选用善于清里热的知母为臣药，知母虽为苦寒，但质润不燥，并有生津润燥之效，与石膏相伍，可增强清里热的作用。热盛伤津，故又选用少许粳米、甘草益胃护津，使大寒之剂而无败胃之虑，共为佐使药。药虽四味，但药力强劲。里热得清，则大汗、烦渴等症自解。

【临床运用】

1．运用要点：大热，大汗，大渴，脉洪大（简称"四大"）。

2．风湿热、乙型脑炎、夏季热、日射病、牙周炎、糖尿病等属于阳明经热盛或气分热盛者，可用本方治之。

3．消渴证见有烦渴引饮，多食善饥属于胃热者，可加天花粉、石斛以生津止渴。

4．表证未解的无汗发热；外感风寒之恶寒发热，均禁用本方。此外，虽有肌热面赤，脉洪大，但重按无力属于血虚发热者；虽汗多而面色㿠白，虽口渴而喜热饮属于气虚发热者，亦应禁用。

【附方】

1．白虎加人参汤（《伤寒论》）

组成：知母六两 (12g)　　石膏一斤 (30g)　　甘草二两 (6g)　　粳米六合 (15g)　　人参三两 (10g)。功效：清热、益气、生津。主治：白虎汤证兼见燥渴不止，舌红少苔属于气分实热，伤津耗气者。

2．白虎加桂枝汤（《金匮要略》）

组成：知母六两 (12g)　　石膏一斤 (30g)　　甘草炙，二两 (6g)　　粳米二合 (10g)　　桂枝三两 (10g)。功效：清热祛湿，通络止痛。主治：温疟、热痹（热重湿轻）。症见壮热汗出，关节肿痛，口渴气粗，舌红苔白，脉弦数。

白虎加人参汤是由白虎汤加人参而成，与白虎汤相比，两方都有清热生津作用，都可用于阳明经热盛（或气分热盛）证。所不同者，本方尚能补气，适用于气津俱伤者。

白虎加桂枝汤是由白虎汤加桂枝而成。此时，桂枝与石膏相伍，共奏清热祛湿，宣通经络之效，故可用于风湿热痹证。

【参考文献摘录】　据临床报道：用本方随证加减，治疗流行性出血热40例，发热期，加银花、板蓝根；低血压期，加人参、麦冬、五味子；少尿期，去粳米加生地、麦冬；多尿期，加山药、山萸肉；恢复期，改用竹叶石膏汤加减。结果：全部治愈，疗程为6~15天（中西医结合杂志，1987，5：300）。

【方歌】

白虎汤中石膏知，甘草粳米四般施，

阳明大热脉洪大，清热生津法最宜。

竹叶石膏汤 《伤寒论》

【组成】　竹叶二把 (10g)　　石膏一斤 (30g)　　半夏洗，半升 (10g)　　麦门冬去心，一升 (12g)　　人参二两 (6g)　　甘草炙，二两 (6g)　　粳米半升 (10g)

【用法】　水煎服，石膏先煎（原方七味，以水一斗，煮取六升，去滓，内粳米，煮米熟，汤成去米，温服一升，日三服）。

【功效】　清热生津，益气和胃。

【主治】 阳明病、温病、暑病，余热未清，气津两伤证。症见发热汗多，心胸烦闷，虚羸少气，气逆欲呕，口干喜饮，舌红少苔，脉虚而数。

【方解】 本方原治阳明病，病后热势虽减，但气津已伤之证。余热未清，故仍发热汗多，舌红脉数；阳明属胃，热邪伤及胃津，故见口干喜饮；胃气不和，则见气逆欲呕，形体消瘦；热邪伤气，故见少气，脉虚。此时，热势虽减，但热邪仍然羁留，若不及时清泄，又恐邪热复炽。叶天士所谓"炉烟虽熄，灰中有火。"不可不知。但若纯予清热而不予以益气养阴，则气津难复。惟有清中兼补，方为两全。方中竹叶、石膏清泄余热，生津除烦，共为君药。人参益气，麦冬养胃，共为臣药。佐以半夏降逆和胃。方中麦冬倍用于半夏，其意在于缓和半夏之温燥，而麦冬得半夏则滋而不腻。使以甘草、粳米调养胃气。合而用之，清热而不败胃，补虚而不恋邪，实为一首有代表性的清补之剂。《医宗金鉴》谓："以大寒之剂，易为清补之方。"明确指出白虎汤与本方的主要鉴别点。

本方亦有清解暑热的作用，因此，后世温病学家又用本方治疗感受暑热，气津两伤证，证见身热汗多，少气心烦，口渴喜饮，舌红干，脉虚数者。

【临床运用】

1．运用要点：身热汗多，少气，气逆欲呕，烦渴喜饮，舌红少苔，脉虚数。

2．乙脑（恢复期）、肺结核、红斑性狼疮、日射病、夏季热等属于余热未清，气津两伤，或暑伤气津者，均可用本方治之。

3．口舌糜烂，或牙龈肿痛，舌红而干属于胃阴不足，胃火上逆者，可用本方加生地黄、天花粉以养胃阴，清胃火。

4．消渴证，症见多食易饥，消瘦乏力，烦渴喜饮，舌红脉数属于胃火炽盛，气阴不足者，可用本方加知母、天花粉以清泄胃火，生津止渴。

【参考文献摘录】 据临床报道：用本方加减治疗流行性出血热 32 例，有卫分症者加银花、连翘以清热解表；低血压期属于热伤气阴者重用人参，并加五味子以益气防脱；出现斑疹，舌红绛属于气血两燔者加丹皮、水牛角以凉血活血；少尿期属热伤津液者加茅根、元参以清热生津；多尿期属气阴两伤，肾气不固者加山药、五味子以补肾益气。结果：全部治愈。疗程最短为 7 天，最长 18 天（党继红．河南中医，1983，3：33）。

【方歌】

仲景竹叶石膏汤，参夏草粳麦冬襄，

温病暑病阳明病，余热未清气津伤。

【类方比较】

白虎汤	两方均有清热生津作用，均可用于气分热证	清热之力较强，适于气分热甚，邪盛正实者，属"大寒之剂"
竹叶石膏汤		清热之力稍逊，但兼能益气和胃，适用于余热未清，气阴已伤，邪实正虚者，属"清补之方"

第二节 清营凉血

清营汤 《温病条辨》

【组成】 犀角三钱（10g）   生地黄五钱（20g）   玄参三钱（15g）   竹叶心一钱（6g）
麦冬三钱（10g）   丹参二钱（6g）   黄连一钱五分（5g）   银花三钱（10g）   连翘连心用，二钱（10g）

【用法】 水煎服（原方水八杯，煮取三杯，日三服）。

【功效】 清营解毒，透热养阴。

【主治】 热入营分证。症见身热夜甚，反不口渴，神烦少寐，甚则神志模糊，时有谵语，斑疹隐隐，脉数，舌绛而干。

【方解】 本方为温病邪热内传营分而设。营属阴，夜亦属阴，故当邪热传至营分之时，则见身热夜甚，此是热入营分的一个特征；热入营分，蒸腾营阴，营阴上潮于咽喉，故反不口渴；营气通于心，现营分有热，热扰心神，故神烦少寐，时有谵语；热已入营，虽未入血，但已近于血分，故虽未发斑但已隐隐可见。热在营分，治宜清营解毒。此外，邪由外入营，因此，立法时尚可透邪外出，否则邪热内陷则有热陷心包或热甚动血之虑，叶天士"入营犹可透热转气"之说，即是此意。方中犀角（今以水牛角作代用品）清营解毒，兼能清心，为君药。热伤营阴，故用甘寒多液，又能入营分的生地、玄参、麦冬滋养营阴，其中生地、玄参并能凉血解毒，共为臣药。君臣相伍，清营解毒之力得以增强。"入营犹可透热转气"，故用清热解毒之银花、连翘轻宣透邪，使营分之邪透出气分而解，并可增强君药清营解毒之力；热扰心神，故用黄连、竹叶心与麦冬相伍，共奏清心安神之效，其中黄连并能清营解毒。丹参既能凉血，又能活血，故少量用之以防热与血相搏而成蓄血证。以上五药共为佐药。全方清中兼透，体现了清营透热的配伍法度。

【临床运用】

1. 运用要点：身热夜甚，神烦少寐，斑疹隐隐，舌绛而干，脉数。

2. 流行性乙型脑炎、流行性脑脊髓膜炎、败血症、产褥热、流行性出血热、肠伤寒等属于热入营分者，可用本方治之。

3. 使用本方宜注意舌诊，正如原著所说："舌白滑者，不可与也。"舌质绛而苔白滑，是夹有湿邪之象，误用本方（本方有生地、麦冬、玄参等甘寒多汁之品），则助湿留邪。必须是热伤营阴，方可使用。

4. 原方加减："高热烦躁，加重黄连。"此是营热虽甚，但气分余热未尽，故加重黄连之量，以清气分之余热。

5. 本方证若用水牛角，其量可为30克。

6. 热入营分，热极风动，症见高热，抽搐，舌绛干者，可用本方加羚羊角以清热熄风。

【参考文献摘录】 据临床报道：本方（以玳瑁代替犀角）治疗亚急性系统性红斑狼疮（活动期）11例，结果，好转8例，进步3例（辽宁中医杂志，1982，7：29）。

清营汤治热传营，身热舌绛辨分明，

犀地丹玄麦凉血，银翘连竹气亦清。

犀角地黄汤　《备急千金要方》

【组成】　犀角一两 (6g)　　生地黄八两 (30g)　　芍药三两 (15g)　　牡丹皮二两 (12g)

【用法】　水煎服（原方四味，㕮咀，以水九升，煮取三升，分三服）。

【功效】　清热凉血，养阴散血。

【主治】

1. 热入血分证。症见身热谵语，斑疹紫黑，吐血衄血，舌绛起刺，脉数。

2. 蓄血发狂证。症见烦躁谵语，喜妄如狂，咽干，但漱水不欲咽，大便黑而易解，舌绛，脉数。

【方解】　本方原治蓄血发狂证，后世温病学家用于热入血分证。本方所治之蓄血发狂证，系因热邪入里，与血相搏，瘀热上扰心神，故见烦躁谵语，喜妄如狂，舌绛脉数。至于热入血分证，则因热毒燔于血分，迫血妄行，上出则为吐衄，下泄则为便血或尿血或崩漏，溢于肌肤，则为斑疹。以上两证，临床表现虽有不同，但均由热毒炽盛于血分所致。因此，在治法上，除需清热凉血外，尚需养阴散血，此即叶天士所说的"入血就恐耗血动血，直须凉血散血"（《温热经纬》）之意。方中犀角（今以水牛角作代用品）凉血解毒，兼能清心安神，为君药。"留得一分自家之血，即减一分上升之火"（《温热经纬》），故又选用甘寒多液、擅入血分之生地黄为臣，一是凉血解毒，二是滋养阴血。赤芍、丹皮既能清热凉血，又能活血散瘀，对热与血相搏所致的瘀热，甚为适宜，共为佐使药。需要指出的是，本方凉血之中尚需散血，其原因，一是热与血相搏而致瘀，二是离经之血滞留成瘀。综观全方，凉血之中兼能养阴，使热清血宁而无耗血之虑，止血之中兼能散血，使血止而无留瘀之弊。

【临床运用】

1. 运用要点：各种出血，斑疹紫黑，烦躁谵语，舌绛起刺，脉数。

2. 急性黄色肝萎缩、肝性脑病、弥漫性血管内凝血、尿毒症、白血病、败血症等属于蓄血发狂或热入血分者，可用本方治之。

3. 原方加减："喜妄如狂者，加大黄二两、黄芩三两。"此为邪热与瘀血互结较甚，故加大黄、黄芩以清热逐瘀。

4. 方中之芍药，可用赤芍。若热伤阴血较甚，则以白芍为宜。

【附方】

清瘟败毒饮（《疫疹一得》）

组成：生石膏大剂六两至八两；中剂二两至四两；小剂八钱至一两二钱 (25～50g)　　小生地大剂六钱至一两；中剂三钱至五钱；小剂二钱至四钱 (15～30g)　　犀角大剂六两至八两；中剂三两至五钱；小剂二两至四两（犀角今用水牛角代，30～50g）　　真川连大剂四钱至六钱；中剂二钱至四钱；小剂一钱至一钱半 (5～12g)　　栀子　桔梗　黄芩　知母 (各10g)　　赤芍　玄参 (各15g)　　连翘 (10g)　甘草 (6g)　　丹皮 (10g)　　鲜竹叶 (15g) 以上十味，原书无用量。功效：清热解毒，凉血泻火。主治：瘟疫热毒，气血两燔证。证见大热烦躁，渴饮干呕，头痛如劈，昏狂谵语，或发斑吐衄，舌绛唇焦，脉沉细而数。

清瘟败毒饮由犀角地黄汤、白虎汤、黄连解毒汤加减而成。与犀角地黄汤相比，两方都有凉血解毒，活血散瘀的作用，都可用于热入血分证。所不同者，清瘟败毒饮尚能清热泻火，适于热毒在气分血分者；犀角地黄汤则只能用于热毒在血分者。

【参考文献摘录】 据临床报道：用犀角地黄汤加紫草、丹参、茜草为基本方，治疗过敏性紫癜属于热迫血妄行者21例，兼见心烦，加黄连、麦冬；尿少，血尿，加白茅根、小蓟；腹痛便血，加槐花；关节肿痛，加薏苡仁、桑枝，服药1~2周。结果：痊愈14例，好转5例，无效2例，总有效率为90.47%。一年后追访其中12例，均未复发（广西中医药，1987，6：9）。

【方歌】

犀角地黄芍药丹，身热谵语烦如狂，

凉血解毒兼散瘀，热入血分服之安。

【类方比较】

清营汤	两方都有清热解毒作用，但没有共同的主治证	清营汤重在清营解毒，兼能透热转气，适于热邪初传营分尚未入血分者，若邪热已入血分，则不能用清营汤
犀角地黄汤		犀角地黄汤重在凉血解毒，兼以散瘀，适于热已入血分者，若邪热尚在营分而未入血分者，则不能用犀角地黄汤

第三节　清热解毒

黄连解毒汤　（《外台秘要》引崔氏方）

【组成】 黄连三两 (10g)　　黄芩　黄柏各二两 (各8g)　　栀子擘，十四枚 (10g)

【用法】 水煎服（原方四味，切，以水六升，煮取二升，分二服）。

【功效】 泻火解毒，苦寒直折*。

【主治】 三焦火毒热盛证。症见大热烦躁，错语不眠；或热病吐衄，发斑；或湿热痢疾；湿热黄疸；或外科痈疡疔毒，小便黄赤，舌红苔黄，脉数有力。

【方解】 本方原治"大热盛，烦呕呻吟，错语不得眠。"火热毒盛，充斥三焦，故见大热烦扰；热扰心神，故见错语不眠；血为热迫，随火上逆，则为吐衄；热伤络脉，血溢肌肤，则为发斑；热毒壅盛于肌腠，则为痈疡疔毒；热毒虽甚但津液未伤，故舌红苔黄，脉数有力。"胃中有燥屎，令人错语，热盛亦令人错语，若便秘而错语者宜服承气汤，通利而错语者宜服黄连解热汤（按：即黄连解毒汤）"。（《外台秘要》）可知本方证的错语，是由火毒炽盛，扰乱神明所致。因此，其治法宜泻火解毒。火主于心，故用黄连为君药，以泻心火，兼泻中焦之火。臣以黄芩泻上焦之火。佐以黄柏泻下焦之火。使以栀子通泻三焦之火，并导火下行，使火毒从小便而去，四药合用，苦寒直折，火邪去而热毒解，诸症可愈。

痈疡疔毒属于热毒内蕴于肌腠者，根据《素问·至真要大论》"诸痛痒疮，皆属于心"之

---

* 苦寒直折——用苦寒药（如黄连、龙胆草、黄柏等）清泄里热的一种治法。适用于里热炽盛（或热毒炽盛）而正气未伤者。代表方如黄连解毒汤。

说，治宜泻心火而解热毒，故亦可用本方。

【临床运用】

1. 运用要点：大热烦扰，舌红苔黄，脉数有力。

2. 败血症、脓毒血症、细菌性痢疾、肺炎、流行性脑脊髓膜炎、流行性乙型脑炎，以及烧伤、丹毒、痈、疖等属于火毒热盛于三焦或肌腠者，可用本方治之。

3. 瘀热黄疸，可加茵陈、大黄以祛瘀退黄。便秘者，加大黄以泻大肠实热。吐衄、发斑者，加生地、丹皮以凉血止血。

4. 本方集苦寒之品于一方，苦寒之品易于化燥，因此，本方所治之证，应是热毒虽盛而未伤津者。若出现热毒伤阴，舌绛而干，则不宜使用。

【参考文献摘录】 据临床报道：用本方加苦参、丹皮等治疗脓疱疮属于暑湿热毒入侵，熏蒸皮肤者31例，头煎早晚分服；2煎外洗患部，结果：全部治愈（安徽中医学院学报，1987，3：16）。

【方歌】

黄连解毒柏栀芩，火盛三焦是病因，

大热错语兼躁狂，疮疡吐衄亦可钦。

普济消毒饮 《东垣试效方》

【组成】 黄芩　黄连各五钱（各10g）　陈皮6g　甘草生用（6g）　玄参（12g）柴胡（6g）　桔梗各二钱（10g）　连翘（10g）　板蓝根（20g）　马勃（6g）　牛蒡子（10g）　薄荷（5g）各一钱　僵蚕　升麻各七分（各6g）

【用法】 研末为散，每日三次，每次5克，饭后服。亦可作汤剂，水煎服，用量按原方比例酌定，薄荷后下（原方为末，汤调，时时服之，或蜜拌为丸，嚼化）。

【功效】 清热解毒，疏风消肿。

【主治】 大头瘟。症见恶寒发热，头面（耳前耳后）红肿焮痛，咽喉不利，舌燥口渴，舌红苔白兼黄，脉浮数有力。

【方解】 本方原治大头瘟（又名大头天行）。其病因系风热疫毒之邪壅于头面，以致气血壅滞不通，故见头面红肿焮痛。因此，治之既要清热解毒，又要疏散风热，才能达到消肿止痛的目的。方中重用黄连、黄芩以清头面热毒，为君药。牛蒡子、连翘、薄荷疏散风热，散结消肿，为臣药。僵蚕、桔梗、陈皮理气化痰滞，疏通壅滞，使气血流通，有利于肿毒之消散；马勃、玄参、甘草、板蓝根清解咽喉头面之热毒，共为佐药。少许升麻、柴胡既能助臣药以疏散风热，更重要的是协助诸药上达头面，为使药。由于大头瘟的特点是头面红肿焮痛，因此，本方在清热解毒、疏风散邪的同时，还选用了僵蚕、桔梗、陈皮等理气化痰滞的药物，意在疏通壅滞，散结消肿，此亦本方之配伍特点。

【临床运用】

1. 运用要点：头面焮肿，恶寒发热，舌红苔白兼黄，脉浮数。

2. 腮腺炎、急性扁桃体炎、丹毒、淋巴结炎伴淋巴管回流障碍、痈（头疽）、急性蜂窝织炎、急性乳腺炎等属于风热疫毒壅于头面（或胸颈）者，可用本方治之。

3. 腮腺炎并发睾丸炎，症见头面焮肿，并见睾丸肿胀、疼痛、沉重感属于风热疫毒传至肝经者，可用本方加川楝子、龙胆草以清泄肝经实火。

4. 初起表证较甚者，加荆芥、防风以加强解表透邪之力。恶寒消失，表证已罢，邪从火化者，可去薄荷、柴胡。若见大便秘结，可加虎杖以解毒、通便。

5.《温病条辨》以本方去升麻、柴胡，加银花、荆芥，用治"温毒咽痛喉肿，耳前耳后肿，颊肿，面正赤，或喉不痛，但外肿，甚则耳聋，俗名大头瘟"等症。此症亦名大头瘟，但热毒较甚而表证较轻（没有恶寒发热），故去升、柴之升散，加银花以加强清热解毒之力。

【参考文献摘录】 据临床报道：用本方加减治疗扁平疣属于风热毒邪外侵者185例，每日一剂，水煎服，药渣再煎洗患部，服药20～30剂。结果：治愈181例，好转4例，总有效率为100%（四川中医，1988，（1）：39）。

【方歌】

普济消毒蒡芩连，甘桔蓝根勃翘玄，

升柴陈薄僵蚕入，大头瘟者服此先。

【类方比较】

普济消毒饮	两方都有清热解毒，疏散风热的作用，均可用于热毒疮疡而有表证者	清热解毒之力较强，适用于风热疫毒壅于头面之大头瘟
银翘散		疏散风热之力较强，适用于风热外感证

凉膈散　《太平惠民和剂局方》

【组成】 大黄 (9g)　　朴硝 (6g)　　甘草各二十两 (6g)　　山栀子仁 (10g)　　薄荷去梗 (5g)　　黄芩各十两 (10g)　　连翘二斤半 (15g)

【用法】 上药共为粗末，每服10g，加竹叶3g，水煮，少许蜂蜜冲服，饭后服（原方为粗末，每服二钱，水二盏，入竹叶七片，蜜少许，煎至七分，去滓，食后温服；小儿可服半钱，更随岁数加减服之，得利下，住服）。

【功效】 泻火通便，清上泄下。

【主治】 膈热证。症见胸膈烦热，身热口渴，面赤唇焦，口舌生疮，咽痛吐衄，溲赤，便秘或大便不畅，舌红苔黄，脉数。

【方解】 本方为膈热证而设。热邪炽盛于胸膈，故见胸膈烦热，身热口渴，溺赤，舌红脉数。火性上炎，故见口舌生疮，咽痛吐衄。邪热灼伤胃津，故见便秘，面赤唇焦。总观其病机，上焦（胸膈）热聚，此为无形之热；中焦（胃）热结，此为有形之热，因此，立法上，有形之热则非下不可；无形之热则非清莫属，故以清、下二法合用（以清为主）最为恰当。方中连翘既能清热，又能透热，故重用为君。黄芩、栀子清泄上焦胸膈郁热；大黄、芒硝清泻中焦胃腑热结，四药相伍，令无形、有形之热得以分消，共为臣药。薄荷、竹叶辛凉轻清，助连翘以清心胸之热，为佐药。虽有便秘，但无腹痛胀满，阳明腑实证尚未全具，因此，治之则只宜缓下而不能峻攻，故又用甘草、蜂蜜缓和硝、黄之急下，并使泻下而不伤胃，为使药。综观全方，清上之中兼以泻下，使上焦之热得以清解，中焦之实由下而去，上下分消，各走其位。

【临床运用】

1. 运用要点：胸膈烦热，面赤唇焦，便秘，舌红苔黄，脉数。

2. 胸膜炎、心肌炎、胆囊炎、扁桃体炎、气管炎等属于上中二焦火热炽盛者，可用本方治之。

3. 麻疹出疹期而见疹色深红，目赤身热，鼻干口渴，舌红苔黄，脉数属于胃热发斑者，可用本方去朴硝、大黄，加石膏、牛蒡子以清透肺胃热毒。

4. 咽喉红肿焮痛，伴壮热烦躁，口渴欲饮，大便不燥属于热毒壅阻上焦者，可用本方去朴硝、大黄，加石膏、桔梗以清利咽喉。

5. 硝、黄属寒凉峻下之品，若无阳明腑实证（大便不燥），可以不用朴硝、大黄，以免败胃，或则引邪陷里而入太阴脾经。

【参考文献摘录】 据临床报道：用本方加减治疗肺炎球菌性肺炎13例，主诉为发热（体温39℃以上3例，37.5~38.5℃ 9例，36.5℃ 1例），发病时都有不同程度的恶寒或寒战。加减法：有恶寒或寒战者，加鸡苏散；壮热不恶寒，热邪炽盛者，加石膏。结果：痊愈10例，好转3例（福建中医药，1985，2：43）。

【方歌】

凉膈硝黄栀子翘，黄芩甘草薄荷浇，

再加竹叶调蜂蜜，膈上如焚一服消。

第四节　清脏腑热

导赤散　《小儿药证直诀》

【组成】 生地黄 (30g)　　　木通 (10g)　　　生甘草梢各等分 (10g)

【用法】 加竹叶10g，水煎服（原方三味为末，每服三钱，水一盏，入竹叶同煎至五分，食后温服）。

【功效】 清心利水，导热下行。

【主治】

1. 心经火热证。症见心胸烦热，面赤口渴，渴欲冷饮，以及口舌生疮，舌红脉数。

2. 心热移于小肠。症见小便短赤涩痛，舌红脉数

【方解】 本方原治心经有热之证，明代《奇效良方》用治心热移于小肠之证。心经有热，故心胸烦热；心火上炎并已伤阴，故面赤口渴，渴欲冷饮；舌为心苗，心经有热，故见口舌生疮。治之既需清心火，又需利水，利水的目的是引心火从小便出，所谓"导赤"即是此意。方中生地黄为君药，既能清心火，又能养阴液。木通为臣药，利水降火，引热下行，木通虽属苦寒之品，但与生地黄配伍则利水而不伤阴。竹叶为佐药，既能助君药以清心热，又能助臣药以利水。甘草用梢者，一可通淋止痛，二可调和诸药，为使药。四药合用，共奏清热为主，利水、养阴为辅的功效。

本方既然以"心经有热"为立法依据，何以不用苦寒直折之法？其中原因，一是热邪不甚，《医宗金鉴·删补名医方论》在评论导赤散时曾言："此则……火不实……"即是此意；二是原方作者创制导赤散之时，考虑小儿为稚阴稚阳之体，所谓"水虚"的特点，不可轻易苦寒攻伐，故用甘寒之生地黄以清心火、养肾水。

心与小肠相表里，小肠有分清别浊的功能，因此，心经有热则可移到小肠而出现小便短赤涩痛。本方上清心热，下利小便，故亦可治心热移于小肠之证。

【临床运用】

1. 运用要点：心胸烦热，口舌生疮，或小便赤涩，舌红脉数。

2. 病毒性口腔炎、鹅口疮、复发性口腔溃疡、小儿夜啼等属于心经有热者；急性肾小球肾炎、白塞氏病、泌尿系感染等属于心热移于小肠者，均可用本方治之。

3. 心火较盛者，可加黄连以清心泻火；尿血属于心热移于小肠者，可加小蓟以凉血止血。

4. 原方生地黄、甘草梢、木通各等分，临床运用时，木通用量不能过多，以免利水伤肾。

【参考文献摘录】 据临床报道：用本方加黄芩、黄连等治疗小儿口腔溃疡 33 例，高热惊厥者加钩藤；溃疡面融合成片者加银花、蒲公英；颌下淋巴结肿大者加夏枯草。结果：服药 3 天痊愈者 26 例，服药 5 天痊愈者 6 例，显效 1 例，总有效率为 100％（山东中医杂志，1988，2：52）。

【方歌】

导赤生地与木通，草梢竹叶四般攻，

口糜淋痛小肠火，引热同归小便中。

龙胆泻肝汤 《医方集解》

【组成】 龙胆草酒拌炒　柴胡各一钱 (各6g)　　泽泻　车前子　木通　栀子炒　黄芩酒炒 (各10g)　当归尾　甘草 (各6g)　生地黄酒拌炒，各五分 (15g)

【用法】 水煎服（原方吹咀，清水三大碗，煮至一杯，食远热服）。

【功效】 泻肝胆实火，利下焦湿热。

【主治】

1. 肝经实火上炎证。症见头痛，目赤肿痛，暴躁易怒，胁痛口苦，耳鸣耳肿，舌红苔黄，脉弦数有力。

2. 肝经湿热下注证。症见小便短赤，睾丸肿痛重坠，或妇人带下黄臭，舌红苔黄腻，脉弦滑。

【方解】 本方出自《医方集解》，原方主治肝经之病。肝为刚脏，开窍于目，因此，肝经实火上炎则见头痛，目赤肿痛，暴躁易怒；肝经布胁肋，故见胁痛；肝与胆相表里，肝病易波及胆，故见口苦，耳鸣耳肿等胆腑热证；肝经络阴器，肝经湿热下注（湿热俱重），故见睾丸肿痛重坠，小便短赤，或带下黄臭，舌红苔黄或黄腻。此时，火热虽盛，但未伤津，故可用苦寒之品直折其火，并以利水之品引火（或湿热）从小便出。方中龙胆草既苦寒清热以清肝经实火，又苦寒燥湿以除下焦湿热，不论是肝经实火或下焦湿热都能起主要治疗作用，故为君药。黄芩、栀子亦为苦寒泻火、燥湿之品，可助君药上清肝火，下除湿热，为臣药。君臣相伍，苦寒直折，切中病情。泽泻、车前子、木通清利湿热，引火（或湿热）从小便出；肝藏血，肝有热又易伤阴血，故用生地黄滋肝阴，当归尾活血舒肝，柴胡疏畅肝胆，并有引诸药入肝胆经的作用，以上六味共为佐药。使以甘草，意在缓和龙胆草之苦燥。诸药合用，既苦寒直折，又引邪外出，是一种比较周全的治法。

本方既可治肝火上炎，又可治肝经湿热下注，此两证候，不论是病因，或病位都不相同，何以都辅以利水？原因是前者之利水，其目的是引火下行；后者之利水，其目的是引湿热外出，因此，都有必要辅以利水。

【临床运用】

1. 运用要点：凡属肝火上炎或湿热下注所致的各种证候，均可运用，以口苦溺赤，舌红苔黄，脉弦数有力为运用要点。

2．本方广泛地用于临床各科。内科：高血压病、甲状腺功能亢进症、黄疸型传染性肝炎、泌尿道感染、白塞氏病、精神分裂症等；外科：睾丸炎、胆囊炎、阴囊湿疹、乳腺炎等；妇科：盆腔炎、子宫颈炎、阴道炎、前庭大腺炎、功能性子宫出血等；五官科：结膜炎、青光眼、葡萄膜炎、中耳炎、鼻窦炎等属于肝火上炎或肝经湿热下注者，均可用之。

3．本方利水之力颇强，用于肝经实火上炎证时，可去木通，以免利水过甚而伤阴。

4．黄疸属于湿热瘀阻者，宜去甘草、生地之腻滞，加大黄、茵陈以清热利湿，祛瘀退黄。此时，大黄与当归尾的配伍意义是降泄瘀热。

5．白带，带下赤白相兼，或色黄如脓，粘稠如豆腐滓样，气味秽臭属于肝经湿热下注者，可以黄柏易黄芩以增强清泄下焦湿热之力。

【附方】

泻青丸（《小儿药证直诀》）

组成：当归 (5g)　　　龙脑（即龙胆草）(3g)　　　川芎 (6g)　　　山栀子仁 (8g)　　　川大黄 (3g)　　　羌活 5g　　　防风各等分 (6g)。功效：清泻肝火。主治：肝经郁火证。症见目赤肿痛，烦躁易怒，不能安卧，尿赤便秘，脉洪实。

钱仲阳创制此方原治"肝热抽搐"，但肝热抽搐属肝风内动者，治宜平肝熄风而忌辛温升散，本方羌活、防风、川芎均属辛温升散之品，不宜肝风内动证，现多用于肝经火郁证。

本方与龙胆泻肝汤都有清泻肝火的作用，都可用于肝经热盛之目赤肿痛，燥躁易怒等正邪俱实者。所不同者，龙胆泻肝汤兼能利水，一清一利，适于肝经实火上炎者；本方则兼能疏散火郁，一清一散，适于肝经郁火者。

【参考文献摘录】 据临床报道：用本方治疗急性睾丸炎 36 例，胀痛加川楝子；肿硬者去生地，加橘核；血尿加白茅根；尿频加石苇；合并前列腺炎加萆薢；合并淋病性尿道炎去甘草，加土茯苓；局部用金黄膏外敷。结果：全部症状消失，血、尿常规正常（黑龙江中医药，1988，6：44）。

【方歌】

龙胆泻肝栀芩柴，车前生地泽泻偕，

木通甘草当归合，肝经湿热亦可排。

左金丸（一名回令丸）　　《丹溪心法》

【组成】　黄连六两 (180g)　　　吴茱萸一两 (30g)

【用法】　研末，水泛为丸，每日 3 次，每次 5～6g，开水送服。亦可作汤剂，水煎服，用量按原方比例酌定（原方为末，水丸或蒸饼丸，白汤卜五十丸）。

【功效】　清泻肝火，降逆止呕。

【主治】　肝火犯胃证。症见胁肋或脘腹胀痛，胃脘有烧灼嘈杂感，泛酸，呕吐粘涎，口苦，舌红苔黄，脉弦数。

【方解】　本方治证系因肝经火郁所致。肝经火郁可致气机郁滞，故见胁肋胀痛，口苦，舌红苔黄，脉弦数；木郁最易克犯脾土，以致胃失和降，故见呕吐，脘腹胀痛；肝在味为酸，肝火犯胃，故见泛酸，胃脘有烧灼嘈杂感。治之既要清肝火，疏肝郁，又要和胃降逆。方中黄连既能泻肝火，又能清胃热，故重用为君药。本方证的病位主要在肝，故又少佐辛热而入肝经之吴茱萸，一是疏散火郁，取"火郁发之"之义，并能疏肝解郁，使肝气得以疏泄。吴萸虽为辛热之品，但与六倍的黄连相伍，则疏散火郁而不助其热，且可制约黄连之过于苦寒，使黄连清胃火而无伤胃之虑。两药相伍，一寒一热，辛开苦降，以苦降肝火为主，兼于辛开疏散火郁，对于肝经火郁，津液未伤者，用之甚为恰当。

关于黄连在方中的作用，不少医家认为是泻心火以达到泻肝火的目的，此即"实则泻其子"之法，汪昂在评论左金丸时曾云："心者肝之子，故用黄连泻心火为君，使火不能克金，金能制木，则肝平矣。"（《医方集解》）本方命名为左金丸，其意亦在于此。

【临床运用】

1. 运用要点：胁痛泛酸，舌红苔黄，脉弦数。

2. 食管炎、胆囊炎、肝炎、慢性浅表性胃炎、胆汁返流性胃炎等属于肝火犯胃者，可用本方治之。

3. 痢疾，症见泻下赤白相兼，里急后重，腹痛属于湿热交困于大肠者（热重于湿），可用本方加木香、白芍以调气和血。

4. 泛酸较甚者，可加乌贼骨以制酸止痛；胁痛较甚者，可以白芍以柔肝止痛。

5. 本方黄连与吴茱萸用量比例，一般为6:1。肝经郁火较甚者，可为7:1或8:1。

【方歌】

左金丸方出丹溪，胁痛吞酸嗳气医，

六份黄连一份萸，肝火犯胃此方宜。

泻白散（又名泻肺散） 《小儿药证直诀》

【组成】 地骨皮 (15g)　　　桑白皮各一两 (20g)　　　甘草炙，一钱 (5g)

【用法】 加粳米20g，水煎服（原方锉散，入粳米一撮，水二小盏，煎七分，食前服）。

【功效】 清肺热，平喘咳。

【主治】 肺有伏火证。症见咳嗽或气喘，发热，自觉皮肤蒸热，午后尤甚，舌红苔黄，脉细数。

【方解】 本方治证的病因病机，《温病条辨》曾云："此方治热病后与小儿痘后……咳嗽上气，身虚热者。"后人将其病机归纳为肺中伏火。肺主气，以清肃下降为顺，现肺有伏火，以致气逆不降，故见咳喘；肺有伏火，并伤及阴液，故见发热，自觉皮肤蒸热，午后加重；舌红苔黄，脉细数亦为肺有伏火之象。治宜清泄肺热，平喘止咳。然肺为娇脏，兼之本方乃针对小儿稚阴之体而设，故在遴选药物时，宜避苦寒之品，而以甘寒或甘凉之品为首选。桑白皮色白，性味甘寒，既能清泄肺热，又能止咳平喘，药力虽逊，但无伤肺之弊，故重用为君。地骨皮味甘、微苦而性寒，清肺中伏火，并擅退阴虚发热，为臣药。君臣相伍，清肃肺气之力得以增强，肺气肃降，咳喘则可自愈。炙甘草、粳米养胃以益肺，为佐使药。白者为肺之色，本方能泻肺中伏火，故名"泻白"散。

【临床运用】

1. 运用要点：咳喘，皮肤蒸热，舌红苔白，脉细数。

2. 小儿肺炎、气管炎、热带嗜酸粒细胞增多症、肺结核、麻疹合并肺炎等属于肺有伏火者，可用本方治之。

3. 本方清肺止咳之力嫌弱，只适于伏火不太甚者。如肺经热重，可加知母、鱼腥草以清泄肺热；咳甚者，可加瓜蒌皮、川贝以润肺止咳；身热不退，午后尤甚属于阴虚潮热者，可加青蒿、鳖甲以退虚热；烦热口渴者，可加天花粉、知母以清热生津。

4. 外感咳嗽，表邪未尽者；肺气虚喘咳证以及风寒咳嗽，均不宜使用本方。

【附方】

葶苈大枣泻肺汤（《金匮要略》）

组成：葶苈子熬令色黄，捣丸如弹子大 (12g)　　　大枣十二枚 (4枚)。功效：泻肺行水，下气平喘。主治：肺有痰水证。症见痰涎壅盛，咳喘胸满，甚则不能平卧。

本方用善于泻肺利水的葶苈子为主组成。组成中虽只有二味，但药效颇强，现有用于胸腔积液、肺脓疡等属于肺有痰水者。与泻白散相比，两方都有泻肺作用，但泻白散泻肺中伏火，本方则泻肺中痰水。

【方歌】

泻白桑皮地骨皮，甘草粳米四般施，

肺有伏火成喘咳，皮肤蒸热此方宜。

清胃散　《兰室秘藏》

【组成】　当归身三分 (6g)　　　黄连六分，如连不好，更加二分，夏月倍之 (10g)　　　生地黄酒制，三分 (15g)　　　牡丹皮五分 (10g)　　　升麻一钱 (12g)

【用法】　水煎服（原方为末，都作一服，水一盏半，煎至七分，去滓，放冷服之）。

【功效】　清胃凉血。

【主治】　胃火牙痛。症见牙痛，牵引头面作痛，面颊有灼热感，其齿喜冷恶热；或牙宣出血；或牙龈红肿溃烂，或唇舌颊腮肿痛，口气热臭，脉滑大而数。

【方解】　本方治证之病因病机，按原方作者之意，系"因服补胃热药，致使上下牙痛不可忍……此阳明经中热盛而作也。"（《兰室秘藏》）足阳明胃经循面颊，绕口唇，入齿龈……因此，"因服补胃热药"而致胃有积热，胃火上攻者，则可出现牙痛，或牙龈红肿溃烂，或唇舌颊腮肿痛，面颊灼热；足阳明之别络入脑，故在牙痛之时，并可牵引头面作痛；胃为多气多血之腑，胃热每致血分亦热，胃火迫血上溢，则可出现牙宣。邪正俱实，故见口气热臭，舌红苔黄，脉滑大而数。热虽盛，但未伤津，故可采用苦寒直折之法。方中黄连直折胃腑之火，为君药。升麻既善于清泄阳明热毒，又能辛散胃中积热，有"火郁发之"之意，故重用为臣。黄连得升麻，则泻火而无冰遏之弊，升麻得黄连，则散火而无升焰之虑。胃有热则阴血亦必受损，故又以生地黄凉血滋阴；丹皮清热凉血；当归身养阴血，当归身配丹皮，尚有活血消肿的作用，三药共为佐药。诸药合用，共成清胃火，凉血热之效。

《医方集解》载本方有石膏，其清胃之力更强，宜于胃火较旺者。

【临床运用】

1. 运用要点：牙痛，牵引头面作痛，口气热臭，舌红苔黄，脉滑数。

2. 三叉神经痛、牙周炎、牙周脓肿、牙髓炎、牙本质过敏、白塞氏病、扁桃体炎、咽后壁脓肿等属于胃火上攻者，可用本方治之。

3. 若兼便秘属于胃热肠燥者，可加大黄以导热下行；口渴饮冷属于胃火盛者，可加石膏以清胃生津。牙宣出血属于胃火迫血上溢者，可加准牛膝以引血热下行。

4. 小儿重龈（亦称上颚痈）、重龈属于胃火上炎者，可加银花、灯心草以降火解毒。现有用于坏死性齿龈炎、细菌性口腔炎、鹅口疮、损伤性口粘膜病、口角炎等属于胃火上炎者。

5. 牙痛兼见发热恶寒，头痛等属于感受风热所致，所谓风火牙痛者，可用本方加防风、薄荷以疏风散热。

6. 风寒牙痛或肾虚火炎之牙龈肿痛，忌用本方。

【附方】

泻黄散（又名泻脾散　《小儿药证直诀》）

组成：藿香叶七钱（12g）　　山栀子仁一钱（6g）　　石膏五钱（20g）　　甘草三两（6g）防风四两（10g）。功效：泻脾胃伏火。主治：脾胃伏火。症见口疮口臭，烦渴易饥，口燥唇干，舌红脉数，以及脾热弄舌等。

本方与清胃散都有清泄胃热，疏散伏火的作用，都可用于脾胃伏火证。所不同者，清胃散并能凉血，用于胃火迫血上溢之牙宣出血；泻黄散则兼能调理脾胃气机，适用于热在脾胃气分者。

【参考文献摘录】　据临床报道：用清胃散加味治疗急性牙周炎属胃有积热者56例，全部病例均以牙痛、齿龈红肿为特点。结果：牙痛、齿龈红肿消失，全身症状解除，半年未复发者32例；牙痛和全身症状消失，齿龈红肿明显消退，3个月内未复发者19例；牙痛和其他症状暂时缓解，停药2周后又复发者4例；无效1例。多数患者3~5剂可痊愈（中医杂志，1985，7：65）。

【方歌】

清胃散用升麻连，当归生地牡丹全，

《医方集解》加石膏，牙痛龈肿及牙宣。

玉女煎 　《景岳全书》

【组成】　生石膏三五钱（30g）　　熟地三五钱或一两（30g）　　麦冬二钱（15g）　　知母（10g）牛膝各钱半（8g）

【用法】　水煎服，石膏先煎（原方水一盏半，煎七分，温服或冷服）。

【功效】　清胃热，滋肾阴。

【主治】　虚火牙痛。症见牙痛，牙龈出血，牙齿松动，头痛面热，烦热口渴，舌红苔黄干，脉细数。亦治消渴，症见多食易饥，消瘦属于胃热，肾阴虚者。

【方解】　本方所治乃因少阴不足，阳明有余所致。阳明之脉，上行头面，循于牙龈，阳明有余，胃火上攻，故见牙痛、头痛；火迫血上溢，故见牙龈出血；肾主骨，齿乃骨之余，肾阴不足，虚火上炎，故牙齿松动。综上所述，可知本方证系水亏与火盛相因为病，而以火盛为主因，故其立法以清胃热为主，辅以滋肾阴。方中石膏清胃火之有余，为君药。熟地滋肾水之不足，为臣药。两药合用，是清火而又壮水之法。知母既能助石膏以清胃火，又能助熟地以滋肾阴、清虚火；麦冬既能养胃阴，又能清胃火，共为佐药。胃火上攻，迫血上溢，故用牛膝导热引血下行，以降上炎之火，并止上溢之血，为佐使药。诸药合用，清胃、滋阴并举而重在清胃火之有余。

【临床运用】

1. 运用要点：牙痛齿松，舌红苔黄干，脉细数。

2. 三叉神经痛、牙周炎、白塞氏病、舌炎、扁桃体炎、糖尿病、甲亢等属于肾阴不足，胃火有余者，可用本方治之。

3. 牙衄属于胃火迫血上溢者，可用生地黄易熟地，并加茅根以凉血止血。

4. 原书认为："大便溏泄者，乃非所宜。"此为脾胃虚寒，故不宜石膏、知母之寒凉。

【参考文献摘录】 据临床报道：本方治疗复发性口疮 32 例，牙龈肿痛者加蒲公英；胃火偏盛者加黄连；兼胃阴虚者加石斛；失眠者加夜交藤。20 天为一疗程。结果：痊愈 15 例，好转 10 例，无效 7 例，总有效率为 80%（福建中医药，1983，2：24）。

【方歌】

玉女煎用熟地黄，膏知牛膝麦冬囊，

肾阴不足胃火旺，牙痛齿松烦渴尝。

【类方比较】

清胃散	都有清胃热的作用，都可用于胃热牙痛或牙衄等证	专于清胃热，属于苦寒之剂，适用于胃火炽盛，正邪俱实者
玉女煎		兼滋肾阴，属于清补之剂，适用于肾阴不足，胃火上攻，正虚邪实者

芍药汤 《素问病机气宜保命集》

【组成】 芍药一两 (20g)　　当归 6g　　黄连各半两 (10g)　　槟榔　　木香　　甘草各二钱，炒 (各 5g)　　大黄三钱 (6g)　　黄芩半两 (9g)　　官桂二钱半 (3g)

【用法】 水煎服，木香后下，官桂（即肉桂）焗服（原方㕮咀，每服半两，水二盏煎至一盏，食后温服）。

【功效】 清热燥湿，调气和血。

【主治】 湿热痢。症见腹痛，大便脓血，赤白相兼，里急后重，肛门灼热，小便短赤，舌红苔腻微黄，脉滑数。

【方解】 本方治证乃因湿热积滞蕴于大肠所致。湿热熏灼大肠，可致气血瘀滞，故见腹痛；湿热与瘀血相搏，化为脓血，故见下痢脓血，赤白相兼；湿热下注，故见肛门灼热；气机壅滞，故见里急后重。治之既要清热燥湿，又要调气和血。根据原书提出的"行血则便脓自愈，调气则后重自除"（《保命集》）的治痢法则，故方中重用擅于调气和血，柔肝理脾，"止下痢腹痛后重"（《本草纲目》）的白芍为君药。黄连、黄芩清热燥湿，解肠中湿热毒邪，以治湿热痢之本，为臣药。大黄泄热祛积，活血化瘀，有"通因通用"之意；当归活血，合大黄则祛瘀化腐，此为"行血则便脓自愈"之理；木香、槟榔行气导滞，使积滞去则气机舒畅而腹痛、里急后重自可消除，此为"调气则后重自除"之理；肉桂辛甘芳香，醒脾和胃，既可防黄芩、黄连、大黄之苦寒伤中，又可防寒凉之品冰伏湿热之邪，而且，肉桂在大队寒凉药中，其温热之性得制而无助火之虑，以上五味共为佐药。使以甘草，调和诸药，与白芍相伍，又能缓急止痛。总观全方，清热燥湿，调气和血之中，尚寓辛开苦降之意，对于湿热交困于大肠之证，其立法选药，甚为得当。

【临床运用】

1. 运用要点：痢下赤白，腹痛里急，苔腻微黄。

2. 细菌性痢疾、阿米巴痢疾、白色念珠菌性肠炎、溃疡性结肠炎等属湿热疫毒蕴于大肠者，可用本方治之。

3. 原方加减法："如血痢，则渐加大黄；如汗后脏毒，加黄柏半两。"血痢者，便血赤多白少，甚或纯下赤冻，此为热毒重，伤及大肠血络而成血瘀热毒痢，故加大黄以清热解毒，祛瘀行血。"汗后脏毒"者，便血紫暗污浊，此为阴分热毒，故加黄柏以清热解毒，坚阴止痢。

4．痢疾初起有表证者，忌用本方。

【附方】

1．黄芩汤（《伤寒论》）

组成：黄芩三两（12g）　芍药二两（12g）　甘草炙，二两（5g）　大枣十二枚（4枚）。功效：清热解毒，和中止痛。主治：热痢。症见泻下赤白，肛门灼热，腹痛里急，身热口苦，舌红苔黄，脉数。

2．香连丸（《兵部手集方》）

组成：木香四两八钱八分（5g）　黄连二十两，用吴茱萸十两同炒令赤，去吴茱萸不用（20g）。研末为丸。功效：清热燥湿，行气化滞。主治：湿热痢，症见泻下脓血，里急后重，腹痛拒按，舌红苔腻微黄，脉数。

黄芩汤与芍药汤均有清热止痢的作用，均可用于热痢，正邪俱实者。所不同者，芍药汤尚能行气化湿，多用于湿热痢。

香连丸与芍药汤均有清热燥湿，行气化滞的作用，均可用于湿热痢，正邪俱实者。所不同者，芍药汤药效较强，作用较全面，适用于湿热痢，病情较重者。

【参考文献摘录】　据临床报道：用芍药汤去大黄，治疗细菌性痢疾46例，症见发热，泻下脓血粘液，里急后重，腹痛，粪便镜检均见脓细胞及红细胞。结果：3日内恢复正常者19例，4日内恢复正常者6例，7日内恢复正常者11例，7日后恢复正常者10例；腹痛及里急后重大都在5日内消失。46例均治愈（中医杂志，1955，1）。

【方歌】

芍药汤中用大黄，芩连归桂槟甘香，

清热燥湿调气血，里急腹痛便血康。

白头翁汤　《伤寒论》

【组成】　白头翁二两（15g）　黄柏三两（12g）　黄连三两（10g）　秦皮三两（12g）

【用法】　水煎服（原方四味，以水七升，煮取二升，去滓，温服一升，不愈，更服一升）。

【功效】　清热解毒，凉血止痢。

【主治】　热毒痢。症见泻下频频，大便脓血，赤多白少，肛门灼热，里急后重，腹痛拒按，得泻痛减，旋即又见腹痛，渴欲饮水，舌红苔黄，脉弦数。

【方解】　本方原治"热利下重者。"（《伤寒论》）系热毒深陷大肠血分所致。血与热毒相搏，化为脓血，故见泻下脓血，赤多白少；脓血壅滞大肠，气滞不通，故腹痛里急；热毒下迫，故肛门灼热；泻下频频则易伤阴，故渴欲饮水。病位在大肠血分，因此，治之既要清热解毒，又要凉血止痢。方中白头翁能入血分，善于凉血解毒，为治热痢要药，故重用为君药。黄连、黄柏清热解毒，燥湿止痢，为臣药。秦皮既清热解毒，又略兼收涩止痢作用，以防泻下频频而出现伤阴之象，实有标本兼顾之意，为佐药。四药相伍，清热解毒之中兼以收涩，是热毒血痢的一首代表方剂。

【临床运用】

1. 运用要点：下痢，赤多白少，腹痛，里急后重，舌红苔黄，脉弦数。

2. 细菌性痢疾、阿米巴痢疾、白色念珠菌性肠炎、溃疡性结肠炎等属于热毒深陷血分者，可用本方治之。

3. 兼恶寒发热，表邪未解者，可加葛根、银花以解肌透表，清热解毒。腹痛较甚者，可加白芍以缓急止痛。

4. 若兼见不欲饮食，食亦难下，或呕不能食者，此为噤口痢。其中病机属于热毒伤胃阴（舌绛干）者，可加石斛、麦冬、菖蒲以养胃化浊。

【附方】

白头翁加甘草阿胶汤（《金匮要略》）

组成：白头翁二两(20g)　甘草(6g)　阿胶各二两(10g)　秦皮　黄连　黄柏各三两(各10g)。功效：凉血解毒，养阴止痢。主治：血虚热痢。症见下痢脓血，里急后重，腹痛隐隐，身热口渴，舌红苔黄干，脉细数。

本方原治产后血虚而患热痢者。与白头翁汤相比，两方都有清热解毒，凉血止痢的作用，都可用于热毒痢。所不同者，本方尚能滋养阴血，适于热毒痢兼有血虚或阴虚者（正虚邪实）；白头翁汤则专于凉血解毒，适于热毒痢正邪俱实者。

【参考文献摘录】　据临床报道：用本方加鸦胆子、藿香等治疗阿米巴痢疾116，恶寒发热者加银花，下痢赤多者加地榆，腹痛甚者加白芍。结果：痊愈114例，无效2例。平均住院10.15天（湖北中医杂志，1983，2：24）。

【方歌】

白头翁汤治热痢，黄连黄柏与秦皮，

味苦性寒能坚阴，凉血治痢功效奇。

【类方比较】

芍药汤	两方都有清热解毒作用，都可用于热痢（正邪俱实）	兼能调气行血，适用于湿热壅滞大肠之湿热痢（下痢赤白相兼，苔黄腻）
白头翁汤		兼能凉血解毒，适用于热毒深陷厥阴血分之热毒痢（下痢赤多白少，苔黄）

第五节　清热祛暑

六一散　《伤寒标本》

【组成】　滑石六两(30g)　甘草一两(5g)

【用法】　为末，每日3次，每次9g，温开水调服；亦可作汤剂，水煎服，用量按原方比例酌定（原方为末，每服三钱，蜜少许，温开水调下，日三服）。

【功效】　清暑利湿。

【主治】　暑湿证。症见身热心烦，口渴，小便不利，舌红苔白，脉滑；亦治膀胱湿热所致的小便赤涩淋痛。

【方解】 本方治证为暑邪夹湿所致。暑为阳邪，暑气通于心，故见身热心烦；暑热伤津，故见口渴；暑湿下注，故见小便不利。治之既要清暑，又要利湿。方中滑石味甘淡而性寒，质重而滑，淡能渗湿，寒能清热，质重能下降，性滑能利窍，既能清热解暑，又能利水通淋，故重用为君。甘草清热，并可防滑石之利水伤阴，为佐使药。二药相伍，清暑利湿，使内蕴之暑湿从下而出。《明医杂著》"治暑之法，清心利小便最好"之说，正合本方之意。本方滑石与甘草用量为六比一，故名六一散。

本方尚能清热通淋，因此，对于膀胱湿热所致的小便赤涩淋痛，本方亦可治之。

【临床运用】

1. 运用要点：身热烦渴，小便短赤，舌红苔白。

2. 日射病、尿道炎、膀胱炎、尿路结石等属于暑湿证或膀胱湿热者，均可用本方治之。

3. 暑热偏重者，可加西瓜翠衣以清暑热；小便涩痛或砂淋，可加海金沙以利水通淋；血淋者，可加小蓟以利水止血。

【附方】

1. 益元散（刘河间《医学六书》）

组成：六一散加辰砂，灯心汤送服。功效：清暑利湿，镇心安神。主治：暑病，症见身热口渴，小便短赤，伴惊烦不安，心悸不寐。

2. 碧玉散（刘河间《医学六书》）

组成：六一散加青黛。功效：祛暑湿，清肝热。主治暑湿兼肝热证。症见身热心烦，小便短赤，伴目赤咽痛，或口舌生疮。

3. 鸡苏散（刘河间《（伤寒六书》）

组成：六一散加薄荷。功效：祛暑解表。主治：暑湿而兼表证者。症见身热头痛，心烦口渴，舌淡红苔白，脉滑。

【参考文献摘录】 据临床报道：用六一散治愈1例斑蝥中毒。病情经过是；一例患尿路感染患者，自服偏方：斑蝥7只，大枣7枚。服法是将斑蝥夹入枣肉内，火煨为末冲服。服后不到2小时，患者面部烘热，继之少腹拘急，腰痛，烦躁，一昼夜未能小便。急服六一散30g，2剂后，排出赭色尿液，但小便仍觉痛涩不畅，又继服2剂，诸证悉除（上海中医药杂志，1985，11：36）。

【方歌】

六一散中滑石甘，清暑利湿此方专，

益元碧玉与鸡苏，辰砂青黛薄荷参。

清暑益气汤 《温热经纬》

【组成】 西洋参 (5g)　　　石斛 (15g)　　　麦冬 (9g)　　　黄连 (3g)　　　竹叶 (6g)
荷梗 (15g)　　　知母 (6g)　　　甘草 (5g)　　　粳米 (15g)　　　西瓜翠衣 原方未著分量 (30g)

【用法】 水煎服（原方未著用法）。

【功效】 清暑益气，养阴生津。

【主治】 暑伤气津证。症见身热汗多，口渴心烦，小便短少，体倦少气，神疲乏力，舌淡红，苔白干，脉虚数。

【方解】 本方所治乃因夏月感暑，耗伤气津所致。感受暑热，故见身热，心烦，脉数。

暑为阳邪，主升主散，暑热熏蒸，故此腠理开而多汗；汗出过多，则伤津耗气，故见口渴，体倦少气，神疲乏力，脉虚。此时，邪气盛而正已虚，因此，治之既要清暑热，又要益气津，正如原方作者所云："暑伤气阴，以清暑热而益元气，无不应手而效。"方中西瓜翠衣清热解暑，兼能生津止渴；西洋参益气生津，兼能养阴清热，共为君药。荷梗助西瓜翠衣以解暑清热；石斛、麦冬助西洋参以养阴生津，共为臣药。知母、黄连、竹叶清热除烦，为佐药。甘草、粳米益气和中，并防黄连之苦寒伤胃，为使药。综观全方药物，大略可分为两部分，一部分清热解暑，如西瓜翠衣、荷梗、黄连 知母、淡竹叶；另一部分益气生津，如西洋参、石斛、麦冬、甘草、粳米。两部分有机配伍，使暑热得清，气津得复，诸症自除。

【临床运用】

1. 运用要点：身热汗多，体倦少气，口渴，脉虚数。

2. 热射病、夏季热、功能性发热等属于暑热耗伤气津者，可用本方治之。

3. 小儿夏季热，症见久热不退，烦渴体倦，舌淡红，苔白干，脉虚数属于暑伤气津者，可去黄连，加白薇、地骨皮以清暑退热。

4. 黄连清热泄火之力颇强，但属苦寒化燥之品，因此，津伤较重者，可以不用。

5. 若无西瓜翠衣，可用荷叶或石膏代之。

6. 苔白腻属于感受暑湿者，忌用。

【附方】

清暑益气汤（《脾胃论》）

组成：黄芪(10g)　　苍术(10g)　　升麻各一钱(6g)　　人参(10g)　　泽泻(6g)　神曲(6g)　橘皮(6g)　白术各五分(10g)　麦冬(10g)　当归身(3g)　炙甘草各三分(3g)　青皮二分半(5g)　黄柏二分或三分(5g)　葛根二分(15g)　五味子九粒(3g)。功效：健脾除湿，兼以清暑益气。主治：暑湿证。症见身热自汗，头痛体倦，不思饮食，胸满身重，大便溏薄，小便短少，舌淡苔白腻，脉虚。

以上两方，同名清暑益气汤，均有清暑益气作用，均可用治暑病兼气虚之证。但《温热经纬》之清暑益气汤清热之力较强，并能养阴生津，适于暑热较甚，以致气津两伤者；《脾胃论》之清暑益气汤则健脾除湿之力较强，兼以清暑，适用于元气本虚，感受暑湿者。

【方歌】

王氏清暑益气汤，竹叶荷梗洋参甘，
冬知粳斛连瓜翠，擅治中暑气津伤。

【类方比较】

清暑益气汤（王氏）	两方均有清暑热，益气津的作用，均可用于暑热气津两伤证	清暑之力较强，多用于中暑，暑伤气津，症见身热汗多，体倦少气，口渴，脉虚数者
竹叶石膏汤		清热之力强，多用于热病之后，余热未清，气津两伤，症见发热汗多，少气，口渴，气逆欲呕，脉虚数者

第六节　清虚热

青蒿鳖甲汤　《温病条辨》

【组成】　青蒿二钱（10g）　　鳖甲五钱（30g）　　细生地四钱（30g）　　知母二钱（10g）
丹皮三钱（10g）

【用法】　水煎服，鳖甲先煎（原方以水五杯，煮取二杯，日再服）。

【功效】　养阴透热。

【主治】　阴分伏热证。症见夜热早凉，热退但无汗出，能食形瘦，舌红苔少，脉细数。

【方解】　本方治证为温病后期，阴液已伤，而邪热仍稽留阴分所致。夜属阴，邪热深伏阴分，故于晚上或午后发热；汗本于阴津，久热伤阴，阴津亏耗，无津作汗，故热虽退，但无汗出；此时仍无汗出，可知邪未出表而仍留阴分；胃肠无病，故能食；但邪热在阴分，时日已久，阴血亏耗，因此，虽然能食，形体仍是消瘦，并见舌红苔少，脉细数等阴血不足症。综上所述，伤阴之症虽多，但其病机仍以邪热为主，故此立法宜以清透邪热为主，辅以养阴。需要注意的是，此非壮火，故不宜苦寒化燥之品，以免苦寒伤阴。此外，虽有阴虚，但邪热仍留阴分，故又不能纯用养阴之品，纯用养阴则因滋腻太过而恋热留邪。方中鳖甲直入阴分，善于退虚热，且有滋阴而不腻之优点；青蒿芳香，既能清虚热，又能透邪外出，正如原方作者所云："此方有先入后出之妙，青蒿不能直入阴分，有鳖甲领之入也；鳖甲不能独出阳分，有青蒿领之出也。"两药有机结合，共为君药。生地、知母清热滋阴，助鳖甲以退虚热，共为臣药。丹皮清热凉血，并助青蒿以透阴分之伏火，为佐药。综观全方，可以看出原方作者很注重"病位用药"，故有"先入后出"之论，值得效学。

【临床运用】

1. 运用要点：夜热早凉，热退无汗，舌红少苔，脉细数。

2. 肺结核、肾结核、慢性肾盂肾炎、功能性低热等属于阴分伏热者，可用本方治之。

3. 小儿夏季热，症见暮热早凉，久热不愈，能食形瘦，舌红少苔属于暑热伏于阴分者，可加白薇、荷梗以清暑退热。

4. 肺痨骨蒸，症见午后低热，夜晚加剧，早上热退，舌淡红少苔属于阴虚内热者，可加荠菜、沙参以养阴清肺。

5. 若无青蒿，可用秦艽代之；若无鳖甲，可用龟板代之；若无丹皮，可用地骨皮代之；若无知母，可用胡黄连代之。

【附方】

当归六黄汤（《兰室秘藏》）

组成：当归（6g）　　生地黄（20g）　　熟地黄（15g）　　黄芩（10g）　　黄连（6g）
黄柏各等分（10g）　　黄芪加一倍（15g）。功效：养阴泻火，固表止汗。主治：阴虚火旺证。症见午后发热，盗汗，面赤心烦，口干唇燥，大便干结，小便短黄，舌红苔黄干，脉数。

本方与青蒿鳖甲汤都有养阴清热作用，都可用于虚热证。所不同者，青蒿鳖甲汤重在清透邪热，兼以养阴，适用于温病后期，热伤阴液，邪伏阴分，以邪热为主者；本方则养阴与清热并重，适用于阴虚火旺者。

【参考文献摘录】 据临床报道：用本方加白薇、银柴胡、白芍治疗妇科手术后低热 100 例，结果：显效（1～3 剂体温恢复正常）70 例；有效（4～5 剂体温恢复正常 23 例）；无效（6 剂后体温仍在 37℃ 以上）7 例（浙江中医杂志，1981，11：509）。

【方歌】

青蒿鳖甲地知丹，热伏阴分仔细勘，

夜热早凉无汗出，养阴透热服之安。

自 学 指 导

【重点难点】

1. 热在卫分，宜用辛凉透表之品；热在气分，宜用甘寒或苦寒清热之品；热在营血分，则宜咸寒清营凉血之品，其原因与"病位用药"有关。

2. 热在卫分、气分、营分（特别是卫分、营分），病位虽不同，但在立法用药上，都有一个共同特点，那就是都要"透邪外出"。

3. 热在脏腑，在立法用药上，亦有一个共同特点，那就是既要依据病因病机，又要根据脏腑特点而立法用药。例如清胃散之清胃凉血法（"胃为多气多血之腑"）；龙胆泻肝汤之用柴胡、当归、生地；泻黄散之用藿香，都与脏腑特点有关。此即"脏腑用药"之涵义。

4. 黄连解毒汤是"苦寒直折"法的代表方，立法选药看似简单，但适应证却很广，疗效亦可靠，临床运用时需注意的是本方证的病机应该是热毒盛而未伤津者。原因是苦寒之品易于化燥伤阴。因此，若见热伤阴津，症见口燥咽干，苔少而干，则不宜使用此法。

5. 白虎汤、白虎加人参汤、竹叶石膏汤、当归补血汤、补中益气汤都有发热，汗出，口渴，但病因病机有些差异，临床使用时，应以舌脉为辨证要点。

6. 清营汤的立法要点是"犹可透热转气"，犀角地黄汤的立法要点是"直须凉血散血"。

7. 导赤散、龙胆泻肝汤的治法中都有利水，其目的都是引邪（热或湿热）下行，从水道而出。中医治病，有其重要的法则，就是"引邪外出"。

【清热剂小结】

清热剂代表方共选 18 首，按其功用分为清气分热、清营凉血、清热解毒、清脏腑热、清热祛暑、清虚热六类。

1. 清气分热：白虎汤、竹叶石膏汤都有清热生津的作用，都可用于气分热证。所不同者，白虎汤清热之力较强，适于阳明（或气分）热甚，正邪俱实者；竹叶石膏汤则清热之力稍逊，但兼能益气和胃，适于热病后期，气阴已伤而余热未清，正虚邪实（实多虚少）者，亦可用于暑热气津两伤证。

2. 清营凉血：清营汤、犀角地黄汤都有清营凉血的作用，但两方之间没有共同的治证。

清营汤于清营药配伍清气药，能透营分之邪热转出气分而解，适于邪初传营，症见身热夜甚，时有谵语，斑疹隐隐者；犀角地黄汤则于凉血药配伍活血药，适于热已入血分，迫血妄行，症见身热谵语，斑疹紫黑，吐衄或便血者。

3. 清热解毒：黄连解毒汤、普济消毒饮、凉膈散都有清热解毒作用，都可用于热毒证。所不同者，黄连解毒汤纯由苦寒泻火解毒药组成，适于三焦实火，热毒盛而未伤津者；普济消毒饮则兼能疏风消肿，适于风热疫毒壅滞于头面肌腠之大头瘟；凉膈散则既能泻火解毒，又能通便泄热，适于上焦热聚，中焦热结之膈热证。

4. 清脏腑热：导赤散、龙胆泻肝汤、左金丸、泻白散、清胃散、玉女煎、芍药汤、白头翁汤等8首方主要是针对某一脏腑之火热偏盛而设。导赤散清热利水，是针对心经火盛之心胸烦热，口舌生疮以及心热移于小肠之热淋涩痛而设；龙胆泻肝汤与左金丸都有清泻肝火的作用，龙胆泻肝汤清泻肝火之中兼以清利湿热，既可用于肝火上炎之头痛易怒，目赤肿痛，亦可用于肝经湿热下注之淋浊，睾丸肿痛，或带下黄臭等症；左金丸则于清泄肝火之中兼以降逆止呕，既可用于肝经郁火之胁痛口苦，亦可用于肝火犯胃之脘痛吞酸；泻白散清肺热，平喘咳，适于肺有伏火之咳喘发热；清胃散、玉女煎都有清胃火的作用，都可用于胃火牙痛或牙衄，所不同者，清胃散苦寒直折，兼以凉血，适于实火牙痛；玉女煎则甘凉清补，适于虚火牙痛；芍药汤、白头翁汤都有清热燥湿的作用，都可用于湿热痢，所不同者，芍药汤兼能调气和血，适于湿热俱重者；白头翁汤则兼能凉血解毒，适于热重于湿者。

5. 清热祛暑：六一散、清暑益气汤都有清暑的作用，都可用于暑热证。所不同者，六一散兼能利湿，适于暑邪夹湿，暑热不甚者；清暑益气汤则兼能益气生津，适于暑热较盛，伤及气津者。

6. 清虚热：青蒿鳖甲汤清透邪热之中辅以养阴，适于阴分伏热证。

【复习思考题】

1. 白虎汤中石膏的清热作用很强，何以还用苦寒的知母？
2. 麦冬、石膏在竹叶石膏汤、玉女煎的作用有何异同？
3. 普济消毒饮之用解表药（柴胡、薄荷、升麻、牛蒡子），与仙方活命饮之用解表药（防风、白芷），其宗旨有何不同？
4. 导赤散治心经热证，何以选用生地而不是黄连为君药？
5. 龙胆泻肝汤何以选用当归尾、生地黄为佐药？
6. 清胃散为何要用当归？
7. 清营汤配伍清气药的意义何在？
8. 青蒿鳖甲汤、清营汤在立法时都有"透热"二字，其实质有何异同？
9. 王氏清暑益气汤与李氏清暑益气汤在治法上都是"清暑益气"，其实质有何异同？
10. 试比较下列各方的功效、主治：

白虎汤—竹叶石膏汤　　竹叶石膏汤—清暑益气汤　　清营汤—犀角地黄汤　　凉膈散—大承气汤　　清胃散—玉女煎　　芍药汤—白头翁汤

（高汉森）

第八章 温里剂

【目的要求】

1. 熟悉温里剂的含义、分类、使用注意。
2. 要求掌握的方剂：理中丸、小建中汤、四逆汤、当归四逆汤。
3. 要求熟悉的方剂：吴茱萸汤、黄芪桂枝五物汤。
4. 要求了解的方剂：回阳救急汤。
5. 理解回阳救逆的含义。
6. 鉴别理中丸与小建中汤、理中丸与吴茱萸汤功效、主治的异同。

【自学时数】

4 学时。

1. 含义：凡以温热药为主组成，具有温里祛寒、回阳救逆，或温经通脉等作用，用于治疗里寒证的一类方剂，统称温里剂。属于"八法"中温法的范畴。

2. 分类：寒证有在表在里之分，表寒证当以辛温解表，已在解表剂中论述。本章主要论述里寒证的治法与方剂。

里寒证的成因，有因表寒证治疗不当，寒邪乘虚入里者；有因寒邪直中，深入脏腑者；有因误服寒药或过服生冷，损伤脾阳者；有因素体阳虚，寒从内生者，总不外乎寒从外来与寒从内生两个方面。其病位有的在脏腑，有的在经络、筋骨。

根据里寒证的病位有脏腑经络之异，病情有轻重缓急之别，本章方剂分为温中祛寒、回阳救逆、温经散寒三类。

(1) 温中祛寒——本类方剂有温中焦、散寒邪的作用，用治中焦虚寒证。临证多见脘腹冷痛，喜温喜按，不思饮食，手足不温，呕吐，下利，舌淡苔白滑，脉沉迟等。代表方如理中丸、小建中汤等。

(2) 回阳救逆——本类方剂有温壮阳气、回阳救逆的作用，用治阳衰阴盛而见四肢厥逆，畏寒踡卧，呕吐腹痛，下利清谷，神疲欲寐，脉沉微等证。代表方如四逆汤、回阳救急汤等。

(3) 温经散寒——本类方剂有温通经络、散寒通脉的作用，用治寒凝经脉之四肢厥冷，或肢体痛痹，或肢体麻木等证。代表方如当归四逆汤、黄芪桂枝五物汤等。

3. 使用注意：

(1) 辨别寒热之真假，如真热假寒者，纵有四肢厥冷，亦不宜使用，误用温里剂，则如火上加油。

（2）本类方剂多由辛温燥热药组成，每易耗伤阴液，故须中病即止，慎勿过剂，更不宜用于阴虚证。

第一节　温中祛寒

理中丸　《伤寒论》

【组成】　人参　干姜　甘草炙　白术各三两（各90g）

【用法】　上药研末作蜜丸，每日3次，每次6～9g，开水送下；亦可作汤剂，水煎服，用量按原方比例酌定（原方四味，捣碎，蜜和为丸，如鸡子黄大，以沸汤数合和一丸，研碎，温服之。日三服，夜二服。腹中未热，益至三四丸，然不及汤。汤法：以四味依两数切，用水八升，煮取三升，去滓，温服一升，日三服。服汤后，如食顷，饮热粥一升许，微自温，勿发揭衣被）。

【功效】　温中祛寒，补气健脾。

【主治】

1. 中焦虚寒证。症见脘腹冷痛，喜温喜按，下利清谷，呕吐，不欲饮食，口淡不渴，畏寒肢冷，舌淡苔白，脉沉迟弱。

2. 阳虚失血；或小儿脾虚慢惊；或胸痹等证属中焦虚寒者。

【方解】　脾主运化而升清阳，胃主受纳而降浊阴，脾气不升，则精微下注而见下利清稀；胃气不降，则浊阴上逆而见呕吐；寒邪凝滞则腹痛；舌淡苔白，脉沉细或沉迟属虚寒之象；脾主统血，脾气虚寒，失于统摄，又可出现出血之证；脾胃气虚，生化之源不足，肝血亦亏，血虚生风，又可致小儿慢惊之证。证虽不同，究其实质，总不离脾胃虚寒，故治宜温中祛寒为主，兼以补益脾胃。方中干姜辛热，功善温中祛寒以振脾阳，又可和胃止呕，为君药。人参甘温益气，健脾补中，培补后天之本，使脾气健旺而阳自复，为臣药，君臣相配，温阳益气，虚寒并治。脾喜燥恶湿，故又以苦温之白术健脾燥湿，适脾之所喜，为方中佐药，此为"脏腑用药"的具体表现。炙甘草益气和中，调和诸药，为使药。纵观全方，温补并用而以温为主，温中阳，补中虚，故曰理中。

【临床运用】

1. 运用要点：脘腹冷痛，呕吐，下利，舌淡苔白，脉沉迟弱。

2. 胃炎、胃及十二指肠溃疡、胃下垂、胃扩张、慢性结肠炎等属脾胃虚寒者，可用本方治之。

3. 本方是一首温补并用，以温为主的方剂。临证运用时，若脾阳虚而寒甚者，重用干姜，或加附子、肉桂以温阳祛寒；气虚为主者则重用人参，或加黄芪以益气补中；虚寒并重者，参姜均重用；以本方治阳虚失血者，可以炮姜易干姜以兼温涩止血之效。

4. 本方后有"然不及汤"四字，盖汤剂较丸剂起效快而效力强。若寒盛病重，病势较急，如上吐下泻、胸痹作痛等证，则应作汤剂饮服以收速效。为增强疗效，服后宜饮热粥，温服以取暖。

5. 根据原方加减法：若脐上筑动，为下焦肾寒上犯，去白术，加桂枝以平降冲逆；吐多者，去白术之壅滞，加生姜降逆和胃；利多者，仍用白术，意在健脾止泻；心悸者，为寒湿凌心，加茯苓以利湿宁心；渴欲得水，为脾不化湿，津液不布，故加重白术用量，意在助脾之运化。

6. 本方药性温燥，故外感发热或阴虚内热者忌用。

【附方】

附子理中丸（《太平惠民和剂局方》）

组成：人参　　白术　　干姜炙　　甘草　　黑附子各三两（各90g），研末为丸。功效：温暖脾肾，补气健脾。主治：脾肾虚寒，症见脘腹冷痛，舌淡苔白，脉沉迟弱。

附子理中丸比理中丸多一味大辛大热的附子，其温中散寒之力更强，且能温肾。故用于脾胃虚寒较盛，或脾肾虚寒者。

【参考文献摘录】　据临床报道：用理中丸作汤剂治疗脾阳虚多涎症42例，病程最短者20天，最长者3年。吐涎日久，纳差，便溏者，加砂仁、鸡内金。每日1剂，结果治愈40例，好转2例（广西中医药，1992，2：15）。

【方歌】

理中丸主理中乡，甘草人参术干姜，

呕利腹痛阴寒盛，或加附子扶肾阳。

小建中汤　*《伤寒论》*

【组成】　芍药六两（18g）　　桂枝三两（9g）　　甘草炙，二两（6g）　　生姜三两（9g）
大枣十二枚（4枚）　　饴糖一升（30g）

【用法】　水煎服，加入饴糖溶化，温服（原方上六味，以水七升，先煎五味，取三升，去滓，内饴糖，更上微火消解，温服一升，日三服）。

【功效】　温中补虚，缓急止痛。

【主治】　虚劳里急证。症见腹中急痛，温按则痛减；或虚劳心中悸动，虚烦不宁，面色无华；或虚劳发热，手足心热，咽干口燥，舌淡苔白，脉弦缓无力。

【方解】　虚劳里急腹痛，温按则痛减，脉弦缓无力，是中焦虚寒，肝来乘脾所致。脾为生化之源，脾虚则化源不足，心神失养，故心悸，虚烦不宁。生化不足，气血不和，阴阳失调，阴不维阳，则阳气外越而见发热；面色无华，舌淡苔白等为虚寒之象。本方证以腹中急痛为主症。里急先救里，故应温建中阳而和阴，和里缓急而止痛，方为合拍。方中饴糖甘温质润入脾，益脾气，养脾阴，并能缓肝之急，温补中焦为君药。芍药用量倍于桂枝，其意一是加强养肝阴、缓肝急之效，二是使桂枝走里不走表；桂枝走里以温通脾阳，脾阳得通则腹痛可止，饴糖质润腻，守而不走，起效慢，但药力持久；桂枝辛温，走而不守，起效快，但不持久，现两药配伍，可使药效快捷以止腹痛，又可令药力持久以温养中气，以上两药共为臣药。炙甘草既能助饴糖、桂枝"辛甘化阳"而温阳益气，又合芍药"酸甘化阴"而和阴缓急；生姜温胃，大枣补脾，合用则升腾中焦之气，共为佐使药。六药合用，共奏温中补虚，缓急止痛之功。中气健，化源足，阴阳调，肝脾和则诸证自愈。所谓建中者，建立中焦之气也。

本方为桂枝汤倍芍药加饴糖而成。方虽一药之差，因配伍、用量不尽相同，其功效、主治则随之而异。桂枝汤以桂枝为君，芍药为臣，意在调和营卫，外解太阳；本方则以饴糖为君，配以芍药缓肝急，桂枝温阳气，意在温中补虚，缓急止痛，是辛甘与酸甘相配，为中阳虚寒，脘腹急痛而设。

【临床运用】

1. 运用要点：腹痛喜温喜按，面色无华，舌质淡，脉弦缓无力。

2. 胃及十二指肠溃疡、慢性肝炎、胃肠神经官能症、结肠过敏等见有腹痛；再生障碍性贫血、白血病等见有发热属中焦虚寒，阴阳不调者，均可用本方治之。

3. 面色萎黄，精神倦怠属于虚黄（气血两虚）者，加人参、黄芪、当归以补气养血。

4. 阴虚火旺者忌用；呕家不宜用，恐甜助呕；中满者不可用，因甘能填实助满。

【附方】

1. 大建中汤（《金匮要略》）

组成：蜀椒（6g） 干姜（10g） 人参（6g） 饴糖（30g）。功效：温中补虚，降逆止痛。主治：虚寒腹痛，症见心胸大疼痛，呕不能食，腹中寒，上冲皮起，见有头足，痛不可触按，舌苔白滑，脉弦紧。

2. 黄芪建中汤（《金匮要略》）

组成：小建中汤加黄芪一两半（15g）。功效：温中补气，甘温除热。主治：虚劳发热，或虚劳自汗，诸不足。

3. 当归建中汤（《千金翼方》）

组成：小建中汤加当归（10g）。功效：温中和血，缓急止痛。主治：产后血虚腹痛。症见产后虚羸，腹中痛不止，吸吸少气，或小腹拘急，痛引腹背，食欲不振。

小建中汤、大建中汤、黄芪建中汤、当归建中汤四方均属温中补虚之剂。但小建中汤以辛甘为主，佐以芍药，又有酸甘化阴之意，宜于中阳虚而营阴亦有不足之虚劳腹痛；大建中汤主用辛甘之品温建中阳，其补虚散寒止痛之力较小建中汤为峻，且有降逆止呕作用，故名大建中，用治中阳衰弱，阴寒内盛之腹痛呕逆；黄芪建中汤于小建中汤内加黄芪，是增强益气建中之力，使阳生阴长，则诸虚不足之内伤发热自除；当归建中汤则重在温中养血，治产后血虚腹痛。两方与小建中汤相比较，则小建中汤虽阴阳并补，但以温通中阳为主；黄芪建中汤则侧重于甘温除热，当归建中汤则偏于养血止痛。

【参考文献摘录】 据临床报道：用本方治产后发热1例，发热历时2个月不退，伴面色萎黄，皮肤干皱，精神疲倦，证属脾胃气虚而发热，用本方加黄芪、当归、党参、白术、柴胡，14剂后热退神清（中医杂志1983，12：43）。

【方歌】

小建中汤芍药多，桂枝甘草姜枣和，

更加饴糖补中气，虚劳腹痛服之瘥。

【类方比较】

理中丸	均能温中补虚，用治中焦虚寒之腹痛证	重在温脾补气，并能健脾燥湿。为治中焦虚寒证的代表方。临证除用治中焦虚寒腹痛、泄泻外，并能治阳虚失血、小儿慢惊等属中焦虚寒者
小建中汤		尚能缓急止痛。临证除用治中焦虚寒之虚劳腹痛外，还能治虚劳心悸、虚劳发热等证

吴茱萸汤 《伤寒论》

【组成】 吴茱萸一升 (9g)   人参三两 (9g)   大枣十二枚 (4枚)   生姜六两 (18g)

【用法】 水煎服（原方以水七升，煮取二升，去滓，温服七合，日三服）。

【功效】 温肝补虚，降逆止呕。

【主治】

1. 胃寒呕吐。症见食谷欲呕，或胃脘痛，吞酸嘈杂，舌质淡，苔白滑，脉弦迟弱。

2. 厥阴头痛。症见巅顶痛，干呕吐涎沫，手足逆冷。

【方解】 本方治证虽多，但均以肝寒为主因，肝寒犯胃，故见呕吐，吞酸嘈杂（即胃中泛酸，胃脘似痛不痛，懊侬不宁）；肝寒则寒邪循经（厥阴经）上犯，故见巅顶痛。治宜温肝暖胃为主，辅以补虚降逆。吴茱萸味辛性热，入肝、脾两经，既可温肝暖胃，又可降逆止呕，一药二证皆宜，故为君药。重用生姜温胃降逆，以助吴茱萸加强止呕之力，用为臣药，再佐以人参补中和胃，与生姜配伍，以复脾胃之升降，与吴茱萸配伍，又可以除肝寒犯胃；大枣既可助人参以补虚，又可配生姜和胃，并能调和诸药。四药相配，共奏温中补虚，温肝降逆之效，使肝寒去，逆气平，则诸证自除。

【临床运用】

1. 运用要点：呕吐，巅顶痛，舌淡苔白滑，脉弦迟。

2. 慢性胃炎、妊娠呕吐、原发性高血压、充血性青光眼、神经性呕吐、血管神经性头痛、梅尼埃综合征等属肝胃虚寒者，可用本方治之。

3. 呕多者，加干姜、陈皮以降逆止呕；寒甚者，加附子以温里散寒。

4. 本方为中焦虚寒、浊阴上逆而设，对郁热胃痛、吞酸吐苦或肝阳上亢之头痛，均应忌用。

5. 对于吞酸嘈杂属于肝寒犯胃、肝胃不和者，可加陈皮、法半夏以理气和胃，并助吴茱萸以温肝制胃。

【参考文献摘录】 据临床报道：用吴茱萸汤加桂枝治疗梅尼埃综合征 22 例，伴恶寒，四肢不温者，加炮附子；呕多者加法半夏，每日一剂，一般服三剂即可改善症状。结果：痊愈 20 例，好转 2 例（新中医，1990，4：18）。

【方歌】

吴茱萸汤人参枣，重用生姜温胃好，

阳明寒呕少阴利，厥阴头痛皆能保。

【类方比较】

吴茱萸汤	两方均有温中祛寒，益气健脾之功，均可用于中焦虚寒之腹痛、下利、肢冷、呕吐等证	重在温肝，兼以降逆，主治肝胃虚寒，浊阴上逆之巅顶痛
理中丸		重在温脾，并能燥湿，主治脾胃虚寒之腹中冷痛

第二节　回阳救逆

四逆汤　《伤寒论》

【组成】　甘草炙,二两 (10g)　　　干姜两半 (9g)　　　附子生用,去皮,一枚,破八片 (12g)

【用法】　水煎服。身体壮实,病情较严重者,附子可用至15g,干姜可用至12g（原方三味,以水三升,煮取一升二合,去滓,分温再服。强人可大附子一枚、干姜三两）。

【功效】　回阳救逆。

【主治】　少阴病。症见四肢厥冷,畏寒蜷卧,神疲欲寐,呕吐腹痛,下利清谷,口淡,舌淡苔白滑,脉微欲绝。

【方解】　本方原治太阳病误汗亡阳,或寒邪深入少阴所致的阳虚寒厥证。此证心肾阳气衰微,不能温养四肢,故见四肢厥冷,脉微欲绝;肾阳衰微,不能温脾,故见呕吐,腹痛,下利清谷,舌淡苔白滑。此为心脾肾三经阳衰阴盛之危重证,治之非纯阳之品不能破其阴寒而复其阳气。因此,立法时既要温肾暖脾,又要振奋心阳,而在疗效方面又要快捷而强劲,此即原方作者所言“急温之,宜四逆汤”（《伤寒论》）之意。方中附子大辛大热,入心脾肾经,温肾暖脾,壮阳祛寒;此外,附子走而不守,起效快捷,故为君药。附子起效虽快,但不持久,故又选用性味辛热,守而不走的干姜为臣,温脾散寒,干姜起效虽慢,但药力持久,因此,干姜与附子相配,则起效快捷,药力强劲而持久,所谓“附子无姜不热”之说即是此意。炙甘草益气调中,配伍附子,既可振奋心肾之阳,又可缓姜附燥烈辛散之性,为佐使药。全方药简意赅,可速达回阳救急之功,是一首亡阳虚脱者的急救方剂。

【临床运用】

1. 运用要点：四肢厥冷,神疲欲寐,舌淡苔白滑,脉微。

2. 感染性休克、心源性休克、低血容量性休克等属亡阳虚脱者;胃肠炎、肾炎、尿毒症等属脾肾虚寒者,可用本方治之。

3. 本方原用生附子,因生附子毒性较大,现已改用制附子。

4. 本方属救急方剂,宜急煎服。但方中有附子,又需久煎,为此,一般以60～90分钟的煎煮为宜。

5. 如见烦躁,面赤属“真寒假热”者,本方宜冷服。《素问·至真要大论》所言“治寒以热,凉而行之”即是此意,此属反佐服法。

6. 四肢厥冷属“真热假寒”者,禁用本方。

【附方】

四逆加人参汤（《伤寒论》）

组成：四逆汤加人参一两 (9g)。功效：回阳益气,救逆固脱。主治：亡阴亡阳证。症见恶寒蜷卧,四肢厥冷,下利忽止,利虽止而余证仍在,皮肤干皱,口唇干裂,舌淡苔白滑,脉沉细弱属于阳气衰微,阴液内竭者。

参附汤（《校注妇人良方》）

组成：附子炮，五钱（9g）　　　　人参一两（12g）　　　姜枣水煎服。功效：益气，回阳，救脱。主治：脱证。症见四肢厥冷，汗出粘冷，呼吸微弱，神疲气短，舌淡苔白滑，脉微属于元气大亏，阳气暴脱者。临床多见于产后或月经暴行崩注，或大病虚极欲脱或痈疡久溃等见有上证属于血脱亡阳或元气大亏，阳气暴脱者。

四逆加人参汤的病机是不仅有亡阳，且有亡阴。多见于四逆汤证原有下利，现利止，但仍见恶寒，肢冷，脉微，可见，此非病愈，乃阴液内竭之象，故用人参益气生津以救阴。

参附汤证的病机是不仅有亡阳，且有元气大亏。临床除见有四肢厥冷外，尚可见到冷汗自出，气息微弱等元气大亏证，故用人参以益气固脱，此与四逆加人参汤之用人参以益气救阴，迥然不同。

【参考文献摘录】　据临床报道：用本方加黄连制成浓缩煎剂，治疗小儿泄泻属虚寒者70例，症见下利清稀，发热，肢冷，苔白，脉微弱。结果：痊愈58例，好转8例，无效4例，总有效率达90%（浙江中医杂志，1964，8：14）。

【方歌】

四逆汤中附草姜，四肢厥冷急煎尝，

腹痛吐泻脉沉微，急投此方可回阳。

回阳救急汤　　《伤寒六书》

【组成】　熟附子（9g）　　　干姜（5g）　　　肉桂（3g）　　　人参（6g）　　　白术炒（9g）
茯苓（9g）　　　陈皮（6g）　　　甘草炙（5g）　　　五味子（3g）　　　麝香冲服（0.1g）　　　制半夏原书无用量（9g）

【用法】　加生姜三片，水煎，麝香0.1g冲服（原方水二盏，姜三片，煎之，临服入麝香三厘调服。中病以手足温和即止，不得多服）。

【功效】　回阳救逆，益气生脉。

【主治】　寒厥证。症见恶寒蜷卧，四肢厥冷，吐泻腹痛，口不渴，神衰欲寐，或身寒战慄，或指甲口唇青紫，或吐涎沫，舌淡苔白，脉沉微，甚或无脉等。

【方解】　本方治证系因寒邪直中三阴，阴寒内盛，阳微欲脱所致的寒厥证。三阴寒邪内盛，故见四肢厥冷，脉沉微，甚或无脉。至于身寒战慄，唇指青紫，则系真阳欲脱之危象。治之急需回阳救逆，益气生脉，所谓"回阳救急"即是此意。故用四逆汤合陈夏六君子汤补益脾胃，固守中州，并除阳虚水湿不化所生之痰饮，方中熟附子虽不如生附子回阳之峻，但有肉桂之助，其温壮真阳，祛寒破阴之功亦显著。更有辛香走窜之麝香以通十二经脉，与五味子酸收相配，散中有收，使诸药迅布周身，而无虚阳外越之弊。但本方终究是辛热峻猛之剂，不宜过量，故曰"手足温和即止，不得多服。"（《伤寒六书》）

【临床运用】

1. 运用要点：四肢厥逆，吐泻腹痛，神疲欲寐，脉微。

2. 感染性休克、心源性休克、低容量性休克、尿毒症等属于寒邪直中三阴，阴寒内盛，阳微欲脱之危象者，可用本方治之。

【方歌】

回阳救急用六君，桂附干姜五味浓，

加麝三厘通经脉，三阴寒厥建奇勋。

第三节　温经散寒

当归四逆汤　《伤寒论》

【组成】　当归三两（12g）　桂枝三两（9g）　芍药三两（9g）　细辛三两（3g）　甘草二两（6g）　通草二两（6g）　大枣二十五枚，擘（8枚）

【用法】　水煎服（原方上七味，以水八升，煮取三升，去滓，温服一升，日三服）。

【功效】　温经散寒，养血通脉。

【主治】　血虚寒厥证。症见手足厥寒，口不渴，舌淡脉细；或腰、股、腿、足疼痛，舌淡苔白，脉沉细或细而欲绝。

【方解】　本方原治"手足厥寒，脉细欲绝者"（《伤寒论》）。此证系因素体血虚，感受外寒，寒邪侵犯经脉，以致寒阻阳气，不能温煦四末，故见手足厥寒，脉细欲绝。脉虽沉细，但不见下利清谷，腹痛吐涎，可知其寒不在脏腑，而在经脉。治宜温经散寒，养血通脉。方中当归气味浓厚而性走，既能养血活血，又能温经散寒，在方中起主导作用，为君药。桂枝温经通脉，以祛经脉中客留之寒邪，为臣药。白芍滋阴养血，与当归相配，补益营血之力得以增强；细辛通达表里，散寒止痛，与桂枝相伍，温经散寒之力得以增强；通草通经脉，三药共为佐药。重用大枣以助归、芍之养阴血，又可防桂枝、细辛之燥烈太过；甘草调和诸药，配大枣并可益气健脾，共为使药。本方温而不燥，补而不滞，共奏温经散寒，养血通脉之功效，使阴血充，客寒除，阳气振，经脉通，则手足温而脉亦复。

血虚受寒，寒邪侵犯血脉，可致血行不利而见肢体痹痛，因此，后世医家秉仲景立法之意，用本方以治血虚寒凝之痹证。

《伤寒论》以四逆汤命名者，有四逆散、四逆汤、当归四逆汤。三方主治用药皆不同，临证当加以鉴别。从主治来看，四逆散药性偏凉，主治热厥，阳气内郁，不达四末，其冷在肢端，不过肘膝，其脉弦；四逆汤、当归四逆汤均治寒厥，但四逆汤药性大辛大热，主治少阴病阴寒内盛，阳衰至极而见一身虚寒证象，其冷过肘膝，脉沉细微。当归四逆汤药性辛甘温，主治血虚寒凝，病位在经脉而不在脏腑，其肢厥程度较四逆汤证轻。此三者之不同，正如周扬俊所言："四逆汤全在回阳起见，四逆散全在和解表里起见，当归四逆汤全在养血通脉起见"（《温热暑疫全书》）。

【临床运用】

1. 运用要点：手足厥寒，舌淡，脉沉细或沉细欲绝。

2. 血栓闭管性脉管炎、雷诺氏病、风湿性关节炎、冻疮、小儿麻痹等属血虚寒凝者，可用本方治之。

3. 临证运用时，治腰、股、腿、足疼痛属血虚寒凝者，可酌加川断、鸡血藤等以养血祛风。

4. 妇人痛经属于血虚寒凝者，可去木通，加小茴香以理气止痛。

5. 对于血虚寒凝所致的冻疮，本方有治疗作用，亦有预防作用。

【参考文献摘录】 据临床报道：以当归四逆汤为基础方，并随证加味，治疗慢性荨麻疹 23 例，结果痊愈 11 例，好转 6 例，无效 6 例（中医年鉴，1986，108）

【方歌】

当归四逆桂芍枣，细辛甘草与通草，

温经散寒通经脉，血虚寒厥此方好。

【类方比较】

四逆散	透邪解郁，适于阳气内郁之厥逆证(四肢不温，脉弦)。正邪俱实
四逆汤	回阳救逆，适于阳气衰微之厥逆证(四肢厥冷，脉微欲绝)。正虚邪实
当归四逆汤	温经散寒，养血通脉，适于血虚受寒之厥逆证(四肢厥冷，脉细欲绝)。正虚邪实

黄芪桂枝五物汤 《金匮要略》

【组成】 黄芪三两（15g）　　芍药三两（9g）　　桂枝三两（9g）　　生姜六两（15g）　　大枣十二枚（6g）

【用法】 水煎服（原方上五味，以水六升，煮取二升，温服七合，日三服）。

【功效】 补气温阳，和血通痹。

【主治】 血痹病。症见肌肤麻木不仁，微恶风寒，舌淡，脉涩而紧。

【方解】 本方系张仲景专为血痹病而创制的一首方。血痹病的病因，原方作者张仲景认为是"尊荣人骨弱肌肤盛，重因疲劳汗出……加被微风，遂得之。"（《金匮要略》）其意是，养尊处优之人，肌肤虽丰盛，而筋骨却脆弱，气血营卫不足，动则汗出，汗出则阳气更虚，稍为感受风邪，则可因血行不畅而出现肌肤麻木不仁。病位在肌肤血脉，属营血凝滞之病，但治之不宜独治血分，而是应以补气温阳为主，此亦气行则血行之意。方中黄芪补气，旨在补助卫气，为君药。桂枝既能扶助卫阳以祛风邪，又能温通血脉以行血滞，与黄芪相伍，共奏益气扶阳，和血通痹之效，桂枝得黄芪，振奋卫阳之力得以增强，黄芪得桂枝，固表而不留邪；白芍养血，与桂枝相伍，共奏调和营卫，和血通痹之效，两药共为臣药。生姜、大枣养血益气，以助芪、芍之力，姜、枣相伍，又能调和营卫，扶阳祛风，共为佐使。诸药相伍，共奏补气温阳，和血通痹之效。

【临床运用】

1. 运用要点：肌肤麻木不仁，舌淡脉涩而紧。

2. 多发性神经炎、皮肌炎、股外侧皮神经炎、血栓闭塞性脉管炎、格林-巴利综合征等属于气虚血滞，微感风邪者，可用本方治疗。

3. 风邪偏重者，可并见肢体疼痛，此时，可加防风以祛风止痛；血滞偏重者，可加当归尾、红花以活血通络。

4. 本方不仅适用于血痹病，对于中风后遗症，症见肢体麻木不仁，半身不遂，肌肉消瘦，舌淡，脉涩属于气虚血滞者，亦可用之。

5. 产后身痛属于气虚血滞者，可用本方加当归、川芎以养血活血。

6. 自汗或盗汗属于卫阳不固，营阴失守者，可用本方加白术、五味子以和卫敛阴。

【参考文献摘录】 据临床报道：用本方治疗痿痹 1 例。该病者因服敌敌畏中毒昏迷，经抢救苏醒后出现进行性四肢远端肌肉萎缩，病程已 8 个多月，证属气血虚弱，阳气不伸，以致脉道痹阻，四肢失养，用本方加当归、川芎、鸡血藤等，共服 42 剂。结果：手掌大小鱼际肌肉消瘦明显恢复，垂手垂腕症状消失，膝腱反射正常，四肢功能恢复。半年后随访，情况良好（中原医刊，1985，1：43）。

【方歌】

黄芪桂枝五物汤，芍药大枣与生姜，
益气温经和营血，血痹风痹效均良。

自 学 指 导

【重点难点】

1. 桂枝在桂枝汤、小建中汤、当归四逆汤、黄芪桂枝五物汤的作用分别是：解肌发汗以解表、温通脾阳以止痛、温经散寒以祛经脉中客寒、温经散寒以通痹。

2. 理中丸之所以选用白术，是因脾喜燥恶湿，此为："脏腑用药"的具体表现。

3. 理中丸之所以可治"阳虚失血"，其机理是脾统血，脾阳不足，不能统血，血不循经则可出现便血或漏下。其证候特点是血色黯淡，量少，舌淡脉迟，治宜温阳止血，故可用理中丸治之（此时干姜的作用是既能温补脾阳，又能温经止血）。

4. 小建中汤桂枝与饴糖配伍有其特殊意义。小建中汤治证以腹中急痛为主症。里急先救里，故用饴糖，一是补脾气，养脾阴，二是缓急止痛，有标本兼顾之作用，惜饴糖药力逊，起效慢，故又选用起效快捷之桂枝，桂枝不仅能使饴糖的药力易于流动，更重要的是桂枝得饴糖之配则走里以温通脾阳，脾阳得运则腹痛可止。

5. 小建中汤之所以白芍要倍于桂枝，一是使桂枝走里不走表，更重要的是缓肝急以止腹痛。

6. 小建中汤、黄芪建中汤、当归建中汤都有温中补虚，和里缓急的作用，都可用于脾胃阴阳气血不足之腹痛。所不同者，黄芪建中汤重在温中补气，甘温除热，适于虚劳发热证；当归建中汤则重在温中和血，缓急止痛，适用产后血虚腹痛。

7. 四逆汤的功效是回阳救逆，其具体内容是：温肾暖脾，起效快捷。

8. 四逆汤中附子与干姜的配伍有特殊意义。附子温肾之力强劲，起效快但不持久；干姜暖脾，药力亦劲，起效虽慢但持久。因此，两药相伍，既温肾暖脾，又能使药力快捷而强劲持久，体现了回阳救逆的具体内涵。

9. 黄芪桂枝五物汤的病机是气血营卫不足，感受风邪。以肌肤麻木不仁为主症，病位在肌肤血脉，属营血凝滞之病，但治之不宜独治血分，应以补气温阳为主，此亦气行则血行之意。

10. 黄芪桂枝五物汤中黄芪、桂枝、白芍三药的相互配伍，有其特定的意义。黄芪生用，补益卫气，桂枝既能扶助卫阳，又能温通血脉，两药相伍，共奏补气扶阳，和血通痹之效。白芍养血，与桂枝相伍，则奏调和营卫，和血通痹之效。

【温里剂小结】

温里剂共选方 7 首。按其功效分为温中祛寒、回阳救逆、温经散寒三类。

1．温中祛寒：本类方剂主要用治中焦虚寒证。其中理中丸重在温补脾胃，适于脾胃虚寒之腹痛吐泻。小建中汤温中补虚，缓急止痛，适于虚劳腹痛。吴茱萸汤温肝补虚，降逆止呕，主治肝胃虚寒证及厥阴头痛。

2．回阳救逆：本类方剂主要用于阴寒内盛，阳气将亡之危证。其中四逆汤功能回阳救逆，适于阴寒内盛，阳气衰微之寒厥证。回阳救急汤功能回阳救逆，益气生脉，适于寒邪直中三阴，阳微欲脱之寒厥证。

3．温经散寒：本类方剂主要用于寒邪凝滞经脉之寒厥、血痹等证。其中当归四逆汤温经散寒，养血通脉，适于血虚寒凝之寒厥证。黄芪桂枝五物汤补气温阳，和血通痹，适于气血营卫不足，感受风邪之血痹病。

【复习思考题】

1．试述温里剂的含义、分类、使用注意。

2．四逆汤、四逆散、当归四逆汤均治厥逆证，三者在病机、立法、主治上有何不同。

3．理中丸为什么要用白术？小建中汤为什么要用桂枝？

4．四逆汤中附子与干姜配伍有什么特定的意义？

5．四逆汤、当归四逆汤、回阳救急汤的辨证要点是什么？

6．试分析小建中汤、黄芪桂枝五物汤的组方意义。

（周欣欣　高汉森）

第九章　补益剂

【目的要求】

1. 熟悉补益剂的含义、分类、使用注意。
2. 要求掌握的方剂：四君子汤、参苓白术散、补中益气汤、生脉散、四物汤、炙甘草汤、归脾汤、六味地黄丸、百合固金汤、一贯煎、肾气丸。
3. 要求熟悉的方剂：玉屏风散、大补阴丸、当归补血汤、地黄饮子。
4. 要求了解的方剂：左归丸、右归丸。
5. 理解"甘温除热"、"壮水之主，以制阳光"、"益火之源，以消阴翳"、"喑痱"等名词术语的含义。
6. 鉴别补中益气汤与参苓白术散、六味地黄丸与大补阴丸、六味地黄丸与肾气丸功效、主治的异同。

【自学时数】

6 学时。

1. 含义：凡以补虚药为主组成，具有滋补人体气血阴阳、增强脏腑功能，用以治疗各种虚证的一类方剂，统称为补益剂，属于"八法"中的补法、"十剂"中"补剂"的范畴。补益剂以"虚则补之"（《素问·三部九候论》），"衰者补之"（《素问·至真要大论》），"形不足者，温之以气；精不足者，补之以味"（《素问·阴阳应象大论》）为立论依据和应用原则。

虚证的成因，既有先天的禀赋不足，更有后天的失养，诸如饮食不节，寒温失宜，情志失调，病后体质虚弱等，久而致使机体气血阴阳亏虚，精微物质不足，脏腑功能减弱，机能衰退，从而导致各种虚证。

2. 分类：虚证较为复杂，但概括起来不外乎气虚、血虚、气血两虚、阴虚、阳虚、阴阳两虚等等。治疗上，气虚宜补气，血虚宜补血，阴虚宜补阴，阳虚宜补阳。因此，补益剂根据方剂功效的不同，分为补气、补血、气血双补、补阴、补阳、阴阳并补等六类。

(1) 补气——具有补益脾肺之气的作用，适用于脾肺气虚的病证。临证主要以面色萎白，倦怠无力，气短懒言，动则气促汗出，食少便溏，舌淡脉虚弱等为特征。常用代表方剂如四君子汤、补中益气汤、生脉散等。

(2) 补血——具有补血养营的作用，适用于营血亏虚的病证。心主血，肝藏血，故补血当以补心肝之血为主；另外脾为气血生化之源，脾主统血，故对脾气虚，气血化生不足所致的血虚证，又当补脾益气以资生化之源。营血亏虚临证主要以眩晕心悸，面色无华，唇爪色淡、心悸失眠，或妇女月经不调，舌质淡脉细等为特征。常用代表方剂如四物汤、归脾汤、当归补血汤等。

(3) 气血双补——具有双补气血的作用，适用于气血两虚的病证。临证以面色无华，头晕目眩，心悸怔忡，食少倦怠，气短懒言，舌质淡脉细弱等为特征。常用代表方剂如八珍汤、泰山磐石散等。

(4) 补阴——具有滋阴补液的作用，适用于阴虚的病证。阴虚证多以肝肾阴虚为主，也有其他脏腑阴亏所致者。临证以形体消瘦，头晕耳鸣，腰膝酸软，口燥咽干，五心烦热，甚则骨蒸潮热，干咳咯血，盗汗遗精，舌红少苔脉细数等为特征。常用代表方剂如六味地黄丸、一贯煎、百合固金汤等。

(5) 补阳——具有温阳补肾的作用，适用于肾阳虚弱的病证。临证以形寒肢冷，腰膝冷痛，神疲乏力，阳痿早泄，女子宫寒不孕，小便不利或小便频数，舌淡苔白，脉沉迟等为特征。常用代表方剂如肾气丸、右归丸等。

(6) 阴阳并补——具有滋肾阴，温肾阳，阴阳并补的作用，适用于肾阴、肾阳两虚的病证。临证以头目眩晕，腰膝酸软，阳痿遗精，畏寒肢冷，自汗盗汗，午后潮热以及喑痱等为特征，常用代表方剂如地黄饮子等。

由于"气血同源"、"阴阳互根"，故补气与补血、补阴与补阳之间相互为用，各类方剂之间又存在相互的配伍关系。

诸如气虚补气，血虚补血，气血俱虚，则气血双补。但气为血之帅，血为气之母，"气血同源"，故补气、补血不能截然分开。临床应用上，气虚补气，较少加入补血药，以免滋腻滞气；而血虚补血则每配伍补气药，以助生化。此即《脾胃论·卷中》所言："血不自生，须得生阳气之药，血自旺矣"。

又阳虚补阳，阴虚补阴，阴阳俱虚，则阴阳并补。盖阳根于阴，阴根于阳；无阳则阴无以生，无阴则阳无以化。因此对有些补阳、补阴方剂的配伍，阳虚补阳中每兼配伍补阴之品，使阳有所附；而阴虚补阴中兼配伍补阳药，使阴有所化。正如《景岳全书·新方八阵》所言"善补阳者，必于阴中求阳，则阳得阴助而生化无穷；善补阴者，必于阳中求阴，则阴得阳生而泉源不竭"。

再者，阴阳气血的亏损则可导致五脏之虚；反之，五脏功能的不足或失调也会致使阴阳气血之虚损。故在补益气血阴阳之时，还须结合五脏虚损进行配伍用药。如肺主一身之气，脾为生气之源，故补气着重于补脾肺；心主血，肝藏血，脾为生血之源，故补血着重于补心肝脾；肾为先天之本，真阴真阳之所寄，为阴阳之根，故补阴补阳着重于补肾，此即五脏分补法。

此外，根据五行相生的理论，培补五脏之法，尚有间接补益法，诸如肝虚补肾，为"滋水涵木"法；肺虚补脾，是"培土生金"法；脾虚补肾，为"补火生土"法等，亦为临床常用之法。

3. 使用注意：

(1) 据因而补：补益剂是针对虚证而设，应用时当首辨其致虚之因，根据气虚、血虚、阴虚、阳虚的不同而分别选用相应的方剂，方可奏效。

(2) 在补法运用上，必须兼顾气血、阴阳的关系；或采用间接补益法，以提高疗效。

(3) 注意调理脾胃的功能，必要时可配伍理气和胃之品，调畅气机，促进脾胃的运化功能，使补而不滞，以利于补益剂的吸收，加快虚证的恢复。

（4）辨别虚证的真假。有谓"至虚之病，反见盛势；大实之病，反有羸状"（《景岳全书》），临证务必辨清虚实，免犯"虚虚实实"之戒。

（5）根据虚证的缓急，治宜缓补或峻补分施，以及确定丸、散剂或汤剂的应用。

（6）补益剂宜文火久煎，务使药效尽出；服药时间以空腹服用为佳。

第一节　补　气

四君子汤　《太平惠民和剂局方》

【组成】　人参（6g）　　白术（12g）　　茯苓（15g）　　炙甘草各等分（6g）

【用法】　水煎服，其中人参宜另炖（原方右为细末，每服二钱，水一盏，煎至七分。通口服，不拘时，入盐少许，白汤点亦得）。

【功效】　益气补中，健脾养胃。

【主治】　脾胃气虚证。症见面色萎白，语音低微，气短体倦，四肢无力，不思饮食，大便溏薄，舌淡苔薄白，脉虚弱。

【方解】　本方治证是因脾胃气虚，运化乏力而致。脾胃为后天之本，脾胃健旺，纳运力强，水谷精气化源充沛，则五脏六腑得以濡养，机体则强壮。现脾胃气虚，纳运乏力，故不思饮食，大便溏薄；脾虚气血生化不足，无以荣上，故见面色萎白，舌淡；脾主四肢，脾气虚弱，肢体失于充养，故见四肢无力，身体瘦弱；脾虚水谷精气化生不足，不能充养于肺，则肺气亦虚，故见语音低微，气息短少；脉虚弱，也是脾虚之象。脾胃气虚，治当益气补中，健脾养胃。方中人参甘温，善入脾胃经而大补脾胃之气，为君药。脾喜燥恶湿，脾虚运化乏力，每易致湿浊内生，故配以白术益气补脾，与人参相须为用，增强补益中气、健脾养胃之力；又长于健脾燥湿，以助运化，故《本草求真》谓其"为脾脏补气第一要药"，为臣药。茯苓甘淡健脾渗湿，与白术相配，健脾除湿之力更强，有助于促进脾胃主受纳运化的功能，为佐、使药。炙甘草甘温益气和中，调和诸药，为使药。全方四药合用，温而不燥，平补不峻，共奏益气补中，健脾养胃之效。既能补气，又可健脾，"常服温和脾胃，进益饮食"（《太平惠民和剂局方》），名为"四君"也是取其作用温和之义。

【临床运用】

1. 运用要点：面色萎白，气短体倦，食少，舌淡苔白，脉虚弱。

2. 胃肠功能减退、消化不良、胃窦炎、胃溃疡、十二指肠壶腹溃疡等属于脾胃气虚者，可用本方治疗。

【附方】

1. 异功散（《小儿药证直诀》）

组成：人参切去顶　茯苓去皮　白术　陈皮制　甘草各等分（各6g）　生姜5片大枣2个。功效：益气健脾，行气和胃。主治：脾胃虚弱，气滞不畅证。症见食欲不振，大便溏薄，胸脘痞闷不舒，舌淡，脉虚等。

2. 六君子汤（《医学正传》）

组成：人参 (6g)　　　陈皮 (6g)　　　茯苓 (12g)　　　甘草各一钱 (6g)　　　白术 (9g)　　半夏各一钱五分 (9g)　　　加生姜三片　　　大枣二个。功效：益气健脾，燥湿化痰。主治：脾胃气虚，痰湿内阻证。证见不思饮食，恶心呕吐，胸脘痞闷，大便不实，咳嗽痰多色白，苔白腻等。

3. 香砂六君子汤（《古今名医方论》）

组成：人参 (6g)　　　半夏各一钱 (6g)　　　白术、茯苓各二钱 (各12g)　　　甘草　木香各七分 (各5g)　　　陈皮　砂仁各八分 (各6g)　　　加生姜二钱 (3片)。功效：益气健脾，燥湿化痰，行气止呕。主治：脾胃气虚，痰湿内阻，气机郁滞证。症见脘腹胀满或痛，呕吐痞闷，嗳气吞酸，不思饮食，舌苔白腻等。

以上三方均为四君子汤加味而成。异功散中加用陈皮、生姜、大枣，在益气健脾中兼能理气化滞，适用于脾胃气虚兼气滞之证；六君子汤增配半夏、陈皮，重在益气健脾，燥湿化痰，适用于脾胃气虚兼痰湿内阻之证；香砂六君子汤伍半夏、陈皮、木香、砂仁，功在健脾祛湿，行气和中，适用于脾胃气虚，气滞痰湿中阻证。总之，三方均以补气药与行气化痰药相配，使补气而不滞气，行气而不耗气，促进脾胃运化以建其功。

【参考文献摘录】 据临床报道：用四君子汤加味治疗胃脘痛38例，病例选择以脾胃虚寒者为主。胃炎2例，胃、十二指肠球部溃疡17例，慢性胃炎12例，胃、十二指肠球部溃疡合并慢性胃炎6例，胃下垂1例。气虚甚者加当归；偏寒者加干姜、高良姜或吴茱萸；湿重者加半夏；泛酸者加海螵蛸、煅瓦楞子；气滞者加陈皮、木香；腹痛甚者加延胡索。每日1剂，水煎服。治疗结果：治愈26例，有效12例，平均住院58天（广西中医药，1983，6：49）。

【方歌】

参术苓草四君汤，补气健脾推此方，

食少便溏体羸瘦，甘平益胃效相当。

【类方比较】

四君子汤	均具有益气补中，健脾养胃之功。用治脾胃气虚而见面色萎白，少气体倦，纳呆，舌淡脉虚弱等症	以人参为君，重在补脾益气，为补气的基础方剂。主治脾胃气虚，运化乏力证。临证以面色萎白，气短体倦，食少便溏，舌淡脉虚弱等为特征
理中丸		以干姜为君，侧重于温中祛寒，兼以益气健脾，为治中焦虚寒证的代表方，亦主治阳虚失血、小儿慢惊、病后喜唾涎沫、胸痹等病证属中焦虚寒者。临证以脘腹冷痛，四肢不温，不欲饮食，便溏泄泻，脉沉细等为特征

参苓白术散 《太平惠民和剂局方》

【组成】 莲子肉去皮，一斤 (500g)　　　薏苡仁一斤 (500g)　　　缩砂仁一斤 (500g)　　　桔梗炒令黄色，一斤 (500g)　　　白扁豆一斤半 (750g)　　　白茯苓二斤 (1000g)　　　人参去芦，二斤 (1000g)　甘草炒，二斤 (1000g)　　　白术二斤 (1000g)　　　山药二斤 (1000g)

【用法】 上药共研末，为散剂，用枣汤调服，每服6g，每日2～3次；亦可做汤剂，加大枣3枚，水煎服，用量按原方比例酌定（原方右为细末，每服二钱，大枣汤调下，小儿量岁数加减服之）。

【功效】 益气健脾，渗湿和胃。

【主治】 脾虚挟湿证。症见食少便溏，或泻或吐，胸脘痞闷，形体虚弱，四肢无力，面色萎黄，苔白腻，脉虚缓者。

【方解】 本方所治之证，是因脾胃气虚，湿浊阻滞所致。脾胃虚弱，纳运无力，湿自内生，故食少便溏；脾虚脾不健运，湿阻气滞，故胸脘痞闷；脾胃气虚，升降失调，清浊不分，脾之清阳不升，则降泄于下而致泄泻，胃之浊阴不降，浊阴上逆则吐；脾虚水谷精微化生不足，不能充养肢体，故形体虚弱，四肢无力，面色萎黄；苔白腻，脉虚缓，也是脾虚夹湿之象。治疗之法，应当益气健脾，渗湿和胃。方中人参益气补中而健脾；白术性味甘苦而温，专入脾胃经，既能益气补中，又能健脾燥湿，共为君药。山药补脾益气，助人参、白术增强补中益气，健脾养胃之力；茯苓健脾渗湿；白扁豆补脾益气，化湿和中，两药与白术相配，健脾祛湿之力更强，以上三药均为臣药。砂仁行气化滞，并能芳香化湿，醒脾和胃；薏苡仁健脾渗湿，使湿邪从下而去；莲子补益脾胃而止泻；大枣补脾养胃，共为佐药。桔梗善入肺经，配入本方，一是发挥其宣肺而宽胸利膈之效，以助调畅气机；二是以其性升浮上行，如舟楫载药上行，引脾气上升，输精达于上焦以益肺，因而本方对因肺气虚弱而久咳痰多者，亦颇相宜，体现了"培土生金"法；炒甘草和中调药，同为使药。全方诸药相互配伍，药性平和，补而不滞，共奏益气健脾，渗湿和胃之效。

《医方集解》所载参苓白术散，较本方多一味陈皮，则行气开胃，化湿祛痰之力有所加强。

【临床运用】

1. 运用要点：面色萎黄，食少便溏，胸脘痞闷，肢体倦怠，苔白腻，脉虚缓。

2. 慢性非特异性溃疡性结肠炎、放疗化疗后胃肠道毒副反应、缺铁性贫血、肺结核、慢性支气管炎、慢性肾炎、妇女带下等病证属于脾虚夹湿者，可用本方治疗。

3. 本方也可用治脾肺气虚，纳少气短，咳嗽痰多之证，体现了培土生金法。

4. 阴虚火旺者，非本方所宜；气阴两虚、或阴虚兼有脾虚者，应酌情增减运用。

【附方】

七味白术散（原名"白术散" 《小儿药证直诀·卷下》）

组成：人参二钱五分（8g） 白茯苓 白术炒 藿香叶 葛根各五钱（各15g） 木香二钱（6g） 甘草一钱（3g）。功效：健脾止泻。主治：脾胃久虚，呕吐泄泻，频作不止，烦渴饮水，乳食不进，羸困乏力等。

七味白术散乃四君子汤加藿香、木香、葛根而成。参、苓、术、草益气健脾；藿香芳香化湿，和胃止呕；木香调气畅中；葛根升阳止泻、生津止渴，共为益气健脾，和中止泻之用。治小儿脾胃久虚，吐泻频作，虚热作渴。与参苓白术散比较，两方均含四君子汤而能益气健脾和胃，为治脾虚泄泻的常用方。不同的是参苓白术散补虚作用更强兼培土生金而益肺，又能治肺损虚劳；本方则有藿香、葛根，兼具解表作用，若脾虚久泻兼外感者更为适宜。

【参考文献摘录】 据临床报道：参苓白术散加减治疗慢性腹泻56例，疗效满意。56例中，病程6个月~1年者16例，1~5年者24例，5~10年者9例，10年以上者7例。所有病例，经检查粪便常规及培养，均属阴性，对可疑病例进行X线钡灌肠检查及纤维结肠镜检查亦未见异常。西医诊断为慢性结肠炎、功能性腹泻，肠功能紊乱等，均属中医"泄泻"的范畴。治疗方法：基本方以参苓白术散加减，党参、白术、甘草各10g，茯苓15g，山药、扁豆、薏苡仁、黄芪、大枣各30g。肾阳不足加熟附片、破故纸各10g；肝气郁结加柴胡10g、白芍15g；兼湿热内蕴加黄芩10g、黄连5g；虚寒滑脱加赤石脂、禹余粮各30g；纳差加神曲10g，谷芽、麦芽各30g。日服1剂，病情好转后，改为隔日1剂，本组病例服药最多者65剂，最少为20剂，大多为30~50剂。治疗结果：大便正常，症状消失，1年以内未复发为痊愈者29例；大便正常，症状基本消失，半年以内未复发为显效者15例；症状及大便均无改善，为无效者5例（湖北中医杂志，1986，3）。

【方歌】

参苓白术扁豆陈，莲草山药砂苡仁，

桔梗上浮兼保肺，枣汤调服益脾神。

补中益气汤 《脾胃论》

【组成】 黄芪一钱 (18g)　　甘草五分炙 (6g)　　　人参二分或三分去芦 (6g)　　　升麻二分或三分 (6g)　　当归身二分酒焙干或日晒干 (6g)　　　橘皮二分或三分不去白 (6g)　　　柴胡二分或三分 (6g)　　白术三分 (9g)

【用法】 水煎服，其中人参宜另炖（原方右药呋咀，都作一服，水二盏，煎至一盏，量气弱、气盛，临病斟酌水盏大小，去滓，食远稍热服）。

【功效】 补中益气，升阳举陷。

【主治】

1. 脾胃气虚证。症见饮食无味，少气懒言，体倦乏力，动则气促，舌淡苔白，脉虚软。

2. 气虚发热证。症见发热，自汗出，头痛恶寒，渴喜热饮，少气懒言，食少体倦，脉洪而虚。

3. 中气下陷证。脱肛、子宫下垂、久泻、久痢、崩漏，以及清阳下陷诸证。

【方解】 本方为李东垣脾胃学说之代表作。其所治之证甚多，但总的均因脾胃气虚，中气下陷所致。脾胃位居中焦，是人身气机升降的枢纽，脾主升清，胃主降浊，若脾虚气陷，清阳之气不能上达，故见头痛，此种头痛，特点是时痛时止，不似外感头痛，常痛不休；脾主输布津液，脾气虚弱，不能输布津液上承，故见口渴，此种口渴，特点是渴而喜热饮，与热盛津伤之渴喜冷饮不同；脾虚气陷，虚阳外越，故见发热，这种发热，特点是每因劳累而发或加重；脾主肌肉，脾气虚，清阳下陷，不能温煦腠理，固护肌表，故见恶寒，汗出。此种恶寒，往往得温、增衣而缓解，与外感恶寒，虽近火或加衣仍寒者有所区别；中气不足，纳运乏力，故见食少便溏，食不知味；脾胃虚弱，水谷精气生化不足，既不能上充于肺，也不能濡养肢体，故见少气懒言，动则气促，体倦乏力；舌淡苔白，脉虚软无力，或洪而虚者，均为脾气虚弱之象；中气不足，清阳下陷而不举，故见脱肛、子宫下垂、日久泻痢等诸证。综上可见，本方治证虽多，总由脾胃虚弱，中气不足，清阳下陷所致，李东垣云："内伤脾胃，乃伤其气；外感风寒，乃伤其形。伤其外为有余，有余者泻之；伤其内为不足，不足者补之。"于是遵《内经》"劳者温之"、"衰者补之"之旨，以"辛甘温之剂，补其中而升其阳"，因此治疗的方法，一则补中益气，二则升阳举陷，使脾气充盛而清阳复位，则发热可解，是谓"甘温除热"之义。方中黄芪善益气补中，升阳固表，用之既能补脾益气，托清阳上行而举陷，又能益气养肺，充皮毛而固表实卫，通达内外，为君药。人参益气补中而健脾；白术益气健脾以促运化；炙甘草甘温益气，调中和胃，三药共为臣药，协助黄芪增强补中气，益脾胃之功。更用升麻、柴胡升举下陷之阳气，与黄芪、人参相合，则益气升阳举陷之力益著；陈皮理气和中，既调畅中焦气机，以助升阳之效，又于补气之中佐以理气，使补而不滞；气血同源，故以当归养血补虚，养血以助益气，共为佐药。炙甘草调和诸药；升麻、柴胡升提阳气，引气向上，均兼为使药。诸药配伍，共奏益气补中，升阳举陷，甘温除热之效，本方为补气升阳，甘温除热的著名方剂。

【临床运用】

1. 运用要点：食少体倦，少气懒言，面色萎白，舌淡苔白，脉虚软无力。

2. 内科之胃下垂、胃粘膜脱垂、重症肌无力、脱肛、乳糜尿、功能性发热或原因不明的发热等；妇科之子宫脱垂、功能性子宫出血、妊娠及产后尿潴留、膀胱阴道壁膨出等；眼科之眼睑下垂、麻痹性斜视等属于中气不足，气虚下陷者，均可用本方治之。

3. 若胃下垂、子宫下垂、脱肛，可用本方加入枳壳，效果更好。

4. 本方黄芪用量宜稍重，升麻、柴胡用量则宜轻不宜重。有认为全方之总用量亦不宜太重，因本方甘温益气升阳，重用反而不利于升阳举陷。

5. 本方亦可用于虚人外感风寒，此时，可加苏叶或桂枝以发散风寒。

6. 阴虚内热者禁用。

【附方】

升陷汤（《医学衷中参西录》）

组成：黄芪六钱（18g）　　知母三钱（9g）　　柴胡　桔梗各一钱（各4.5g）　　升麻一钱（3g）。功效：益气升陷。主治：胸中大气下陷，气促气短，呼吸困难，脉沉迟微弱。

本方与补中益气汤的配伍特点均是在补气的基础上，少加升举之品，故均具有益气升陷的功效，但本方侧重于补气升陷，又配凉润之知母，载药上行之桔梗，既增强升阳之力，又补而不燥热，适用于胸中大气下陷证；而补中益气汤益气升阳力强并能"甘温除热"，尤宜用于中气下陷证及气虚发热证。

【参考文献摘录】　据临床报道：以补中益气汤为主治疗乳糜尿属气虚下陷者32例。主症小便呈乳白色如米泔水样，时夹白色凝块和血块，四肢倦怠，气短懒言，面色萎白，口唇淡红，舌淡苔薄白，脉弱。方用：生黄芪30g，党参20g，炒白术12g，升麻6g，全当归10g，银柴胡6g，炒枳壳12g，广陈皮6g，土茯苓30g，地肤子15g。水煎服，每日早晚各1次，每日1剂。服药期间，忌食荤腥、油腻之物。随证加减：气虚兼见湿热夹杂者，加萆薢30g、灯心草3g；若尿急痛、尿道阻塞感明显者，去党参，加泽泻10g、赤苓12g；脾肾同病，精气不固者，加黄精、金樱子、芡实；若气虚血瘀，溲暗红，舌有瘀斑、瘀点，舌紫暗者，加丹参、蒲黄、五灵脂。治疗结果：临床治愈22例，好转9例，无效1例，总有效率96.1%。治愈患者中，短期内复发者1例，3～5年复发者2例（贵阳中医学院学报，1992，3：23）。

【方歌】

补中益气芪术陈，升柴参草当归身，

升阳举陷功独擅，甘温除热效若神。

【类方比较】

补中益气汤	均具有益气补中，健脾养胃之功。用于脾胃气虚而见面色萎白，少气体倦，食少便溏，舌淡苔白，脉虚弱	功善益气升阳，甘温除热。为"益气升阳法"的代表方，临证尤多用治气虚下陷之脏器下垂、久泻久痢、崩漏以及气虚发热证伴有气短体倦，乏力食少，舌淡脉虚者
参苓白术散		重在健脾渗湿，兼有补肺之功，为益气渗湿法的代表方。多用治脾胃气虚，湿浊阻滞之证；亦可用治肺损虚劳者，体现了"培土生金"法。临证以面色萎黄，食少腹胀，泄泻，舌苔白腻等为主

玉屏风散　《究原方》

【组成】　防风一两（30g）　　黄芪蜜炙　白术各二两（各60g）

【用法】　为散剂，用枣汤调服，每服9克，每日2～3次。亦可做汤剂，加大枣1枚水煎服，用量按原方比例酌定（原方上咬咀，每服三钱，用水一盏半，加大枣一枚，煎至七分，去滓，食后热服）。

【功效】 益气固表止汗。

【主治】 表虚自汗证。症见自汗恶风，面色㿠白，舌淡苔薄白，脉浮虚软；以及体虚易感风邪者。

【方解】 本方所治之证，是因表虚卫气不固，腠理疏松所致的自汗证及易感风邪者。脾肺气虚，不能正常充养卫气，卫气则不能正常地宣发输布周身肌肤，而导致卫外不固，腠理疏松，津液外泄，故见恶风汗出，或易感外邪；面色㿠白，少气乏力，舌淡苔薄白，脉浮虚软等均为气虚之象。故治当益气扶正，充实卫气，固表止汗。方中黄芪甘温，善入脾肺经，大补脾肺之气，益气固表而止汗，为君药。白术益气健脾，固表止汗，与黄芪配伍，相须为用，则补气实卫，固表止汗之力更强，而且通过补脾益肺，培土生金，使脾肺气盛，则固表止汗之力增，为臣药。佐以防风走表疏风，合黄芪、白术则益气固表而御风邪，且以其升浮之性，能升腾脾胃清阳之气，增强固表实卫之力。全方三药合用，补中寓散，散中有补，共奏益气实卫，固表止汗之效。用之犹如御风的屏障，珍贵如玉，故名玉屏风散。

本方与桂枝汤之主治证候均有汗出恶风，然本方证之出汗，乃卫气虚弱，腠理不固而致；桂枝汤证之出汗，因外感风寒，营卫不和所致。故本方通过益气固表以止汗；而桂枝汤则通过解肌发表，调和营卫以祛邪。

【临床运用】

1．运用要点：自汗恶风，面色㿠白，舌淡苔白，脉浮虚软。

2．多汗症、小儿气管炎、慢性肾炎、慢性鼻炎、过敏性鼻炎，以及体弱儿反复呼吸道感染等疾病属表虚卫气不固者，可用本方治之。

3．汗出较甚者，加服牡蛎、五味子等加强止汗作用；表虚外感风寒，汗出不解，脉缓者，可合桂枝以解肌发表；对虚人而易感冒者，亦有较好的防治作用。

4．本方加辛荑花、苍耳子，可治慢性鼻炎、过敏性鼻炎等。

5．阴虚发热盗汗，不宜应用本方。

【参考文献摘录】 据临床报道：用加味玉屏风散预防体弱儿反复呼吸感染者85例，总有效率为96.9%。处方：生黄芪9g，白术6g，防风3g，陈皮6g，山药9g，生牡蛎9g。上药共研细末，每日2次，每次3g，隔日服。体弱儿每月投服加味玉屏风散15天。临床结果表明，预防服药半年的效果与服药3个月的效果基本相同，疗效可被重复验证，5个月效果达高峰，收效主要表现在发病次数减少，症状减轻，病程缩短。实验结果证明本方具有提高血清IgA的作用（中医杂志，1982，1）。

【方歌】

玉屏组合少而精，芪术防风鼎足形，

表虚汗多易感冒，固卫止汗效特灵。

生脉散 《内外伤辨惑论》

【组成】 人参五分 (9g)　　麦冬五分 (15g)　　五味子七粒 (6g)

【用法】 水煎服，其中人参宜另炖（原方长流水煎，不拘时服）。

【功效】 益气生津，敛阴止汗。

【主治】

1. 气阴不足证。症见神疲体倦，气短懒言，口渴多汗，咽干舌燥，脉虚弱；或暑热病后，气耗阴伤而见口渴体倦，气短汗多，脉虚数者；以及久咳肺虚，气阴两伤而见咳嗽少痰，短气自汗，口干咽燥，苔薄少津，脉虚者。

2. 亡阴证。症见肢冷，气短或气促，汗出如珠，舌光无苔，脉微细欲绝者。

【方解】 本方所治之证，是因气阴耗伤所致。暑为阳邪，其性升散，侵袭人体，使腠理开而汗多，汗出过多，则气阴耗伤，见口渴体倦气短；肺主气，喜润恶燥，久咳不已，则可耗伤肺之气阴，见气短体倦，神疲懒言，甚则气促气喘；阴津不足，津不上承则见口渴咽干舌燥，舌苔薄而少津；气阴伤甚则见汗多肢冷，气短，脉虚等。治证虽异，但病因则一，均为气阴虚损而致，故治当益气生津，敛阴止汗，补心生脉。方中人参味甘性温，大补元气，生津复脉，为君药，东垣曾云："人参能补肺中之气，肺气旺四脏之气皆旺，肺主诸气故也。"人参可使肺气充旺，腠理固密，阴液不得外泄，则自汗、气短得解；又能振奋元气，鼓动心脉，则脉绝可复生。麦冬养阴生津，与人参相配益气养阴，两救气阴，是为臣药。五味子敛阴止汗，生津敛气，尤善敛聚耗散之真气，以助生脉，为佐药。三药合用，一补气、一养阴、一敛汗，共奏益气生津，敛阴止汗，养心生脉之效。俾气复津回，汗止阴存，气阴充养于心脉，则脉绝可复生，故曰生脉散。

本方长于益气养阴生津，对暑热病后，气津两伤者亦为适宜；至于久咳伤肺而气阴两伤者，亦可以本方益气生津，润燥止咳，以图其治本。现代用治心力衰竭，是取本方具有强心升压作用，这与古人确认该方具有生脉之效是一致的。

【临床运用】

1. 运用要点：气短体倦，汗出，口渴，脉虚数或虚弱。

2. 肺结核、慢性支气管炎、肺气肿、风湿性心脏病、冠状动脉粥样硬化性心脏病、心力衰竭、心律失常、心神经官能症、功能性低热等疾病属于气阴两虚者，以及冠心病、急性心肌梗死、感染性休克等危重病证见手足厥逆，气促，汗多，脉微细欲绝属于亡阴者，均可用本方治之。

3. 本方用于热病后气津两伤者，以西洋参代人参为好，西洋参甘微苦而凉，长于益肺阴，清虚火，生津止渴，不似人参性偏温，正如《医学衷中参西录》所谓："西洋参性凉而补，凡欲用人参而不受人参之温补者，皆可以此代之"。

4. 本方加丹参、山萸肉、何首乌、大枣，即为益心方（经验方）。具有增加冠状动脉血流量，减慢心率，增加心肌缺氧耐受力和降压作用，用治冠心病、心绞痛、高血压等病证。

5. 本方具有收敛作用，如外邪未解或暑热未清，气津未伤者，均不宜使用。

【参考文献摘录】 据临床报道：用生脉散治疗心源性哮喘属气阴两虚者16例；年龄最大者74岁，最小者43岁。其中风心病6例，冠心病9例，充血性心肌病1例。16例患者中，除呼吸困难外，还有心悸、倦怠懒言、咽干口燥、汗出、舌尖红、苔薄或花剥、脉细。双肺可闻及湿啰音12例，胸透见肺瘀血征者11例，超声心动图示左心功能低下者11例。治疗方法：以生脉散（党参10g 麦冬10g 五味子10g）为主方加味。气虚明显者，加黄芪；阴虚较重者，加沙参、生地；伴血瘀者，加丹参、赤芍、益母草、泽兰；伴痰湿壅肺者，加桑白皮、杏仁、全瓜蒌等。重者党参改用红参。治疗前13例用地高辛，治疗期间4例不同程度减少，12例继续服用。结果，症状消失，心率正常，胸透肺瘀血征消失，超声心动图示心功能较前为好，评为显效，共8例。症状明显减轻，心率下降，肺部湿啰音减少，胸透及超声心动图较之前为好，评为好转，共5例。症状及实验室检查改善不明显为无效，共3例（中医杂志，1988，2：42）。

【方歌】

生脉人参麦味珍，益气生津敛汗阴，

汗多气短脉微细，暑伤久咳均可寻。

第二节　补　血

四物汤　《仙授理伤续断秘方》

【组成】　当归酒浸微炒 (9g)　　川芎 (6g)　　白芍药 (9g)　　熟地黄各等分酒蒸 (15g)

【用法】　水煎服（原方为粗末，每服三钱，水一盏半，煎至八分，去滓热服，空心食前）。

【功效】　补血养肝，行血调经。

【主治】　营血虚滞证。症见头晕目眩，面色苍白或萎黄无华，唇爪色淡，心悸耳鸣；或妇人月经不调，量少或闭经不行，脐腹作痛，舌质淡，脉细或细涩。

【方解】　本方所治之证，是因营血虚滞，血行不畅而致。营血虚滞，不能荣外，故见面色苍白无华，唇口色淡，舌质淡；血虚不能上养清窍，故见头晕目眩，耳鸣；心主血，血虚心失所养，故见心悸；肝主藏血，其华在爪，肝血不足，故爪甲无华；又肝主疏泄，调畅气机，若营血虚滞，肝血不足，冲任虚损，则疏泄失常，可见月经不调，经量减少，或闭经不行，脐腹作痛；脉细或细涩，亦为营血虚滞之象。治当补血养肝，行血调经。方中熟地黄味甘微温质润，善能补血滋阴，为君药。当归既能补养肝血，又善行血通滞而调经，且与熟地配伍，相须为用，则补血之力更强，故为臣药。白芍益阴和营，养血柔肝，缓急止痛，协助熟地黄以滋阴养血；但熟地、白芍乃纯阴之品，每有腻滞之弊，且血虚多滞，经脉常为不畅，故又配以川芎，辛散温通，为血中气药，活血祛瘀，行气止痛，与当归相合以增强活血行滞而调经之功，共为佐药。方中四药相配，地、芍得归、芎之助则补血而不滞血，归、芎与地、芍同用则行血而不伤阴血，故本方滋而不腻，温而不燥，补中有行，补而不滞，共奏补血养肝，行血调经之效。是临证补血、调经的常用基础方。

【临床运用】

1. 运用要点：面色苍白或萎黄无华，眩晕心悸，唇爪色淡，舌淡脉细。

2. 妇女月经不调、经行腹痛、妊娠胎动不安、胎位异常、产后子宫复旧不良、胎盘滞留等属于营血虚滞者，可用本方治之。

3. 临床应用本方，须根据具体症证的差异而调整剂量，若以血虚为主，熟地、白芍用量宜稍增大；以血滞为主，川芎、当归用量宜酌增；血热者，熟地黄宜改用生地，芍药宜改用赤芍。

4. 脾虚食少，大便溏泄者，应慎用本方。

【附方】

1. 胶艾汤　（又名芎归胶艾汤　《金匮要略》）

组成：川芎 (6g)　　阿胶 (12g)　　甘草各二两 (6g)　　艾叶　　当归各三两 (各9g)

芍药四两（12g）　　　干地黄六两（18g）　　　清酒三升（适量）。功效：养血止血，调经安胎。主治：妇人冲任虚损，崩漏下血之证。症见月经过多，淋漓不止，或妊娠下血，胎动不安，或产后、流产损伤冲任，下血不绝。

2．桃红四物汤（《医宗金鉴》）

组成：熟地黄（15g）　　　川芎（6g）　　　白芍（12g）　　　当归（9g）　　　桃仁（12g）
红花原方未注明用量（6g）。功效：养血活血逐瘀。主治：妇女月经量多有块，色紫质粘稠，腹痛腹胀，舌黯淡，脉细涩。

胶艾汤较之四物汤多阿胶、艾叶、甘草。阿胶功专滋阴补血，又善于止血，艾叶长于暖宫止血，两味与四物汤合用，则侧重于养血止血，兼以调经安胎，适于冲任虚损，阴血不能内守之崩漏、妊娠下血者。桃红四物汤是在四物汤的基础上加桃仁、红花，养血之中偏重于活血化瘀，适用于血瘀血虚所致的月经不调、痛经等；因其祛瘀之中，兼能养血，祛瘀而不伤阴血，故现代临床多用作治疗血虚血瘀证的基础方剂。

【参考文献摘录】　据临床报道：用四物汤加味治疗神经性头痛44例。此病属于中医"内伤头痛"的范畴，是由于各种原因导致头部气血郁滞或气血不足而产生。以本方为主，加味治疗。如肝气郁滞者，加菊花、柴胡、生牡蛎；血瘀头痛者，加桃仁、红花；血虚头痛者，加枸杞、首乌、黄芪；肾阴虚加川断、淮山药、熟地；肾阳虚加桂枝、附子、吴茱萸等（山西医药杂志．1975，6：47）。

【方歌】

四物归地芍川芎，营血虚滞此方宗，

四物汤内桃红入，逐瘀养血均有功。

【类方比较】

四物汤	均具有补血和血之功。用治肝血不足而见头目眩晕，月经不调，舌淡，脉细之证	重在养血补虚，并能行血调经，为临证补血、调经的基本方剂，多用治冲任虚损，营血虚滞所致之血虚证，以及妇女月经不调证和胎前、产后血虚兼滞者。临证以面色苍白或萎黄无华，唇爪色淡，眩晕心悸，舌淡脉细为特征
逍遥散		重在疏肝解郁，兼能养血健脾，亦为妇科调经的常用方剂。然多用治肝气郁滞，血虚脾弱之月经不调证或胁痛证。临证见两胁作痛，头痛目眩，口燥咽干，食少体倦，舌淡脉弦而虚为特征

当归补血汤　　《内外伤辨惑论》

【组成】　黄芪一两（30g）　　　当归酒洗，二钱（6g）

【用法】　水煎服（原方㕮咀，都作一服，水二盏，煎至一盏，去滓，温服，空心食前）。

【功效】　补气生血。

【主治】

1．血虚发热证。症见肌热面赤，烦渴引饮，舌淡脉洪大而虚，重按无力。

2．妇女经量过多、产后失血而见发热、头痛；或疮疡溃破，久不愈合属血虚气弱者。

【方解】　本方为劳倦内伤，血虚气弱，阳浮于外而设。李东垣云："此病得之于饥困劳役"。劳倦内伤，耗损元气，则阴血亦亏，血虚则气无所依，虚阳浮越于外，故肌热面赤，脉洪大而虚；血虚于内，故烦渴欲饮。根据有形之血不能速生，生于无形之气之理，当宜补气生血为法。方中重用黄芪（五倍于当归），大补脾肺元气，以资生血之源，为君药。当归养血和营，为臣使药。如此配伍，阳生阴长，则气旺血生，血充气固，虚热自退。此乃东垣用当归补血汤的立方要旨。亦属"甘温除热"之方。

对于东垣所说的"血虚发热,证象白虎",当为辨析。白虎汤证是因外感引起,阳盛津伤之候,病证属实;当归补血汤是内伤导致,气耗血虚,病证属虚。因此,白虎汤证大渴而喜冷饮,身大热而大汗出,脉洪大而有力;本方证口渴则喜温饮,身虽热而无汗,脉大而虚,重按无力。故东垣又说:"惟脉不长实,有辨耳,误服白虎汤必死。"因此,虚实之辨,应当审慎。

至于妇人经期、产后血虚发热者,取本方益气养血而退热。疮疡久溃不愈者,用本方乃取其补气养血,扶正托毒,生肌收口之用。

【临床运用】

1. 运用要点:肌热,面赤,烦渴喜热饮,脉洪而虚。

2. 白血病、再生障碍性贫血、产褥热、肺结核、白细胞减少症,属于血虚发热或血虚气弱者,可用本方治之。

3. 妇人经行、产后发热者,可加葱白、淡豆豉、生姜、大枣以和营卫。疮疡久不收口,气血两虚,余毒未尽者,可加银花、甘草以清热解毒。

4. 阴虚发热者忌用本方。

【参考文献摘录】 据临床报道:用当归补血汤加味治疗青少年慢性原发性血小板减少性紫癜24例。本组病例初诊时具有不同程度的出血表现,血小板计数均在$80×10^9$/L以下,出血时间均超过5分钟,均有不同程度贫血。方用当归补血汤(黄芪30g、当归10g)及血余炭30g、生甘草15g、仙鹤草15g为基础方,气虚者选加党参、白术、黄精;血虚者,加熟地、阿胶、枸杞;阴虚者加生地、麦冬、五味子、山茱萸、鳖甲;肾阳虚者加菟丝子、补骨脂、鹿胶、巴戟天;胃热者选加丹皮、赤芍、紫草、羚羊角;伴感染者选加银花、连翘、蒲公英、败酱草、大青叶。每日1剂,重症患者每日2剂。全部有效。血小板升至$100×10^9$/L,随访1年,血小板有下降趋势,但未见出血现象,显效共12例;服药期间出血症状基本控制,血小板不同程度的上升,但尚未到正常水平,为有效,共5例。本组病例服药时间最长者为115天,最短者42天,平均62天(中医杂志,1984,5:356)。

【方歌】

当归补血汤用芪,甘温除热法颇奇,
芪取十份归二份,阳生阴长理奥秘。

归脾汤 《济生方》

【组成】 白术(9g)   茯苓(9g)   黄芪(15g)   龙眼肉(9g)   酸枣仁各一两(9g)   人参(6g)   木香各半两(5g)   甘草二钱半(5g)   当归(6g)   远志各一钱(6g),后二味从《校注妇人良方》补入

【用法】 加生姜6片、大枣3枚,水煎服,其中人参宜另炖(原方㕮咀,每服四钱,水一盏半,生姜五片,枣一枚,煎至七分,去滓温服,不拘时)。

【功效】 益气补血,健脾养心。

【主治】

1. 心脾两虚证。症见心悸失眠,多梦易惊,健忘头晕,盗汗虚热,面色萎黄,食少体倦,舌淡苔白,脉细弱。

2. 脾不统血证。症见便血,或妇女崩漏,月经超前,色淡;或皮下紫癜。

【方解】 本方所治证,是因思虑过度,劳伤心脾,气血两虚所致。劳倦伤脾,劳则气

耗，以致脾气虚弱，运化乏力，故见食少体倦，四肢无力；思虑过度，耗伤心血，或因脾气亏虚，化生不足，也可导致心血内虚，心失所养，则心不藏神，故心悸失眠，多梦易惊，健忘；血虚于内，虚阳浮越于外，故见发热；心脾两虚，气血不足，故面色萎黄，舌淡苔白，脉细弱；再则，脾主统血，气主摄血，若脾气虚弱，统摄无权，则妇女月经超前，量多色淡，或淋漓不止，或则便血。可见本方治证，一为气血亏虚，心脾不足；一为心神不宁；一为脾不统血。病在心脾，治当益气健脾，补血养心。脾为后天之本，气血生化之源，故又当以治脾补脾为主。方中人参甘温，大补脾气，兼有补气生血，益气摄血之能；黄芪益气补中，与人参配伍，相须为用，则补气以生血，补气以摄血之力更著，共为君药。当归养血补虚，行血和血，而且当归与黄芪相合为当归补血汤，功善补气生血，甘温除热，为治气弱血虚之劳倦内伤证，以及血虚劳热证的常用方剂，用之使气旺血生，血充气固，则虚热可退；龙眼肉养血安神，补益心脾；酸枣仁养血补心，安神定志，三药合用，增强补心血，安心神的作用，为臣药。佐以白术健脾益气；茯神宁心安神，二药共助人参益气补中，健脾养胃；远志安神益志；木香理气醒脾，调理气机，以防益气补血药滋腻滞气，生姜、大枣和胃补脾，共为佐药。炙甘草甘温益气，和中调药，为使药。综观本方，实由四君子汤合当归补血汤再加龙眼肉、酸枣仁、远志、木香、生姜、大枣而成。诸药合用，共奏益气补血，健脾养心之效，是一首气血双补，心脾两调的方剂，但偏重于补气健脾，意在益气以生血，补脾以统血，达到气旺血生，统血归脾之目的。

至于脾气虚，血失所统之月经过多、崩漏、便血、紫癜等，可因补脾以统血，益气以摄血而治之。

【临床运用】

1. 运用要点：心悸怔忡，健忘失眠，食少体倦，面色萎黄，舌淡苔白，脉细弱或缓。

2. 胃、十二指肠壶腹溃疡合并出血、功能性子宫出血、血小板减少性紫癜、再生障碍性贫血、神经衰弱、癔病、脑外伤后遗症、神经官能症、以及久病体虚低热等属于心脾两虚，气血不足者，可用本方治之。

3. 月经先期，量多色淡，或淋漓不断，久久不止者加煅龙骨、阿胶以收敛止血；崩漏有寒者，加炮姜、艾叶以温经止血；腰膝酸痛者，加续断、杜仲、桑寄生以补肝肾，强筋骨。

4. 阴虚内热者忌用本方。

【参考文献摘录】　据临床报道：归脾汤治疗缺铁性贫血 19 例，取得一定疗效。本组病例为轻度、中度贫血患者，具头晕、心悸、健忘、失眠、食少、体倦、气短、懒言、面色萎黄、舌淡苔白、脉细无力等症候。周围血象：血红蛋白量和红细胞数均低于正常值，血红蛋白量减少较显著，血清含铁量低于 50μg%。服归脾汤 1 个月后复查，血色素上升至 12g% 以上者为显效；上升至 10g% 以上为有效；仍低于 10g% 为无效。本组 19 例中，显效者 4 例，占 21%，有效者 11 例，占 58%，无效者 4 例，占 21%，总有效 15 例，占 79%（中成药研究，1987，5）。

【方歌】

归脾汤用参术芪，归草茯神远志齐，
酸枣木香龙眼肉，煎加姜枣益心脾。

第三节　气血双补

八珍汤　《正体类要》

【组成】　当归酒拌，一钱 (9g)　　川芎一钱 (6g)　　白芍药一钱 (9g)　　熟地黄酒拌，一钱 (15g)　　人参一钱 (6g)　　白术炒，一钱 (9g)　　甘草炙，五分 (5g)

【用法】　加生姜三片，大枣三枚，水煎服，其中人参宜另炖（原方清水二盏加生姜三片、大枣二枚，煎至八分，食前服）。

【功效】　补益气血。

【主治】　气血不足证。症见面色苍白或萎黄，气短懒言，四肢倦怠，食欲不振，头晕目眩，心悸怔忡，舌质淡，苔薄白，脉细弱或虚大无力。

【方解】　本方证由失血过多；或因服克伐之药过度；或病后失调，气血耗损所致。气虚，脾肺不足，故气短懒言，食欲不振，四肢倦怠；血虚，心肝失养，故心悸怔忡，头晕目眩；气血俱虚，不足以荣外，故面色苍白或萎黄，舌淡苔白，脉细弱或虚大无力。治宜双补气血。本方以补气的四君子汤与补血的四物汤组合而成。方中人参补气健脾；熟地黄补血养肝，合则两补气血，用治气血不足之证，共为君药。白术益气健脾，助人参以补气；当归养血和营，助熟地以补血，均为臣药。白芍补血和营；茯苓和胃健脾；川芎活血行滞，均为佐药。炙甘草益气和中，调和诸药；生姜、大枣调和脾胃，为佐、使之用。诸药合用，气血并补，共成益气补血之剂。

【临床运用】

1. 运用要点：气短懒言，心悸失眠，头晕目眩，舌淡苔白，脉细弱或虚大无力。

2. 再生障碍性贫血、地中海贫血、妇女月经不调、功能性子宫出血、产后体虚、慢性肝炎、神经衰弱，以及痈疮溃后久不收口等属于气血两虚者，可用本方治疗。

【附方】

1. 十全大补汤（《太平惠民和剂局方》）

组成：人参 (6g)　　肉桂去粗皮 (3g)　　川芎 (6g)　　地黄洗，酒蒸，焙 (15g)　　白术焙 (9g)　　茯苓焙 (9g)　　炙甘草 (6g)　　黄芪 (15g)　　当归 (9g)　　白芍药各等分 (9g)　　生姜3片　　大枣2个。功效：温补气血。主治：气血不足之证。症见不进饮食，时发潮热，夜梦遗精，面色萎黄，腰膝无力；一切病后气不如旧，以及疮疡溃后不敛、崩漏等。

2. 人参养荣汤（原名养荣汤《三因极一病证方论》）

组成：白芍药三两 (18g)　　当归 (6g)　　陈皮 (6g)　　黄芪 (15g)　　桂心 (3g)　　人参 (6g)　　白术 (9g)　　炙甘草各一两 (6g)　　熟地 (12g)　　五味子 (5g)　　茯苓各七钱半 (9g)　　远志半两去心，炒 (5g)　　生姜3片　　大枣2个。功效：益气补血，养心安神。主治：劳积虚损，呼吸少气，行动喘息，心虚惊悸，咽干唇燥等症。

八珍汤、十全大补汤、人参养荣汤均具有气血双补之功，用治于气血俱虚之证。八珍汤是以平补气血为主，为治气血两虚证的基础方剂。十全大补汤与人参养荣汤均能温补气血，适用于气血虚寒证，而人参养荣汤兼养心安神，适用于气血虚寒证兼有惊悸虚烦、失眠者。

【参考文献摘录】　据临床报道：用八珍汤防治习惯性流产 38 例，全部治愈。患者年龄一般多在 25～30 岁之间，流产次数最少为 2 胎，最多为 5 胎。治疗方药：当归、熟地、白芍、川芎、党参、茯苓、白术、甘草、砂仁、紫苏、生姜、大枣。如气虚加黄芪；血虚加阿胶；虚火盛而呕者，加黄芩、竹茹；虚火引起咽干口燥者，去熟地改用生地加玉竹（福建中医药，1960，3：封 3）。

【方歌】

四君四物八珍汤，气血双补是名方，

再加黄芪与肉桂，十全大补效更强。

泰山磐石散　　《古今医统大全》

【组成】　人参（6g）　　黄芪各一钱（15g）　　白术（9g）　　炙甘草各5分（5g）　　当归一钱（6g）　　川芎（3g）　　白芍药（9g）　　熟地黄各八分（12g）　　续断一钱（6g）　　糯米一撮（9g）　　黄芩一钱（6g）　　砂仁五分（3g）

【用法】　水煎服，其中人参宜另炖（原方水一盏半，煎七分，食远服。但觉有孕，三五日常用一服；四个月之后，方无虑也）。

【功效】　益气健脾，养血安胎。

【主治】　气血虚弱胎元不固证。症见妇人妊娠胎动不安，面色淡白，倦怠无力，不思饮食，舌淡，脉浮滑无力（或沉弱），或屡有堕胎史者。

【方解】　本方为治妇女妊娠胎动不安之名方。本方证是由气血虚弱，胞宫不固，胎元失养所致。方中重用白术益气健脾安胎，为君药。人参、黄芪助白术益气健脾以固胎元；当归、熟地、芍药、川芎养血和血以养胎元，共为臣药。君臣相伍，双补气血以安胎元。佐以续断补肾安胎；黄芩清热安胎；砂仁理气安胎，且醒脾气，以防诸益气补血药滋腻碍胃；糯米补脾养胃以助安胎。炙甘草益气和中，调和诸药，为佐、使药。诸药相伍，气血两补，肝脾肾同调，以保胎元，于是，气血旺盛，冲任安固，胎元得保。用于妊娠气血两虚之胎动不安，犹稳如泰山，坚如磐石，故名泰山磐石散。

本方系十全大补汤减去肉桂、茯苓，加续断、黄芩、砂仁、糯米而成。减去肉桂防其辛热动阳，助阳动火而致因热动胎。减去茯苓因其淡渗之品易使津液下行外泄，对养胎不利，而所加之品，在于增强安胎之效。

【临床运用】

1. 运用要点：胎动不安，腰酸神疲，舌淡，脉滑无力。

2. 先兆流产或习惯性流产属于气血虚弱，胎元不固者，可用本方治之。

3. 本方用治习惯性流产，从孕 8 周（受精后 6 周）起，每周服用 2～3 剂，连续服用 2～3 个月为一疗程。

【参考文献摘录】　据临床报道：用泰山磐石散治疗习惯性流产 10 例，收到满意的效果。处方：党参、白术、归身、白芍、川芎、熟地、炙黄芪、川断、黄芩、砂仁（后下）、炙甘草、糯米。水煎，温服。加减：热多者倍黄芩，减砂仁；胃弱者加重砂仁用量，减用黄芩（浙江中医杂志，1958，4）。

【方歌】

十全大补去桂苓，加入芩砂续断成，

气血两虚胎屡堕，服此胎元自稳平。

第四节 补 阴

六味地黄丸（原名地黄丸）　　《小儿药证直诀》

【组成】　熟地黄八钱 (24g)　　山茱萸　干山药各四钱 (各12g)　　泽泻　牡丹皮茯苓各三钱去皮 (各9g)

【用法】　制蜜丸，每次 9g，每日 2～3 次；亦可做汤剂，水煎服，用量按原方酌定（原方上为末，炼蜜丸，如梧桐子大，空心，温水化下三丸）。

【功效】　滋阴补肾。

【主治】　肾阴虚证。症见腰膝酸软，头目眩晕，耳鸣耳聋，遗精梦泄，盗汗，或骨蒸潮热，手足心热，口燥咽干，或牙齿动摇，或小儿囟门不合，或足跟疼痛，消渴，小便淋沥，舌红少苔，脉细数。

【方解】　本方乃钱仲阳由《金匮要略》的肾气丸减桂枝、附子而成。所治之证是因肾阴亏损，虚热内生而致。肾为先天之本，真阴之所在，具有濡养机体五脏六腑、四肢百骸的作用。肾阴一亏，就可产生一系列的证候。肾主骨生髓，腰为肾之府，齿乃骨之余，肾阴亏耗，肾精不足，骨髓空虚，腰府失养，故腰膝酸软，齿牙摇动，或小儿囟门不合，或足跟疼痛；阴精亏虚，精不上承，清窍失养，故头晕目眩，耳鸣耳聋；肾阴不足，津不上承，故口燥咽干，消渴；肾主藏精，肾阴亏损，阴虚生内热，虚热内扰，故遗精梦泄，手足心热，盗汗，骨蒸潮热；肾阴不足，失其主水之权，故小便淋漓不畅；舌红少苔脉细数，也是阴虚内热的征象。可见本方治证虽多，但总由真阴不足，虚热内扰所致。其治疗关键在于补阴以配阳，滋阴以清热，重在培补真阴，亦即王冰所说："壮水之主，以制阳光"之意。方中重用味甘质润厚味之熟地黄，滋阴养血，补肾填精，为君药。山茱萸补养肝肾，固精敛气；山药既补脾胃以促运化，又益肾固精止遗，共为臣药，君臣相配，为"三补"之药。肝、脾、肾三阴并补，但以滋补肾阴为主，由于肾阴亏损，虚热内生，故又用泽泻、丹皮清泄肾火，并制熟地黄、山药之腻，使滋补而不腻滞，其中丹皮以其寒性而制熟地、山茱萸之温，使补养肝肾而不助热；茯苓淡渗脾湿，并能健脾而助山药以益脾，共为"三泻"之药，共为佐药。综观全方，以"三补"药与"三泻"药相伍，以补治本，以泻治标，补中有泻，补而不腻，且"三补"药量大于"三泻"药量，说明其重在滋补三阴，尤以补肾为主。是一首滋阴补肾的著名方剂。

【临床运用】

1. 运用要点：腰膝酸软，眩晕耳鸣，手足心热，舌红苔少，脉细数。

2. 高血压、糖尿病、耳源性眩晕、慢性肾炎、再生障碍性贫血、甲状腺机能亢进、白内障、视神经萎缩、中心性视网膜炎、更年期综合征等属于肾阴亏损者，可用本方治之。

3. 《小儿药证直诀》用本方治小儿肾怯失音，囟门不合，神不足，目中白睛多，面色萎白等发育迟缓者。

4. 脾虚运化乏力，食少便溏者宜慎用本方。

【附方】

1. 知柏地黄丸（又名滋阴八味丸、知柏八味丸 《医宗金鉴》）

组成：熟地黄八两（24g）　　山茱萸去核，炙　　山药各四两（各12g）　　泽泻　　牡丹皮去木　　白茯苓各三两（各9g）　　黄柏盐炒　　知母盐炒，各三两（各9g）。功效：滋阴降火。主治：肾阴不足，阴虚火旺之骨蒸潮热，虚烦盗汗，腰膝酸痛，遗精等。

2. 杞菊地黄丸（《医级》）

组成：熟地黄八两（24g）　　山茱萸　　淮山药各四两（各12g）　　白茯苓　　牡丹皮　　泽泻　　枸杞子　　菊花各三两（各9g）。功效：滋阴养肝明目。主治：肝肾阴虚而致之头晕目眩，视物模糊，或两眼干涩、迎风流泪等。

3. 麦味地黄丸（又名八仙长寿丸 《寿世保元》）

组成：熟地八两（24g）　　山茱萸　　山药各四两（各12g）　　泽泻　　茯苓　　丹皮各三两（各9g）　　麦冬去心　　五味子各二两（各6g）。功效：滋肾敛肺。主治：肺肾阴虚，潮热盗汗，咳嗽喘逆，足膝无力等。

以上三方均由六味地黄丸加味而成，都有滋阴补肾的功用。其中知柏地黄丸加用知母、黄柏，偏于滋阴降火，适用于阴虚火旺，骨蒸潮热，遗精盗汗之证；杞菊地黄丸增用杞子、菊花，偏于滋肾养肝明目，适用于肝肾阴虚，两目昏花，视物模糊之证；麦味地黄丸则加五味子、麦冬，偏于滋肾敛肺，适用于肺肾阴虚之喘嗽，潮热盗汗证。

【参考文献摘录】 据临床报道：六味地黄汤加减治疗糖尿病属阴虚热灼证型者，具有一定的近期疗效，据报道所治11例患者中，有9例血糖由200毫克%以上降至正常，尿糖由＋＋以上转为阴性，但疗程一般要一个月或更长。(新中医，1981，11：24)。

【方歌】

六味地黄益肾肝，茱薯丹泽地苓专，
更加知柏成八味，阴虚火旺自可尝，
养阴明目加杞菊，麦味加人长寿丸。

左归丸　《景岳全书》

【组成】 大怀熟地八两（24g）　　山药炒，四两（12g）　　枸杞四两（12g）　　山茱萸四两（12g）　　川牛膝酒洗蒸熟，三两（9g）　　菟丝子制，四两（12g）　　鹿胶敲碎，炒珠，四两（12g）　　龟胶切碎，炒珠，四两（12g）

【用法】 制为蜜丸，每日二次，每次9g，淡盐汤送下。亦可作汤剂，水煎服，用量按原方比例酌定（原方上先将熟地蒸烂，杵膏，炼蜜为丸，如梧桐子大。每食前，用滚汤或淡盐汤送下百余丸）。

【功效】 滋阴补肾，填精益髓。

【主治】 肾阴不足证。症见眩晕耳鸣，腰腿酸软，遗精滑泄，盗汗潮热，形体消瘦，口燥咽干，舌光少苔，脉细数者。

【方解】 本方所治之证，是因肾阴不足，精髓亏耗，虚热内扰所致。肾藏精，主骨生髓，上充于脑。真阴亏损，精髓不足，形体、清窍失养，故见头目眩晕，耳鸣，腰腿酸软，形体消瘦；阴虚内热，相火妄动，扰动精室，故见遗精滑泄；虚热迫津外泄，故盗汗；虚火上炎，故口燥咽干；舌光少苔脉细数，亦为阴亏内热之象。治当以滋补肾阴，填精益髓为法，使精血充益，虚火自降。方中重用熟地黄滋阴补肾，填精补髓，为君药。山茱萸滋肝益肾，固精敛汗；枸杞子补血益精，滋肾养肝，二药助地黄以填真阴，益精血；龟板胶滋阴潜阳，养血补肾；鹿角胶益精补髓，养血助阳，兼能强筋壮骨，二胶均为血肉有情之品，相配而用，既峻补精血，又具有调补阴阳之功，四者共为臣药。再以菟丝子温阳益阴，补肾固精；川牛膝合鹿胶、菟丝子以补肝肾，强腰膝，健筋骨，并苦泄下降以降上炎之虚火；山药补脾益胃，以资生化之源，并能固肾涩精止遗，均为佐药。本方用药配伍，在填真阴，补肾水的同时，又配以鹿角胶、菟丝子温润养阳，助阳以生阴，也体现了"阳中求阴"的治法。诸药相合，共奏滋阴补肾，填精益髓之效。

本方与六味地黄丸两方均为滋阴补肾之剂，但本方乃由六味地黄丸去"三泻"之药物（泽泻、茯苓、丹皮），加入龟胶、鹿胶、枸杞、菟丝子、牛膝而成，其补肾滋阴中，并能填精益髓，且为"纯甘壮水"之剂，有补无泻，正如《王旭高医书六种·医方证治汇编歌诀》中说："左归是育阴以涵阳，不是壮水以制火"，用于真阴不足，精髓亏损之证。而六味地黄丸以补肾阴为主，寓泻于补，用于肾阴不足，虚热内生之证。

【临床运用】

1. 运用要点：腰酸腿软，眩晕耳鸣，遗精盗汗，口燥舌干，舌光少苔，脉细。

2. 慢性肾炎、糖尿病、神经衰弱、原发性高血压、不孕症、性功能减退等属于真阴不足，精髓虚损者，可用本方治之。

3. 本方以阴柔滋润之品为主组成，久服常服每易滞脾碍胃，故在运用时，可加入陈皮、砂仁等以理气醒脾和胃，使补而不腻。

4. 脾虚运化不健或大便溏泻者应慎用本方，必要时需配伍健脾和胃之品。

【附方】

左归饮（《景岳全书·新方八阵》）

组成：熟地黄二钱至二两（20g）　山药　枸杞子各二钱（各9g）　炙甘草一钱（5g）　茯苓一钱半（9g）　山茱萸一至二钱畏酸者少用（6g）。功效：补益肾阴。主治：真阴不足，腰酸遗泄，盗汗，口燥咽干，口渴欲饮，舌光红，脉细。

左归饮与左归丸均为纯补之剂，同治肾阴不足证。然左归饮滋阴补肾之力逊于左归丸，适用于肾阴不足之轻证。

【参考文献摘录】　据临床报道：用左归丸加减治疗多发性神经炎56例。病人年龄15～58岁不等，病程2个月到一年不等。方药：熟地、山药、寄生、川芎、山萸肉、菟丝子、枸杞子、牛膝、杜仲、威灵仙、秦艽、当归、川芎。肝肾亏虚者去当归、川芎，加知母、龟板；脾胃虚弱者去熟地、山萸肉，加党参、黄芪、茯苓。每日1剂，水煎服，早晚各1次。结果：治愈（肢体萎软消失，自觉有力，肢体远端痛觉恢复正常者）42例，好转（症状消失，遗有肢体远端麻木，远端痛觉仍有障碍）14例，总有效率100%（第四军医大学学报，1989，3：205）。

【方歌】

左归丸内山药地，萸肉枸杞与牛膝，

菟丝龟鹿二胶合，壮水之主方第一。

大补阴丸　《丹溪心法》

【组成】　黄柏四两炒褐色（12g）　知母四两酒炒浸炒（12g）　熟地黄六两酒蒸（18g）　龟板六两酥炙（18g）

【用法】　上药为细末，加猪脊髓适量，炼蜜为丸。早、晚各服6～9g，淡盐开水送服；

亦可作汤剂，加猪脊髓、蜂蜜，水煎服，用量按原方比例酌定（原方上为末，猪脊髓蜜丸，如梧桐子大，服七十丸，空心盐白汤下）。

【功效】 滋阴降火。

【主治】 阴虚火旺证。症见骨蒸潮热，盗汗遗精，咳嗽咯血，心烦易怒，足膝热痛，眩晕耳鸣，以及少寐多梦，梦遗，舌红少苔，尺脉数而有力。

【方解】 本方系朱丹溪根据其"阴常不足，阳常有余，宜常养其阴，阴与阳济，则水能制火"的理论而创制的滋阴降火之代表方剂。肾为水火之脏，肾水一亏，相火独旺，阴虚内热，故骨蒸潮热，足膝疼痛，盗汗，遗精。虚火上炎，灼伤肺阴，损及肺络，故咳嗽咯血。水亏火炎，火灼阴伤，若滋阴不降火，则旋补旋耗；若降火不滋阴，则火暂平而又复萌。故滋阴与降火并行，水充则火自灭，水足则阴得救。方中熟地黄滋阴填精；龟板育阴潜阳，二者合则大补真阴，壮水潜阳以培本，共为君药。黄柏苦寒泻相火以坚阴；知母苦甘寒滋润肺肾以清虚火，二味泻相火保真阴以清其源，共为臣药。猪脊髓为血肉有情之品，填精补髓；蜂蜜滋养阴液，二药助熟地、龟板滋肾水，为佐药。诸药合用，滋阴精而降相火，以达培本清源之效。

本方的配伍特点是滋阴药与降火药相配，且熟地黄与龟板用量较重，以滋阴为主，佐以降火。故吴谦谓："是方能骤补真阴，承制相火，较之六味效尤捷"（《医宗金鉴·删补名医方论》）。

【临床运用】

1. 运用要点：骨蒸潮热，盗汗心烦，或咳嗽咯血，舌红少苔，尺脉数而有力。

2. 肺结核、骨结核、肾结核、盆腔结核、慢性肾盂肾炎、膀胱癌、甲状腺功能亢进、糖尿病等属于阴虚火旺者，可用本方治之。

3. 咯血、吐血者，加旱莲草、仙鹤草、侧柏叶以清热止血；盗汗甚者，加糯稻根、浮小麦、煅牡蛎以收敛止汗。

4. 临证用本方时，应根据"水亏"和"火旺"之轻重，权衡"养阴"与"降火"药的用量。

5. 若脾胃虚弱，食少便溏者，不宜应用本方。

【参考文献摘录】 据临床报道：用加味大补阴丸治疗肺结核大咯血10例，辨证属肺肾阴虚，虚火上炎，灼伤肺络所致，处方：生地、熟地、焦山栀、知母、龟板、麦冬、牛膝、枇杷叶、侧柏叶、旱莲草。结果：10例中9例血止，1例无效，一般服药1~2剂后获显效，再服即止（新中医，1975，4：40）。

【方歌】

大补阴丸地龟板，知柏猪髓蜜为丸，

咳血遗精兼盗汗，滋阴降火功尤擅。

【类方比较】

六味地黄丸	均具有滋补肾阴,兼以降火之功。用治肾阴亏虚,虚火内扰见骨蒸潮热,盗汗遗精,舌红少苔,脉细数	重在滋阴补肾,兼补肝脾,并能清泄虚火,寓泻于补,为滋阴补肾的代表方。多用治肾阴亏损,虚热内生而见腰膝酸软,眩晕耳鸣,盗汗遗精,手足心热,骨蒸潮热,舌红少苔,脉细数等证
大补阴丸		滋阴与降火并重,为滋阴降火法的代表方。多用治真阴不足,相火妄动所致之骨蒸潮热或咳嗽咯血证,伴盗汗遗精,足膝疼热,尺脉数而有力等

炙甘草汤（又名复脉汤）　《伤寒论》

【组成】　甘草四两炙（12g）　　　生姜三两切（9g）　　　人参二两（6g）　　　生地黄一斤（30g）　桂枝三两去皮（9g）　　　阿胶二两（9g）　　　麦门冬半升，去心（15g）　　　麻仁半升（15g）　　　大枣三十枚，擘（5～9枚）

【用法】　加清酒适量，水煎服，其中人参宜另炖，阿胶宜烊化（原方上九味，以清酒七升，水八升，先煮八味，取三升，去滓，内胶烊消尽，温服一升，日三服）。

【功效】　滋阴益气，补血温阳，复脉定悸。

【主治】

1. 阴亏血少，气虚阳弱证。症见脉结代，心动悸，体羸气短，舌光色淡，少津。

2. 虚劳肺痿。症见干咳无痰，或咯痰不多，痰中带有血丝，形瘦气短，虚烦不眠，自汗或盗汗，咽干舌燥，大便干结，或虚热时发，脉虚数。

【方解】　本方是《伤寒论》治疗心动悸、脉结代的著名方剂。究其病因乃由阴亏血少，气虚阳弱，心脉不得充养宣通所致。心主血脉，血以养心，而血脉的运行不息，既要靠阴血的充养，又要赖于阳气的推动、宣通。现气虚阳弱，不能推动血行，畅通血脉，故见心动悸，脉结代；气血亏损，形体失于温养，故见虚羸少气；血虚阴亏，肠道失以濡润，故见大便干结；舌光嫩红少苔而干，亦乃阴血不足之象。治疗当以滋阴养血，益气温阳，复脉定悸。方中重用生地黄为君，功善滋阴养血，以充脉养心，《名医别录》谓之能"补五脏内伤不足，通血脉，益气力。"炙甘草益气补心，并"通经脉，利气血"（《名医别录》）；人参大补元气而安心神，止惊悸；大枣益脾养心，三药益气养脾，补脾以养心，心气足则脉气可通；又以阿胶、麦冬、麻仁养血滋阴，助生地黄以充血脉，补心体，六药共为臣药。桂枝温经助阳而通脉，且桂枝与炙甘草相合（即桂枝甘草汤），辛甘化阳，增强温心阳，益心气，通血脉之效；生姜辛温发散，助桂枝以温经通脉，与大枣相合以调补脾胃；以清酒煎药，借酒之温行宣通，以增强其通阳复脉之力，使气血流通，则脉始复常，同为佐药。诸药相伍，滋心阴，补心气，养心血，温心阳，用之使气足血充，阴阳调和，则悸定脉复，故又称为"复脉汤"。

【临床运用】

1. 运用要点：心动悸，脉结代，虚羸少气，舌光少苔。

2. 病毒性心肌炎、风湿性心脏病、肺源性心脏病、冠心病、心律不齐、神经衰弱等属于气血虚损者，可用本方治疗。

3. 应用本方治疗虚劳肺痿，乃取本方功能滋阴血，润肺燥。若痰中带血，桂枝、生姜、清酒可少用或不用，以防温药更伤阴液。

【附方】

加减复脉汤（《温病条辨》）

组成：炙甘草（12g）　　　干地黄（25g）　　　生白芍各六钱（18g）　　　麦冬五钱（15g）　　　阿胶　　麻仁各三钱（各9g）。功效：滋阴补血，养血复脉。主治：温病后期，久热伤阴，津液耗伤，症见久热不退，口干唇燥，烦躁不安，以及心悸脉促等。

本方是由炙甘草汤（复脉汤）加减衍化而成。因温病后期，热灼阴血而致，故本方去益气温阳之参、枣、桂、姜、酒，加养血敛阴之白芍，变阴阳气血并补之剂为滋阴养血之方。

【参考文献摘录】　据临床报道：用本方加减辨证分型治疗室性期前收缩40例。在40例中属气阴两虚型 35 例，心肾阳虚型 5 例，以本方加减，若气虚重者加白晒参；血瘀者加红花、延胡索；失眠者加五味子、珍珠母；肾阳虚重者加鹿角胶、仙灵脾；心阳虚重者加红参、黄芪；20 剂为 1 疗程，经过 1～4 疗程的治疗，结果期前收缩消失者 31 例，期前收缩减少者 7 例，无效者 2 例，总有效率 95%。作者体会，在本方中加入丹参、红花、炒枣仁等增强活血化瘀及安神作用，对于消除期前收缩更为有效。（广西中医药，1984，4：27）

【方歌】

炙甘草汤参桂姜，麦地胶枣麻仁襄，

心动悸兮脉结代，虚痨肺痿服亦良。

一贯煎　　《续名医类案》

【组成】　北沙参　　　麦冬各12g　　　当归身各三钱（9g）　　　生地黄六钱至一两五钱（30g）

枸杞子三钱（9g）　　川楝子一钱半（6g）

【用法】　水煎服（原方水煎，去滓，温服。口苦燥者，加酒炒川连三至五分）。

【功效】　滋阴疏肝。

【主治】　肝气不舒证。症见胸胁、脘腹疼痛，吞酸吐苦，咽干口燥，舌红少津，脉弦细而数，以及疝气、瘕聚者。

【方解】　本方所治之证，是因肝肾阴虚，肝失所养，疏泄条达功能失常所致。肝为刚脏，体阴而用阳，主疏泄而喜条达。肝肾阴虚，肝脉失养，疏泄失调，肝气郁而不舒，故见胸胁疼痛；肝脉郁滞，久则结为疝气、瘕聚；肝气郁而化热，横逆犯胃，导致肝胃不和，或胃气上逆，则见脘腹疼痛，吞酸吐苦；虚火上炎，阴虚津不上承，则口燥咽干；舌红少津，脉弦细而数，亦为阴虚有热，肝气不舒之象。治宜养阴柔肝为主，兼舒解其郁。方中生地黄，味甘微苦而性寒，质润而多液，滋养阴血而补肝肾，滋水以涵木，故重用为君药。枸杞子补血养肝，滋肾益精，助君药以增强滋养肝肾阴血之用，使阴血得充，则肝木柔和；沙参、麦冬滋养肺胃之阴津，肺胃阴津足，则咽干口燥可愈，而且滋阴润肺，既滋水之上源，尚有清金制木之义；更用当归养肝血，行血滞而调肝之用，均为臣药。川楝子舒解肝郁，兼以泄热，在一派滋阴养血柔肝药中，佐以少量的川楝子配伍当归，一疏气郁，一行血滞，调畅气血，则增强疏肝解郁之效，为佐药。诸药相伍，于大队养阴药中，少加疏利肝气，调血行滞之药，标本兼顾，补中有行，使补而不滞，共奏滋阴疏肝之效。

【临床运用】

1. 运用要点：胸脘胁痛，或疝气瘕聚，咽干口燥，舌红少津，脉弦细而数。

2. 慢性肝炎、早期肝硬化、溃疡病、慢性胃炎、肋间神经痛、胸膜炎、神经官能症、睾丸炎等属于肝肾阴虚者，可用本方治疗。

3. 原方作者魏氏柳州在运用本方时，对于口苦燥者，加酒炒黄连以清热泻火；大便秘结者，加栝楼仁以润肠通便；虚热多汗者，加地骨皮以清虚热而止汗；腹痛者，加芍药、甘草以缓急止痛；胸胁作痛，按之坚硬者，加鳖甲以软坚散结；舌红而干，阴亏过甚者，加石斛以滋养阴液，可资参考。

4. 本方滋阴药较多，对气郁湿滞，或停痰积饮引起的胸脘胁痛，不宜应用。

【参考文献摘录】　据临床报道：加味一贯煎治疗慢性肝病 234 例。234 例中，急性肝炎 3 例，迁延型肝炎 12 例，肝硬化 12 例，血吸虫肝病变 9 例，脂肪肝 12 例，慢性肝炎 183 例，肝脓疡恢复期 1 例，无肝病史 2 例。除急性黄疸性传染性肝炎明显表现湿热征象外，其他大都表现阴虚证候。主要有胁痛隐隐，劳累后加重，得卧则减，腹胀纳呆，口干口苦，五心烦热，夜寐不安，肢软乏力，大便干结，舌红少津，苔薄黄，脉弦细。治疗主方：生地、北沙参、当归、枸杞、麦冬、川楝子、郁金、白芍。迁延性肝炎、慢性肝炎胁痛腹胀加柴胡、木香、山楂；口苦、舌赤苔黄加丹皮、栀子；舌暗紫、脉弦涩加丹参；饮食运化不良加山楂、鸡内金；黄疸加茵陈；谷丙转氨酶不降加五味子；乙型肝炎纳呆腹胀加鸡内金、山楂；肢软无力加黄芪、山药；肝硬化，脾大加柴胡、鳖甲；面色黧黑、舌质紫暗加丹参、桃仁；腹胀满，有腹水征象去生地，加鸡内金、茅根、晚蚕沙、香橼皮、沉香。脂肪肝，便结加熟军、川朴；胁痛甚加元胡；腹胀加山楂、炒麦芽。治疗时间最长者为 17 个月，最短者为 2 个月。结果：显效 46 例（各种自觉症状基本消失，阴虚证象消退，肝脾大小正常，肝功能各项检查在正常范围），占 19.4%；好转 171 例（自觉症状明显减轻，阴虚证象改善，肝功能各项检查在正常范围或接近正常，肝脾肿大明显缩小），占 73.2%；无效 17 例（症状无改变，阴虚未见改善，肝功能及肝脾大小无变化），占 7.4%（中医杂志，1985，8）。

【方歌】
一贯煎中用地黄，沙参杞子麦冬襄，

当归川楝水煎服，阴虚肝郁是妙方。

【类方比较】

	均具有疏肝理气而止痛之功。用治肝气郁滞所致之胁痛证	重在滋养肝肾，兼能疏达肝气。为滋阴疏肝法的代表方。多用治肝肾阴虚，兼有肝气郁滞之胸脘胁痛证，临证并伴有吞酸吐苦，口燥咽干，舌红少津等
一贯煎		
逍遥散		长于疏肝解郁，并能养血健脾，属疏肝解郁基础方。多用治肝气郁结，兼有血虚脾弱之胁痛证，以及妇女月经不调证。临证表现以两胁作痛，或少腹疼痛，乳房作胀，头痛目眩，口燥咽干，食少体倦，舌淡，脉弦而虚等

百合固金汤 《慎斋医书》

【组成】 生地黄二钱 (12g)　　　熟地黄三钱 (15g)　　　麦冬钱半 (9g)　　　百合 (12g)
芍药炒 (9g)　　当归 (6g)　　贝母 (9g)　　生甘草各一钱 (5g)　　玄参 (12g)　　桔梗各八分 (9g)

【用法】 水煎服（原方未著用法）。

【功效】 养阴清热，润肺化痰。

【主治】 肺肾阴亏，虚火刑金证。症见咳嗽气喘，痰中带血，咽喉燥痛，手足心热，潮热盗汗，舌红少苔，脉细数。

【方解】 本方所治之证，乃由肺肾阴亏，虚火上炎，灼伤肺络所致。肺为水之上源，若燥热伤肺，肺阴受灼，则上源绝而肾阴亦损；亦可因房事不节，肾阴亏损，阴不制阳，则虚火刑金，灼伤肺阴；二者均可导致肺肾阴虚。少阴肾经的经脉上挟于咽，肾阴亏损，虚火上炎，则咽喉燥痛；虚火刑金，肺阴受伤，肺失清肃，则咳嗽气喘；虚火灼伤肺络，则痰中带血；手足心热，骨蒸盗汗，舌红少苔，脉细数等，均为肺肾阴虚，虚火内扰之象。肺肾阴亏，治应滋肾润肺，兼以化痰止咳。方中百合甘苦微寒，滋阴清热，润肺止咳；熟地黄滋阴养血，补肾填精，滋水以降火；生地黄养阴滋肾而润燥，清热凉血而止血，三药合用，滋养肺肾，清虚火而凉血，共为君药。麦冬甘寒，滋养肺胃之阴，助百合清热润肺止咳；玄参咸寒，助二地滋阴壮水以清虚火，兼凉血止血，共为臣药。白芍养血益阴；当归养血，且治咳逆上气，二药合则养血柔肝，使肝血足以制约肝火，以保肺金；贝母润肺化痰止咳；桔梗宣利肺气，化痰利咽，并载药上行，共为佐药。甘草调和诸药，为使药。诸药合用，共奏养阴清热，润肺化痰之效。因其能滋肾润肺，清火化痰，以固肺金，故名为"百合固金汤"。

【临床运用】

1. 运用要点：咳嗽，痰中带血，咽喉燥痛，手足烦热，舌红少苔，脉细数。

2. 肺结核、气管炎、支气管扩张、慢性咽炎等属于肺肾阴虚者，可用本方治之。

3. 若痰稠难咯，加栝楼仁、花粉以清润化痰；若咳血甚者，加侧柏叶、仙鹤草、白茅根以凉血止血。

4. 本方药物多属甘寒滋腻之品，脾虚便溏，饮食减少者宜慎用。

【参考文献摘录】 据临床报道：百合固金汤治疗自发性气胸 11 例。自发性气胸患者，除胸闷胀痛、呼吸喘促、甚则张口抬肩、窒息外，多数病人尚有干咳痰粘、口燥咽干、尿黄便秘、舌红干糙、苔少微黄、脉细数等证。按中医辨证属肺阴虚火旺，宜以滋阴降火为治。选用百合固金汤加减治疗，方中去当归之温燥、熟地之滋腻，酌加沙参养阴清热，杷叶、瓜蒌皮清热化痰。轻症可单纯使用本方治疗，重者可配合穿刺抽气减压，并适当使用抗生素。本组 11 例中，气胸消失，肺复张最快为 2 天，最慢为 20 天，平均为 11 天左右。文中指出，本方具有如下优越性：(1) 病人症状改善快；(2) 气胸消失、肺复张快；(3) 对某些西医方法内科治疗难愈而又无手术指征的病例也有效（新医学，1977，8：197）。

【方歌】

百合固金二地黄，玄参贝母桔草藏，

麦冬芍药当归配，喘咳痰血肺家伤。

益胃汤 《温病条辨》

【组成】 沙参三钱 (12g)　　麦冬五钱 (15g)　　冰糖一钱 (6g)　　细生地五钱 (15g)

玉竹炒香，一钱五分 (12g)

【用法】 水煎服，其中冰糖溶化（原方上以水五杯，煮去二杯，分二次服，渣再煮一杯服）。

【功效】 养阴益胃。

【主治】 胃阴不足证。症见厌食，口干咽燥，舌干少苔，脉细数。

【方解】 在《温病条辨》中，本方原治阳明温病，热结腑实，下后热结去而胃阴伤甚之证。温热病本易伤阴，今热结阳明而腑实，应用下剂后，虽热结已去，但阴液更伤，故见不能食，口干咽燥，舌干少苔，脉细数。胃为五脏六腑之海，十二经皆禀气于胃，胃阴复而十二经之阴皆复，所以用甘凉益胃生津法急复其阴津。方中生地、麦冬味甘性寒，功能养阴清热，生津润燥，为甘凉益胃之品，共为君药。配以沙参、玉竹甘凉生津以加强生地、麦冬复胃阴之力，为臣药。冰糖润肺养胃，调药和中，为佐使药。全方药简力专，相合而用，具有益胃复阴之效。

【临床运用】

1. 运用要点：厌食，口燥咽干，舌干少苔，脉细数。

2. 慢性胃炎、肝炎、胰腺炎、癌病化疗后、小儿厌食症等属于胃阴亏损者，均可应用本方治之。

3. 若汗多，气短，兼有气虚者，加党参、五味子以益气敛汗。

4. 本方纯以甘凉濡润的药物组成，若脾虚湿盛，食少便溏或泄泻者不宜使用。

【方歌】

益胃汤能养胃阴，冰糖玉竹沙参煎，
麦冬生地同煎服，温病须虑热伤津。

第五节　补阳

肾气丸　《金匮要略》

【组成】　干地黄八两 (240g)　　　山茱萸　薯蓣各四两 (各120g)　　　泽泻　茯苓　牡丹皮各三两 (各90g)　　桂枝　　附子各一两炮 (各30g)

【用法】　为蜜丸，每次 9g，每日 2～3 次；亦可作汤剂，水煎服，用量按原方比例酌定（原方为细末，炼蜜和丸，梧桐子大，酒下十五丸，日再服）。

【功效】　温补肾阳。

【主治】　肾阳不足证。症见腰膝酸软，下半身常有冷感，少腹拘急，小便不利，或小便反多，入夜尤甚，舌淡胖，苔薄白，脉沉迟；以及脚气、痰饮、水肿、消渴、转胞等。

【方解】　本方所治之证，是因肾阳不足，命门火衰而致。肾为先天之本，中寓"元阳"，对人体起着温煦、生化的作用，是人身气化的根本。故肾阳不足，不能温养下焦，则见腰膝酸软，下半身常有冷感；阳虚寒凝经脉，经气不通，则见少腹拘急；肾主水，命门火衰，即可引起气化不利而见小便不利、水肿或转胞（即指妇女妊娠后期小便不利）；肾虚不摄水，又可见小便反多，入夜为甚；舌淡胖，脉沉迟皆为肾阳虚弱之象。至于痰饮、水肿、脚气、消渴、转胞等虽各不同，但其病机皆因肾阳不足，水液泛滥而致。肾阳亏损，气化不行，水湿壅滞，注于脚下，则为脚气；水湿上泛，则为痰饮；肾阳虚气化不利，津不上承则为消渴。治当温补肾阳，使肾阳充盛，气化复常，诸证可愈。但阴阳是相互维系的，故欲温补肾阳，须于"阴中求阳"。正如张景岳所谓"善补阳者，必于阴中求阳，则阳得阴助而生化无穷"。故方中重用干地黄滋阴补肾为君药。山茱萸补肝肾，敛精气；山药益脾固肾，二药合用助地黄既增强滋阴补肾之力，补阴以生阳，使阳气生化有源，又益阴摄阳，使虚阳不致浮越于外，更以辛热的附子温补命门真火，复其气化之功；桂枝温阳化气，温通经脉，合附子以温壮阳气，并能温经散寒通脉，四药共为臣药。方中附、桂用量较轻，说明其立方之意，是取"少火生气"之意，且配于补阴药中而用，取其能微微生火，以鼓舞肾气，正如《删补名医方论》言"此肾气丸纳桂、附于滋润剂中十倍之一，意在微微生火，则生肾气也"，此亦"慢病慢治"的用药要诀。佐以茯苓、泽泻渗湿泄浊，通调水道，配桂枝温化膀胱以恢复肾主水之功；又以丹皮之寒性与温补药相配，使补中寓泻，以利阴生阳长。本方补阳药与补阴药相配，温而不燥，滋而不腻，共奏温补肾阳之效。体现了王冰所谓"益火之源，以消阴翳"之法。

【临床运用】

1. 运用要点：腰膝冷痛，小便不利或反多，舌质淡而胖，尺脉沉细。

2. 慢性肾炎、慢性肾功能不全、慢性支气管炎、支气管哮喘、肺心病心力衰竭、高血压病、糖尿病、肾上腺皮质功能减退、甲状腺功能减退、性功能减退、尿崩症、妇女更年期综合征、前列腺肥大、产后尿潴留、老年性白内障等属于肾阳虚者,可用本方治之。

3. 小儿遗尿、老人小便失禁、水肿、淋证、阳痿、妇女带下等由肾阳不足所致者,亦可用本方加减治之。

4. 后世应用本方常以熟地黄易干地黄,以肉桂易桂枝,温阳补肾之力更强。

5. 凡属阴虚火旺,燥热伤阴者,均不宜用本方。

【附方】

1. 加味肾气丸(又名济生肾气丸 《济生方》)

组成:炮附子二两(60g) 熟地黄 炒山药 山茱萸 泽泻 茯苓 牡丹皮 官桂 川牛膝 车前子各半两(15g)。功效:温补肾阳,利水消肿。主治:肾阳不足之小便不利,腰重腰肿或全身水肿等。

2. 十补丸(《济生方》)

组成:炮附子 五味子各二两(各60g) 山茱萸 山药 牡丹皮 鹿茸 熟地黄 肉桂 白茯苓 泽泻各一两(各30g)。功效:补肾阳,益精血。主治:肾阳虚损,精血不足之面色黧黑,足冷足肿,耳鸣耳聋,肢体羸瘦,足膝软弱,小便不利,腰膝疼痛等。

济生肾气丸、十补丸均系肾气丸的衍化方。济生肾气丸由金匮肾气丸加车前子、牛膝而成,车前子利水通淋,牛膝补肝肾而下行。但本方附子用量较重,温肾助阳,配伍茯苓、泽泻、车前子、牛膝等渗利行水之品,共奏温阳利水之功,其温阳利水作用强于肾气丸而补肾作用则逊,用于肾阳不足之水肿病。十补丸由肾气丸加鹿茸、五味子而成,鹿茸功善补督脉,填精髓,与桂附协同,更能温肾益精;五味子纳气归肾,又辅助山萸肉滋肾,涩精止遗。全方温肾壮阳,补益精血,而温补肾阳之力优于肾气丸,适用于肾阳虚损,精血不足诸证。

【参考文献摘录】 据临床报道:金匮肾气丸治疗急慢性肾炎,基本方:熟附子、肉桂、山药、山茱萸、丹皮、泽泻、云苓。晨起水肿甚者加桂枝;双下肢水肿甚者加车前子;尿蛋白(+++)者加芡实、苡仁;有管型者加银花、败酱草;食少者加鸡内金;腰痛重者加金毛狗脊、杜仲,低盐饮食。治疗26例,结果痊愈24例,进步及无效各1例,总有效率96.15%,服药15~60剂,平均30剂(国医论坛,1988,4:18)。

【方歌】

肾气丸补肾阳虚,干地山药及山萸,

苓泽丹皮加桂附,水中生火在温煦。

【类方比较】

肾气丸	均具有滋阴补肾之功。用治肾虚而见腰膝酸软疼痛、消渴、小便淋沥不畅等症	在滋阴补肾的基础上温阳益火,但以温补肾阳为主,体现了"阴中求阳"的治法,为治肾阳虚证的代表方。亦可用治肾阳虚之痰饮、脚气、消渴、水肿、转胞等。临证以腰痛脚软,身半以下有冷感,小便不利或小便反多,阳痿早泄,舌淡而胖,脉沉细等症者
六味地黄丸		重在滋阴补肾,兼能清泄虚火,为补阴的代表方剂。多用治肾阴亏损,虚火内扰而见腰酸耳鸣、眩晕,手足心热,舌红苔少,脉细数等症者

右归丸 《景岳全书》

【组成】 大怀熟地八两(24g) 山药四两,炒(12g) 山茱萸三两,微炒(9g) 枸杞四两,微炒(12g) 鹿角胶四两,炒珠(12g) 菟丝子四两,制(12g) 杜仲四两,姜汤炒(12g)

当归三两，便溏勿用（9g）　　　　肉桂二两，渐可加至四两（6g）　　　制附子二两，渐可加至五六两（6g）

【用法】　为蜜丸，每日二次，每次 9g。亦可作汤剂，水煎服，其中鹿角胶宜烊化，肉桂宜研末焗服。（原方上丸法如左归丸配制蜜丸法，或丸如弹子大，每嚼服二三丸，以滚白汤送下，其效尤速）。

【功效】　温补肾阳，填精补血。

【主治】　元阳虚衰证。症见气衰神疲，畏寒肢冷，腰膝酸软；或阳痿遗精、尿失禁；或阳衰无子；或饮食少进，大便不实；或下肢浮肿，舌淡苔薄白，脉沉迟细者。

【方解】　本方所治之证，是因元阳不足，命门火衰，精血虚冷而致。肾阳虚衰，精血不足，不能温煦濡养形体，则见气衰神疲，畏寒肢冷，腰膝酸软；肾阳虚，不能固摄精关，则遗精滑泄；不能固摄水液，约束膀胱，则见尿失禁；肾藏精，主生殖，肾阳衰弱，精气虚冷，故阳痿遗精、无子；命门火衰，不能温养脾土，致脾胃虚寒，运化失司，则食少便溏；肾主水，肾虚主水无权，水气泛滥，则下肢浮肿；舌淡苔薄白，脉沉迟细亦为阳衰精亏之象。本方治证甚广，但总的病机均为元阳虚衰，故治疗之法，重在培补肾中元阳，兼以滋阴填精，以协调阴阳，使阳气生化有源，正如张景岳所谓："益火之原，以培右肾之元阳"（《景岳全书·新方八阵》）。方中重用甘温的熟地黄为君，滋阴养血，补肾填精，既补精血的不足，又补阴以生阳，取"阴中求阳"之义。附子、肉桂温肾阳，补命火，暖下元；鹿角胶为血肉有情之品，有温阳补髓，养血填精之效；菟丝子助阳益阴，补肾固精；杜仲温补肝肾，强筋壮骨，五药合用，刚柔相济，既增强温阳补火之力，又兼益阴血，填精髓之功，共为臣药。山萸肉补养肝肾，敛摄精气；山药益脾固肾；枸杞子补血养肝，滋肾益精；当归补血和血，四药协助君药以滋阴补肾、填精补血，共为佐药。如此配伍，则阳得阴助，生化无穷。诸药合用，共奏温补肾阳，填精补血，以培补肾中元阳之效。

右归丸系由《金匮要略》肾气丸减去"三泻"药（泽泻、丹皮、茯苓），并将干地黄加熟地黄，桂枝加肉、再加鹿角胶、菟丝子、杜仲、枸杞子、当归而成，既增强温补肾阳之力，又兼填精补血之功，使药效专于温补。

【临床运用】

1. 运用要点：气衰神疲，畏寒肢冷，腰膝酸软，舌淡苔白，脉沉迟。

2. 性神经衰弱、精子缺乏症、不孕症、慢性肾炎、慢性肾功能衰竭、甲状腺机能减退症、更年期综合征等属于肾阳虚衰者，可用本方治疗。

3. 本方纯补无泻，凡肾虚而有湿浊者不宜应用。

【附方】

右归饮（《景岳全书》）

组成：熟地二三钱或加至一二两（30g）　　　山药二钱，炒（12g）　　　山茱萸一钱（6g）　　　枸杞二钱（12g）　　　甘草一二钱，炙（6g）　　　杜仲二钱，姜制（12g）　　　肉桂一二钱（5g）　　　制附子一至三钱（9g）。功效：温肾填精。主治：肾阳不足之气怯神疲，腰酸肢冷，舌淡苔白脉沉细；或阴盛格阳，真寒假热之证。

本方与右归丸均有温肾填精的作用，治疗肾阳不足证。但右归丸较右归饮组成多鹿角胶、菟丝子、当归，而不用甘草，故其温补肾阳，填精补血之力更强。

【参考文献摘录】　据临床报道：运用右归饮、右归丸治疗精子缺乏症 6 例，获得满意效果。方用右归饮加味（有遗精史及早泄者，加韭菜子、金樱子、龙骨、牡蛎；大便溏者，加补骨脂、炒白术、党参、干姜；举而不坚者,加淮牛膝、巴戟天、续断),每日 1 剂,连服 3 周后,除每晚续服汤剂外,早晨及中午吞服右归丸(鹿角胶改为鹿茸,并加人参),每次 9g(浙江中医杂志,1983,11)。

【方歌】

右归丸中地附桂,山药茱萸菟丝归,

杜仲鹿胶枸杞子,益火之源此方魁。

【类方比较】

肾气丸	均具有温补肾阳之功,均含有"阴中求阳"之义,均可用治肾阳不足诸证。临证均可见腰膝酸软,畏寒肢冷,阳痿遗精,舌淡,脉沉迟而细等	为温补肾阳的代表方。滋阴之中旨在温阳益火,含有"阴中求阳"、"少火生气"之义。适用于肾阳不足诸证。临证以腰痛腿软,下半身有冷感,小便不利,舌质淡胖,脉沉细等为特征
右归丸		为温阳益精之剂。益火壮阳力强,兼以滋阴填精补髓。适用于元阳不足,命门火衰,精血虚冷之神疲气怯,或火不生土等证。临证以神疲,畏寒,肢冷,腰膝酸软,脉沉迟为特征

第六节　阴阳并补

地黄饮子　《黄帝素问宣明论方》

【组成】 熟干地黄去心(24g)　　巴戟天去心(12g)　　山茱萸(12g)　　石斛(12g)　肉苁蓉酒浸,焙(12g)　　附子炮(9g)　　五味子(6g)　　白茯苓(9g)　　官桂(6g)　麦门冬去心(12g)　　菖蒲(9g)　　远志去心,各等分(6g)

【用法】 加生姜 3 片、大枣 3 枚、薄荷 5g,水煎服(原方上为末,每服三钱,水一盏;加生姜五片,枣一枚,薄荷五七叶,同煎至八分,不计时)。

【功效】 滋肾阴,温肾阳,化痰开窍。

【主治】 喑痱证。症见舌强不能言,足废不能用,口干不欲饮,舌淡苔白滑,脉沉细弱。

【方解】 本方所治之喑痱证,乃因肾阴肾阳虚衰,虚阳上浮,痰浊上泛,堵塞窍道而致。"喑"是舌强不能言语;"痱"是足废不能行走。肾主骨,下元虚衰,筋骨失去元阴之濡养及元阳之温煦,故筋骨痿软无力,以致足废不用;肾阳不足,水泛为痰,痰浊随虚阳之浮越而上泛,堵塞窍道,故舌强不能言;肾精亏耗,津不上承,故口干不欲饮。治宜滋肾阴,温肾阳为主,佐以开窍化痰,宣通心气。方中用甘温的熟地与酸温的山茱萸滋补肾阴;肉苁蓉、巴戟天温壮肾阳,四药合用,阴阳两补,以温补下元,共为君药。附子、肉桂助阳益火,其中肉桂并能引火归元,使浮阳返归于肾;石斛、麦冬、五味子滋阴壮水,其中五味子与山茱萸合用尤可滋阴敛阳,制虚阳之上浮,使肾气摄纳有根,五药合用,亦阴阳两补,共为臣药。石菖蒲、远志、茯苓合用,功能开窍化痰,配诸补肾药尤能交通心肾,是为佐药。用法中少加薄荷、姜、枣为引,其中薄荷辛凉轻散,引诸药上行以宣窍;姜、枣健胃和中,调和营卫,为使药。全方的配伍特点,是阴阳两补,上下并治,标本兼顾,但以治下、治本为主。诸药合用,使下元得以补养,浮阳得以摄纳,阴阳相济,痰化窍开,则喑痱可愈。

【临床运用】

1. 运用要点：足废不能用，舌强不能言，舌淡苔白滑，脉沉细无力。

2. 脊髓空洞症、重症肌无力、缺钾性瘫痪、晚期高血压病、脑动脉硬化、中风后遗症、肾性高血压病等属于下元虚衰，虚阳上浮，痰浊堵塞窍道者，可用本方治之。

3. 气火上升，肝阳偏亢，突然舌强足废者，切不可应用本方。

【参考文献摘录】 据临床报道：本方对脑血栓形成恢复期属于中医肾虚精亏语言不利者有一定疗效。张氏以本方配合其它方治疗脑血栓形成 240 例。结果：基本痊愈（症状及体征基本消失，生活能自理者）98 例，占 40.5%；显效（症状及体征明显改善，偏瘫失语明显好转，能行走，生活基本能自理）80 例，占 33.4%；好转（症状及体征有改善，肢体活动有一定好转，语言不利和吞咽困难有好转，生活不能完全自理）56 例，占 23.4%；无效（治疗前后症状和体征无改变）6 例，占 2.1%。总有效率 97.9%（河北中医，1986，1：12）。

【方歌】

地黄饮子山茱斛，麦味菖蒲远志茯，

苁蓉桂附巴戟天，少入薄荷姜枣服。

自 学 指 导

【重点难点】

1. 四君子汤中人参配白术重在增强益气补中之效，白术配茯苓以健运脾胃，促进脾胃受纳运化的功能，故本方功善益气健脾，为补中益气的基础方。异功散、六君子汤、香砂六君子汤等，均从四君子汤衍化而来。

2. 参苓白术散亦是四君子汤加味而成，益气健脾补中，兼能化湿和胃止泻，宜于脾虚夹湿证。方中加入桔梗一味，载药上行，引脾气上升，输津益肺，故本方有"培土生金"之义，因此本方亦治中虚脾胃生化不足以致肺损虚劳者。

3. 补中益气汤中黄芪配升麻、柴胡，功善益气升阳，适于中气不足，气虚下陷的多种病证。本方也是"甘温除热"法的代表方，亦可用治气虚发热证。

4. 玉屏风散以黄芪、白术配伍防风，补中有散，补散兼施，重在益气固表止汗，兼以疏风御邪，是益气固表法的代表方，与桂枝汤用治风寒客表，营卫不和之表虚汗出证有所不同。

5. 生脉散以人参配伍麦冬，益气养阴，两救气阴，尤善于养心肺之气阴，是气阴两伤证的急救方剂。

6. 四物汤中熟地、白芍配伍当归、川芎，重在补血养肝和营，又兼活血行滞，补中有行，补血而不滞血，活血而不伤血，故为补血、调经的常用基础方剂。

7. 当归补血汤虽为补血之剂，方中却重用黄芪大补元气以资生血之源，配伍当归养血补虚，二药用量之比为 5:1，功善补气生血，为"补气生血"、"甘温除热"用治血虚劳热证的代表方剂。

8. 归脾汤为补血之剂，方中选用人参、黄芪之意，在于补气以生血、摄血，用治心脾两虚，心血不足之证；以及脾虚气不摄血之出血证。

9. 泰山磐石散系八珍汤去茯苓加黄芪、黄芩、川断、砂仁、糯米而成。功能益气健脾，养血安胎，为治妇女气血两虚，胎动不安的名方。

10. 六味地黄丸三补三泻，以补为主（肝、脾、肾三阴并补，而以补肾阴为主）。之所以"三补"中配以"三泻"，一是肾为水火之脏，肾水不足则相火易亢；二是肾阴不足，阴虚则生内热，故方中在用熟地黄、山茱萸、山药"三补"之中又以泽泻、丹皮、茯苓"三泻"，达到"壮水之主，以制阳光"的目的，而且补而不滞，开阖有度，故本方为滋补肾阴之通剂。

11. 大补阴丸之所以"滋阴"与"降火"并用，是针对真阴不足，相火妄动的病机，若仅滋阴而不降火，则虚火难清；如只降火而不滋阴，即使火势暂息，犹恐复萌，故滋阴与降火并行，水足则火自灭，火息则阴得救，培本与清源两相兼顾。

12. 炙甘草汤重用干地黄的意义是滋阴养血，充脉养心，并与它药相伍"通血脉，益气力"，针对阴亏血少，不能充盈血脉以濡养心体而致之心动悸，脉结代而设。方中桂枝温心阳，利血脉，配伍炙甘草辛甘化阳，增强温心阳，益心气，利血脉之力。

13. 肾气丸作为温阳之剂，方中用熟地黄、山萸肉、山药等补阴药的意义在于：阴阳互根，机体阳气的化生，必须以阴精作为物质基础，是以阳虚补阳，必须在补阴的基础上补阳，使阴生阳长，阳气化生有源，故张景岳有谓"善补阳者，必于阴中求阳，则阳得阴助而生化无穷"。于是肾气丸于滋补肾阴中，配伍少量附子、桂枝温阳益火，鼓舞肾气，是"阴中求阳"、"少火生气"之意，为温补肾阳的代表方。

【补益剂小结】

本章共选方20首，按其功用分为补气、补血、气血双补、补阴、补阳、阴阳并补六类。

1. 补气：四君子汤、参苓白术散、补中益气汤、玉屏风散、生脉散均有补气作用，主治气虚诸证。其中四君子汤为益气健脾的基本方，用于脾胃气虚，运化乏力之证；参苓白术散除益气健脾外，并能和胃渗湿，用治脾胃气虚而夹湿之证；补中益气汤长于益气升阳，用于内伤脾胃，气虚发热或气虚下陷证；玉屏风散功专益气固表止汗，用于表虚自汗及虚人感冒；生脉散补养气阴，兼能生津止汗和敛肺止咳，善治暑热汗多，耗气伤阴，以及久咳肺虚，气阴两虚之证。

2. 补血：四物汤、当归补血汤、归脾汤均有补血作用，主治血虚诸证。其中四物汤为补血的常用方，也是妇女调经的基本方，功能补血活血，适用于营血虚滞，冲任虚损之月经不调、痛经等证；当归补血汤重在补气生血，常用于劳倦内伤，血虚发热之证；归脾汤以益气补血，健脾养心为主，善治心脾两虚和脾不统血之证。

3. 气血双补：八珍汤和泰山磐石散均有气血双补的作用，主治气血两虚的病证。其中八珍汤为四君子汤和四物汤的复方，补气与补血并重，是气血双补的基本方，适用于久病失治或病后失调的气血两虚之证；泰山磐石散除气血双补外，长于安胎，用于气血虚弱，冲任不固，以致胎元不固证。

4. 补阴：六味地黄丸、左归丸、大补阴丸、炙甘草汤、一贯煎、百合固金汤、益胃汤均有滋阴作用，主治阴虚诸证。其中六味地黄丸肝、脾、肾三阴并补，以补肾阴为主，为滋阴补肾的常用代表方，适用于以肾阴不足的各种病证；左归丸滋阴补肾，填精补髓，纯甘壮水，补而不泻；用治真阴不足，精髓亏损之证，其滋阴补肾之力，大于六味地黄丸，大补阴丸侧重于滋阴降火，常用于肝肾阴亏，相火亢盛之证；炙甘草汤滋阴养血，益气温阳，善治阴血不足，气虚阳弱之脉结代，心动悸；一贯煎长于滋阴疏肝，主治肝肾阴虚，肝气不舒之证；百合固金汤重在滋阴润肺，兼化痰止咳，适用于肺肾阴亏，虚火刑金之咳嗽气喘，痰中带血证；益胃汤专于养阴益胃，主治胃阴不足之食欲不振，口干咽燥证。

5. 补阳：肾气丸和右归丸均有温补肾阳的作用，主治肾阳不足诸证。其中肾气丸为补肾助阳的代表方，适用于肾阳不足诸证；右归丸温补肾阳，填精补血，适用于肾阳不足，命门火衰及火不生土等证，该方纯补无泻，温补肾阳的作用大于肾气丸。

6. 阴阳并补：地黄饮子重在滋肾阴，温肾阳，并能开窍化痰，为治下元虚衰（阴阳两虚），虚阳上浮，痰浊上泛，堵塞窍道之喑痱证的代表方。

【复习思考题】

1. 试述补益剂的含义、分类、使用注意。

2. 试分析补中益气汤、四物汤、六味地黄丸、一贯煎、百合固金汤的组方原理。

3. 试述黄芪在补中益气汤、玉屏风散、当归补血汤中的配伍意义。

4. 四物汤与逍遥散均为调经的常用方，其功效、主治有何异同。

5. 归脾汤中选用人参、黄芪等补气药有何意义？

6. 炙甘草汤中重用干地黄有何意义？试结合该方的主治、病机及药物配伍三方面加以分析。

7. 试比较六味地黄丸与肾气丸两方在功效、主治方面的异同。

8. 试述四君子汤、六味地黄丸各自的三首常用衍化方之组成、功效、主治。

9. 试述益气升阳、甘温除热、培土生金的含义。

（李政木）

第十章 固涩剂

【目的要求】

1. 熟悉固涩剂的概念、分类、使用注意。
2. 要求掌握的方剂：牡蛎散、四神丸、金锁固精丸、固冲汤。
3. 要求熟悉的方剂：九仙散、真人养脏汤。
4. 要求了解的方剂：固经丸、桑螵蛸散、缩泉丸。

【自学时数】

3 学时。

1. 含义：凡以固涩药为主组成，具有收敛固涩作用，以治疗气、血、精、津耗散滑脱之证的方剂，称为固涩剂。属于"十剂"中"涩可去脱"范畴。

2. 分类：气、血、精、津液是人体的宝贵物质，正如《灵枢·本脏篇》说："人之血气精神者，所以奉生而周于性命者也。"在正常情况下，人体的气、血、精、津液既不断被消耗，又不断得到补充，盈亏消长，周而复始。若一旦消耗过度，每致滑脱不禁，散失不收，轻则有碍健康，重者危及生命。因此，必须采用收敛固涩之法进行治疗，以制止气、血、精、津液的耗散或滑脱，故凡自汗盗汗、久咳不止、久泻不止、遗精滑泄、小便失禁、血崩带下等属于耗散滑脱证者，皆为其适应范围。根据气、血、精、津液耗散滑脱致病之病因和病位的不同，本章分为固表止汗、敛肺止咳、涩肠固脱、涩精止遗、固崩止带五类。

(1) 固表止汗——本类方剂具有固表止汗的作用，适用于体虚不能固表，肌表疏松之自汗，以及阴虚有热，营阴不能内守之盗汗证。代表方如牡蛎散。

(2) 敛肺止咳——本类方剂具有敛肺止咳的作用。适用于久咳肺虚之证。代表方如九仙散。

(3) 涩肠固脱——本类方剂具有涩肠固脱的作用。适用于脾肾虚寒，肠道不固之久泻久痢，甚至滑脱不禁的病证。代表方如四神丸、真人养脏汤等。

(4) 涩精止遗——本类方剂具有涩精止遗的作用。适用于肾虚失藏，精关不固的遗精滑泄，以及肾虚失摄，膀胱失约的尿频、遗尿。代表方如金锁固精丸、桑螵蛸散等。

(5) 固崩止带——本类方剂具有固经止血或止带的作用。适用于妇女冲脉不固或脾虚不摄之崩漏不止，以及带下淋漓不断等病证。代表方如固冲汤、完带汤等。

3. 使用注意：

(1) 固涩剂是为正气内虚，气、血、精、津液耗散或滑脱而设，以正虚为本，耗散或滑脱之症为标，故在治法和用药上须根据气血津精偏衰的程度，每多配伍补益药，以标本兼顾。

（2）凡病证属邪实的，如表证未解或热病所致的汗出；痰饮犯肺引起的咳嗽；邪热（或火）扰动精室引起的梦精滑精；饮食积滞引起的泄泻；邪热内迫大肠引起的痢疾；湿热下注引起的小便短涩；以及热盛迫血妄行引起的崩中漏下等，均非本类方剂所宜。

（3）固涩剂为正虚无邪者设，故凡邪气未去者，不得使用固涩，误用固涩则有"闭门留寇"之弊。

（4）固涩剂为气血津精耗散滑脱而设，若是耗损过度而致生命垂危，症见汗出如珠，气息微弱，口开目合，手撒尿遗，四肢厥冷，脉微欲绝属于暴脱、虚脱者，又非单纯固涩所能治疗。

第一节　固表止汗

牡蛎散　《太平惠民和剂局方》

【组成】　黄芪去苗土，一两（30g）　　麻黄根洗，一两（15g）　　煅牡蛎一两（30g）

【用法】　共为粗末，每服9g，一日2次，加小麦30g，水煎温服（原方上三味为粗散，每服三钱，水一盏半，小麦百余粒，同煎至八分，去滓热服，日二服，不拘时）。

【功效】　益气固表，敛阴止汗。

【主治】　自汗、盗汗证。症见自汗，盗汗，夜卧尤甚，久而不止，心悸易惊，短气烦倦，舌淡红，脉细弱。

【方解】　本方所治自汗、盗汗之证，既有阳虚自汗，又有阴虚盗汗，属于汗出日久不止者。阳虚卫外不固，则肌表空疏而常自汗；夜属阴，心阴不足，阳不潜藏，虚热内生，故汗出夜卧更甚；汗出过多，久而不止，进一步耗伤心阴，则心气亦损，故见心悸易惊，烦倦短气。舌淡红，脉细弱，为气阴两虚之象。治宜固肌表，益气阴，敛汗液。方中煅牡蛎敛汗固涩，敛阴潜阳，为君药。生黄芪益气实卫，固表止汗，为臣药。麻黄根专以止汗；小麦养心阴，益心气，并能退虚热，共为佐使药。合而成方，既能益气固表，又能敛阴止汗，使气阴得复则汗出可止。

【临床运用】

1. 运用要点：汗出，心悸，短气，舌淡，脉细弱。

2. 病后、手术后及产后自汗、盗汗属卫外不固，阴液外泄者，可用本方治疗。

3. 汗出属阳虚者，可加附子、白术以温阳固表；属气虚者，可加人参、白术以益气固表；属阴虚者，可加白芍、五味子以养阴；属血虚者，可加熟地、何首乌以滋养阴血，自汗应重用黄芪以固表，盗汗可再加糯稻根以止汗，疗效更佳。

【参考文献摘录】　据临床报道：用牡蛎散治疗自汗、盗汗28例，其中属于病后者18例，手术后者8例，新产妇2例。28例病人中自汗6例，盗汗15例，自汗兼盗汗7例。全部病例除出汗为临床主症外，其他兼证多为饮食减少，头晕心悸，疲乏无力。经治疗后，28例中痊愈20例，基本痊愈者5例，减轻者1例，无效者2例。服药2～5剂者18例，6～10剂者5例，10剂以上者5例（福建中医药，1966，3：37）。

【方歌】

牡蛎散内用黄芪，浮麦麻黄根最宜，

自汗盗汗心液损，固表敛汗见效奇。

【类方比较】

牡蛎散	均能益气固表止汗。用治气虚卫外不固之自汗证	重在敛阴潜阳，其收敛止汗之力较强。常用治诸虚不足，身常汗出的自汗证；更多用于体虚心阳不潜，营阴不守，心悸惊惕之盗汗证
玉屏风散		重在益气固表，其补虚之力较大，常用治气虚卫外不固之自汗，面色㿠白，舌淡，脉浮弱之气虚自汗证。亦治虚人易感风邪者

第二节　敛肺止咳

九仙散　《医学正传》

【组成】　罂粟壳蜜炙，二钱 (10g)　　　乌梅一个 (6g)　　　五味子 (6g)　　　人参 (10g)
阿胶 (10g)　　　款冬花 (6g)　　　桔梗 (8g)　　　贝母 (5g)　　　桑白皮各五分 (6g)

【用法】　共为细末，每日三次，每次 6g，粥水送服。亦可作汤剂，水煎服，用量按原方比例酌定（原方为末，每服三钱，白汤点服，嗽住止后服）。

【功效】　敛肺止咳，益气养阴。

【主治】　久咳肺虚证。症见咳嗽日久不已，痰少而粘，咳甚则气喘自汗，脉虚数。

【方解】　本方证为久咳伤及肺之气阴所致。久咳伤肺，肺气虚损，故咳嗽日久不已，甚则气喘，脉虚；肺气不足，皮毛疏松，故自汗；咳久伤及肺阴，致虚热内生，故脉象虚而数。治宜敛肺止咳，益气养阴。方中罂粟壳擅于敛肺止咳，故重用为君药。五味子、乌梅酸敛肺气，协助君药敛肺止咳，以治其标；人参补益肺气；阿胶滋养肺阴，以治其本，四药共为臣药，上述敛肺止咳药与补益气阴药合用，对于久咳不止，而致肺气耗散，气阴不足者，属标本兼顾之举。款冬花、桑白皮降气化痰，止咳平喘；贝母化痰止咳，共为佐药。使以桔梗宣肺祛痰，载药上行，诸药配伍，则敛中有散，降中寓升，但总以降、收为主。

【临床运用】

1. 运用要点：久咳不已，甚则喘而自汗，脉虚数。

2. 慢性气管炎、喉源性咳嗽、嗜酸粒细胞增多症、肺气肿等属久咳肺虚，气阴两亏者，可用本方治之。

3. 久咳而痰涎壅盛，或咳嗽而外有表证者忌用，以免留邪。方中罂粟壳有毒，因此，不宜多服、久服，方后注曰："嗽住止后服"即是此意。

4. 罂粟壳用于止咳宜蜜炙。

【参考文献摘录】　据临床报道:用本方加减治疗顽固性咳嗽 49 例。若胸闷不畅者,去罂粟壳加瓜蒌皮;痰粘色黄者,去党参、罂粟壳、五味子,加海浮石、沙参;下午或夜间咳甚者,加玉竹或百合、麦冬;咯痰清稀,时日已久,或背冷如掌大者,去桑白皮加细辛;食欲不振者,去阿胶,加莱菔子。结果:治疗 49 例,治愈 36 例,有效 6 例,无效 7 例。痊愈最快者 2 天,有 19 例用药 4 天痊愈(陕西中医,1987,10:460)。

【方歌】

九仙散中罂粟君，参胶梅味共为臣，

款冬贝桑桔佐使，敛肺止咳益气阴。

第三节　涩肠固脱

真人养脏汤　《太平惠民和剂局方》

【组成】　人参 (6g)　　当归去芦 (6g)　　白术焙，各六钱 (9g)　　肉豆蔻面裹煨，半两 (6g)
肉桂去粗皮 (3g)　　甘草炙，各八钱 (6g)　　白芍药一两六钱 (15g)　　木香不见火，一两四钱 (5g)
诃子去核，一两二钱 (12g)　　罂粟壳去蒂萼，蜜炙，三两六钱 (10g)

【用法】　共为粗末，每服 6～9 克，每日 2～3 次，水煎，食前温服（原方上锉为粗末，
每服二大钱，水一盏半，煎至八分，去滓食前温服。忌酒、面、生冷、鱼腥、油腻）。

【功效】　涩肠固脱，温补脾肾。

【主治】　久泻久痢。症见大便滑脱不禁，泻下无度，腹痛喜温喜按，不思饮食，甚则脱
肛，舌淡苔白，脉迟细。

【方解】　本方所治证候，可因泻痢日久伤及脾肾而致，亦可因脾肾虚寒不能固摄而致。
脾主运化，需赖肾阳之温煦，如泻痢日久损伤脾肾，脾阳虚中气下陷，肾阳虚关门不固，故
见久泻久痢，滑脱不禁，甚或脱肛不收；脾肾阳虚，虚寒内生，寒邪凝滞，故腹痛喜温喜
按；病虽以脾肾虚寒为本，但本证以滑脱不禁为主症，故治宜涩肠固脱为主，配以温补脾肾
之法。方中重用罂粟壳涩肠固脱止泻，为君药。诃子涩肠止泻；肉豆蔻暖脾温肾，涩肠止
泻，两药共助罂粟壳以增涩肠固脱止泻之功，以治其标；肉桂温补肾阳，补火生土，人参、
白术益气健脾，合之则温肾暖脾，以治其本，共为臣药。泻痢日久伤阴血，故用当归、白芍
养血和营，且白芍又治下痢腹痛；又恐补涩太过反生气滞，故又配木香醒脾导滞，行气止
痛，使补而不滞，上述三药相配，亦寓"行血则便脓自愈，调气则后重自除"（《素问·病机
气宜保命集》）之意，共为佐药。炙甘草调和诸药，合白芍又能缓急止痛，是为使药。诸药
合用，补涩结合，标本兼治，使滑脱得固，脏腑得养，故名"养脏"。

【临床运用】

1. 运用要点：泻痢滑脱不禁，腹痛喜温喜按，食少神疲，舌淡苔白，脉迟细。

2. 慢性结肠炎、慢性痢疾、肠结核、慢性肠炎等属于久泻不止，脾肾虚寒者，可用本
方治之。

3. 兼脱肛者，可加黄芪、升麻等以升阳益气；如洞泻无度，手足不温，脾肾虚寒较甚
者，可加炮附子、干姜等以温肾暖脾。

4. 原书方后有注，服用本方时"忌酒面、生冷、鱼腥、油腻之物"，本方证为脾肾虚
寒，因此，饮食上应予注意。

5. 因本方温涩之力较强，故下痢虽久，但积滞热毒未去者，仍禁用本方。

【参考文献摘录】　据临床报道：以真人养脏汤原方治疗痢疾后综合征（腹泻、粘液便、腹痛、下

坠等）14 例。患者均为男性青年，大多住院时间较长，经他药治疗无效。服本方后 13 例治愈，平均用药 6.7 天，便次恢复正常 2.2 天，粪便外观恢复正常 3.2 天，腹痛消失 2.7 天。慢性菌痢而仍有脓血便者，忌用本方（解放军医学杂志，1965，4：325）。

【方歌】

真人养脏木香诃，当归肉蔻罂粟壳，

术芍桂参甘草共，久痢服用可固脱。

四神丸　《内科摘要》

【组成】　补骨脂四两（120g）　　肉豆蔻　五味子各二两（各60g）　　　吴茱萸浸，二两（30g）

【用法】　共为细末，另取生姜 240g，大枣 100 枚，加水煮熟后去姜取枣肉，和上药细末为丸，每服 6~12g，一日 2 次，空腹淡盐汤或白开水送下。亦可作汤剂，用量按原方比例酌定（原方以上为末，生姜八两，红枣一百枚，煮姜、枣，水干，取枣肉，制梧桐子大丸，每服五七十丸，空心食前服，白汤送下）。

【功效】　温肾暖脾，固肠止泻。

【主治】　五更泻。症见黎明前泄泻，不思饮食，食不消化，腹痛腰酸，肢冷乏力，舌淡苔薄白，脉沉迟无力。

【方解】　五更泻，又称肾泄、鸡鸣泄，为脾肾阳虚（以肾阳虚为主），封藏失职，肠失固涩所致。脾肾阳虚，阳虚生内寒。而五更正是阴气极盛，阳气萌发之际。此时，由于脾肾阳虚，以致阳气当至而不至，结果是阴气极盛而下行，故于五更之时出现泄泻，正如《医方集解》所言："久泻皆由命门火衰，不能专责脾胃"。肾阳虚衰，不能温暖脾阳，脾运失常，故不思饮食，疲倦乏力；脾肾虚寒，故腹痛腰酸，舌淡苔薄白，脉沉迟无力。治宜温肾暖脾，涩肠止泻。方中重用补骨脂温补命门之火以温养脾土，为君药。肉豆蔻温脾暖胃，涩肠止泻为臣药；吴茱萸温暖脾肾以散阴寒；五味子温敛收涩，固肾益气，涩精止泻，共为佐药。生姜温胃散寒；大枣补脾养胃，共为佐使药。诸药相配，肾脾兼治，命门火旺则可暖脾，脾得健运，肠得固摄，则久泻可止。本方涩肠止泻之功可靠，故名为"四神"。《绛雪园古方选注》所言"四种之药，治肾泄有神功也。"即是此意。

【临床运用】

1. 运用要点：五更泄泻或久泻，不思饮食，舌淡苔白，脉沉迟无力。

2. 慢性结肠炎、过敏性结肠炎、肠结核等属于脾肾虚寒，火不生土者，可用本方治之。

3. 若久泻中气下陷而见脱肛者，可加黄芪、升麻以益气升阳；若洞泄无度，完谷不化，腰酸肢冷者，可加肉桂、附子以温补肾阳。

【参考文献摘录】　据临床报道：用本方加味治疗慢性腹泻 31 例。即用四神丸作汤剂，加罂黄芪、白术、肉桂、附片等。若泻下水样便，加罂粟壳、诃子、赤石脂；完谷不化加鸡内金、诃子；腹胀肠鸣，矢气多者，加木香、陈皮；便中带血，加仙鹤草、地榆；亦可酌情加用成药附子理中丸等。结果：除 2 例直肠癌外，治愈 26 例，显效 3 例（陕西中医，1984，2：12）。

【方歌】

四神故纸吴茱萸，肉蔻除油五味俱，

大枣百枚姜八两，五更肾泄最相宜。

【类方比较】

真人养脏汤	均能温肾暖脾,涩肠止泻。用于脾肾虚寒之不思饮食,神疲乏力,腹冷痛,泄泻等证	重在温中补虚。重用罂粟壳,涩肠止泻之力大。主治脾肾虚寒,而以脾虚为主的泻痢日久,滑脱不禁证
四神丸		重在温补命门之火。重用补骨脂补火生土,以温肾为主,兼以暖脾涩肠。用治命门火衰,火不生土,脾肾虚寒所致之五更泻

第四节　涩精止遗

金锁固精丸　(录自《医方集解》)

【组成】　沙菀蒺藜炒　　芡实蒸　　莲须各二两 (各60g)　　　龙骨酥炙　　牡蛎盐水煮一日一夜,煅粉,各一两 (各30g)

【用法】　共为细末,莲子粉糊为丸,每服9克,一日2～3次,淡盐汤或开水送下。亦可作汤剂,加入莲子肉适量,水煎服,用量按原方比例酌定 (原方以莲子粉糊为丸,盐汤下)。

【功效】　补肾涩精。

【主治】　遗精。症见遗精滑泄,腰痠耳鸣,四肢酸软,神疲乏力,舌淡苔白,脉沉细。

【方解】　遗精一证原因虽多,但与肾的关系最为密切,本方证为肾虚精关不固所致。肾者主蛰,封藏之本,肾虚封藏失职,精关不固,故见遗精滑泄;腰为肾之府,肾开窍于耳,肾虚故腰酸耳鸣;肾亏气弱,故四肢酸软,神疲乏力。治宜补肾涩精。方中沙菀蒺藜补肾固精,为泄精虚劳要药,故为君药。莲肉补肾涩精;芡实益肾固精;莲须固肾涩精,并能交通心肾,三药合用,以助君药补肾固精之力,共为臣药。龙骨、牡蛎收敛固涩,重镇安神,共为佐药。诸药合用,既能涩精,又能补肾,标本兼顾,以涩为主。本方补肾固精,专为肾虚滑精者而设,故名"金锁固精"。

【临床运用】

1．运用要点:遗精滑泄,腰痠耳鸣,舌淡苔白,脉沉细。

2．精囊炎、性神经衰弱、前列腺炎等属肾虚精关不固者,可用本方治之。

3．若偏于肾阳虚者,可酌加菟丝子、仙灵脾以温补肾阳;若偏于肾阴者,可酌加龟板、女贞子以滋养肾阴;若失眠梦遗者,可酌加酸枣仁、五味子以宁心安神、涩精止遗。

4．本方偏于固涩,如属湿热下注,扰动精室,或心肝火旺,火扰精室而遗精者,不宜用本方。

【附方】

水陆二仙丹(《洪氏集验方》)

组成:芡实　　金樱子各等分 (各12g)。功用:补肾涩精。主治:男子遗精白浊,小便频数,女子带下,纯属肾虚不摄者。

芡实、金樱子,一生于水,一生于山,故以"水陆"名之。本方与金锁固精丸均有补肾涩精作用,但本方补涩之力较逊。

【参考文献摘录】 据临床报道：用本方治乳糜尿属肾虚下元不固者疗效较好。如兼湿热下注，可合二妙散；阳气虚甚，加黄芪、白术、益智仁、桑螵蛸；阴虚甚者，加山茱萸、枸杞子、金樱子（四川中医，1985，8：43）。

【方歌】

金锁固精芡实研，莲须龙牡沙苑填，

莲粉糊丸盐汤下，肾虚精滑此方先。

桑螵蛸散 《本草衍义》

【组成】 桑螵蛸　　远志　　菖蒲　　龙骨　　人参　　茯神　　当归　　龟甲酥炙，以上各一两（各30g）

【用法】 共为细末，每服6g，睡前以人参汤（或党参汤）调下。亦可作汤剂，用量按原方比例酌定（原方以上为末，夜卧人参汤调下二钱）。

【功效】 调补心肾，固精止遗。

【主治】 心肾两虚证。症见小便频数，色白如米泔色，或遗尿，滑精，心神恍惚，健忘，消瘦，食少，舌淡苔白，脉细尺弱。

【方解】 本方证为肾虚不固，心虚不宁，心肾两虚所致。肾阳虚则固摄无权，膀胱开合失常，封藏失职，精关不固，故小便频数，或色白如米泔色，或遗尿，滑精；心气虚则神失所养，故心神恍惚健忘。治宜调补心肾，固精止遗。方中桑螵蛸温补肾阳，固精止遗，为君药。龙骨收敛涩精，并安心神；龟板滋阴而补肾，二药合用，滋阴涩精，共为臣药。桑螵蛸得龙骨则固涩止遗之力增，龙骨配龟甲则益阴潜阳，安神之功著。人参补益心气，安神定志；当归调补心血；茯神、远志、石菖蒲安神定志，共为佐药。诸药合用，共奏补肾固精，养心安神，涩精止遗之效。

本方与金锁固精丸均为涩精止遗之方，但金锁固精丸纯用补肾涩精之品组成，专治肾虚精关不固之遗精滑泄。本方则在涩精止遗的基础上配以调补心肾之品，使心肾相交，神志安宁，主治心肾两虚所致的尿频、遗尿。

【临床运用】

1．运用要点：尿频或遗尿，心神恍惚，舌淡苔白，脉细弱。

2．糖尿病、神经衰弱、尿崩症等属于心肾两虚者，可用本方治之。

3．若遗尿甚，加覆盆子、益智仁以固涩止遗；如遗精可加山茱萸、沙苑子以固肾涩精；如兼失眠、健忘、心悸，可酌加五味子、酸枣仁以养心安神。

4．下焦湿热之尿频，尿赤涩痛，非本方所宜。

【方歌】

桑螵蛸散用龙龟，参苓菖远及当归，

尿频遗尿精不固，滋肾宁心法勿违。

缩泉丸 《妇人良方》

【组成】 乌药　　益智仁各等分（各15g）

【用法】 酒制山药为糊制成小丸，每服6g，一日1～2次，开水或米汤送下。亦可作汤剂，用量按原方比例酌定（原方为末，酒煎山药末为糊，丸桐子大，每服七十丸，盐、酒或米饮下）。

【功效】 温肾祛寒，缩尿止遗。

【主治】 膀胱虚寒证。症见小便频数，或遗尿不止，舌淡，脉沉弱。

【方解】 本方证为膀胱虚寒所致。肾与膀胱相表里，肾气不足则膀胱虚寒，气化失司，以致小便频数，遗尿不止。治宜温肾祛寒，缩尿止遗。方中益智仁温肾固精，缩小便，为君药。乌药温肾散寒，能除膀胱肾间冷气，止小便频数，为臣药。山药健脾补肾，固涩精气，为佐药。三药合用，温肾祛寒，使下焦得温而寒去，膀胱之气化复常，则诸症可愈。

本方与桑螵蛸散均有固涩止遗作用，均能治疗小便频数或遗尿，但本方以益智仁配乌药，重在温肾祛寒，宜于膀胱虚冷而致者；桑螵蛸散则以桑螵蛸配伍龟板、龙骨、茯神、远志等，偏于调补心肾，适用于心肾两虚所致者。

【临床运用】

1. 运用要点：尿频，遗尿，舌淡，脉沉弱。

2. 小儿遗尿、神经性尿频、尿崩症等属膀胱虚寒者，可用本方治之。

【方歌】

缩泉丸治小便频，膀胱虚寒遗尿斟，

乌药益智各等分，山药糊丸效更珍。

第五节　固崩止带

固冲汤　《医学衷中参西录》

【组成】 白术炒，一两 (30g)　　生黄芪六钱 (30g)　　龙骨煅，捣细，八钱 (20g)　　牡蛎煅，捣细，八钱 (20g)　　萸肉去净核，八钱 (15g)　　生杭芍四钱 (15g)　　海螵蛸捣细，四钱 (12g)　　茜草三钱 (10g)　　棕边炭二钱 (6g)　　五倍子轧细，药汁送服，五分 (2g)

【用法】 水煎服（原方未注用法）。

【功效】 益气健脾，固冲摄血。

【主治】 崩漏。症见血崩或月经过多，色淡质稀，面色萎黄，心悸气短，腰膝酸软，四肢乏力，舌淡，脉细弱。

【方解】 本方证为脾气虚弱，冲脉不固所致。冲为血海，肝主藏血，脾主统血，并为气血生化之源，脾之精气充盛则冲脉固，血海盈，经血自调。若脾虚不能统血，肝虚不能藏血，可致冲脉不固，故经来量多，其至血崩；脾虚则气血化生不足，加之出血过多，气血更加不足，故见经色淡而质稀；心失所养，则心悸；气不足，则气短，四肢乏力。舌淡，脉细弱为气血不足之象。治宜健脾固冲以治其本，配以固涩止血以治其标。方中重用白术、黄芪补气健脾，使脾气旺以摄血，为君药。冲脉不固，每与肝肾不足有关，肝肾足即冲任固，故配以山茱萸、白芍补益肝肾以调冲任，并能养血敛阴，共为臣药。煅龙骨、煅牡蛎、棕榈炭、五倍子功专收敛固涩，以增止血之力；离经之血，每多夹瘀，故在大队止血药中配以海螵蛸、茜草化瘀止血，使血止而不留瘀。以上六药共为佐药。诸药合用，共奏益气健脾，固冲止血之功。冲为血海，血崩则冲脉空虚，而本方有固冲摄血之功，故方名以"固冲"冠之。

【临床运用】

1．运用要点：出血量多，色淡质稀，面色萎黄，四肢乏力，舌淡，脉细弱。

2．功能性子宫出血、产后出血过多、溃疡病出血等属于脾气虚弱，冲脉不固者，可用本方治之。

3．若出血量过多，并见面色苍白，神疲乏力，肢冷脉微等属脱证者，则需加炮附子、高丽参以益气，回阳，固脱。

4．血崩或月经过多因血热妄行所致者，禁用本方。

【参考文献摘录】 据临床报道：固冲汤治疗功能性子宫出血22例。年龄12～20岁者4例，21～45岁者9例；46岁以上者9例。病程最长10年，最短10天。在治疗期间，停服其他药物，只连服固冲汤原方，并加山药。脉象有虚热者加生地，寒者加干姜。结果：治愈21例，无效1例。服药最少5剂，最多44剂（辽宁中医杂志，1987，2：28）。

【方歌】

固冲术芪山茱萸，海螵龙牡棕炭施，

茜草五倍水煎服，脾虚冲脉不固医。

【类方比较】

固冲汤	两方均重用补气药，意在补气健脾，以复统摄之权，用治脾气虚弱，气不摄血之崩漏，舌淡脉细弱等	在补气健脾，固冲摄血之外，配以大队收敛止血之品，标本兼治，共奏固崩止血之功。用治脾气虚弱，冲脉不固之血崩、经水过多证（出血量较多），伴色淡质稀，心悸气短，四肢乏力，面色萎黄，腰膝酸软，舌淡，脉细弱等
归脾汤		在补气健脾摄血之外，配以养血安神之品，以心脾同治，气血并补，意在补心血，益脾气，以复其生血统血之职（重在治本）。用治心脾气血两虚之心悸怔忡，健忘失眠，体倦食少，及脾不统血之便血，崩漏（出血量不多）等

固经丸 《丹溪心法》

【组成】 黄柏炒，三钱（10g）　　黄芩炒，一两（30g）　　椿根皮七钱半（23g）　　白芍炒，一两（30g）　　龟板炒，一两（30g）　　香附二钱半（8g）

【用法】 酒制为小丸，米汤送服，每服6g，每日2次；亦可作汤剂，用量按原方比例酌定（原方以上药为末，酒糊丸，空心温酒或白汤下五十丸）。

【功效】 滋阴清热，固经止血。

【主治】 崩漏。经水过期不止，或下血量多，血色深红或紫黑稠粘，手足心热，腰膝酸软，舌红，脉弦数。

【方解】 本方证由阴虚血热所致。肝肾阴虚，相火炽盛，损伤冲任，迫血妄行，以致经水过期不止或下血量多；阴虚火旺，故手足心热；腰为肾之府，膝为筋之会，肝肾阴虚，故腰膝酸软；舌红，脉弦数为阴虚火旺之象。治宜滋养肝肾之阴，辅以清热泻火，固经止血。方中重用龟板益肾滋阴而降火；白芍敛阴益血以养肝，共为君药。黄芩清热止血；黄柏泻火坚阴，共为臣药。佐以椿根皮固经止血；又恐寒凉太过，止血留瘀，故用少量辛苦微温之香附行气以助活血，并有调经之效，共为佐药。诸药合用，使阴血得养，火热得清，气血调畅，诸症自愈。

本方与固冲汤均可治疗月经过多，崩漏下血。但本方证因于阴虚火旺，冲任为火热所乘，迫血妄行所致，故用药偏以滋阴清热；固冲汤证因于脾虚不摄所致，故用药偏以补气固涩。

【临床运用】

1. 运用要点：经水过多，血色深红或紫黑稠粘，舌红，脉弦数。

2. 功能性子宫出血、附件炎等属阴虚血热者，可用本方治之。

3. 阴虚而热不甚者，可去黄柏，酌加女贞子、旱莲草以养阴凉血止血；出血日久不止者，加海螵蛸、茜草以固涩止血。

【方歌】

固经丸用龟板君，黄柏椿皮香附酌，
黄芩芍药酒丸服，漏下崩中色黑殷。

自 学 指 导

【重点难点】

1. 固涩剂是为正气内虚，耗散滑脱之证而设。运用时，在固涩治标之时，还需配伍相应补益之药以治本，做到标本兼顾。

2. 牡蛎散以牡蛎合麻黄根、小麦涩敛益阴而潜阳，兼用黄芪益气固表，具有益气固表，敛阴止汗之功。

3. 四神丸以补骨脂温肾益火以暖脾止泻，再以吴茱萸、肉豆蔻、五味子以增强温、涩之力，具有温肾暖脾，固涩止泻之功，是补火生土法的代表方。

4. 固冲汤重用芪、术益气健脾以摄血止崩，复以五倍子等收敛固涩以止血，标本兼治，熔补气止血、养血止血、祛瘀止血、固涩止血于一炉，共奏益气健脾，固冲摄血之功。

【固涩剂小结】

本章共选方9首，按其功用分为固表止汗、敛肺止咳、涩肠固脱、涩精止遗、固崩止带等五类。

1. 固表止汗：牡蛎散敛汗作用较强，并兼益阴潜阳，适用于卫阳不固，心阴不潜之自汗或盗汗，心悸易惊者。

2. 敛肺止咳：九仙散功能敛肺，益气养阴，用治肺虚气弱之久咳不已，短气自汗者。

3. 涩肠固脱：四神丸、真人养脏汤均有涩肠固脱的作用，均适用于脾肾虚寒，泻痢日久，甚至滑脱不禁之证。其中四神丸温肾暖脾，涩肠止泻，适用于命门火衰，脾阳不足之五更泄泻或久泄；真人养脏汤温中补虚，涩肠固脱，适用于泻痢日久，脱肛不收者。

4. 涩精止遗：金锁固精丸、桑螵蛸散、缩泉丸均有涩精止遗的作用，适用于肾虚遗精、遗尿之证。其中金锁固精丸固肾涩精，适用于肾虚精关不固之遗精滑泄；桑螵蛸散调补心肾，涩精止遗，适用于心肾两虚之遗尿，尿频数，色如米泔水，并见神志恍惚，健忘等症；缩泉丸专以温肾缩尿见长，适用于肾气不足，膀胱虚寒而致的小便频数或遗尿。

5．固崩止带：固冲汤益气健脾，固冲摄血，适用于脾虚失统，冲脉不固之血崩或月经过多；固经丸滋阴清热，固经止血，主治肝肾阴虚，相火炽盛，损伤冲任，迫血妄行所致的经水过多或崩中漏下。

【复习思考题】

1．固涩剂分几类？各有哪些代表方？运用时应注意什么？
2．牡蛎散、玉屏风散、桂枝汤均能治疗自汗，如何区别运用？
3．试分析真人养脏汤、金锁固精丸、固冲汤的组成意义及辨证要点。
4．金锁固精丸、桑螵蛸散均能治疗遗精、遗尿证，如何区别使用？
5．四神丸与痛泻要方均治腹痛泄泻证，如何区别运用？
6．试分析四神丸、固冲汤的组方原则及其主治证。
7．白术在固冲汤、真人养脏汤中的功用有何异同？

(黎同明　高汉森)

第十一章 安神剂

【目的要求】

1. 熟悉安神剂的概念、分类、使用注意。
2. 要求掌握的方剂：朱砂安神丸、酸枣仁汤。
3. 要求熟悉的方剂：天王补心丹。
4. 要求了解的方剂：磁朱丸、甘麦大枣汤。

【教学时数】

2 学时。

1．含义：凡以安神药为主组成，具有安神定志作用，治疗神志不安证的方剂，称为安神剂。

2．分类：安神剂为神志不安证而设。神志不安证表现为惊狂善怒，烦躁不安者，多属实证，按照"惊者平之"的治疗大法，治宜重镇安神；表现为心悸健忘，虚烦失眠者，多属虚证，根据"虚者补之"的治疗大法，治宜补养安神。因此安神剂分为重镇安神与补养安神两类。

（1）重镇安神——本类方剂具有重镇安神的作用，适用于心阳偏亢，火热扰心所致的烦乱，失眠，惊悸，怔忡，癫痫等。代表方如朱砂安神丸、磁朱丸等。

（2）补养安神——本类方剂具有补养安神的作用，适用于心肝失养所致的虚烦不眠，心悸怔忡，健忘多梦等症。代表方如天王补心丹、酸枣仁汤、甘麦大枣汤等。

3．使用注意：

（1）临床运用本类方剂时，一般可按"虚实"论治，但由于虚实二者之间常互相影响，症状每多兼夹出现，所以在选方遣药时，又必须重镇与滋养结合使用。

（2）神志不安也可由痰、火、气郁、瘀血等多种原因引起，因此使用安神剂时，还应做到审因论治，以治其本；同时，还应注意做好病人的思想工作，才能收到较好的效果。

（3）重镇安神剂多由金石类药物组成，此类药物易伤胃气，不宜久服。对脾胃虚弱者，可配服健脾和胃之品。

（4）某些安神药（如朱砂等），具有一定毒性，久服能引起慢性中毒，亦应注意。

第一节　重镇安神

朱砂安神丸　《医学发明》

【组成】　朱砂半两（15g）　　黄连六钱（18g）　　当归　　生地黄各二钱半（各8g）　　甘草炙，五钱半（16g）

【用法】　共为细末，炼蜜为丸，每次2～3克，1天1次，临睡前温开水送服；亦可作汤剂，水煎服，用量按原方比例酌减，朱砂研极细末，用药汤冲服（原方上四味为细末，另研朱砂，水飞如尘，阴干，为衣，汤浸蒸饼为丸，如黍米大，每服十五丸，津唾咽之，食后）。

【功效】　镇心安神，清心泻火。

【主治】　心火亢盛之心神不安证。症见心神烦乱，惊悸不安，失眠多梦，胸中烦热，舌红，脉数。

【方解】　本方证是由五志过极，心火偏盛，耗伤阴血，心神被扰所致。心火偏盛，心神被扰，故见心神烦乱，惊悸失眠；心火偏盛，灼伤阴血，故见舌红，脉细数。总之，主因是心火亢盛，因此，治宜镇心安神，清心泻火。方中朱砂甘寒重镇，既能镇心安神，又能清心火，为君药。黄连苦寒，清心泻火，除烦安神，为臣药。二药相配，重镇以安神，清心以除烦，共奏清心安神之功。心火亢盛，易灼伤阴血，故又配以当归、生地黄养血滋阴，补被灼伤之阴血，为佐药。炙甘草和中缓急，调和诸药，为使药。诸药合用，可使心火得清，阴血得补，则心神安定，故以"安神"名之。

【临床运用】

1. 运用要点：心烦失眠，舌红，脉细数。

2. 神经衰弱、精神抑郁症、精神分裂症等属于心火上炎者，可用本方治之。

3. 方中朱砂含硫化汞，用量一般为0.3～1g，不宜多服或久服，以防引起汞中毒。

【附方】

生铁落饮（《医学心悟》）

组成：天门冬去心　　麦门冬去心　　贝母各三钱（各9g）　　胆南星　　橘红　　远志　石菖蒲　　连翘　　茯苓　　茯神各一钱（各3g）　　元参　　钩藤　　丹参各一钱五分（各4.5g）辰砂三分（1g）　　生铁落原方未著用量（煎熬45分钟，以汤代水煎药，30g）。功效：镇心坠痰，安神定志。主治：痰火扰心之癫狂。症见烦躁发狂，喜怒无常，不避亲疏，舌红，脉弦。

生铁落饮与朱砂安神丸均具有重镇安神之功，均可治疗心神不安证。但前方以镇心安神药与涤痰清热药配伍，具清热涤痰，镇心安神之功，主治痰火上扰之癫狂；后方则以重镇安神药与清心养血药并投，具重镇安神，清心除烦之功，主治心火上炎，阴血不足之心悸失眠，心烦神乱者。

【方歌】

朱砂安神东垣方，归连甘草合地黄，

惊悸失眠心烦乱，镇心安神服之安。

磁朱丸（原名神曲丸） 《备急千金要方》

【组成】 磁石二两（60g）   朱砂一两（30g）   神曲四两（120g）

【用法】 共研极细末，炼蜜为丸，一日2次，每次3g，温开水送服；亦可作汤剂，水煎服，用量按原方比例酌定，朱砂冲服（原方三味末之，炼蜜为丸，如梧酮子大，饮服三丸，日三服）。

【功效】 重镇安神，交通心肾。

【主治】 心肾不交证。症见心悸失眠，耳鸣耳聋，头目眩晕，视物昏花。亦治癫痫。

【方解】 本方证是由肾阴不足，心阳偏亢，水火不济，心肾不交所致。由于心阳偏亢，心火上扰，以致心神不宁，故见心悸失眠，甚则神乱而发癫痫；肾阴不足，肝阳上扰，故见头晕耳鸣，视物昏花。治宜重镇安神，潜阳明目，交通心肾。方中磁石入肾，寒凉质重，益阴潜阳，镇惊安神，为君药。朱砂甘寒入心，清心降火，重镇安神，为臣药。二药相伍，既能加强重镇安神之效，又能镇慑浮阳，交融水火，使心肾相交，肾精得以上荣，心火不致上扰，则目昏耳聋，心悸失眠等症自除。神曲健脾和胃以助消化，可防金石之类药物损伤胃气，为佐使药。另有蜂蜜为丸，具有补中调和之功。

本方可用治癫痫属于肝阳上亢者，乃是取其重镇安神，平肝潜阳之效。

【临床运用】

1. 运用要点：惊悸失眠，耳鸣耳聋，视物昏花，舌红，苔黄，脉弦数。

2. 神经衰弱、癫痫等属于肾阴不足，心阳偏亢者：青光眼、高血压病等见有视物昏花，耳鸣耳聋属于肾阴不足，肝阳偏亢者，均可用本方治之。

3. 本方原治视物昏花属于肾阴不足，肝阳上扰清窍者。后世医家认为本方尚有重镇安神，交通心肾的作用，因此，亦用于肾阴不足，心阳偏亢之心悸失眠与癫痫等证。

3. 本方多为重坠之品，易伤胃气，脾胃虚弱者，不宜多用。

【方歌】

磁朱为丸镇潜阳，神曲加入谷气昌，

内障耳鸣均能治，亦治癫痫效果良。

第二节　补养安神

天王补心丹 《摄生秘剖》

【组成】 酸枣仁   柏子仁   远志各炒，各二两（各60g）   朱砂研，五钱（15g）   生地黄酒洗，四两（120g）   麦门冬   天门冬各二两（各60g）   玄参炒，五钱（15g）   当归酒洗，二两（60g）   丹参   人参   茯苓   五味子   桔梗各五钱（各15g）

【用法】 共为细末，炼蜜为丸，朱砂研极细末为衣，每次6～9克，一日2次，早晚温开水或龙眼肉煎汤送服：亦可作汤剂，水煎服，用量按原方比例酌定（原方上药为末，炼蜜丸如梧桐子大，朱砂用三五钱为衣，空心白滚汤下三钱，或圆眼汤俱佳。忌胡荽、大蒜、萝卜、鱼腥、烧酒)。

【功效】 养心安神，滋阴补血。

【主治】 心神不安证。症见心悸怔忡，虚烦失眠，梦遗健忘，不耐思虑，手足心热，口舌生疮，大便干燥，舌红少苔，脉细数。

【方解】 本方证是由于心肾不足，阴虚血少，心失所养，兼有虚火内扰所致。心主血脉，由于心血不足，心失所养，故见心悸怔忡；阴虚阳亢，虚火内扰，故见虚烦失眠、梦遗；阴虚血少，髓海不充，故健忘，不耐思虑；阴血不足，肠失濡润，则大便干燥；舌红少苔，脉细数，均为阴虚之象。治宜养心安神，滋阴补血。方中重用生地黄滋阴清热，为君药。麦门冬、天门冬、玄参滋补心肾之阴，兼清虚火，并能润肠通便；酸枣仁、柏子仁养心安神；当归补血养血，共为臣药。远志安神益志；朱砂镇心安神，兼清心降火，可加强安定心神的作用；丹参清心养血；人参、茯苓补益心气，安神定志；五味子养心安神，敛耗散之心气，共为佐药。桔梗有"舟楫"之称，可引药上行入心为使药。诸药合用，一补阴血治其本，一清虚热治其标，标本兼治，使心得血养，心神安定，诸症可除。

【临床运用】

1. 运用要点：心悸失眠，虚烦健忘，舌红少苔，脉细数。

2. 神经衰弱、精神分裂症、复发性口疮、窦性心动过速、高血压病、心脏病、甲状腺功能亢进等属于心肾阴亏血少者，可用本方治疗。

3. 大便正常者，可去玄参、柏子仁，以精简其组成。

【附方】

孔圣枕中丹（原名孔子大圣知枕中方《备急千金要方》）

组成：龟板　　龙骨　　远志　　菖蒲各等分。功用：补肾宁心，益智安神。主治：心肾不交而致健忘失眠，心神不安。

天王补心丹、孔圣枕中丹均有宁心安神作用。其不同点在于：天王补心丹以补心安神药与生地、二冬、玄参等大队滋阴清热药为伍，重在养心滋阴，故主治以阴亏内热为主的心神不安证；孔圣枕中丹则以滋肾宁心药与远志、石菖蒲等益智安神药相配伍，滋养阴血之力不足，重在交通心肾，故主治心肾不交之健忘、失眠等。

【参考文献摘录】 据临床报道：以本方加生龙骨、菖蒲、灯心草等用于狂证（精神病）经吐、下之后作恢复期善后调理，如虚弱患者亦可先用本方，再用吐、下诸法，后再以本方善后，治疗62例，均治愈，复发者，再用此方亦有效（中华神经精神科杂志，1958，6：434）。

【方歌】

心虚火扰补心丹，心悸遗忘入睡难，

归地二冬酸柏远，三参苓桔朱味丸。

【类方比较】

朱砂安神丸	均可安神定志，兼以养血清热。用治阴血不足，心神不安之心悸，失眠，多梦等证	以朱砂配黄连为主，既可重镇安神，又可清心降火，重在清心火而安心神。用治心火亢盛，灼伤阴血之心胸烦热，惊悸失眠等实证。属"重镇安神"之剂
天王补心丹		重用生地，配以"二冬"、酸枣仁等，意在滋养肾阴，补养心血，是心肾并调之剂，其滋阴养血力优，使阴血得补，虚火自降而心神可安。常用治心肾两虚，阴虚血少，虚火内扰之虚烦失眠，心悸，健忘等虚证。属"滋养安神"之剂

酸枣仁汤　　《金匮要略》

【组成】　酸枣仁炒，二升 (15g)　　川芎 (6g)　　茯苓 (10g)　　知母各二两 (9g)　　甘草一两 (6g)

【用法】　水煎，睡前服（上五味，以水八升，煮酸枣仁得六升，内诸药，煮取三升，分温三服）。

【功效】　养肝安神，清热除烦。

【主治】　虚烦不眠证。症见虚烦不安，难眠易醒，心悸盗汗，头晕目眩，口燥咽干，舌红，脉细数。

【方解】　本方证是由肝血不足，阴虚内热，虚火上扰心神所致。由于肝血不足，一则阴虚生内热，虚热扰心，二则血不养心，以致心神不宁，故见心悸、失眠；肝血不足，则头晕目眩；阴虚内热，故见口燥咽干，脉细数。治宜养肝安神，清热除烦。方中酸枣仁养肝血（阴），安心神，敛虚汗，故重用为君药。知母滋阴降火，清热除烦；茯苓宁心安神，共为臣药。虚烦不得眠之虚烦是因肝阴不足，虚热内生所致，失眠亦关系到肝气失调，故用川芎调畅肝气，与君药相配，酸收辛散并用，相反相成，具养血调肝之妙，为佐药。甘草和中缓肝（急），为使药。诸药合用，使肝经阴血得养，虚热得清，则心神安定，睡眠自宁。

【临床运用】

1. 运用要点：虚烦失眠，舌红，脉细数。

2. 甲状腺功能亢进、脑动脉硬化、神经衰弱、心神经官能症、更年期综合征等属于肝血不足，虚热内扰，心神不安者，可用本方治之。

3. 舌嫩红，脉细数弱属于肝血虚较甚者，可加白芍、当归以养肝血。

【参考文献摘录】　据临床报道：用酸枣仁汤提取物 2.5g，治疗 31 例失眠症。结果表明本方以对"入睡"、"熟睡感" 2 项指标的效果明显，对"睡中觉醒"、"醒后舒适感"、"白天精神"也有显著改善。其结果中度以上改善者 8 例，占 25.8%；轻度以上改善者 20 例，占 65.4%（医学药学，1986，1：185）。

【方歌】

酸枣仁汤安神方，川芎知草茯苓襄，

养血除烦清虚热，服后安然入梦乡。

甘麦大枣汤　　《金匮要略》

【组成】　甘草三两 (9g)　　小麦一升 (30g)　　大枣十枚 (6枚)

【用法】　水煎服（上三味，以水六升，煮取三升，温分三服）。

【功效】　养心安神，和中缓急。

【主治】　脏躁*。症见精神恍惚，常悲伤欲哭，不能自主，心中烦乱，睡眠不安，甚则言行失常，呵欠频作，舌淡红苔少，脉细微数。

【方解】　脏躁一证是指五脏功能失调所致。本方所治证系因忧思过度，心阴受损，肝气失和所致。心阴不足，心失所养，则精神恍惚，睡眠不安，心中烦乱；肝气失和，疏泄失

＊ 脏躁——中医病名，此病多因忧思过度，心阴受损，或肾阴不足，肝气失和所致。症见精神恍惚，常悲伤欲哭，不能自主，心中烦乱，睡眠不安，呵欠频作，舌淡红苔少，脉细数等，治疗上多采取养心安神，和中缓急之法。代表方为甘麦大枣汤。

常，则悲伤欲哭，不能自主，或言行妄为。治宜养心安神，和中缓急。方中小麦为君药，养心阴，益心气，安心神，除烦热。甘草补益心气，和中缓急（肝），为臣药。大枣甘平质润，益气和中，润燥缓急，为佐使药。三药合用，甘润平补，养心调肝，使心气充，阴液足，肝气和，则脏躁诸症自可解除。

【临床运用】

1. 运用要点：精神恍惚，悲伤欲哭，舌淡红，苔少，脉细数。

2. 癔病、更年期综合征、神经衰弱、小儿夜啼等属心阴不足，肝气失和者，可用本方治之。

3. 若见阵发性身热，脸赤，汗出，可加麦冬以养心止汗；心烦不眠，可加百合、酸枣仁以养肝宁心；呵欠频作属于心肾两虚者，可加山萸肉、党参以补养心肾。

【参考文献摘录】 据临床报道：以甘麦大枣汤为主治疗顽固性神经衰弱 34 例，服药期间一律停服西药，一般服 4~6 剂见效，结果有效者 30 例，无效者 4 例，平均服药 13.9 剂（新医药学杂志，1974，7：35）。

【方歌】

金匮甘麦大枣汤，妇人脏躁喜悲伤，
精神恍惚常欲哭，养心安神效力彰。

自 学 指 导

【重点难点】

1. 安神剂为神志不安证而设。神志不安证有虚实之分，虚者宜用滋养安神法，实者宜用重镇安神法。

2. 朱砂安神丸中朱砂配黄连，重镇以安神志，清心以除烦热，二者配伍具有镇惊悸，清心火，安心神之功，适用于心火亢盛之心神不安证。

3. 朱砂安神丸所治证的主因是心火亢盛（属于实火），进而灼伤阴血，因此，其治法以重镇安神为主，兼以滋养阴血，故以朱砂为君药。天王补心丹所治证的主因是阴血不足，进而虚火内生，因此，其治法以滋养阴血为主，兼以补心安神，故选生地黄、麦冬、天冬、枣仁、柏子仁、当归等大队滋阴养血药为主要药物。

4. 酸枣仁汤中枣仁与川芎配伍有其特定的意义。枣仁养肝安神，川芎疏达肝气，两药相伍，一酸养，一辛散，正适肝的生理特性。可知，本方之所以选用川芎，不是根据病因，而是根据脏腑特点而遴选。

【安神剂小结】

本章共选方 5 首，按其功效分为重镇安神与补养安神二类。

1. 重镇安神：朱砂安神丸与磁朱丸，均有重镇安神的作用，均可用于心神不安属于实证者。其中朱砂安神丸长于清心火，镇心神，适用于心火偏盛，耗伤阴血，心神被扰所致的惊悸不安，失眠多梦，心神烦乱等症；磁朱丸偏于重镇安神，交通心肾，适用于肾阴不足，心阳（或肝阳）偏亢所致的惊悸失眠，头晕耳鸣，视物昏花等证。

2. 补养安神：酸枣仁汤与天王补心丹，均有养心安神的作用，均可用于心神不安属于虚证者。其中酸枣仁汤重在养肝安神，适用于肝血不足之虚烦失眠；天王补心丹重在滋养阴血，兼清虚热，适用于阴虚血少，虚火内扰之心悸失眠。

【复习思考题】

1. 试述安神剂的分类及其适应证。
2. 比较朱砂安神丸与磁朱丸，酸枣仁汤与天王补心丹，在功效、主治方面的异同。
3. 酸枣仁汤中酸枣仁与川芎配伍有何意义？
4. 生地黄、当归在朱砂安神丸与天王补心丹的功用有何异同？

（黎同明　高汉森）

第十二章　开窍剂

【目的要求】

1. 熟悉开窍剂的概念、分类与适应范围、使用注意。
2. 要求熟悉的方剂：安宫牛黄丸、苏合香丸。
3. 要求了解的方剂：紫雪、至宝丹、紫金锭。

【自学时数】

2 学时。

1. 含义：凡以芳香开窍药为主组成，具有开窍醒神作用，用于治疗神昏窍闭证的方剂，称为开窍剂。

2. 分类：开窍剂为治疗神昏窍闭证而设。神昏窍闭证多由邪热、痰浊等病邪闭阻于心包、心窍所致。根据其寒热属性不同，可分为热闭与寒闭两种。其中热闭是由温热毒邪内陷心包所致，治宜清热开窍，简称凉开；寒闭是由寒湿痰浊蒙蔽心窍所致，治宜温通开窍，简称温开。故开窍剂分为凉开和温开两类。

(1) 凉开——本类方剂具有清热解毒，辟秽开窍，豁痰镇惊等作用，适用于热闭证。症见高热烦躁，神昏谵语，甚或痉厥，舌红或绛，脉数等。代表方如安宫牛黄丸、至宝丹、紫雪。

(2) 温开——本类方剂具有温通开窍的作用，适用于寒闭证。症见突然昏倒，牙关紧闭，神昏不语，痰盛气粗，苔白脉迟等。代表方如苏合香丸。

3. 使用注意：

(1) 首先应辨清是热闭还是寒闭。

(2) 开窍剂用于邪盛气实的闭证，对于汗出肢冷，气息微弱，口开目合的脱证，即使有神志昏迷，亦不宜使用。

(3) 对于阳明腑实证而见神昏谵语者，治宜寒下，不宜开窍；至于阳明腑实而兼邪入心包之证，则宜开窍与泻下并用，才能切合病情。

(4) 开窍剂中的药物多为芳香之品，易于挥发，只宜为丸为散，不宜加热煎煮，以免药性耗散，降低疗效；另外，芳香之品性辛散走窜，久服易伤元气，故临床多用于急救，为治标之法，因此，治宜中病即止，不可久服。

第一节 凉 开

安宫牛黄丸 《温病条辨》

【组成】 牛黄一两 (30g)　　麝香二钱五分 (7.5g)　　犀角 (今用水牛角作代用品)　　黄连

黄芩　山栀各一两 (各30g)　　冰片二钱五分 (7.5g)　　郁金　朱砂各一两 (各30g)　　珍

珠五钱 (15g)　　雄黄一两 (30g)

【用法】 共为极细末，炼蜜为丸，金箔为衣，每丸重3g。每次3g，每日一次。病重体实者，一日2次，甚至3次。小儿每服1.5g（原方以上为极细末，炼老蜜为丸，每丸一钱，金箔为衣，蜡护。脉虚者人参汤下，脉实者银花、薄荷汤下，每服一丸。兼治飞尸卒厥，五痫中恶，大人小儿痉厥之因于热者。大人病重体实者，日再服，甚至日三服；小儿服半丸，不知，再服半丸）。

【功效】 清热开窍，豁痰解毒。

【主治】

1. 热邪内陷心包或痰热壅闭心窍证。症见高热烦躁，神昏谵语，口干舌燥，痰盛气粗，舌红或绛，脉数。

2. 中风昏迷、小儿惊厥属痰热内闭者。

【方解】 本方为温热之邪内陷心包或痰热蒙蔽清窍之证而设。温病热邪炽盛，逆传心包，心神被扰，故高热烦躁，神昏谵语；里热炽盛，灼津炼液成痰，或素体痰热，故见口干舌燥，痰盛气粗。舌红、脉数为热邪内盛之象。治以芳香开窍，清热解毒，并辅安神、豁痰。方中牛黄清心解毒，豁痰开窍；麝香开窍醒神，两味相协，力强而效捷，共为君药。水牛角、黄连、黄芩、栀子助牛黄清心解毒；冰片、郁金芳香辟秽，以助麝香开窍通闭醒神，共为臣药。上述清心解毒，清热泻火之品与芳香开窍药的有机结合，是凉开方剂的配伍特点。朱砂、珍珠清心重镇安神；雄黄助牛黄以豁痰解毒；金箔为衣，是取其重镇安神之效；共为佐药。诸药相合，则热邪清，痰热除，心神方能安居其"宫"，故名"安宫"。

原书在用法中指出："脉虚者，人参汤下"，是取人参补气扶正，以加强其清热开窍之功，但脉虚为正不胜邪之兆，故应严密观察病情变化，慎防其由闭证转为脱证；"脉实者，银花、薄荷汤下"，是增强其清热醒脑之效。

【临床运用】

1. 运用要点：神昏谵语，伴高热烦躁，舌红或绛，脉数。

2. 若邪陷心包，兼有腑实，见神昏舌短，大便秘结，饮不解渴者，用安宫牛黄丸2粒 (6g) 化开，调大黄末9g内服，可先服一半，不效再服，此即牛黄承气汤 (《温病条辨》)。如神昏谵语严重者，亦可先开窍，后攻下。

3. 流行性乙型脑炎、流行性脑脊髓膜炎、中毒性痢疾、中毒性肺炎、尿毒症、脑血管意外、肝昏迷等病属于痰热内闭者，可用本方治疗。

【附方】

清开灵口服液（录自《中华人民共和国药典》）

组成：胆酸　　珍珠母　　猪去氧胆酸　　栀子　　水牛角　　板蓝根　　黄芩貳金银花（原方未注用量）。功效：清热解毒，镇静安神。主治：用于外感风热时毒，火毒内盛所致高热不退，烦躁不安，咽喉肿痛，舌质红绛，苔黄，脉数；现有用于上呼吸道感染、病毒性感冒、急性化脓性扁桃体炎、急性咽炎、急性气管炎等属于外感风热时毒，火毒内盛者。

本方与安宫牛黄丸均有清热解毒，镇静安神之功，均可用于热毒壅盛之高热，烦躁，舌红绛，苔黄，脉数等。所不同者，安宫牛黄丸尚能豁痰开窍，适于邪热内陷心包之神昏谵语；本方则重在清热解毒，适于热毒内盛之高热，烦躁，病情较轻者。

【参考文献摘录】　据临床报道：用安宫牛黄丸治疗脑卒中急性期患者36例，其中神昧者16例，全部显效；神昏者20例，显效2例，有效13例，死亡5例，总有效率为86%。临床观察表明，安宫牛黄丸治疗脑卒中急性期神昏症有较显著疗效（新中医，1993，12：33）。

【方歌】

安宫牛黄凉开方，芩连栀子郁朱襄，

犀麝珍珠冰雄箔，热闭心包痰火尝。

紫雪（又名紫雪丹）　（录自《外台秘要》）

【组成】　石膏　　寒水石　　滑石各三斤（各1500g）　　　玄参　　升麻各一斤（各500g）甘草炙，八两（240g）　　犀角五两（今用水牛角作代用品，150g）　　麝香研，五分（1.5g）　　青木香五两（150g）　　丁香一两（30g）　　沉香　　羚羊角各五两（各150g）　　朱砂飞研，三两（90g）磁石三斤（1500g）　　黄金一百两（3100g）　　朴硝精制，十斤（5000g）　　硝石精制，四升（96g）。

【用法】　为细末，成霜雪紫色，每服1.5~3g，一日1~2次，冷开水调下。小儿用量酌减（原方以水一斛，先煮五种金石药，得四斗，去滓后，内八物，煮取一斗五升，去滓，取消石四升，芒硝亦可，用朴硝精者十斤投汁中，微炭火上煮，柳木篦搅勿住手，有七升，投在木盆中，半日欲凝，内成研朱砂三两，细研麝香五分，内中搅调，寒之二日成霜雪紫色。病人强壮者，一服二分，当利热毒；老弱人或热毒微者，一服一分，以意节之）。

【功效】　清热开窍，熄风止痉。

【主治】

1. 热邪内陷心包证。症见高热烦躁，神昏谵语，抽搐握掌，斑疹吐衄，口渴引饮，唇焦齿燥，尿赤便秘，舌红绛，苔黄干，脉数有力或弦。

2. 小儿热盛动风之惊厥。

【方解】　本方为邪热炽盛，内陷心包或热盛动风之证而设。热邪内陷心包，热扰心神，故神昏谵语，烦躁不安；温邪热毒充斥内外，迫血妄行，以致高热，斑疹吐衄；热极生风，故抽搐握掌；热盛伤津，故口渴引饮，唇焦齿燥。治宜寒凉清热与芳香开窍为主，辅以熄风止疼。方中水牛角善清心热，凉血解毒；羚羊角长于凉肝熄风止痉，水牛角与羚羊角并用，为热传心肝两经之良剂；麝香辛温香窜，开窍醒神，三味同用，则清心凉肝，开窍熄风，针对高热、神昏、痉厥等主症而设。生石膏、寒水石、滑石大寒清热；玄参、升麻清热解毒，其中玄参并能养阴生津，升麻清热透邪。方中选用甘寒清热药为主，而不用苦寒之品，为的是避免苦燥伤津，此则针对热盛津伤之证而言。木香、丁香、沉香行气通窍，与麝香配伍，以增强开窍醒神之功。朱砂、磁石重镇安神，朱砂并能清心解毒，磁石又能潜镇肝阳，加强熄风止痉之效。更以芒硝、硝石泄热散结，釜底抽薪，使邪热从肠腑下泄。原方应用黄金，亦取其镇心安神之功，诸药合用，共奏清热解毒，开窍醒神，熄风止痉，安神除烦之效。

【临床运用】

1. 运用要点：高热，烦躁，神昏，抽搐，便秘，舌红绛苔黄干，脉数有力。

2. 各种发热性感染性疾病，如流行性脑脊髓膜炎、乙型脑炎、重症肺炎、猩红热、化脓性感染等，以及肝昏迷，小儿麻疹等见有高热神昏抽搐属于热邪内陷心包者，均可用本方治之。

3. 本方服用过量有损伤元气之弊，甚至可出现大汗，肢冷，心悸，气促等症，故应中病即止。孕妇禁用。

【方歌】

紫雪犀羚朱芒硝，磁硝寒水滑石膏，

丁沉木麝升玄草，热邪内陷亦可疗。

至宝丹 《太平惠民和剂局方》

【组成】 麝香研，一分 (7.5g)　　冰片研，一分 (7.5g)　　安息香为末，以无灰酒搅澄飞过，滤去沙土，慢火熬成膏，一两半 (4.5g)　　犀角研，一两 (今用水牛角作代用品，30g)　　牛黄研，五钱 (15g)　　玳瑁研，一两 (30g)　　朱砂研飞，一两 (30g)　　琥珀研，一两 (30g)　　金箔研，半入药，半为衣，50 片 (50 片)　　银箔研，50 片 (50 片)　　雄黄研飞，一两 (30g)

【用法】 研末为丸，每丸重 3g。每服 3g，一日 1 次，研碎温开水和服。小儿用量酌减（将犀角、玳瑁为细末，入余药研匀，将安息香膏重汤煮，凝成后，入诸药中和搜成剂，盛不津器中，并旋圆如桐子大，用人参汤化下三丸至五丸。每两岁儿服二丸，人参汤化下）。

【功效】 清热开窍，化浊解毒。

【主治】 温病痰浊内闭证。症见神昏不语，痰涎壅盛，身热烦躁，舌红苔黄垢腻，脉滑数，以及中恶、中风、小儿惊厥属于痰浊内闭者。

【方解】 本方所治诸证，皆由热邪内扰，痰浊蒙蔽心窍所致。热邪亢盛，痰浊内闭，以致清窍失灵，故神昏不语，痰涎壅盛，身热烦躁。治宜清热开窍，化浊解毒。方中犀角（今用水牛角作代用品）与麝香相配，清热开窍，共为君药。冰片（龙脑）与安息香均能芳香开窍，辟秽化浊，与麝香合用，开窍之力尤为显著而且快捷；牛黄、玳瑁清热解毒，其中牛黄又能豁痰开窍，熄风定惊，与水牛角同用，可以增强清热凉血解毒之效，俱为臣药。朱砂、琥珀镇心安神；雄黄豁痰解毒；金箔、银箔质重，与朱砂、琥珀同用，意在加强重镇安神之力，五药共为佐药。诸药相伍，共奏清热开窍，化浊解毒之效。原书在用法中用人参汤化服，对于正气虚弱者，借助人参之力以益气扶正，与芳香开窍药配伍，可以苏醒神志，扶正祛邪，但以脉虚者为宜。原方另有用童子小便合生姜汁化服一法，盖童便善于滋阴降火，且能行瘀；姜汁辛散化浊，并能豁痰化浊，故适用于痰热闭证而脉实者。

至宝丹与安宫牛黄丸、紫雪合称"三宝"。从清热解毒之力而论，《温病条辨》说："大抵安宫牛黄丸最凉，紫雪次之，至宝又次之"。但从三方功用全面分析，则各有所长，其中安宫牛黄丸长于清热解毒，豁痰；紫雪长于熄风止痉；至宝丹长于芳香开窍，化浊辟秽。总之，三方功用、主治略异，临床可辨证选用。

【临床运用】

1. 运用要点：神昏谵语，身热烦躁，痰涎壅盛，舌红，苔黄垢腻，脉滑数。

2. 流行性乙型脑炎、流行性脑脊髓膜炎、中毒性痢疾、中毒性肺炎、尿毒症、脑血管意外、肝昏迷等病属于痰热内闭者，可用本方治疗。

3. 方中芳香辛燥之品较多，有耗阴竭液之弊，故神昏谵语由于肝肾阴虚，肝阳上亢所致者不宜使用。孕妇慎服。

【方歌】

至宝朱砂麝息香，雄冰犀角珀牛黄，

金银二箔兼玳瑁，痰热内闭用之良。

【类方比较】

	相 同 点	不 同 点
安宫牛黄丸	均能清热解毒，涤痰开窍。用治温病热邪内陷心包或痰热蒙蔽心窍所致高热，烦躁，神昏谵语，舌绛苔黄脉数等热闭证	寒凉之性最大，清热解毒，豁痰开窍之力最强，适用于热毒炽盛或痰热内盛，蒙蔽心窍之高热，烦躁，神昏，谵语，舌红绛，苔黄，脉数等证者以及小儿痰热惊厥
紫雪（丹）		寒凉之性次之，清热解毒之力逊于安宫牛黄丸，化痰开窍力逊于至宝丹，但止痉力最强。故适用于热陷心包及热盛动风之高热，神昏，烦躁，四肢抽搐等症者
至宝丹		寒凉之性，以及清热解毒力均逊于上述二方，但辟秽化浊，豁痰开窍力优，适用于痰热偏重，内闭心包之神昏不语，痰涎壅盛，发热，舌红苔黄腻，脉滑数等症者

第二节　温　　开

苏合香丸　《太平惠民和剂局方》

【组成】　苏合香一两（30g）　　　麝香研，二两（60g）　　　冰片研，一两（30g）　　　安息香　青木香　白檀香　沉香各各二两（60g）　　　乳香一两（30g）　　　丁香　荜茇　犀角（今用水牛角作代用品）　　　白术　香附（各60g）　　　诃子煨，二两（60g）

【用法】　共为细末，炼蜜为丸，每丸重3g，每次3g，一日1～2次。小儿用量酌减（原方以上为细末，入研药匀，用安息香膏并炼白蜜和剂，每服旋丸如梧桐子大，取井华水化服四丸，老人、小儿可服一丸，温酒化服也得，并空心服之）。

【功效】　芳香开窍，行气化浊。

【主治】

1. 寒闭证。突然昏倒，牙关紧闭，不省人事，苔白，脉迟。

2. 心腹猝痛，甚则昏厥属于寒凝气滞者。

3. 中风、中气及感受时行瘴疠之气，属于寒闭证者。

【方解】　本方所治诸证，均由寒邪或痰湿或秽浊，蒙蔽神明，或寒凝阻滞于心腹所致，属于寒闭证。闭者宜开，故治以芳香开窍为主，对于寒邪及气郁、秽浊所致者，又须配伍温里散寒，行气活血及辟秽化浊之品，以为辅助。方中苏合香、麝香、冰片、安息香等均为芳香开窍之品，用为君药。木香、白檀香、沉香、乳香、丁香、香附行气解郁，散寒止痛，辟秽化浊，活血化瘀，为臣药。荜茇辛热，温中散寒，与上述十种辛香之品配合，增强散寒、止痛、开郁的作用；白术健脾，燥湿化浊；诃子肉收涩敛气，两味与诸香药配伍，可以补气收敛，防止辛香太过，耗散正气；并配犀角（今用水牛角作代用品）以清心解毒；朱砂重镇安神。以上俱为佐药。总之，本方配伍特点是以芳香开窍为主，配伍行气解郁，辟秽化浊，温中止痛之品，并少佐健脾及收涩药，如此组方，既可加强芳香开窍与行气止痛之效，又可防止香散之品耗气伤正，配伍极为精当。

【临床运用】

1. 运用要点：突然昏倒，不省人事，牙关紧闭，苔白，脉迟。

2. 流行性乙型脑炎、肝昏迷，以及冠心病心绞痛、心肌梗死等属于寒闭或寒凝气滞者，均可应用。

3. 方中药物辛香走窜，有损胎气，孕妇慎服。对于脱证，不宜应用。

【附方】

冠心苏合香丸（《中国药典》）

组成：苏合香（50g）　　冰片（105g）　　乳香（105g）　　檀香（210g）　　青木香（210g）。功效：芳香开窍，行气活血，宽胸止痛。主治：心绞痛，胸闷憋气，属于痰浊气滞血瘀者。

本方是从苏合香丸筛选衍化而成，药仅五味，但兼具开窍与行气活血之效，经过临床广泛应用，对心绞痛和胸闷憋气属于痰浊气滞血瘀者，具有良好的宽胸止痛效果。

【参考文献摘录】　据临床报道：应用苏合香丸治疗心肌梗死5例，其中4例明显好转。尤其是1例急性后壁心肌梗死患者，自觉服药后半小时顿觉心胸有开朗感（中华医学杂志，1973，1：29）。

【方歌】

苏合香丸麝息香，木丁沉附术荜襄，

犀冰朱砂檀诃乳，寒实气闭急需尝。

紫金锭（又名玉枢丹）　《片玉心书》

【组成】　山慈菇三两（90g）　　红大戟一两半（45g）　　千金子霜一两（30g）　　五倍子三两（90g）　　麝香三钱（9g）　　雄黄一两（30g）　　朱砂一两（30g）

【用法】　共为细末，用糯米煮浓饮和药，制成锭剂，阴干。口服，一次0.6～1.5g，一日2次；外用醋磨，调敷患处（原方上为细末，糯米制锭子，阴干。口服，每次0.6～1.5g，每日2次；外用醋磨，调敷患处）。

【功效】　辟秽化浊，祛痰开窍。

【主治】

1. 痧胀。症见脘腹胀痛，恶心呕吐，泄泻，神昏闷乱，及小儿痰厥。

2. 外敷疔疮疖肿，虫咬损伤，无名肿毒，以及痄腮、丹毒、喉风等属于热毒壅结者。

【方解】　本方适应证范围比较广泛，主要是用于痧胀，其病机为感受秽恶痰浊之邪，以致肠胃气机闭塞，升降失常，故见脘腹胀痛，吐泻兼作；秽浊蒙蔽清窍，则见神昏闷乱。治宜辟秽化浊，祛痰开窍。方中麝香芳香开窍，辟秽化浊，并能行气以开通肠胃气机之闭塞；山慈菇化痰散结，解毒辟秽，与麝香相伍，则奏化痰开窍之效。共为君药。千金子、红大戟逐痰化湿，为臣药。五倍子涩肠止泻，雄黄化痰辟秽解毒，朱砂重镇安神，为佐药。总之，本方不仅能辟秽化浊，祛痰开窍，并有行气开闭之功，故可用治感受秽恶痰浊之腹痛、呕恶、泄泻等症。

本方因有清热解毒，消肿散结功效，因此，亦可用于外敷疗疮疖肿，虫咬损伤，无名肿毒，以及痄腮、丹毒、喉风等属于热毒壅结者。

【临床运用】

1. 运用要点：腹胀闷乱，呕吐，泄泻，舌润而不燥，苔厚腻或浊腻。

2. 急性胃肠炎、食物中毒、痢疾等由秽恶痰浊之邪引起者，可用本方治之。外敷可治疗皮肤及软组织急性化脓性感染性疾病属于热毒壅结者。

3. 方中千金子、红大戟等均为通利迅疾而有毒之品，不可过量或久服，小儿用量宜减；且因麝香性味芳香走窜，故孕妇忌服。

【参考文献摘录】 据临床报道：应用紫金锭内服配合外敷治疗皮肤及软组织急性化脓性感染 186 例（其中急性淋巴结炎 58 例，疖肿 54 例，蜂窝织炎 38 例，急性乳腺炎 24 例，痈肿 6 例，急性淋巴管炎 4 例，丹毒 2 例），结果治愈者 162 例，占 87.1%。治愈时间以 3～7 日者为最多（中医杂志，1961，6：20）。

【方歌】

玉枢丹有慈菇扑，五倍千金朱雄入，

大戟麝香共为锭，霍乱痧胀米汤服。

自 学 指 导

【重点难点】

1. 开窍剂为神昏窍闭而设。运用开窍剂首先应辨别是热闭抑或寒闭，热闭宜用凉开，寒闭宜用温开。

2. 安宫牛黄丸是凉开的代表方。方中以芳香开窍药与清热泻火，凉血解毒药配伍使用，这种配伍是凉开方剂的特殊配伍。

3. 苏合香丸是温开的代表方，既是治疗寒闭的常用方，又是适用于心腹疼痛属于寒凝气滞的有效方剂。本方配伍特点是以芳香开窍药为主，配伍行气解郁，辟秽化浊，温中止痛之品，并少佐健脾及收涩药，如此组方，既可加强芳香开窍与行气止痛之效，又可防香散耗气之弊，配伍极为精当。

【开窍剂小结】

开窍剂共选方 5 首，按其功效分为凉开、温开二类。

1. 凉开：安宫牛黄丸、紫雪、至宝丹均有清热解毒，辟秽开窍，豁痰镇惊之功，均可用治热闭心包之证。但其功用各有所长，安宫牛黄丸长于清热解毒，开窍安神，功效全面，药力较强而且快捷，适用于热陷心包，症见高热，痰盛气粗，神昏谵语者；紫雪长于熄风镇痉，适用于热邪内闭，热盛动风，症见高热，神昏，抽搐者；至宝丹长于豁痰开窍，主治痰热内闭，症见神昏不语，痰涎壅盛者。

2. 温开：苏合香丸是温开法中的常用方，治疗寒闭之证；本方尚能行气解郁止痛，对寒凝气滞所致的心腹疼痛，亦有较好疗效；紫金锭具有辟秽化浊，祛痰开窍，解毒消肿之效，适用于感受秽恶痰浊之邪，症见脘腹胀痛，神昏闷乱，呕吐泄泻；亦可外敷，治疗疔疮疖肿。

【复习思考题】

1. 试述开窍剂的适应范围和注意事项。
2. 试比较安宫牛黄丸、紫雪、至宝丹三方的功效和主治。
3. 试述苏合香丸的功效、主治及组方意义。
4. 试述安宫牛黄丸的运用要点及用法。
5. 苏合香丸有什么配伍特点？
6. 凉开方剂有什么配伍特点？

（黎同明　高汉森）

第十三章　理气剂

【目的要求】

1．熟悉理气剂的含义、分类、使用注意。

2．要求掌握的方剂：半夏厚朴汤　枳实消痞丸、苏子降气汤、定喘汤、旋覆代赭汤。

3．要求熟悉的方剂：越鞠丸、枳实薤白桂枝汤、天台乌药散、橘皮竹茹汤。

4．要求了解的方剂：四磨汤、金铃子散、暖肝煎。

5．鉴别苏子降气汤与定喘汤、枳实消痞丸与半夏泻心汤、旋覆代赭汤与橘皮竹茹汤功效、主治的异同。

【自学时数】

4学时。

1．含义：凡以理气药为主组成，具有行气或降气的作用，用以治疗气病的方剂，统称为理气剂。

2．分类：气病的范围颇为广泛，但归纳起来，不外气虚、气滞、气逆三方面。气虚证宜补，已在补益剂中论述，本章主要论述气滞和气逆证的治法与方剂。气滞证宜行气，气逆证又当降气，故本章分为行气和降气两大类。

（1）行气——本类方剂具有疏畅气机的作用，用以治疗气滞证。临床上以肝气郁滞证和脾胃气滞证多见。肝气郁滞证常见症为胸胁胀痛，或疝气痛，或月经不调，或痛经等；脾胃气滞证常见症为脘腹胀满，嗳气吞酸、呕恶食少、大便失常等。代表方如越鞠丸、半夏厚朴汤、枳实消痞丸。

（2）降气——本类方剂具有降逆平喘或止呃止呕等作用，用治肺气上逆之喘咳证和胃气上逆之呕呃、噫气等证。代表方如苏子降气汤、定喘汤、旋覆代赭汤。

3．使用注意：

（1）分清病情寒热虚实，以及兼证的有无，勿犯虚虚实实之戒。若气滞实证，误用补气，则其滞愈甚；若气虚证误用降气，则更伤其气；但若气滞兼气逆，则宜行气与降气并用；若兼见气虚，则宜配补气之品以虚实兼顾。

（2）理气剂多属辛燥之品，易伤津耗气，使用时应适可而止，慎勿过剂。尤其对津亏气虚、阴虚火旺以及阴血不足者，以及孕妇，均当慎用。

第一节 行 气

越鞠丸（又名芎术丸）　《丹溪心法》

【组成】　香附　　川芎　　苍术　　神曲　　栀子各等分（各100g）

【用法】　上药研末，水泛为丸，每日3次，每次6~9g，温开水送下。亦可作汤剂，水煎服，用量按原方比例酌定（原方为末，水丸如绿豆大，每服二至三钱，温开水送下）。

【功效】　行气解郁。

【主治】　六郁证。症见胸膈痞闷，脘腹胀痛，嗳腐吞酸，恶心呕吐，饮食不消，舌苔腻，脉弦。

【方解】　本方所治六郁证系由肝脾郁滞所致。肝郁气滞，气滞则血行不畅，或郁久化火，故气、血、火三郁责在肝；脾胃气滞，升降失常，运化失司，聚湿生痰，或食滞不化，故湿、痰、食三郁责在脾（胃）。病虽言六郁，但皆由气郁所致，治当行气解郁为主，使气行则血畅火清，气畅则湿化食消痰除。方中以香附疏肝行气解郁，以治气郁，为君药。川芎辛香，为血中气药，既可活血祛瘀，以治血郁，又可助香附行气解郁之功，为臣药。栀子清热泻火，以治火郁；苍术燥湿运脾，以治湿郁；神曲消食导滞，以治食郁，共为佐药。痰郁多由脾湿所生，也与气、火、食郁有关，气机流畅，诸郁得解，则痰郁也随之而消，故此不必另设治痰之品，此亦是治病求本之意。

【临床运用】

1. 运用要点：胸膈痞闷，脘腹胀痛，脉弦。

2. 胃神经官能症、胃及十二指肠溃疡、慢性胃炎、胆石症、胆囊炎、肝炎、肋间神经痛、妇女痛经、月经不调等属于六郁者，可用本方治之。

3. 本方示人以治郁之大法，临证运用时，可根据六郁的偏重加减使用。如气郁偏重，以香附为主，酌加木香、枳壳以增加行气解郁之功；血郁偏重，以川芎为主，酌加桃仁、红花以活血；湿郁偏重，重用苍术，酌加茯苓、泽泻以利湿；若食郁偏重，重用神曲，酌加山楂、麦芽以消食；若火郁偏重，重用栀子，酌加夏枯草、黄芩以清火；若痰郁偏重，酌加半夏、瓜蒌以祛痰。

4. 本方所治诸郁，均属实证，凡因虚致郁者，不宜单独使用。

【参考文献摘录】　据临床报道：对于胃痛诸证，以及妇女痛经，肝胆郁热型慢性肝炎，辨证属六郁所致者，用本方加减皆可收到良好效果（黑龙江中医药，1983，1）。

【方歌】

越鞠丸治六郁侵，气血痰火湿食因，

芎苍香附兼栀曲，理气舒郁法可钦。

四磨汤《济生方》

【组成】　人参（6g）　　槟榔（6g）　　沉香（6g）　　天台乌药原方未注明用量（10g）

【用法】　水煎服（原方四药各浓磨水，和作七分盏，煎三五沸，放温服）。

【功效】　行气降逆，宽胸散结。

【主治】　肝气郁结证。症见胸膈胀闷，上气喘急，心下痞满，不思饮食，脉弦。

【方解】　本方治证为七情所伤，肝气郁结所致。肝气郁滞，横逆胸膈，故胸膈胀闷；若上犯于肺，肺气上逆，则气急而喘；若横逆犯胃，胃失和降，则心下痞满，不思饮食；脉弦为肝郁之象。此病之标在肺胃，而病之本则在肝。证属肝气郁滞，肺胃失降，治宜行气降逆，宽胸散结。方中以乌药行气疏肝解郁为君。沉香下气降逆以平喘；槟榔行气导滞以除心下痞满，共为臣药。三药合用，行气疏肝以消痞满，下气降逆以平喘急。然而人以气为本，为防三药耗伤正气，故又配以人参益气扶正，以冀行气降气而不伤气，为方中佐药，四药合用，共奏行气降逆，宽胸散结之功。

【临床运用】

1. 运用要点：胸膈胀闷，上气喘急，脉弦。

2. 喘息性支气管炎、支气管哮喘、胃炎等属肝气横逆者，可以本方治之。

3. 若体壮而气结较甚，症见心腹胀痛者，可去人参，加枳实、木香以增其行气破结之功；若大便秘结，嗳气，腹满或胀痛，脉弦，可加枳实、大黄以通便导滞。

【参考文献摘录】　据临床报道：四磨汤临床应用广泛，笔者用本方治疗喘咳、胃脘痛、关格、梅核气、乳痛、呃逆、行经腹痛等8种疾病，依其都有肝气横逆或郁滞的共同特点，故以本方疏肝和中，获得异病同治之效。于此益信"治病求本"及"异病同治"之经旨，对临床实践颇有指导价值（新中医，1983，7）。

【方歌】

四磨饮子七情伤，沉参乌药及槟榔，

浓磨煎服调滞气，肝气横逆用此方。

枳实薤白桂枝汤 *《金匮要略》*

【组成】　枳实四枚（12g）　　　厚朴四两（12g）　　　薤白半升（15g）　　　桂枝一两（6g）　　　瓜蒌捣，一枚（12g）

【用法】　水煎服（原方以水五升，先煮枳实、厚朴，取二升，去滓，内诸药，煮数沸，分温三服）。

【功效】　通阳散结，下气祛痰。

【主治】　胸痹。症见胸满而痛，甚或胸痛彻背，喘息咳唾，短气，气从胁下上逆抢心，舌苔白腻，脉沉弦或紧。

【方解】　本方证是因胸阳不振，痰浊中阻，气结胸中所致。胸阳不振，津液不能输布，凝聚为痰，痰阻气机，结于胸中，故胸满而痛，甚则胸痛彻背；痰浊阻肺，肺失宣降，则见喘息咳唾，短气。由于胸阳不振，阴寒之气上逆，故有气从胁下上逆抢心之感。治宜通阳散结，下气祛痰。方中枳实下气破结，消痞除满；薤白辛温通阳，宽胸散结，共为君药。桂枝通阳散寒，降逆平冲，并助薤白以振奋胸阳；瓜蒌涤痰散结宽胸，共为臣药。厚朴下气除满，为佐药。诸药合用，使胸阳振，阴寒消，痰浊除，气机畅，则胸痹之证可除。

【临床运用】

1. 运用要点：胸满痛，气从胁下上逆抢心，舌苔白腻，脉沉弦或紧。

2. 冠心病、肺心病、支气管哮喘等属胸阳不振,寒凝痰阻,气结胸痛者,可用本方治之。

3. 若寒邪较重,可酌加干姜、附子以通阳散寒;兼血瘀者,可酌加丹参、三七以活血祛瘀。

【附方】

瓜蒌薤白白酒汤(《金匮要略》)

组成:瓜蒌实一枚(12g)　　薤白半升(12g)　　白酒七升(适量)。功效:通阳散结,行气祛痰。主治:胸痹。症见胸中闷痛,甚则胸痛彻背,喘息咳唾,短气、舌苔白腻,脉沉弦或紧。

以上二方均有瓜蒌、薤白,都有通阳散结,行气祛痰之功,皆可用治胸阳不振,痰气内阻之胸痹证。但瓜蒌薤白白酒汤以通阳散结,行气祛痰为主,适用于胸痹而痰浊较甚者,以胸痛,喘息,短气为主要表现;而枳实薤白桂枝汤增枳实、厚朴、桂枝三味,则善于下气降逆,消痞除满,适用于胸痹而气结较甚,以胸中痞满,气从胁下上逆抢心为主要表现。

【参考文献摘录】 据临床报道:作者认为非化脓性肋软骨炎的症状非常近似胸痹证,因此用《金匮要略》治疗胸痹之瓜蒌薤白白酒汤、瓜蒌薤白半夏汤、枳实薤白桂枝汤三方加减组成肋软骨炎汤,治疗非化脓性肋软骨炎,多数患者服药后症状减轻或消失,但局部肿胀消退缓慢,极少复发(新中医,1976,6)。

【方歌】

枳实薤白桂枝汤,瓜蒌厚朴合成方,

通阳散结行气滞,胸痹心痛效验彰。

半夏厚朴汤 《金匮要略》

【组成】　半夏一升(12g)　　厚朴三两(9g)　　茯苓四两(12g)　　生姜五两(9g)　　苏叶二两(6g)

【用法】　水煎服(原方以水七升,煮取四升,分温四服,日三夜一服)。

【功效】　行气散结,降逆化痰。

【主治】　梅核气。症见咽中如有物阻,咯吐不出,吞之不下,胸胁满闷,气急作痛,或呕吐,舌苔白腻,脉弦缓或弦滑。

【方解】　本方证多由情志不畅,肝气郁结,肺胃宣降失常,津聚为痰。痰与气相搏,结于咽喉,致咽中如有物阻,咯吐不出,吞之不下。《金匮》谓之"咽中如有炙脔",后世称为梅核气。痰气交阻,肺失宣降,故见胸胁满闷甚或气急作痛;胃气上逆,又可见恶心呕吐。治宜行气散结,降逆化痰。方中半夏化痰散结,降逆和胃为君。厚朴行气开郁,下气除满,助半夏散结降逆为臣。茯苓健脾渗湿,助半夏以化痰;生姜辛散温行,助半夏化痰和胃止呕,共为佐药。苏叶芳香疏散,宽胸宣肺,助厚朴宣通郁结之气,为使药。诸药合用,辛以散结,苦以降逆,则痰气郁结之证,自可解除。

【临床运用】

1. 运用要点:咽中如有物阻,吞吐不得,苔白腻,脉弦滑。

2. 癔病、胃肠神经官能症、慢性咽炎、慢性胃炎、食管痉挛等属痰气交阻者,均可用本方治之。

3. 若气机郁滞较甚,可酌加香附、郁金以增其行气解郁之功;胁肋疼痛者,可酌加川楝子、延胡索以疏肝理气止痛。

4．本方药多苦温辛燥，仅适宜于气郁痰结者，如属阴亏津少或阴虚火旺者，则不宜用。

【参考文献摘录】 据临床报道：用半夏厚朴汤加味治疗咽异物感症 34 例，若因情志刺激，伴有胸胁胀满，善太息者，加香附、陈皮、瓜蒌；病久气阴两虚伴有神疲乏力、心烦失眠等症者，加沙参、黄连、枣仁等。治疗结果，治愈（症状完全消失，一年以上无复发者）8 例；显效（症状基本消失，无明显复发者）20 例；有效（症状得以控制，易复发者）4 例；无效（症状无明显改善者）2 例，总有效率为 94.1%（中国中西医结合杂志，1993，3：11）。

【方歌】

半夏厚朴与紫苏，茯苓生姜共煎服，

痰气凝聚成梅核，降逆开郁气自舒。

枳实消痞丸（又名失笑丸）《兰室秘藏》

【组成】 干生姜一钱 (30g)　　炙甘草　　麦芽曲　　白茯苓　　白术各二钱 (各60g)
半夏曲　　人参各三钱 (各90g)　　炙厚朴四钱 (120g)　　枳实　　黄连各五钱 (150g)

【用法】 水泛为丸或糊丸，每服 6～9g，温开水送下，日二次。亦可水煎服，用量按原方比例酌定（原方为细末，汤浸蒸饼为丸，如梧桐子大，每服五七十丸，白汤下，食远服）。

【功效】 行气消痞，健脾和胃。

【主治】 脾虚气滞，寒热互结证。症见心下痞满，不欲饮食，倦怠乏力，大便失调，苔腻微黄。

【方解】 本方所治之痞满，乃因脾胃虚弱，升降失司，寒热互结，气壅湿聚所致。治宜行气消痞，健脾和胃。方中以枳实行气消痞为君药。厚朴下气除满，助枳实以增强消痞除满之功，为臣药。黄连清热燥湿；干姜温中祛寒；半夏和胃降逆散结，三药相合，辛开苦降，寒热并调，并助枳、朴行气消痞除满，为臣药。麦芽消食和胃；人参、白术、茯苓、炙甘草补中健脾祛湿，共为佐药。炙甘草调和诸药，兼使药之用。方中枳、朴用量独重，且黄连用量大于干姜，故本方消重于补，清大于温，其治当属实多虚少，热重寒轻之证。

【临床运用】

1．运用要点：心下痞满，食少倦怠，苔腻微黄。

2．慢性胃炎、慢性支气管炎、胆囊炎、脂肪肝、胃肠神经官能症等属脾虚气滞湿聚，寒热错杂者，可以本方治之。

3．偏寒者，应减黄连用量，加重干姜用量，或适加高良姜、肉桂以温中散寒；脾虚甚者，应重用人参、白术以加强健脾之功；胀甚者，可酌加陈皮、砂仁以行气消胀。

【方歌】

枳实消痞消补方，厚朴麦芽半姜黄，

四君子汤助正气，消痞健脾功效强。

【类方比较】

枳实消痞丸	二方均属消补兼施，寒热并用，辛开苦降立法，用治脾胃虚弱，寒热互结之心下痞满，舌苔腻微黄之证	本方行气消痞之力大，且黄连用量大于干姜，并有健脾祛湿，和胃消食之功，用治脾虚气滞，寒热互结，热重寒轻之心下痞满证
半夏泻心汤		本方和胃降逆止呕力强。黄连用量小于干姜，用治脾胃虚弱，寒热互结，热轻寒重之心下痞满证

金铃子散 《素问病机气宜保命集》

【组成】 金铃子　　　　延胡索各一两 (各30g)

【用法】 为末，每服9g，每日3次，酒或开水送下。亦可作汤剂，水煎服，用量按原方比例酌减（原方为细末，每服三钱，酒调下）。

【功效】 疏肝泄热，行气止痛。

【主治】 肝郁化火证。症见心胸胁肋诸痛，时发时止，口苦，舌红苔黄，脉弦数。

【方解】 本方证为肝郁气滞，气郁化火所致。肝主疏泄，肝郁则疏泄功能失常，气机郁滞，血行不畅，故见心胸胁肋诸痛，时发时止；气郁化火，故口苦，舌红，苔黄，脉弦数。治宜疏肝泄热，行气止痛。方中金铃子苦寒，清泄肝火，并能疏肝行气止痛，为君药。延胡索行气活血止痛，以增强君药止痛之功，为臣药。两药合用，既可疏肝泄热，又能行气止痛，使肝火清，气血畅，诸痛自止。

【临床运用】

1. 运用要点：心胸胁肋疼痛，口苦，舌红苔黄，脉弦数。

2. 胃及十二指肠溃疡、慢性胃炎、肝炎、胃神经官能症、胆囊炎等属肝郁化火者，可用本方治之。

3. 若用于痛经，可酌加当归、香附、丹参等以增强疏肝活血调经之功；若用于疝气痛，可酌加橘核以行气止痛。

【方歌】

金铃延胡等分研，黄酒调服或水煎，

心腹诸疼因热郁，疏泄行气诸痛烹。

暖肝煎 《景岳全书》

【组成】 当归二三钱 (6~9g)　　　枸杞子三钱 (9g)　　　小茴香二钱 (6g)　　　肉桂一二钱 (3~6g)　　　乌药二钱 (6g)　　　沉香一钱, 或木香亦可 (3g)　　　茯苓二钱 (6g)

【用法】 另生姜三五片，水煎服（原方水一盏半，加生姜三五片，煎七分，食远温服）。

【功效】 暖肝温肾，行气止痛。

【主治】 肝肾虚寒证。症见睾丸冷痛，或阴囊肿硬而冷，或小腹冷痛，喜温恶寒，舌淡苔白，脉沉迟。

【方解】 本方证乃因肝肾虚寒，寒客肝脉，气机郁滞所致。寒性凝滞收引，寒邪内盛，肝脉失和，故见睾丸、小腹冷痛，苔白，脉沉迟。治宜暖肝温肾，行气止痛。方中肉桂温肾暖肝，散寒止痛；小茴香暖肝散寒，行气止痛，两药相伍，暖肝止痛之力得于增强，共为君药。当归、枸杞子补益肝肾，其中当归尚能暖肝舒肝；乌药、沉香顺气降逆，散寒止痛，共为臣药。阳虚阴盛，水湿不化，故用茯苓健脾渗湿；生姜温散水湿，共为佐药。诸药相伍，温补肝肾以治其本，行气祛寒以治其标，使下元得温，寒凝得散，气机通畅，则睾丸、小腹诸痛自解。

【临床运用】

1. 运用要点：睾丸或少腹冷痛，舌淡苔白，脉沉迟。

2. 精索静脉曲张、腹股沟疝、睾丸炎、鞘膜积液等属肝肾虚寒者，可用本方治之。

3．若寒甚者，可加吴茱萸以增其温肝散寒之功；腹痛甚，可加香附、元胡行气止痛；睾丸痛甚，可加青皮、橘核疏肝理气以止痛。

4．若因湿热下注所致者，则非本方所宜。

【附方】

天台乌药散（《医学发明》）

组成：天台乌药　　木香　　小茴香　　青皮　　高良姜各半两（各15g）　　槟榔二个（9g）　　川楝子十个（12g）　　巴豆七十粒（12g）。先将巴豆同川楝子用麸炒黑，去巴豆，研末为散。功效：疏肝行气，散寒止痛。主治：疝气。症见少腹引控睾丸而痛，偏坠肿胀，或少腹疼痛，苔白，脉弦属于寒凝经脉，气机阻滞者。

以上二方中均有乌药、小茴香二药，均具温肝散寒，行气止痛之功，用治寒客肝脉，气机郁滞之睾丸冷痛，或少腹疼痛等证。但天台乌药散重在疏肝行气，无补益之功；而暖肝煎重在温补肝肾，且有渗湿健脾之功，温、补、通并施，标本兼顾。

【参考文献摘录】　据临床报道：用暖肝煎治疗男性不育症属肝肾不足，寒湿偏盛者3例，均获满意疗效（上海中医药杂志，1983，9）。

【方歌】

暖肝归杞茴沉香，肉桂乌药苓生姜，

肝肾阴寒小腹痛，暖肝温肾推此方。

第二节　降　气

苏子降气汤 《太平惠民和剂局方》

【组成】　紫苏子二两半（15g）　　半夏二两半（9g）　　当归一两半（9g）　　前胡一两（9g）　　厚朴一两（6g）　　肉桂一两半（3g）　　甘草炙，二两（6g）

【用法】　加生姜，大枣、薄荷适量，水煎服（原方为细末，水一盏半，入生姜二片，枣子一个，苏叶五片，同煮至八分，去滓，热服）。

【功效】　降气平喘，温化寒痰。

【主治】　喘咳证。症见痰多色白，喘咳短气，胸膈满闷，腰酸脚软，舌苔白滑或白腻，脉弦滑。

【方解】　本方主治上实下虚之喘咳。所谓"上实"，即痰涎壅肺，肺失宣降，故见喘咳痰多，胸膈满闷，痰涎量多，质稀色白，苔白滑或白腻；所谓"下虚"，即肾阳不足，故见腰酸脚软；肾不纳气，故见咳喘短气，呼多吸少。本方证虽属"上实下虚"，但以"上实"为主，故以降气平喘，温化寒痰治上实为主，温肾纳气治下虚为辅。方中重用苏子降气化痰，止咳平喘为君药。半夏降逆祛痰；厚朴下气宽胸；前胡宣降肺气，祛痰止咳，助君药降气祛痰平喘之功，共为臣药。君臣相配，以治上实。肉桂温补下元，纳气平喘；当归辛甘温润，既可治咳逆上气，又可养血润燥，合肉桂以温补下元；生姜、苏叶温肺散寒，和胃降逆，共为佐药。大枣、甘草和中调药为使。诸药相合，治上顾下，标本兼顾，使气降痰消，则喘咳自平。

【临床运用】

1. 运用要点：喘咳短气，胸膈满闷，舌苔白滑或白腻，脉弦滑。

2. 支气管哮喘、慢性支气管炎、嗜酸细胞增多症、肺气肿等属上实下虚者，可以本方治之。

3. 若喘咳气逆不能平卧者，可酌加沉香以增其降气平喘之力；若呕吐痰涎，色白量多，可酌加陈皮以燥湿化痰，和胃止呕；兼有风寒表证者，可酌加麻黄、杏仁以解表散寒，宣肺平喘；兼气虚者，可酌加人参以益气扶正。

4. 本方用药偏于温燥，故肺肾阴虚的喘咳、气阴两虚之咳喘或肺热痰喘均不宜用。

【附方】

三子养亲汤 《韩氏医通》

组成：白芥子二钱（10g）　苏子三钱（15g）　莱菔子三钱（20g）　功效：降气快膈，化痰消食。主治：痰壅气滞证。症见咳嗽喘逆，痰多胸痞，食少难消，舌苔白腻，脉滑等。

以上二方均有降气祛痰平喘之功，而三子养亲汤重在降肺气，消痰食，适用于痰食气阻之喘咳，而苏子降气汤降气之中兼以温化寒痰，适用于肺气壅盛，上实下虚之喘咳。

【参考文献摘录】 据临床报道：用苏子降气汤治疗肾阳不足，水寒金冷，纳气无权，气逆而喘，肺气壅滞，津液不布所造成的噎膈、便秘、梅核气，以及久病喘咳，伤及肺金，金不制木，木气横逆而伤胃络之呕血，效果良好（河南中医，1981，6）。

【方歌】

苏子降气橘半宜，前归桂朴草姜依，

下虚上盛痰喘嗽，或益沉香贵合机。

定喘汤 《摄生众妙方》

【组成】 白果炒，二十一枚（9g）　麻黄三钱（9g）　苏子二钱（10g）　甘草一钱（3g）款冬花三钱（9g）　杏仁一钱五分（9g）　桑白皮蜜炙，三钱（9g）　黄芩一钱五分（6g）　半夏三钱（9g）

【用法】 水煎服（原方水三盏，煎二盏，作二服，每服一盏，不用姜，不拘时，徐徐服）。

【功效】 宣肺降气，定喘化痰。

【主治】 哮喘。症见咳喘，喉中痰鸣，痰多，痰稠色黄或微恶风寒，舌苔黄腻，脉滑数。

【方解】 本方主治的哮喘，为风寒外束，痰热内蕴所致。由于素有痰热，复感风寒，肺气壅闭，肺失宣降，故喘咳痰多，痰稠而黄，苔黄腻，脉滑数，或恶风寒等症。治宜宣肺降气，清热化痰，止咳定喘。方中麻黄宣肺定喘，兼解表寒；白果敛肺止咳，化痰定喘，两药合用，一散一收，既可加强止咳平喘之功，又不致过于宣散而耗散肺气，共为君药。杏仁、苏子、半夏、款冬花皆能降气平喘，化痰止咳，助君药加强平喘祛痰之功，共为臣药。黄芩、桑白皮清泄肺热，以止咳平喘，为佐药。臣佐相配，以解内蕴之痰热。甘草和中调药为使。诸药相合，共奏宣肺降气，止咳平喘，清热化痰之功。使痰热清，外寒解，肺气降，则咳嗽痰喘诸证自除。

【临床运用】

1. 运用要点：咳喘，痰稠色黄，苔黄腻，脉滑数。

2. 支气管哮喘、肺气肿、喘息性支气管炎属痰热蕴肺者，可以本方治之。

3. 肺热重，可酌加生石膏、鱼腥草以清泄肺热；胸闷较甚者，可酌加枳壳、桔梗宣肺宽胸。

4. 哮喘而无痰热以及气虚脉弱者，均不宜用本方。

5. 本方白果性涩收敛，因此，痰稠而咯吐不利者，宜慎用。此时，可减少白果之用量，或加瓜蒌仁、桔梗以祛痰止咳。

【参考文献摘录】 据临床报道：用定喘汤治疗慢性喘息性气管炎 100 例，病者均有反复咳嗽，气喘，痰多色黄，胸闷或发热等症，每日一剂，连服 10 剂为 1 疗程，个别继发感染者，酌加鱼腥草、蒲公英，服药期间不同时服用其他药物，且均在发作期接受治疗，经 1 个疗程治疗，结果：显效占 83%，好转占 14%，近期疗效总有效率为 97%。本方确有较好平喘、止咳、祛痰作用（新医学，1972；9：14）。

【方歌】

定喘白果与麻黄，款冬半夏白皮桑，

苏杏黄芩兼甘草，表寒痰热喘哮尝。

【类方比较】

苏子降气汤	两方均有降逆平喘，祛痰止咳之功，用治痰涎壅肺，肺失宣降之喘咳证	本方所治之喘咳证，乃因痰涎壅肺，肺失宣降，而兼肾虚不纳气所致，故以降气祛痰，温肾纳气立法，用治上实下虚之喘咳证
定喘汤		本方所治之喘咳证，乃因素有痰热内蕴于肺，复感风寒，肺失宣降所致。故以降逆定喘，清热化痰，兼散风寒立法，用治风寒外束，痰热内蕴之喘证

旋覆代赭汤 《伤寒论》

【组成】 旋覆花三两（9g）　　人参二两（6g）　　生姜五两（15g）　　代赭石一两（15g）
甘草炙，三两（6g）　　半夏洗，半升（9g）　　大枣擘，十二枚（4枚）

【用法】 水煎服（原方以水一斗，煮取六升，去滓，再煮取三升，温服一升，日三服）。

【功效】 降逆化痰，益气和胃。

【主治】 胃虚痰阻证。症见心下痞鞕，噫气不除，或反胃呕逆，吐涎沫，舌淡，苔白滑，脉虚。

【方解】 本方证因胃气虚弱，痰浊内阻，胃气上逆所致。胃主纳谷，以降为顺。胃气虚弱，气机上逆，故噫气不除，反胃呕吐；痰浊内阻，升降失常，故胃脘痞鞕、呕吐涎沫。胃虚宜补，痰浊宜化，气逆宜降。由于本方证以痰阻气逆为主，因此，治当降逆化痰为主，辅以益气和胃。方中旋覆花降气消痰止噫为君药。代赭石重镇降逆，助君药降逆化痰而止呕噫；半夏降逆祛痰，消痞散结；生姜重用和胃化痰而止呕。三药相合，以助君药降逆化痰，和胃止呕，共为臣药。人参、大枣、甘草益气补中以疗胃虚，并防代赭石之伤胃气，为佐药。其中甘草又能调和诸药，兼使之用。诸药相合，标本兼顾，使胃气复，痰浊消，气逆平，则痞满、噫气、呕呃自除。

本方与半夏泻心汤均用人参、半夏、大枣、炙甘草以和胃消痞，均可用于中气虚弱，升降失常之痞证，所不同者，半夏泻心汤重在平调寒热，适于寒热互结之痞证；本方则重在降逆化痰，适于痰阻气逆之痞证。

【临床运用】

1. 运用要点：心下痞鞭，噫气频作，呕吐呃逆，舌淡，苔白滑，脉虚。

2. 胃神经官能症、慢性胃炎、胃扩张、胃及十二指肠溃疡、幽门不完全性梗阻，神经性呃逆等属胃虚痰阻气逆者，可用本方治之。

3. 胃气未虚者，可去人参、大枣、甘草，以免甘壅滞气；痰多可加茯苓、陈皮以和胃化痰；胃寒较甚者，可加干姜、丁香以温胃降逆止呕呃。

4. 运用本方时，代赭石用量宜轻，以免呆胃。而生姜则可重用。

【参考文献摘录】 据临床报道：用旋覆代赭汤治疗眩晕呕吐 50 例，其中急慢性胃炎和胃溃疡 6 例，神经官能症 11 例，高血压、梅尼埃综合征及脑膜炎后遗症各 1 例，主症均有头晕目眩，胸痞呕吐、口淡、吐白沫或泛清水、舌苔薄白或滑腻，脉弦缓或弦滑为主要表现。治疗结果：34 例眩晕呕吐俱止；14 例眩晕呕吐减轻；2 例无效。服药最少为 2 剂，最多为 18 剂，平均 6 剂。一般 3～6 天见效（浙江中医杂志，1966，7：30）。

【方歌】

仲景旋覆代赭汤，半夏参草大枣姜，

噫气不降心下痞，中虚痰逆治相当。

橘皮竹茹汤 《金匮要略》

【组成】 橘皮二升（12g）　　竹茹二升（12g）　　人参一两（6g）　　大枣三十枚（5枚）
生姜半斤（9g）　　甘草五两（6g）

【用法】 水煎服（原方六味，以水一斗，煮取三升，温服一升，日三服）。

【功效】 降逆止呕，益气清热。

【主治】 胃虚有热之呃呃。症见呃逆或呕哕，舌嫩红，脉虚数。

【方解】 呃逆呕吐，皆因胃气上逆所致，但有寒热虚实之分。本方所治乃因胃虚有热，气逆不降所致。气逆上冲，则呃逆呕吐；舌嫩红，脉虚数，是胃虚夹热之象。胃虚宜补，有热宜清，气逆宜降，治当降逆和胃，益气清热。方中橘皮理气和胃，降逆止呕；竹茹清热止呕；两药相伍，既能降逆止呕，又可清热和胃，用量俱重，共为君药。生姜和胃止呕，为呕家圣药；人参益气补中，与橘皮相合，行中有补，补而不滞，共为臣药。甘草、大枣益气和胃，助人参补益脾胃，以安中土，为佐使。本方清而不寒，补而不滞，甘而不助呕，共奏降逆止呕，益气清热之功。

【临床运用】

1. 运用要点：呃逆，呕吐，舌嫩红，脉虚数。

2. 妊娠呕吐、幽门不完全性梗阻之呕吐、术后呃逆不止等属胃虚有热者，均可以本方治之。

3. 若兼胃阴不足，可加麦冬、石斛以养胃阴；若胃热而气阴两伤之呕呃，可加麦冬、半夏以养阴和胃；胃热呃逆，无气虚者，可去人参、甘草、大枣，加柿蒂，名新制橘皮竹茹汤《温病条辨》）。

4. 胃虚寒或实热者，均非本方所宜。

【参考文献摘录】 据临床报道：用橘皮竹茹汤加柿蒂治疗顽固性呃逆伴食管裂孔疝 1 例。患者有呃逆，烧心感，呕吐，便秘，舌红干燥，苔黄脉数等症状。辨证为胃热气逆，给予本方加柿蒂，服后次日呃逆减轻，干呕、呕吐消失夜寐佳。继服 5 日后，呃逆完全消失。因患者饭后食管有憋闷感，又继服 8 日而痊愈（四川中医，1984，6）。

【方歌】

橘皮竹茹呕呃宜，人参甘草枣姜施，

胃虚兼热气冲逆，清补降逆奏效奇。

【类方比较】

旋覆代赭汤	两方均有降逆气，止呕呃，益气和胃之功，用治胃虚气逆之呕呃证	本方重在降逆化痰，辅以益气和胃，用治胃气虚，痰阻气逆之心下痞硬，嗳气不除，呕呃之证
橘皮竹茹汤		本方重在清热安胃以止呕，降逆化痰之力弱，用治胃虚有热之呕呃证

丁香柿蒂汤《证因脉治》

【组成】　丁香 (12g)　　　柿蒂 (9g)　　　人参 (3g)　　　生姜原方未著用量 (15g)

【用法】　水煎服（原方未注用法）。

【功效】　降逆止呃，温中益气。

【主治】　虚寒呃逆。症见呃逆不止，胸脘痞闷，舌淡苔白，脉沉迟。

【方解】　本方所治呃逆皆因胃气虚寒，胃失和降所致。根据虚者补之，寒者温之，逆者降之的治法，治当降逆止呃，温中益气。方中丁香温胃散寒，降逆止呃，为治胃寒呕吐、呃逆之要药；柿蒂苦平，长于降逆止呃，两药相配，温胃散寒，降逆止呃，共为君药。生姜温胃散寒止呕，与君药相合，增强温胃降逆之功；人参甘温益气以补其虚，共为臣佐药。四药合用，以奏温中益气，降逆止呃之功，使胃寒散，胃虚复，气逆平，则呃逆胸痞自除。

【临床运用】

1. 运用要点：呃逆，舌淡苔白，脉沉迟。

2. 神经性呃逆、膈肌痉挛等属胃中虚寒者，可以本方治之。

3. 若兼气滞痰阻者，可加半夏、陈皮以理气化痰。

4. 胃气不虚者，可去人参，名柿蒂汤（《济生方》）。功能温中降逆。主治胃寒呕逆。

【方歌】

丁香柿蒂人参姜，呃逆因寒中气伤，

温中降逆又益气，胃气虚寒最相当。

自 学 指 导

【重点难点】

1. 理气剂适用于气滞、气逆之证。气滞法当行气，气逆法当降气。但若兼气虚者，又当配伍补气之品。然而补气易致气滞，临证须予斟酌。

2. 定喘汤与小青龙汤均有宣肺解表，祛痰平喘之功，皆可用治外感风寒，内有痰浊之哮喘。但小青龙是用麻黄、桂枝配干姜、细辛、半夏，一以解表散寒，一以温化寒饮，适宜于内有寒饮，外有风寒之喘咳；而定喘汤是以麻黄、白果配黄芩、桑白皮，一以宣肺降逆兼解表，一以清泄痰热而平喘咳，用治外感风寒，痰热内蕴之哮喘证。

【理气剂小结】

本章共选方 12 首，按其功效分为行气、降气两类。

1. 行气：越鞠丸长于行气解郁，主治气、血、痰、火、湿、食之六郁证，但以气郁为主；四磨汤行气兼有降逆作用，适用于肝气郁滞兼有气逆之证；枳实薤白桂枝汤通阳散寒，祛痰下气，主治胸阳不振，痰浊中阻，气结胸中所致之胸痹而有气从胁下上逆抢心者；半夏厚朴汤行气散结，降逆化痰，用治痰气互结于咽喉之梅核气；枳实消痞丸长于行气消痞，健脾和胃，用治热重寒轻，实多虚少之脾虚气滞，寒热互结之痞证；金铃子散长于疏肝清肝，行气活血止痛，用治肝郁化火之胸胁疼痛；暖肝煎长于温补肝肾，行气止痛，主治肝肾虚寒之疝气腹痛。

2. 降气：苏子降气汤与定喘汤均有降气祛痰平喘之功，前者兼能温补下元，用治上实下虚之喘咳；后者兼能清肺化痰，用治外感风寒内有痰热之喘咳；旋覆代赭汤、橘皮竹茹汤、丁香柿蒂汤均有益胃降逆之功，均可用治胃虚呕逆。旋覆代赭汤兼有化痰之功，适用于胃虚痰阻气逆之噫气、呃逆、反胃等；橘皮竹茹汤兼有清热之功，适用于胃虚有热之呃逆、呕吐者；丁香柿蒂汤兼有温胃散寒之功，适用于胃虚有寒之呃逆不止者。

【复习思考题】

1. 试述理气剂含义、分类、使用注意。
2. 越鞠丸用治六郁证，为何不用化痰药？
3. 试分析半夏厚朴汤、旋覆代赭汤的组方意义。
4. 苏子降气汤、定喘汤、小青龙汤三方之功效、主治有何异同？
5. 枳实消痞丸与半夏泻心汤的功效、主治有何异同？
6. 旋覆代赭汤中代赭石为何轻用，而生姜又重用？
7. 旋覆代赭汤与橘皮竹茹汤的功效、主治有何异同？
8. 试分析枳实消痞丸的配伍特点。

（何奇宽）

第十四章　理血剂

【目的要求】

1. 熟悉理血剂的含义、分类、使用注意。
2. 要求掌握的方剂：桃核承气汤、血府逐瘀汤、补阳还五汤、温经汤、生化汤、小蓟饮子、黄土汤。
3. 要求熟悉的方剂：胶艾汤、咳血方。
4. 要求了解的方剂：复元活血汤、失笑散、桂枝茯苓丸、槐花散、十灰散、丹参饮。
5. 鉴别黄土汤与理中丸功效、主治的异同。

【自学时数】

4学时。

1. 含义：凡以理血药为主组成，具有活血祛瘀或止血作用，用以治疗瘀血证和出血证的方剂，统称理血剂。

2. 分类：理血剂是为血病而设。血是营养人体的重要物质，在生理情况下，周流不息地循行于脉中，灌溉五脏六腑，四肢百骸。一旦因某种原因，造成血行不畅，瘀蓄内停，或离经妄行，或亏损不足，均可引起血病，如瘀血、出血、血虚等证。因此，血病治法概括起来，主要有活血祛瘀、止血、补血三个方面。补血已于补益剂中论述，故本章主要论述活血祛瘀和止血两法。根据"以法统方"的原则，本章分为活血祛瘀和止血两大类。

（1）活血祛瘀——本类方剂具有活血祛瘀的作用，适用于蓄血证及各种瘀血阻滞病证。如蓄瘀腹痛、胁痛、胸痛；中风后遗症、闭经、痛经、癥瘕、外伤瘀痛等证。其痛如刺，痛有定处，疼痛拒按，舌紫黯，瘀斑、或见癥块等症。代表方如桃核承气汤、血府逐瘀汤、补阳还五汤、温经汤、生化汤等。

（2）止血——本类方剂具有止血作用，用治血溢脉外的吐血、衄血、咯血、便血、尿血、崩漏等各种出血证。代表方如小蓟饮子、黄土汤、咯血方等。

3. 使用注意：

（1）祛瘀防伤正气。活血祛瘀剂性多破泄，易于伤正，必要时可配补益药同用，使消瘀而不伤正。对月经过多及孕妇均当慎用或忌用。

（2）止血慎防留瘀，必要时可适当选用有活血祛瘀作用的止血药，如三七、茜根等。

（3）新瘀证急，宜用汤剂，取其力大效捷；旧瘀证缓，可用丸剂，取其力小性缓，消瘀而不伤正。

第一节　活血祛瘀

桃核承气汤 《伤寒论》

【组成】　桃仁去皮尖，五十个 (12g)　　　大黄四两 (10g)　　　桂枝二两 (10g)　　　甘草炙，二两 (6g)　　　芒硝二两 (6g)

【用法】　水煎服（原方四味，以水七升，煮取二升半，去滓，内芒硝，更上火，微沸，下火，先食，温服五合，日三服，当微利）。

【功效】　破血下瘀。

【主治】　下焦蓄血证。症见少腹急结，其人如狂，甚则谵语烦躁，至夜发热，小便自利，以及血瘀经闭、痛经，脉沉实或涩等。

【方解】　本方即调胃承气汤减芒硝之量，再加桃红、桂枝而成。原治邪在太阳不解，循经入腑化热，与血相搏，结于下焦之蓄血证。瘀热结下焦，故少腹急结；热在血分而不在气分，膀胱气化未受影响，故小便自利；热在血分，故至夜发热；瘀热上扰心神，故烦躁不宁，甚则谵语，其人如狂。证属瘀热互结，治当逐瘀泄热。方中桃仁破血祛瘀，大黄攻下瘀积，荡涤热邪，二药相配，瘀热并治，共为君药。桂枝通行血脉，助桃仁活血行瘀，并防寒凉凝血之弊；芒硝软坚散结，并助大黄泻热攻下，引瘀热从大便而去，共为臣药。炙甘草护胃安中，并缓硝、黄峻下之性，使之大便"微利"，而不是"急下"，为佐药。诸药相合，共奏破血下瘀之功，服后"微利"，使蓄血去，瘀热清，诸证自平。

本方选用桂枝与大黄配伍，有其一定的意义，桂枝得大黄则不走表而走里，不在解表而在活血；大黄得桂枝之辛甘则不直走大肠而随入血脉以祛瘀。

【临床运用】

1. 运用要点：少腹急结，脉沉实或涩。

2. 急性盆腔炎、子宫内膜异位、胎盘滞留、附件炎、阑尾脓肿、膀胱肿瘤、肠梗阻、精神分裂症等属瘀热互结下焦者，本方可治之。

3. 若肢体跌打损伤，瘀血留滞，疼痛不能转侧者，可加乳香、归尾以活血祛瘀止痛；若瘀热上冲所致的吐血、衄血，头痛目赤，可加栀子、牛膝以清热凉血，引血下行；若月经不调及经闭、痛经属瘀热实证者，可加当归、红花以活血调经；兼气滞者，可加青皮、木香以行气止痛；若产后恶露不下，少腹硬痛难忍者，可加蒲黄、五灵脂以活血祛瘀止痛。

4. 表证未解，当先解表，而后再用本方。孕妇忌用。

【参考文献摘录】　据临床报道：治疗 10 例精神分裂症属下焦蓄血之患者，其中有狂症表现者 8 例，有癫症表现者 2 例，均有不同程度的精神症状，并见少腹拘急胀满，大便色黑或不畅，小便自利等，均用本方加减治愈（陕西中医，1983，3：14）。

【方歌】

桃核承气配桂枝，甘草硝黄五般施，

下焦蓄血如狂证，瘀血为病总相宜。

血府逐瘀汤《医林改错》

【组成】 桃仁四钱 (12g)　　红花三钱 (6g)　　当归三钱 (9g)　　生地黄三钱 (9g)　　川芎一钱半 (8g)　　赤芍二钱 (6g)　　牛膝三钱 (9g)　　桔梗一钱半 (5g)　　柴胡一钱 (6g)　　枳壳二钱 (8g)　　甘草一钱 (3g)

【用法】 水煎服（原方水煎服）。

【功效】 活血祛瘀，行气止痛。

【主治】 胸中血瘀证。症见胸痛或头痛日久，痛如针刺而有定处，或呃逆日久不止，或内热烦闷、心悸失眠、急躁易怒，入暮潮热，唇暗或两目暗黑，舌黯红或有瘀斑，脉涩或弦紧。

【方解】 本方治证为瘀血内阻胸部，气机郁滞所致。胸胁为肝经循行之处，瘀血内阻，气机郁滞，故胸胁刺痛；瘀血阻滞，清阳不升，则为头痛；郁滞日久，肝失调达之性，故急躁易怒；瘀郁化热，故内热烦闷，或心悸失眠，或入暮潮热；瘀血内阻，胃气不降，故见呃逆日久不止；至于面、唇、舌、脉所见，皆为血瘀征象。治当活血祛瘀为主，兼以行气宽胸止痛。方中重用桃仁、红花活血祛瘀，为君药；当归、川芎、赤芍、生地养血活血，祛瘀泄热；牛膝祛瘀血，通血脉，引瘀血下行，共为臣药。君、臣相配，祛瘀而不伤阴血。柴胡疏肝解郁，升发清阳；桔梗开宣肺气，引药上行，枳壳行气宽胸，与桔梗合用，一升一降，使气机得以恢复而升降自如，以达气行则血行之效，共为佐药。甘草调和诸药为使。诸药相合，既行血分之瘀滞，又解气分之郁结，活血而不耗血，祛瘀又能生新，立法、配伍均甚贴切。

【临床运用】

1. 运用要点：胸痛，痛有定处，舌黯红或有瘀斑，脉涩或弦紧。

2. 冠心病心绞痛、风湿性心脏病、胸部挫伤及肋软骨炎之胸痛；以及脑震荡后遗症之头痛、头晕；神经官能症、精神抑郁症等属血瘀内阻者，均可以本方治之。

3. 后世根据《素问》："脉者，血之府也。"凡血脉瘀阻之病证，均可以本方加减治疗。若血瘀经闭、经痛，可去桔梗，加益母草、泽兰等以活血调经止痛；胁下有痞块，可加郁金、丹参以活血祛瘀，消癥化积。

4. 本方系桃红四物汤合四逆散加桔梗、牛膝而成，因方中活血祛瘀药较多，故孕妇忌服。

【附方】

1. 通窍活血汤（《医林改错》）

组成：赤芍一钱 (10g)　　川芎一钱 (6g)　　桃仁二钱 (12g)　　红花三钱 (5g)　　老葱三根 (6g)　　生姜三片 (9g)　　红枣七个 (5枚)　　麝香五厘 (0.15g)　　黄酒半斤 (适量)。功效：活血通窍。主治：瘀阻头面的头痛昏晕，耳聋，脱发，面色青紫，或酒渣鼻，或白癜风，以及妇女干血痨，小儿疳积而见肌肉消瘦，腹大青筋暴露，潮热等。

2. 膈下逐瘀汤（《医林改错》）

组成：五灵脂二钱 (6g)　　当归三钱 (9g)　　川芎二钱 (6g)　　桃仁三钱 (9g)　　丹皮二钱 (10g)　　赤芍二钱 (10g)　　乌药二钱 (6g)　　元胡一钱 (6g)　　甘草三钱 (9g)　　香附一钱半 (8g)　　红花三钱 (5g)　　枳壳一钱半 (6g)。功效：活血祛瘀，行气止痛。主治：膈下瘀血，形成积块，症见肝腹疼痛，痛处不移，侧卧则腹坠者。

3．少腹逐瘀汤（《医林改错》）

组成：小茴香七粒 (10g)　　干姜二分 (3g)　　延胡索一钱 (6g)　　没药一钱 (3g)　　当归三钱 (9g)　　川芎一钱 (6g)　　官桂一钱 (3g)　　赤芍二钱 (6g)　　蒲黄三钱 (9g)　　五灵脂二钱 (6g)。功效：活血祛瘀，温经止痛。主治：少腹瘀血证。症见少腹积块疼痛或不痛，或痛而无积块，或少腹胀满，或经期腰酸，少腹胀，或月经1个月内见三五次，连接不断，断了又来，其色或紫或黑，或有瘀块，或崩漏兼少腹疼痛，或瘀滞日久不受孕等证。

4．身痛逐瘀汤（《医林改错》）

组成：秦艽一钱 (6g)　　川芎二钱 (6g)　　桃红三钱 (9g)　　红花三钱 (5g)　　甘草二钱 (6g)　　羌活二钱 (6g)　　没药二钱 (6g)　　五灵脂二钱 (6g)　　香附一钱 (6g)　　牛膝三钱 (9g)　　地龙二钱 (6g)　　当归三钱 (9g)。功效：活血行气，祛瘀通络，通痹止痛。主治：气血闭阻经络所致的肩痛、臂痛、腰痛、腿痛、或周身疼痛，经久不愈。

王清任善于运用活血化瘀方药，创制上述五逐瘀汤。各方均多以当归、川芎、桃红、红花、赤芍为基础药物，均有活血祛瘀止痛之功。其中血府逐瘀汤配行气宽胸之柴胡、桔梗、枳壳，以及引血下行之牛膝，故宣通胸胁气血，引血下行之力较著，主治胸中瘀阻之证；通窍活血汤配有通阳开窍之麝香、老葱、生姜，故辛香通窍作用较强，主治瘀阻头面之证；膈下逐瘀汤配有香附、元胡、乌药、枳壳等疏肝行气止痛药，故行气止痛作用较好，主治瘀阻膈下，肝郁气滞之两胁及腹中胀痛；少腹逐瘀汤配有小茴香、官桂、干姜，故温经止痛作用较优，主治血瘀少腹，少腹疼痛，以及月经不调、痛经等证；身痛逐瘀汤配有秦艽、羌活、地龙等，通络宣痹止痛力大，多用于瘀血痹阻经络所致的肢体痹痛或周身疼痛等证。

【参考文献摘录】　据临床报道：用血府逐瘀汤加味治疗脑动脉硬化精神障碍45例，结果：痊愈29例，好转15例，无效1例，有效率97.5%（中西医结合杂志，1989，3：758）。

【方歌】

血府当归生地桃，红花甘枳与赤芍，

柴胡桔梗牛膝芎，血化下行不作痨。

补阳还五汤 《医林改错》

【组成】　黄芪四两 (60g)　　当归尾二钱 (6g)　　赤芍一钱半 (5g)　　地龙一钱 (5g)　　川芎一钱 (5g)　　红花一钱 (3g)　　桃仁一钱 (6g)

【用法】　水煎服（原方水煎服）。

【功效】　补气活血通络。

【主治】　中风。症见半身不遂，口眼㖞斜，语言謇涩，口角流涎，小便频数或遗尿不禁，舌黯淡，苔白，脉缓。

【方解】　本方是治疗中风半身不遂的常用方。由于正气亏虚，半身无气，无气则不能行血，以致脉络瘀阻，筋脉肌肉失养，故半身不遂，口眼㖞斜；气虚血瘀，舌体失养，故语言謇涩，口角流涎；气虚失于固摄，则小便频数，遗尿失禁；舌黯，苔白，脉缓为气虚血瘀之象，此证为因虚致瘀。治当补气活血通络。方中黄芪，生用则性走，重用则大补元气以起痿废，为君药。归尾长于活血，且有化瘀而不伤血之妙，为臣药，君臣药相伍，共奏气旺血行，瘀去络通之效。川芎、赤芍、桃仁、红花助归尾活血祛瘀；地龙通经活络，均为佐药。

本方是针对因虚致瘀这一病理变化,故重用生黄芪,取其力专性走,周行全身,推动诸药之力,以达气旺血行,祛瘀通络之功。

【临床运用】

1. 运用要点:半身不遂,口眼㖞斜,舌苔白,脉缓或细弱无力。

2. 脑血管意外后遗症、小儿麻痹后遗症,以及其他原因引起的偏瘫、截瘫属气虚血瘀者,均可用本方治之。

3. 本方是体现王清任所创气虚血瘀理论的代表方剂。黄芪用量宜重,可从 30～60g 开始,效果不显再酌情增加,祛瘀药则宜轻用。

4. 偏寒者,可加熟附子以温阳散寒;脾胃虚弱者,可加党参、白术以补气健脾;痰多者,加制半夏、制南星以化痰;语言不利,加石菖蒲、远志等开窍化痰。

5. 使用本方宜久服缓治,疗效方显。

【参考文献摘录】 据临床报道:本方加蜈蚣、全蝎、白附子等为基本方,随证加减,治疗 12 例中风证属气虚为主,症见半身不遂,口眼㖞斜,脉虚者,均获痊愈(哈尔滨中医,1965,9)。

【方歌】

补阳还五赤芍芎,归尾通经佐地龙,

重用黄芪为君药,血中瘀滞用桃红。

复元活血汤《医学发明》

【组成】 柴胡半两 (9g)　　　瓜蒌根三钱 (9g)　　　当归三钱 (9g)　　　红花二钱 (6g)　　　甘草二钱 (6g)　　　穿山甲二钱 (6g)　　　大黄酒制,一两 (6g)　　　桃仁酒浸,去皮尖,研如泥,五十个 (9g)

【用法】 水煎服(原方上药除桃仁外,锉如麻豆大,每服一两,水一盏半,酒半盏,同煮至七分去滓,大温服之,食前,以利为度,得利痛减,不尽服)。

【功效】 活血祛瘀,疏肝通络。

【主治】 跌打损伤。症见胁肋疼痛,痛不可忍,痛有定位,舌暗,脉弦。

【方解】 本方证系外伤或内损,瘀血停滞于胁肋所致。胁肋是肝经循行的部位,瘀血停滞于胁下,故见胁肋疼痛,甚则痛不可忍,痛有定位。治当活血祛瘀为主,兼以疏肝行气通络。方中酒制大黄荡涤留瘀败血,并能引瘀血下行;柴胡疏肝理气,使气行血活,且兼引诸药入肝经,两药相伍,一升一降,以攻散胁下之瘀滞,共为君药。当归、桃仁、红花活血祛瘀,消肿止痛,当归并能养血,有祛瘀而不伤正之效,共为臣药。穿山甲破瘀通络;天花粉既能"续绝伤"(《神农本草经》),又能清热散结消肿,共为佐药。甘草缓急止痛,调和诸药为使。加酒煎服,以加强活血通络之力。诸药合用,祛瘀生新,气行络通,则胁痛自平。故《成方便读》说:"去者去,生者生,痛自舒而元自复",故方名"复元"。

【临床运用】

1. 运用要点:胁肋疼痛,痛有定位,舌暗,脉弦。

2. 肝癌(早期)、肝静脉阻塞综合征、肝胆管结石、肝闭合性损伤、肋间神经痛、肋软骨炎等属瘀血阻滞者,可以本方治之。

3. 若痛甚,可加三七末,或加乳香、没药以增化瘀止痛之效;兼气滞者,可酌加木香、香附、青皮以行气止痛。

4. 原书方后注，本方服后，"以利为度，得利痛减"，提示瘀血已下，不利当再服。

【参考文献摘录】 据临床报道：用本方治疗肋软骨炎9例，主症为肋软骨近胸骨部肿痛，病变部位在第2肋至第10肋，两侧均有，局部肤色正常，亦无化脓发生，血液及X线检查无特殊。发病时间1～6周内，多在服药1～3帖后肿痛即明显改善，5～7帖后，基本痊愈（上海中医药杂志，1963：12）。

【方歌】

复元活血用柴胡，花粉当归山甲扶，

桃红黄草煎加酒，损伤瘀滞总能除。

温经汤《金匮要略》

【组成】 吴茱萸三两 (9g)　　当归二两 (9g)　　芍药二两 (9g)　　川芎二两 (6g)　　人参二两 (6g)　　桂枝二两 (6g)　　阿胶二两 (6g)　　牡丹皮去心，二两 (6g)　　生姜二两 (6g)　　甘草二两 (6g)　　半夏半升 (9g)　　麦冬去心，一升 (9g)

【用法】 水煎服（原方十二味，以水一斗，煮取三升，分温三服）。

【功效】 温经散寒，祛瘀养血。

【主治】 月经病。症见漏下不止，少腹冷痛，入暮发热，手心烦热，唇口干燥，以及月经不调，或前或后，或一月再行。亦治妇人久不受孕，舌淡暗，脉沉细。

【方解】 本方原治"妇人年五十所，病下利（血），数十日不止，暮即发热，少腹里急。"（《金匮要略》，其病因，原方作者张仲景说是"曾经半产，瘀血在少腹不去。"（《金匮要略》）现人归纳为冲任虚寒，瘀血阻滞。冲为血海，任主胞胎，二经皆起小腹。冲任虚寒，血凝气滞，一则可见月经不调，或久不受孕；二则可导致血不循经，出现漏下不止。漏下日久，则伤阴血，故见口唇干燥，甚至入暮发热，手心烦热。证属冲任虚寒，血虚血瘀，寒热虚实错杂，故非纯用祛瘀之法所宜，当以温经散寒，养血祛瘀并用，方为合拍。方中吴茱萸、桂枝温散冲任之寒，兼通血脉，使瘀得温而行，共为君药。当归、川芎、芍药补养冲任之阴血，兼活血调经；丹皮既助桂枝、川芎祛瘀通经，又能退虚热，四药共为臣药。阿胶养血止血润燥，麦冬养阴清热，两药合用，养阴润燥而清虚热，并制萸、桂之温燥；人参、甘草益气补中；冲任与胃经相通，故用半夏、生姜温中和胃，以资生化之源。共为佐药。甘草又能调和诸药，兼为使药。诸药合用，温经活血与补养冲任并举，瘀血去，新血生，冲任固，月经调则病自除。

【临床运用】

1. 运用要点：漏下不止，小腹冷痛，舌淡暗，脉沉细。

2. 子宫内膜异位症、子宫肌瘤、巧克力卵巢囊肿、功能性子宫出血、慢性盆腔炎、不孕症等属冲任虚寒，瘀血阻滞者，可以本方治之。

3. 小腹冷痛甚者，去丹皮、麦冬，加艾叶，或以肉桂易桂枝，以增散寒止痛之力；气滞者，加香附，台乌以理气止痛；漏下色淡不止者，去丹皮，加山萸肉、熟地、鹿角霜以补血止血；气虚者，加黄芪以补气摄血。

【参考文献摘录】 据临床报道：本方制成药丸，治疗功能性子宫出血11例，年龄在13～17岁之间，病程为6月～2年半。服法：每日3次，每次9g，一个月为一疗程。结果：痊愈6例，显效4例，好转1例（黑龙江中医药，1989，3：22）。

【方歌】

温经汤用桂萸芎，归芍丹皮姜夏冬，

参草阿胶调气血，暖宫祛瘀在温通。

【类方比较】

温经汤	两方均有温经散寒，养血通脉之功。用治血虚经脉受寒，寒凝血瘀之痛证	本方重在"温经"，以温为主，辅以祛瘀养血。用治冲任虚寒，瘀血阻滞之崩漏，少腹冷痛，月经不调，久不受孕等证
当归血逆汤		本方重在温补肝血，散寒通脉，温、补、通三法联用。用治血虚寒凝经脉之手足厥寒，脉细欲绝之血虚寒厥证

生化汤　《傅青主女科》

【组成】　全当归八钱（24g）　　　川芎三钱（9g）　　　桃仁去皮尖，十四枚（6g）　　　干姜炮黑（五分，2g）　　甘草炙（五分，2g）

【用法】　水煎服（原方黄酒、童便各半煎服）。

【功效】　化瘀生新，温经止痛。

【主治】　产后腹痛。症见恶露不行，小腹冷痛。

【方解】　本方证多因产前过食寒凉食物，或产后血虚受寒，导致寒邪乘虚与血搏结，留阻胞宫，此即恶露不下的原因。寒凝血瘀，恶露不行，则小腹冷痛。血虚宜补，血瘀宜化，经寒宜温。治宜养血化瘀，温经止痛。方中当归不仅能温经散寒，更重要的是既能补血，又有活血，祛瘀生新之功，故重用为君药。川芎活血行气；桃仁活血祛瘀，共为臣药。炮姜、黄酒助当归温经散寒，黄酒并能活血通脉以助药力；加入童便者，取其益阴化瘀，并有引败血下行之效，共为佐药。炙甘草调和诸药为使。诸药相合，以奏化瘀生新，温经止痛之功。本方能使瘀血化，新血生，故名"生化"。

【临床运用】

1. 运用要点：产后恶露不行，小腹冷痛。

2. 产后胎盘残留、产褥热、慢性子宫内膜炎、子宫内膜异位症、老年性阴道炎等属经寒血瘀血虚者，均可以本方治之。

3. 痛不甚者，可去桃仁；若瘀甚腹痛剧，可加蒲黄、延胡索以祛瘀止痛；若小腹冷痛甚，可加肉桂以温经散寒。

4. 本方药性偏温，若产后血热而有瘀滞者，则非本方所宜。

5. 原著云："因寒冷饮食，结块痛甚，加肉桂八分"（《傅青主女科》）。其意是产前过食冷物，以致寒凝血瘀，故加肉桂以温散寒凝，并可暖胃消食。

6. 原著云："如血块未消，不可加参芪，用之则痛不止"（《傅青主女科》）。本方证之病机以寒凝、血虚为主，治之宜温通而不宜补涩。因此，若加参芪，则可因补气留邪，寒凝不去而痛不止。

【参考文献摘录】　据临床报道：以生化汤加味治疗子宫肌瘤、子宫肥大症70例，其中子宫肌瘤24例、子宫肥大症46例，30天为一疗程。结果子宫肌瘤治愈8例，有效13例，无效3例；子宫肥大症治愈25例，有效18例，无效3例。总有效率91.4％。（中西医结合研究资料，1980，6：10）

【方歌】

生化汤宜产后尝，归芎桃草炮姜良，

祛瘀活血功偏擅，止痛温经效亦彰。

桂枝茯苓丸　《金匮要略》

【组成】　桂枝　　茯苓　　丹皮　　桃仁　　芍药各等分（各90g）

【用法】　炼为蜜丸，每日3次，每次3～5g。亦可作汤剂，水煎服，用量按原方比例酌定（原方炼蜜和丸，如兔屎大，每日食前服一丸，不知，加至三丸）。

【功效】　活血化瘀，缓消癥块。

【主治】　瘀阻胞宫证。症见妊娠胎动不安，漏下不止，血色紫黑晦暗，腹痛拒按。

【方解】　本方主治妇人原有癥块，致妊娠胎动不安，腹痛漏下不止之证。胞宫素有血瘀癥块，复因妊娠，阻遏经脉，以致血溢脉外，进而胎失所养，故见漏下不止，胎动不安等症。治当祛瘀消癥，癥去则血自归经，胎元自可得养。但消癥不可太猛，若攻之过急，亦容易损胎，故本方以渐消缓散立法，使化瘀而不伤胎。宗"有故无殒，亦无殒也"之旨，方中桂枝温通经脉而行瘀滞；桃仁活血祛瘀，为消癥之要药，是为君药。丹皮既能活血行瘀，又能清瘀血郁久所化之热；白芍药养血和血，与诸祛瘀药合用，使祛瘀而不伤正，共为臣药。水为血之侣，故用茯苓甘淡渗湿，利水下行，以助消癥，为佐药。以白蜜为丸，取其缓和诸药破泄之力，为使药。诸药合奏活血化瘀，缓消癥块之功。

【临床运用】

1. 运用要点：妊娠胎动不安，漏下不止，血色紫黑晦暗，腹痛拒按。

2. 先兆流产、先兆早产，以及子宫内膜炎、附件炎、子宫肌瘤、卵巢囊肿等属瘀血阻滞者，均可以本方治之。

3. 原方服法规定极为严格，每日服兔屎大一丸（约3克），不知，加至三丸，可见本方用量极轻，其祛瘀之力甚为缓和，以示渐消缓散之法。若攻之过急，易伤胎气，临证运用，切当注意。

4. 本方亦可用于痛经、闭经，或死胎不下，以及产后恶露不下等属于瘀阻胞宫者。

【参考文献摘录】　据临床报道：用桂枝茯苓丸改作汤剂治疗盆腔炎59例，其中慢性盆腔炎34例，治愈27例，疼痛症状消失平均为16.4天，附件压痛消失平均为18.9天。亚急性盆腔炎10例，治愈8例，疼痛症状消失平均为6.8天，附件压痛减轻平均为11.1天。急性盆腔炎5例，治愈4例，急性期合并使用各种抗菌素治疗（新中医，1975，6）。

【方歌】

仲景桂枝茯苓丸，桃仁丹芍等分掺，

再加蜂蜜和丸服，缓消癥块胎可安。

失笑散　《太平惠民和剂局方》

【组成】　五灵脂酒研，淘去砂土　　蒲黄炒香各等分，（各30克）

【用法】　共为细末，每日3次，每次6g，用黄酒或醋冲服；亦可作汤剂，水煎服，用量按原方比例酌定（原方先用酽醋调二钱，熬成膏，入水一盏，煎七分，食前热服）。

【功效】　活血祛瘀，散结止痛。

【主治】　瘀血停滞证。症见心腹疼痛，或产后恶露不行，或月经不调，少腹疼痛等。

【方解】　本方主治诸痛，皆由瘀血内停，脉络阻滞，血行不畅所致。瘀血阻滞，不通则痛。故宜活血祛瘀为治，使血行得畅，通则不痛。方中五灵脂、蒲黄均入肝经血分，通利血脉而散瘀止痛，相须为用，共为君药，兼以为使。并佐以醯醋冲服，取其利血脉，化瘀血，以加强活血止痛之功。本方药性平和，合用以奏祛瘀止痛，推陈致新之效。古人谓用本方后，病者每于不觉之中诸证悉除，不禁欣然失笑，故名"失笑散"。

【临床运用】

1．运用要点：心腹疼痛，脉弦。

2．子宫内膜异位症、宫肌瘤、宫外孕、慢性胃炎、心绞痛等属瘀血阻滞者，可以本方治之。

3．若气滞较甚，可酌加川楝子、元胡以行气止痛；兼寒者，加当归、艾叶以温经散寒；若血滞兼血虚的月经不调，可与四物同用，以加强养血调经之功。若产后瘀块停滞以致心腹痛者，可加山楂，并用砂糖调服以化瘀止痛。

4．本方具活血祛瘀散结作用，故孕妇忌用；五灵脂易败胃，胃弱者慎用。

【参考文献摘录】 据临床报道：用失笑散加川芎、桃仁、红花、赤芍、郁金，治疗冠心病心绞痛46例，以一个月为一疗程，在有心绞痛症状的44例中，显效12例，改善27例，无效5例（心脏血管疾病，3）。

【方歌】

失笑灵脂共蒲黄，等分为散醋煎尝，

瘀滞少腹时作痛，祛瘀止痛效非常。

丹参饮 《时方歌括》

【组成】 丹参一两 (20g)　　　檀香一钱半 (10g)　　　砂仁一钱半 (6g)

【用法】 水煎服（原方以水一杯，煎七分服）。

【功效】 活血祛瘀，行气止痛。

【主治】 血瘀胃痛。症见心胃胀痛，痛有定位，脉弦。

【方解】 本方证因气血瘀滞，不通则痛所致。治宜祛瘀行气以止痛。方中丹参活血化瘀，由于药性平和，活血而不伤正，重用为君药。檀香、砂仁行气止痛，使气行血亦行，以加强丹参活血化瘀之功，为臣佐药。全方药仅三味，药性平和，气血并治而重在化瘀，使瘀化气畅则疼痛自止。

【临床运用】

1．运用要点：心胃胀痛，脉弦。

2．慢性胃炎、胃及十二指肠溃疡、胃神经官能症以及心绞痛等因气滞血瘀者，均可以本方治之。

3．原著说："治心胃诸痛，服热药而不效者宜之"，说明本方药性稍偏于寒，宜于心胃痛而稍为偏热者。

【参考文献摘录】 据临床报道：用本方临症加味治疗慢性萎缩性胃炎102例，连续服药1~3个月，结果：虚寒血瘀型及湿热血瘀型、气滞血瘀型有效率为92.86%，气虚血瘀型为97.22%，阴虚血瘀型为92%（中医杂志，1986，4：20）。

【方歌】

丹参饮中用檀香，砂仁合用成妙方，

血瘀气滞两相结，心胃诸痛用之良。

鳖甲煎丸 《金匮要略》

【组成】 鳖甲 赤硝各十二分（各120g） 乌扇炮 黄芩 鼠妇熬 干姜 大黄 桂枝 石苇去毛 厚朴 瞿麦 紫葳 阿胶各三分（各30g） 柴胡 蜣螂熬各六分，（各60g） 芍药 牡丹去心 䗪虫熬，各五分（各50g） 蜂窠炙，四分（40g） 桃仁二分（20g） 人参 半夏 葶苈各一分（10g）

【用法】 取灶下灰100g，清酒1000g，酒浸入灶下灰内，滤过取汁，煎鳖甲成胶状，其余22味，共为细末，将鳖甲胶放入和匀为丸。每服3g，空腹服，日三次（原方上二十三味，取煅灶下灰一斗，清酒一斗五升，浸灰候酒尽一半、着鳖甲于中，煮令泛烂如胶漆，绞取汁、内诸药、煎为丸，如梧桐子大。空心服七丸，日三服）。

【功效】 活血消癥，祛湿化痰，软坚散结。

【主治】 疟母。症见疟疾日久不愈，胁下有癖块。以及癥瘕积聚，腹中疼痛，肌肉消瘦，饮食减少，时有寒热，或女子月经闭止等。

【方解】 本方原治疟母结于胁下，现常以治腹中癥瘕。疟母之成，每因疟疾久踞少阳，进而深伏经隧，以致正气日衰，气血运行不畅，寒热痰湿之邪与气血相搏结，聚而成形，留于胁下所致。治宜活血消癥，祛湿化痰，软坚散结。方中鳖甲软坚散结，入肝络搜邪，又能滋阴清热，为君药。灶下灰消癥去积；清酒活血通经，与鳖甲共奏活血化瘀，软坚消癥之效；赤硝软坚散结；大黄攻积祛瘀；䗪虫、蜣螂、鼠妇（又名地虱虫）、蜂窠、桃仁、紫葳（即凌霄花）、丹皮破血逐瘀通经，助君药以加强软坚散结之功，以上11味共为臣药。厚朴行气消积；瞿麦、石苇利水祛湿；半夏、乌扇（射干）、葶苈祛痰散结；柴胡、黄芩清热疏肝，和解少阳；干姜、桂枝温中通阳，以调畅郁滞之气机，消除凝聚之痰湿，平调互结之寒热；人参、阿胶、白芍补气养血，使攻邪而不伤正，以上13味共为佐药。综观全方，寒热并用，攻补兼施，升降结合，气血津液并治，集诸法于一方，且以丸剂缓图，使攻邪不伤正，祛邪于渐消缓散之中。

【临床运用】

1. 运用要点：胁下癖块，触之鞕痛，推之不移，舌黯无华，脉弦细。

2. 肝硬化、慢性肝炎、血吸虫病、黑热病、肝癌等病证属气、血、痰、湿、寒、热搏结，邪实正虚，实多虚少者，可以本方治之。

【附方】

大黄䗪虫丸（《金匮要略》）

组成：大黄十分（300g） 黄芩二两（60g） 甘草三两（90g） 桃仁一升（60g） 杏仁一升（60g） 芍药四两（120g） 干地黄十两（300g） 干漆一两（30g） 虻虫一升（60g） 水蛭百枚（60g） 蛴螬一升（60g） 䗪虫半升（30g）。功效：活血祛瘀，破结消癥。主治：干血劳。症见形体羸瘦，腹满不能饮食，肌肤枯干粗糙，两目黯黑，以及妇人闭经、癥瘕属于五劳虚极，瘀血内留者。

大黄䗪虫丸和鳖甲煎丸均有活血化瘀之功，均可用于癥瘕属于瘀血内留者。但大黄䗪虫丸重在祛瘀清热，兼有滋阴血，润燥结之功，主治五劳虚极，瘀血内留之干血劳；鳖甲煎丸重在软坚消癥，兼有祛湿化痰之功，主治疟母以及寒热痰湿之邪与气血相搏所形成的癥瘕。

【参考文献摘录】 据临床报道：鳖甲煎丸治愈早期肝硬化、原发性肝癌、胃小弯癌性溃疡各1例。

随证加减，服药分别为28剂、一年零8个月和3年（江苏中医杂志，1982，6）。

【方歌】

鳖甲煎丸用硝黄，䗪虫蜣螂鼠蜂房，

桃仁丹皮紫厚朴，射干夏劳瞿苇尝，

紫芩姜桂参胶芍，消癥散结保安康。

第二节　止　血

十灰散　《十药神书》

【组成】　大蓟　　小蓟　　荷叶　　侧柏叶　　茅根　　茜根　　山栀　　大黄　　牡丹皮　　棕榈皮各等分（100g）

【用法】　上药烧灰存性，研末为散，每日三次，每次6～10g。藕汁送服。亦可作汤剂，水煎服，用量按原方比例酌定（原方上药各烧灰存性，研极细末，用纸包，碗盖于地上一夕，出火毒。用时先将白藕捣汁或萝卜汁磨京墨半碗，调服五钱，食后服下）。

【功效】　凉血止血

【主治】　出血证。症见吐血、咯血、嗽血、衄血、血色鲜红，舌红，脉数。

【方解】　本方所治，乃因火热炽盛，灼伤血络，迫血妄行所致的各种出血证。尤宜于气火上冲，迫血妄行之吐血、咯血、嗽血、衄血等上部出血证。治宜凉血止血。方中大蓟、小蓟、荷叶、茜根、侧柏叶、白茅根等大队凉血止血药为主，配以棕榈皮收涩止血。又因本方证属气盛火旺，血热妄行所致，故在凉血止血的同时，又用兼具清热凉血作用之栀子、大黄、丹皮以加强凉血止血之效，其中栀子并能清利湿热，引热从小便出；大黄并能导热下行，折其上逆之势，使气火降而出血止；丹皮配大黄又能活血祛瘀，使血止不留瘀。诸药烧灰存性，可加强收敛止血之功。以藕汁或萝卜汁磨京墨调服，意在增强清热凉血止血之功。综观全方，凉血与清降兼用，收涩与化瘀并施，为一首急救止血的常用方剂。

【临床运用】

1. 运用要点：来势急骤之上部出血，血色鲜红，舌红脉数。

2. 上消化道出血，支气管扩张、肺结核咯血，鼻部突然出血等属气火上逆者，可以本方治之。

3. 若气火上逆，血热较甚者，可酌加淮牛膝、水牛角引血热下行，并改作汤剂服用。

4. 出血证，症见血色淡暗，舌淡苔白滑，脉沉迟属于虚寒性出血者，忌用本方。

【参考文献摘录】　据临床报道：黄氏等人分别用本方治疗肺结核咯血27例和21例，多于服药4～6天内血止，平均5.3天，有效率81%（福建中医药，1960，3：14）。

【方歌】

十灰散用十般灰，柏茜茅荷丹栀随，

二蓟栀黄皆炒黑，凉降血逆此方推。

咳血方 《丹溪心法》

【组成】 青黛水飞 (60g)   瓜蒌仁去油 (90g)   海粉 (90g)   山栀子炒黑 (90g)
诃子原方未著用量 (60g)

【用法】 研末,以蜂蜜、姜汁适量,制成丸剂。每日2~3次,每次6~9g。亦可作汤剂,水煎服,用量按原方比例酌定(原方上为末,以蜜同姜汁为丸,噙化)。

【功效】 清肝宁肺,止咳止血。

【主治】 咳血证。症见咳嗽痰中带血,痰粘稠,咯吐不爽,心烦易怒,胸胁作痛,咽干口苦,颊赤便秘,舌红苔黄,脉弦数。

【方解】 本方证由肝火灼肺所致。肝火上逆,火热灼肺,肺络受损,宣降失司,遂致咳血;肺津受灼,烁液为痰,痰液受火邪煎熬,则见痰质黄稠难咯;痰阻于肺,肺失肃降,又可导致咳嗽加重;其心烦易怒,胸胁作痛,咽干口苦,颊赤便秘,舌红苔黄脉弦数,均是肝火有余之象。本证主症为咳血,病位在肺,但病本在肝。按治病求本的原则,治当清肝凉血,使肝火得清,则肺金自宁。方中青黛咸寒,清肝泻火而凉血;栀子清肝火,除烦热,凉血止血,两药合用,清源治本,共为君药。痰不除则咳不止,咳不止则血不宁,故以瓜蒌仁清热化痰,润肺止咳;海粉(即浮海石)清金降火,软坚消痰,共为臣药。诃子清敛肺气而止咳,为佐药。诸药合用,共奏清肝宁肺,止咳止血之效。

【临床运用】

1. 运用要点:咳痰带血,舌红苔黄,脉弦数。

2. 支气管扩张、肺结核等见有咳血属肝火犯肺者,可以本方治之。

3. 根据原方加减,若火热伤阴,可加沙参、麦冬之品以清热滋阴;咳甚痰多者可酌加贝母、天竺黄以清肺化痰止咳;本方去诃子、海粉,加青蒿、丹皮,治鼻衄也效。

4. 本方属寒凉降泄之剂,故肺肾阴虚及脾虚便溏者,不宜使用。

5. 若无海粉,可用海蛤壳代之。

【参考文献摘录】 据临床报道:采用咳血方(诃子、瓜蒌仁、海粉、白及、白茅根等)治疗咯血92例,总有效率为82.6%(陕西中医,1997,12:5)。

【方歌】

咯血方中诃子收,海粉青黛栀瓜蒌,

蜜同姜汁丸噙化,清肝宁肺止血优。

小蓟饮子 《济生方》

【组成】 生地黄四两 (30g)   小蓟半两 (15g)   滑石半两 (15g)   木通半两 (6g)
蒲黄炒,半两 (9g)   藕节半两 (15g)   淡竹叶半两 (9g)   当归酒浸,半两 (6g)   山栀子半两 (9g)   甘草炙,半两 (6g)

【用法】 水煎服(原方为粗末,每服四钱,水一盏半,煎至八分,去滓温服,空心食前服)。

【功效】 凉血止血,利水通淋。

【主治】 血淋、尿血。症见尿中带血,小便频数,赤涩热痛,舌红,脉数。

【方解】 本方证的病机是下焦瘀热,损伤膀胱血络,故尿中带血;热聚膀胱,气化失司，故小便频数，赤涩热痛；舌红脉数，亦为瘀热之征。治宜凉血止血，泻火通淋。方中重用生地凉血止血，养阴清热为君药。小蓟凉血止血；藕节、蒲黄凉血止血，并能消瘀，可使血止不留瘀，共为臣药。佐以滑石、竹叶、木通清热利水通淋；栀子清泄三焦之火、导热下行；当归养血和血，引血归经，且可防诸药寒凉太过之弊。使以甘草和中调药。诸药合用，止血之中寓以化瘀血，清利之中寓以养阴血，共成凉血止血，利水通淋之方。

【临床运用】

1．运用要点：尿血伴尿赤涩痛，舌红，脉数。

2．急性泌尿系感染、尿路结石、膀胱癌、前列腺炎等属下焦瘀热，蓄聚膀胱者，可用本方治之。

3．方中炙甘草可改用生甘草或甘草梢，取其清热泻火，缓急止痛之功。若尿带砂石，尿道刺痛，可加海金沙、鸡内金以通淋化石。

【方歌】

小蓟饮子藕蒲黄，栀草地滑通竹当，

凉血止血又通淋，血淋热结服之康。

槐花散　《本事方》

【组成】　槐花炒　　侧柏叶杵，焙　　荆芥穗　　枳壳麸炒，各等分（各120g）

【用法】　研末为散，每日 3 次，每次 6～9g。亦可作汤剂，水煎服，用量按原方比例酌定（原方为细末，用清米饮调下二钱，空心食前服）。

【功效】　清肠凉血，疏风行气。

【主治】　肠风下血。症见便前或便后出血，或粪中带血，以及痔疮出血，血色鲜红或晦暗。

【方解】　大便下血一证有肠风、脏毒之分，血清而色鲜者为肠风，浊而暗者为脏毒。但究其原因，皆因风热与湿热毒邪壅遏肠道，损伤脉络，血渗外溢所致。本方所治尤宜于肠风下血。治宜清肠凉血为主，兼以疏风行气。方中槐花清肠凉血止血为君药。侧柏叶为治热证出血的要药，清热凉血，助君药凉血止血，并能收敛止血为臣药。荆芥穗辛散疏风，炒黑专入血分而止血；大肠气机为风热湿毒之邪所遏，故用枳壳行气宽肠，使气顺则血调，共为佐药。诸药合用，既能清肠凉血，又能疏风行气。风热湿毒得清，则便血自止。

【临床运用】

1．运用要点：便血，血色鲜红，舌红，脉数。

2．痔疮出血、溃疡性结肠炎、肠癌等大便下血属风热湿毒者，均可以本方治之。

3．若大肠热盛，可加黄连、苦参以清肠中湿热；下血量多，可加地榆以加强清热止血之功；便血四射如溅者，可加防风、白芍以疏利肠风。便血日久，属气虚或阴虚者，则不宜使用。

【参考文献摘录】　据临床报道：笔者用槐花散合五味消毒饮加减治疗痔疮术后并发症 250 例，设纯西药治疗对照组 50 例，二组通过临床治疗对比分析，表明本方能减少痔疮术后的多种并发症，从而减少患者术后的痛苦，缩短疗程（北京中医，1996，2）。

【方歌】

槐花散用治肠风，侧柏芥穗枳壳从，

等分为末米汤下，清肠凉血又疏风。

黄土汤 《金匮要略》

【组成】 甘草 (6g)　　 干地黄 (15g)　　 附子炮 (10g)　　 白术 (10g)　　 阿胶 (10g)
黄芩各三两 (6g)　　 灶心黄土半斤 (30g)

【用法】 先将灶心黄土水煎取汤，再煎余药，温服（原方七味，以水八升，煮取三升，分温二服）。

【功效】 温阳健脾，养血止血。

【主治】 阳虚便血。症见大便下血，血色黯淡，四肢不温，面色萎黄，舌淡苔白，脉沉细无力。亦治阳虚吐衄、崩漏等。

【方解】 本方所治之各种出血证，皆因脾阳不足所致。脾主统血，若脾阳不足，失去统摄之权，则血从上溢而为吐衄，下泄而为便血、崩漏。血色黯淡，四肢不温，面色萎黄，舌淡苔白，脉沉细无力等症，皆为脾气虚寒及阴血不足之象。治当温阳健脾，养血止血。方中灶心黄土温中收涩止血为君药。白术、附子温阳健脾，以复脾统摄之权，为臣药。生地、阿胶滋阴养血止血，既可补益阴血之不足，合苦寒之黄芩又可防白术、附子之温燥动血；黄芩并有坚阴止血之效；白术、附子之温燥又可监制生地、阿胶，使之不致滋腻碍胃，共为佐药。甘草和中调药为使。诸药相合，标本兼顾，刚柔相济，温阳止血而不伤阴，滋阴养血而不碍胃。

【临床运用】

1. 运用要点：大便下血或妇女崩漏，血色黯淡，舌淡苔白，脉沉细无力。

2. 慢性胃肠道出血、功能性子宫出血等属脾阳不足者，可以本方治之。

3. 若胃纳差，阿胶可改为阿胶珠，以减其滋腻之性；气虚甚者，可加人参以益气摄血；出血多者，可酌加炮姜、焦艾叶以止血；便溏者，可去黄芩，加干姜以温脾止泻。

【参考文献摘录】 据临床报道：用黄土汤治脾虚型上消化道出血 104 例，其中偏脾阳虚者用本方加减治疗。若肝郁选加柴胡、佛手、郁金或四逆散；止血药选加炒地榆、炒蒲黄、白及、花蕊石、血余炭等。出血多者，加西药安络血、仙鹤草素、维生素 K 等。治愈率为 97.7%（中医杂志，1980，7：36）。

【方歌】
黄土汤中生地黄，芩草阿胶术附襄，
便后下血功专擅，吐衄崩中亦可尝。

【类方比较】

理中丸	两方均有温阳健脾，摄血止血之功，用治脾阳不足，脾不统血的出血证	本方重在温中祛寒，益气健脾，无养血之功。主要用治中焦虚寒之腹痛、泻、呕，舌淡苔白，脉沉细之证。亦用治阳虚失血，出血量少（重在治本）
黄土汤		本方温阳健脾之力大，且有滋阴养血之功。专用治脾阳不足之吐血、衄血、便血、崩漏，症见血色黯淡，舌淡苔白，脉沉细无力（属标本兼顾之法）

自 学 指 导

【重点难点】

1. 运用理血剂需注意的是祛瘀须防伤正，止血须防留瘀。

2. 气行则血行，因此，活血祛瘀剂常配伍理气药。

3. 补阳还五汤中重用黄芪，大补元气，以达气旺血行之效。这种配伍特点充分揭示了补气活血治法的正确性，是临床用治缺血性中风常用的有效方剂。

4. 黄芪在补阳还五汤中起补气活血之功；在玉屏风散中起益气固表止汗之功；在归脾汤中起补气生血、补气摄血之功；在补中益气汤中起益气升阳举陷之功。

5. 黄土汤中灶心黄土、白术、附子配生地、阿胶、黄芩，体现了标本兼顾、刚柔相济、温而不燥、滋而不腻的配伍特点。

【理血剂小结】

本章选方 15 首，按其功效分为活血祛瘀和止血两类。

1. 活血祛瘀：本类方剂有通利血脉，祛除瘀血的作用，用治血瘀证。其中桃核承气汤活血化瘀与泻热攻下同施，功能逐瘀泄热，用治瘀热结于下焦的蓄血证；血府逐瘀汤活血化瘀与行气宽胸止痛同用，功能活血化瘀，行气止痛，用治血瘀气滞，留结胸中之证；补阳还五汤以大剂补气与小量活血药相配，功能补气活血通络，用治气虚血瘀之中风证；复元活血汤活血化瘀与疏肝通络并用，用治跌打损伤，瘀阻胁下之证；温经汤、生化汤均可用治妇科经产之病，温经汤温经散寒，养血祛瘀，重在温养而不在攻逐，用治冲任虚寒，瘀阻血虚之少腹冷痛以及月经不调、宫寒不孕者；生化汤化瘀生新，温经止痛，多用于产后受寒，恶露不行，小腹冷痛者，为产后常用方；桂枝茯苓丸活血化瘀，缓消癥块，主治妇人素有癥块，瘀血阻滞胞宫诸证；失笑散与丹参饮均能治疗血瘀心腹疼痛，但失笑散以活血化瘀、散结止痛见长，多用于产后恶露不行，或月经不调而见少腹疼痛之证；丹参饮以行气活血祛瘀相配，多用于心胃诸痛；鳖甲煎丸集行气活血、祛痰化湿、软坚消癥诸法于一方，主治疟疾日久不愈，寒热痰湿与气血搏结而形成的疟母，或气滞血瘀日久、癥积结于胁下者。

2. 止血：本类方剂均有止血之功，主治各种出血证。十灰散凉血止血之中，收敛清降与祛瘀并用，可广泛用于上部的各种热证出血，为常用急救止血剂；咳血方长于清肝火，化痰热，用治肝火犯肺之咳血证；小蓟饮子凉血止血，利水通淋，方中凉血止血为主，配以养血化瘀、甘寒淡渗之品，止血中寓以化瘀，清热利水之中寓以养血，为治下焦瘀热互结之血淋、尿血之良方；槐花散善于清肠凉血，疏风行气，用治肠风脏毒之便血；黄土汤属温阳止血之剂，功能温阳健脾，养血止血，用治脾阳不足所致的各种出血，尤多用治便血与崩漏。

【复习思考题】

1. 试述理血剂含义、分类、使用注意。

2. 止血剂中为何常配祛瘀药？祛瘀剂中为何常配行气药？
3. 补阳还五汤中为何重用黄芪？
4. 试述桃核承气汤、补阳还五汤、生化汤、黄土汤的组方意义。
5. 黄土汤中为何配用生地、阿胶、黄芩？
6. 试比较黄土汤和归脾汤功效、主治之异同。
7. 黄土汤与理中丸的功效、主治有何异同？

（何奇宽）

第十五章 治风剂

【目的要求】

1. 熟悉治风剂的含义、分类、使用注意。
2. 要求掌握的方剂：川芎茶调散、独活寄生汤、羚角钩藤汤、镇肝熄风汤、大定风珠。
3. 要求熟悉的方剂：大秦艽汤、牵正散、消风散、天麻钩藤饮。
4. 要求了解的方剂：小活络丹、玉真散。

【自学时数】

5 学时。

1. 含义：凡以辛散疏风药或滋潜熄风药为主组成，具有疏散外风或平熄内风等作用，用以治疗风证的方剂，称为治风剂。

2. 分类：风证的范围很广，病情变化亦较复杂，但可以概括为"外风证"与"内风证"两大类。外风证是由风邪外袭，侵犯人体头面、肌表、经络、筋肉、骨节等部位所致；内风证是指内脏病变或热极生风所导致的肝风内动。风证的治疗，外风宜疏散，内风宜平熄。因此，本章方剂依据其作用不同，分为疏散外风与平熄内风两类。

(1) 疏散外风——本类方剂具有疏风、止痛、除湿、止痒等作用，适用于外风所致诸病，如风邪头痛、风湿痹痛、风疹、湿疹等。代表方如川芎茶调散、独活寄生汤等。

(2) 平熄内风——本类方剂具有平肝、凉肝、滋阴、熄风等作用，适用于内风证。如热极生风，症见高热不退，四肢抽搐；或如肝阳化风，症见眩晕，头部热痛，面红如醉，甚则突然昏倒，口眼㖞斜，半身不遂；或如阴虚风动，症见筋脉拘挛，手足蠕动，舌绛苔少，脉虚弱等。代表方如羚角钩藤汤、镇肝熄风汤、大定风珠等。

3. 使用注意：

(1) 首先宜辨外风与内风。外风宜散不宜熄，内风宜熄不宜散。

(2) 外风与内风之间可相互影响，因此，应辨明外风是否引起内风，内风是否兼夹外风。如有兼夹则兼而治之。

(3) 疏散外风之剂，药多温燥，易伤津液，且易助火，对于阴津不足，或阳亢有热者，均应慎用。

第一节　疏散外风

川芎茶调散　《太平惠民和剂局方》

【组成】　川芎　　荆芥去梗,各四两(各120g)　　白芷　　羌活　　甘草燠,各二两(各60g)
细辛一两(30g)　　防风去芦,一两半(6g)　　薄荷叶不见火,八两(30g)

【用法】　研末为散,每服6g,每日二次,饭后清茶送下。亦可作汤剂,水煎服,用量按原方比例酌定(原方上为细末,每服二钱,食后用茶清调下)。

【功效】　疏风止痛。

【主治】　外风头痛。症见偏正头痛或巅顶作痛,时作时休,休作无时,久而不愈,伴恶寒发热,目眩鼻塞,舌苔薄白,脉浮等。

【方解】　本方所治头痛为外感风邪所致。风邪上犯头目,阻遏清阳之气,故见头痛目眩。风邪袭表,正邪相争,故见恶寒发热,鼻塞,脉浮。若风邪稽留不解,头痛久而不愈,时作时休者,即为头风。外风宜散,因此,其治疗既要疏风,又要止痛。方中川芎辛温升散,气香上行,长于祛风止痛,为诸经头痛之要药,尤其善治厥阴、少阳二经头痛(巅顶或偏正头痛),故为君药。羌活、白芷、细辛既能发散风邪,又善止痛,其中羌活长于入膀胱经,对后脑及项部之太阳经头痛尤宜;白芷性善上行而入阳明经,对鼻部、眉棱骨及前额属阳明经之风邪疼痛最宜;细辛长于治头痛连两颐属少阴经者。三药合而助君药之祛风止痛,为臣药。君臣相配,疏风止痛,效专力强,且各有侧重,相得益彰。佐以薄荷、荆芥、防风,三者辛散上行,既能疏风止痛,又能清利头目。炙甘草益气和中,调和诸药。服时以清茶调下,取其苦凉清上降下之性,既可上清头目,又能制约风药之过于温燥与升散,使升中有降,两药共为使药。全方药性偏温,集疏风止痛药于一方,用于外风头痛有一定疗效。

【临床运用】

1. 运用要点:头痛时作,日久不愈,鼻塞,脉浮。

2. 感冒、偏头痛、血管神经性头痛、鼻窦炎、颈椎病等引起的头痛,属外感风邪者,均可用本方治之。

3. 本方用药辛温之品较多,故主要适用于风寒头痛,但对于风热头痛亦可加减应用。若头痛属风寒者,可重用川芎,并酌加苏叶、生姜以祛风散寒;若头痛属风热者,可去羌活、细辛,加菊花、蔓荆子以疏散风热;若头痛久不愈属风邪夹瘀者,可加全蝎、红花以搜风止痛,活血通络。

4. 本方药性偏于升散,仅宜于外风头痛。凡气虚、血虚,或因肝肾阴虚、肝阳上亢,肝风内动引起的头痛,不宜运用。

5. 本方作汤剂时宜量轻、微煎,取其轻清之气上入头面而疏风,即所谓:"轻清走于阳分以散风,重浊走于阴分以降逆"和"上焦如羽,非轻不举"之意。

【附方】

菊花茶调散(《银海精微》)

本方由川芎茶调散加菊花、僵蚕、蝉衣而成。功效：疏风止痛，清利头目。主治：风热上扰头目之偏正头痛。

【参考文献摘录】 据临床报道：用川芎茶调散治偏头痛 168 例，每日 1 剂，水煎，分 2 次温服。7 天为 1 疗程，一般治疗 3 个疗程。结果：痊愈 121 例；好转 39 例；无效 8 例。总有效率 95.23%（北京中医药大学学报，1994，4：36）。

【方歌】

川芎茶调散荆防，辛芷薄荷甘草羌，

目昏鼻塞风攻上，偏正头痛悉能康。

独活寄生汤 《备急千金要方》

【组成】 独活三两 (10g)　　桑寄生 (30g)　　杜仲 (15g)　　牛膝 (10g)　　细辛 (6g)　　秦艽 (10g)　　茯苓 (10g)　　桂心 (3g)　　防风 (10g)　　芎劳 (10g)　　人参 (6g)　　甘草 (6g)　　当归 (6g)　　芍药 (10g)　　干地黄各二两 (15g)

【用法】 水煎服（上药嚼咀，以水一斗，煮取三升，分三服，温身勿冷也）。

【功效】 祛风湿，止痹痛，益肝肾，补气血。

【主治】 痹证日久，肝肾两亏，气血不足证。症见腰膝疼痛，肢节屈伸不利，麻木不仁，畏寒喜温，心悸气短，舌淡苔白，脉细弱等。

【方解】 本方所治之痹证，乃风寒湿邪痹着筋骨肌肉，日久不愈，以致肝肾不足，气血亏虚。肾主骨，腰为肾之府；肝主筋，膝为筋之会。肝肾不足，筋骨不健，气血两虚，筋脉失养，故见腰膝疼痛，屈伸不利，或麻木不仁；寒湿久侵，兼之肝肾气血不足，故畏寒喜温，心悸气短，舌淡，脉细弱。对此久痹伤及肝肾气血之证，治当邪正兼顾，故立祛风湿，止痹痛，益肝肾，补气血之法。方中独活长于祛下半身之风寒湿邪，并善于通痹止痛为君药。臣以防风、秦艽、肉桂、细辛，祛风除湿，散寒止痛，其中肉桂并能通利血脉。因本方证为正虚邪实，若单纯驱邪而于虚不顾，将使正气更虚，故以寄生、牛膝、杜仲补肝肾，强腰肾，壮筋骨，兼祛风湿；当归、川芎、地黄、芍药养血活血；人参、茯苓、甘草补气健脾，十药相伍，补肝肾、益气血，扶正以助驱邪，且使驱邪而不伤正，共为佐药。其中甘草调和诸药兼为使药。综观全方，祛邪与扶正并施，治标与固本兼顾，风湿得除，气血得充，肝肾得补，日久不愈之痹证则自愈。

【临床运用】

1. 运用要点：腰膝冷痛，关节屈伸不利，心悸气短，舌淡苔白，脉细弱。

2. 慢性关节炎、腰肌劳损、骨质增生症、风湿性坐骨神经痛等属肝肾气血不足，风寒湿邪痹阻者，可用本方治之。

3. 寒邪偏甚者，加附子、干姜以温阳祛寒；湿邪偏甚者，加防己、苍术以祛风胜湿；痛甚者，加制川乌、白花蛇、鸡血藤等以搜风通络，活血止痛；正虚不甚者，可减地黄、人参。

4. 痹证属湿热实证者，忌用本方。

【参考文献摘录】 据临床报道：独活寄生汤加减治疗坐骨神经痛 100 例，治愈 87 例，显效 7 例，好转 3 例。总有效率为 97%。最快 1 剂显效，疗程最短 3 天，最长 1 个月，平均 12 天。原方作者指出，方中桑寄生、牛膝、杜仲的用量达到 30g 时效果较为显著（实用中医内科杂志，1990，1：17）。

【方歌】

独活寄生艽防辛，芎归地芍苓桂心，

杜仲牛膝人参草，冷风顽痹屈能伸。

【类方比较】

独活寄生汤	均能祛风湿、止痹痛。用治风湿痹痛证，症见骨节疼痛，恶寒喜温，苔白	兼能补肝肾，益气血，祛邪与扶正并用。多用治风寒湿邪痹着于筋骨、关节，日久不愈，气血两虚，肝肾不足之痹证。临证以腰膝冷痛，关节屈伸不利，心悸气短，舌淡脉细弱为特征（正虚邪实）
羌活胜湿汤		以驱邪为主，善驱在表在上之风湿。用治风湿在表之证。临证以头痛头重，身痛，苔白，脉浮等为特征（正邪俱实）

大秦艽汤　《素问病机气宜保命集》

【组成】　秦艽三两 (15g)　　川芎 (6g)　　独活 (10g)　　当归 (10g)　　白芍 (12g)　石膏 (12g)　　甘草各二两 (6g)　　羌活 (10g)　　防风 (10g)　　白芷 (10g)　　黄芩 (6g)　　白术 (12g)　　茯苓 (12g)　　生地 (10g)　　熟地各一两 (10g)　　细辛半两 (3g)

【用法】　水煎服（原方为粗末，每服一两，水煎去滓，温服无时）。

【功效】　祛风通络，养血活血。

【主治】　风邪初中经络证。症见口眼㖞斜，舌强不能言语，手足麻木不仁，不能运动等。

【方解】　《医方集解》称本方为"六经中风轻者之通剂也"。是为正气不足，风邪初中经络而设。中风一证，每因正气先虚，而后风邪入中，使气血痹阻，络脉不通，因而口眼㖞斜，加之"血弱不能养筋，故手足不能运动，舌强不能言语"（《素问病机气宜保命集》）。治宜祛风通络为主，辅以养血、活血、清热。方中秦艽为君，祛风通络。羌活、独活、防风、白芷、细辛，均为辛温之品，疏风散邪，其中羌活散太阳之风，善治上肢之风邪痹阻；独活散少阴之风，长于治下肢之风邪痹阻，二者配伍，使一身上下之风邪得以祛除；五药相合，使风邪无稽留之所，俱为臣药。手足不能动，舌强不能言缘于风中经络，气血痹阻，血不养筋，且"风药多燥"易伤津血，因此配以当归、白芍、熟地、川芎（即四物汤）以养血和血，一则使筋脉得养，令舌体柔和，手足强健；二则"济风药之燥"，使祛风而不伤阴血；本方证多因正气先虚，卫外不固而致风中经络，故配以白术、茯苓、甘草益气健脾，既可扶正以助驱风，又可使邪去而正不伤。风邪郁而化热，故又用少量之生地、石膏、黄芩以清内热，且可制约祛风药之温燥助阳化热，以上十药共为佐药，其中甘草和中调药兼为使药。诸药配伍，共奏祛风通络，养血活血之功。

【临床运用】

1. 运用要点：口眼㖞斜，舌强不语，手足不能运动，病程较短，并兼有表证者。

2. 面神经麻痹、脑血管痉挛、脑出血性中风、脑缺血性中风等属风中经络者，可用本方治之。

3. 若无内热，可去黄芩、石膏、生地等清热之品；若夹痰湿，去生地、石膏，加陈皮、胆南星；原书谓："如遇阴天，加生姜；如心下痞，加枳实。"阴天，多湿气，故加生姜以祛风散湿；心下痞属于气滞者，加枳实以行气消痞。

4. 舌强不言，手足不用属内风所致者，不宜用本方。

【参考文献摘录】 据临床报道：本方化裁治疗急性缺血性中风属风热夹瘀，痹阻经络者38例。结果：痊愈（能独立行走，生活基本自理，肌力达3级）16例；显效（持杖行走，生活部分自理，肌力达4级）8例；有效（治疗后症状改善，肌力进步）10例；无效（治疗后症状、体征无改善）4例。病例肢体治疗前平均肌力为3.096±1.361，治疗后为4.44±0.8947，治疗前后肌力比较差异有显著性（$P<0.01$）（中医研究，1995，3：21）。

【方歌】

大秦艽汤羌独防，芎芷辛芩二地黄，

石膏归芍苓甘术，风中经络可煎尝。

小活络丹（原名活络丹） 《太平惠民和剂局方》

【组成】 川乌炮,去皮脐　　草乌炮,去皮脐　　天南星炮　　地龙去土,各六两（各180g）乳香研　　没药研,各二两二钱（各65g）

【用法】 研末为丸剂，每服3g，每日一二次，空腹陈酒或温开水送服。亦可作汤剂，水煎服，用量按原方比例酌定（上为细末，入研药合匀，酒面糊为丸，如梧桐子大，每服二十丸，空心日午冷酒送下，荆芥茶下亦得）。

【功效】 祛风除湿，化痰通络，逐瘀止痛。

【主治】

1. 风寒湿痹证。症见肢体筋脉挛痛，关节屈伸不利，疼痛游走不定等。

2. 中风。症见手足不仁，麻木拘挛，日久不愈，腰腿沉重，或腿臂间作痛，舌淡紫，苔白。

【方解】 本方治证有二：一是痹证，其病因是风寒湿邪侵入经络，气血不得宣畅，津液凝聚为痰，风寒湿邪与痰瘀交阻，故见肢体挛痛，屈伸不利等。二是中风，其病因是经络有湿痰死血，复被风邪所中，风寒与湿痰死血阻塞经遂，肌肉失却濡养，致使手足不仁，腿臂间作痛。两者症状虽有不同，但病因都是风寒湿与痰瘀痹阻经络。治之之法，当祛风除湿，化痰通络，逐瘀止痛三者兼顾。方中制川乌、制草乌辛温燥烈，善搜血脉筋肉之风寒湿邪以活络，并长于温经止痛，故用之为君。天南星祛风燥湿化痰，除经络中之风湿顽痰而活络，为臣药。乳香、没药行气活血止痛，以化经络中之瘀血；地龙善行走窜，为入络之佳品，功专通经活络。以上三药为佐药，与君臣药相辅相成，共奏祛风除湿，化痰逐瘀之功。陈酒为佐使，温行经脉以助药势，使药力速达病所。诸药合用，使经络之风寒湿得除，痰瘀得去，则经络通畅而诸症自解，故以"活络"名之。

【临床运用】

1. 运用要点：肢体筋脉挛痛，关节屈伸不利，舌淡紫，苔白。

2. 风湿性关节炎、类风湿性关节炎、急性软组织受伤、骨质增生症以及脑血管意外后遗症等属风湿痰瘀交阻于经络者，均可用本方治之。

3. 本方药力较峻，以日久不愈而体实气壮者为宜，阴虚有热者及孕妇均应慎用。

4. 本方原名为"活络丹"，为与"大活络丹"区别，故名之"小活络丹"。

【参考文献摘录】 据临床报道：小活络丹加减治疗坐骨神经痛32例，方用：制川乌9g、制草乌9g、制南星9g、没药9g、地龙15g。每日1剂，水煎服，分早晚2次口服。药渣可外敷疼痛部位。20天为一疗程。结果：痊愈（疼痛完全消失，活动自如，直抬腿试验>75°）20例；显效（疼痛消失，劳动后或天气变化有轻微疼痛）7例；有效（疼痛较治疗前减轻，夜间能够入睡，直抬腿试验<60°）3例，无效（症

状和体征同治疗前）2例，总有效率93.75%（内蒙古中医药，1992，3：24）。

【方歌】

小活络丹胆南星，二乌乳没地龙拼，

中风手足皆麻木，风痰瘀血闭在经。

牵正散 《杨氏家藏方》

【组成】 白附子　　白僵蚕　　全蝎各等分（各100g）

【用法】 研末为散剂，每服3g，热酒送下。亦可作汤剂，水煎服，用量按原方比例酌定（原方上为细末，每服一钱，热酒调下，不拘时候）。

【功效】 祛风化痰，通络止痉。

【主治】 风中经络。症见卒然口眼㖞斜，患侧面部麻木，或时有抽动，苔白，脉弦等。

【方解】 中风有中经络、中脏腑之别。本方所治为风中经络证，系因风痰阻于头面经络所致。足阳明之脉挟口环唇，足太阳之脉起于目内眦。阳明内蓄痰浊，太阳外中于风，风痰阻滞于头面经络，则经隧不利，筋肉失养，故"不用"而弛缓；无邪之处，气血尚能运行，相对而急，缓者为急者牵引，致口眼㖞斜。即《金匮要略》所谓："邪气反缓，正气即急，正气引邪，㖞辟不遂。"即是此意。治之之法，宜祛风痰，通经络，以定痉止掣。方中以白附子为君，因其辛散入足阳明胃经，善走头面，长于祛头面之风而止痉，并兼有燥湿化痰之功。僵蚕、全蝎搜筋脉之风痰，善能解痉，其中全蝎长于通络，为定风止掣之要药；僵蚕并能化痰散结。二者共为臣药。三药合用，相辅相成，善逐络中之风痰以解痉。诚如费伯雄所言："三药直走内络，祛风化痰极为得力"。至于热酒调服，乃取其性升善走，能引药速达病所，为方之佐使。全方药虽四味，但力专势雄，使风去痰消，经络通畅，诸症可愈。

【临床运用】

1. 运用要点：口眼㖞斜，患侧面部麻木，苔白脉弦。

2. 面神经麻痹、面神经炎、三叉神经痛、偏头痛、眼肌麻痹、颞颌关节紊乱症等属于风痰阻络者，可用本方治之。

3. 若病属初起，可加羌活、防风以祛风化痰；抽掣较重，可加蜈蚣、地龙以通络止痉；血虚者，可加当归、鸡血藤以养血祛风。

4. 本方药性辛燥，风痰偏于寒湿者较宜。如气虚血瘀或肝风内动引起的口眼㖞斜或半身不遂者，忌用本方。

5. 方中白附子、全蝎有毒，用量既不宜过大，亦不应长期服用。

【附方】

止痉散（引自全国高等医药院校试用教材《方剂学》，广州中医学院主编）

组成：全蝎　　蜈蚣各等分（各100g）。功效：熄风止痉。主治：痉厥。症见四肢抽搐，角弓反张属于风痰阻于经络者。对顽固性头痛、关节痛属于风痰阻于经络者，亦有良好的疗效。

止痉散与牵正散比较，减白附子、僵蚕而增蜈蚣。蜈蚣辛温有毒，性善走窜，截风定搐，为祛风止痉之要药，与全蝎相配，则息风止痉之效更显；而牵正散则祛风化痰之力较显著。

【参考文献摘录】 据临床报道：牵正散加地龙、蜈蚣等治疗面神经麻痹110例，治愈72例，好转

28 例，无效 10 例。总有效率 91%。发病后及时用药者效果较为显著（内蒙古中医药，1991，4：10）。

【方歌】

牵正散治口眼偏，白附僵蚕全蝎研，

每服一钱热酒下，风痰阻络服此先。

玉真散 《外科正宗》

【组成】 天南星　防风　白芷　天麻　羌活　白附子各等分 (各100g)

【用法】 散剂，每服 3~6g，每日 2~3 次，用热酒或童便调服，并外敷患处。亦可作汤剂，水煎服，用量按原方比例酌定（原方为末，每服二钱，热酒一盏调服，更敷患处。若牙关紧闭，腰背反张者，每次服三钱，用热童便调服。虽内有瘀血亦愈。至于昏死心腹尚温者，连进二服，亦可保全。若被疯犬咬伤，更用漱口水净，搽伤处亦效）。

【功效】 祛风化痰，定搐止痉。

【主治】 破伤风。症见牙关紧急，口撮唇紧，身体强直，角弓反张，甚则咬牙缩舌，脉弦紧。

【方解】 破伤风一证，属外风为患，是因破伤风毒侵入人体破（损）伤口处，稽留经脉，并循经内传所致。"风胜则动"，风性"善行而数变"。风毒之邪通过伤口，侵入经脉，以致营卫不通，痰浊阻滞，加之邪传入里，外风引动肝风，故见牙关紧急，角弓反张等症。治宜祛风化痰，定搐止痉。方中白附子其性上行，既能化痰祛风毒，更善祛风止痉，为治破伤风之要药；南星祛风解痉，尤善除经络中之风痰。二者相伍，相须为用，祛风化痰解痉之力倍增，共为君药。羌活、白芷、防风辛散疏风，其中羌活、防风可散太阳之风，白芷散阳明之风，合而用之，助君药疏散经络中之风邪，导邪外出，为臣药。天麻入肝，其用尤妙，于祛外风、通经络的同时，更能息风止痉，既助君、臣祛风止痉，又兼顾到外风引动内风之病机，是为佐药。热酒与童便善通经络，行气血，为引经使药。综观全方用药，以疏散为主，祛风之力较强，用于破伤风一证，有风散搐定之功。

本方由《普济本事方》玉真散发展而来，原方以南星、防风两味，主治破伤风。《外科正宗》在此基础上增加白附子、羌活、白芷、天麻四药，使祛风化痰解痉之效较原方为强。

【临床运用】

1. 运用要点：牙关紧急，身体强直，角弓反张，有创伤史。

2. 破伤风、神经根型颈椎病、面神经麻痹、舞蹈病等属风疾内窜经脉者，可用本方治之。

3. 本方祛风力强，止痉力次之，若抽搐甚者，宜加地龙、全蝎以息风止痉。

4. 本方亦可治疗狂犬咬伤。

5. 本方药性温燥，易于耗气伤津，破伤风而见津气两虚者不宜用。此外，白附子、天南星等均为有毒之品，用量宜慎。孕妇忌用。

6. 服药后须盖被以取微汗，使风邪由汗而解，同时应避风。

【参考文献摘录】 据临床报道：用本方加味作汤剂，保留灌肠治新生儿破伤风 4 例，均获痊愈（浙江中医杂志，1987，6：253）。

【方歌】

玉真散治破伤风，牙关紧急反张弓，

星麻白附羌防芷，外敷内服一方通。

消风散 《外科正宗》

【组成】 当归(6g)　　生地(10g)　　防风(12g)　　蝉蜕(6g)　　知母(10g)
苦参(8g)　　胡麻仁(10g)　　荆芥(10g)　　苍术(10g)　　牛蒡子(10g)　　石膏各一钱
(15g)　　甘草(6g)　　木通各五分(6g)

【用法】 水煎服(原方水二盏,煎至八分,食远服)。

【功效】 疏风养血,清热除湿。

【主治】 风疹、湿疹。症见皮肤出现红色斑疹,状如云片或铜钱样,瘙痒,抓破后渗出津水,舌苔白或黄,脉浮数。

【方解】 本方所治,乃风毒之邪侵袭人体,与湿热相搏,内不得疏泄,外不得透达,郁于肌肤腠理之间而发,故皮肤疹出色红,瘙痒,抓破后渗出津水。舌苔白或黄,脉浮数亦为风毒湿热伤人之候。其治疗,风毒宜疏散,湿热宜祛除,又因风毒湿热之邪易伤人阴血,故又当配合养血疏风之法。方中荆芥、防风为君,疏风透表,开发腠理,以祛除在表之风邪而止痒,此即"痒自风来,止痒必先疏风"之意。牛蒡子、蝉蜕疏风散热,解毒透疹,助君药以祛风毒;湿热相搏,津水流溢,瘙痒之处有渗液,故配伍苍术祛风燥湿;苦参清热除湿;木通渗利湿热,共助君药以祛湿毒,五药相伍,共为臣药。风毒湿热易伤阴血,所用疏风除湿之品又易伤阴血,而阴虚血燥每每加重身痒,故以当归、生地、胡麻仁滋阴养血润燥,既可使已伤之阴血得以补充,又能制约疏风除湿药之温燥,且寓"治风先治血,血行风自灭"之意;石膏清泄肌腠之风热;知母清热除烦,以上五药共为佐药。生甘草清热解毒,调和诸药为使。全方主要由疏风、清热、祛湿、养血四法组成,诚为治疗皮肤湿疹或风疹之剂。

【临床运用】

1. 运用要点:疹出色红,瘙痒,抓破流水,脉浮数。

2. 荨麻疹、过敏性皮炎、稻田性皮炎、药物性皮炎、神经性皮炎、玫瑰糠疹、银屑病、急性肾炎等属风毒湿热者,可用本方治之。

3. 临床应用时,视风、热、湿之偏盛而加减治之。如风毒盛者,加连翘、银花以疏风解毒;湿热盛者,去胡麻仁,加地肤子、车前子以清热利湿;血热盛者,加赤芍、紫草以清热凉血。

4. 本方重在疏风清热除湿,气虚血弱者慎用。

5. 服药期间,饮食宜清淡,忌食油腻及辛辣刺激性的食物。

【附方】

当归饮子(《济生方》)

组成:当归(10g)　　白芍药(12g)　　川芎(8g)　　生地黄(15g)　　白蒺藜(10g)
防风(10g)　　荆芥穗各一两(8g)　　何首乌　　黄芪各半两(各12g)　　甘草炙,半两(6g)

生姜五片。功效:养血活血,祛风止痒。主治:风疹、湿疹。症见皮肤出现淡红色斑疹,瘙痒,舌淡红苔白属于血虚有热,风邪外袭者。

消风散与当归饮子均有疏风止痒之功,均可治疗皮肤风疹、湿疹。但消风散集疏风、清热、去湿、养血四法于一方,善治风湿热相搏于肌肤之瘙痒者(证属正邪俱实);当归饮子则长于补养营血以祛风,善治营血亏虚,外风稽留肌肤之瘙痒者(证属正虚邪实)。

【参考文献摘录】 据临床报道:消风散加减治疗瘾疹 13 例,其中急性瘾疹 6 例均获痊愈,慢性瘾

疹 7 例，治愈 4 例，有效 2 例，无效 1 例。（湖南中医学院学报，1987，3：24）

【方歌】

消风散内有荆防，蝉蜕胡麻苦参苍，

归地知膏蒡通草，风疹湿疹服之康。

第二节　平熄内风

羚角钩藤汤　《通俗伤寒论》

【组成】　羚羊角片先煎，一钱半（5g）　　霜桑叶二钱（15g）　　京贝母去心，四钱（10g）
鲜生地五钱（20g）　　双钩藤后入，三钱（15g）　　滁菊花三钱（9g）　　茯神木三钱（9g）　　生
白芍三钱（15g）　　生甘草八分（3g）　　淡竹茹鲜刮与羚羊角先煎代水，五钱（15g）

【用法】　水煎服（原方水煎服）。

【功效】　凉肝熄风，增液舒筋。

【主治】　热极动风证。症见高热不退，手足抽搐，烦躁眩晕，甚则神昏，发为痉厥，舌绛而干或舌焦起刺，脉弦而数。

【方解】　本方所治为邪热入厥阴，肝经热盛，热极动风所致。邪热炽盛，热扰心神，故见高热不退，烦躁不安，甚至神昏；热盛动风，风火相煽，加之热盛劫阴耗血，血不营筋，故见四肢抽搐，眩晕，甚至痉厥；舌绛而干，或舌焦起刺，脉弦数均为肝经热极之象。治以凉肝熄风为主，辅以增液舒筋。方中羚羊角咸寒，善入肝心二经，最善清肝经之邪热，并熄风解痉，清心除烦，为治疗肝经热极动风证之要药；钩藤亦善入肝心二经，功专清热平肝，熄风解痉，与羚羊角相辅相成。两药针对热极生风，热扰心神之主要病机而施，为方中君药。桑叶、菊花性寒质轻，善归肝经，既能清泄肝热，又能平肝熄风，以助君药凉肝熄风之效，为臣药。白芍、生地滋阴增液，柔肝舒筋；邪热亢盛，每易炼津成痰，故用川贝母、鲜竹茹以清热化痰；热扰心神，又以茯神木平肝热而宁心安神，以上五药俱为佐药。生甘草调和诸药，是为使药。诸药合用，凉肝熄风之中配以滋阴舒筋，化痰安神，配伍甚为全面。

【临床运用】

1．运用要点：高热抽搐，舌质绛干，脉弦数。

2．乙型脑炎、流行性脑脊髓膜炎、原发性高血压、妊娠子痫以及脑溢血等属肝经热盛，热极生风者，可用本方治之。

3．热盛者，可加大青叶、夏枯草等以增强清肝之效；热邪内闭，神志昏迷者，可配合紫雪丹、安宫牛黄丸等以清热开窍；神昏痰鸣者，可加天竺黄、姜汁以清热豁痰；抽搐甚者，可加全蝎、蜈蚣以增强熄风止痉作用。

4．肝阳上亢引起的头痛、头晕、震颤等，亦可用本方治疗。

5．热病后期，阴虚风动者，不宜本方治疗。

【参考文献摘录】　据临床报道：中西医结合抢救重症脑溢血 92 例，中药选用羚角钩藤汤为基本方，随症加减，每日 1 剂，分 2 次煎服，每次药液在 300mL 左右，胃管注入，10 天为 1 疗程。结果：显效

42例，占45.65%；有效32例，占34.78%；无效18例，占19.56%。总有效率80.43%（湖南中医杂志，1994，1：27.）。

【方歌】

俞氏羚角钩藤汤，桑菊茯神鲜地黄，

贝草竹茹同芍药，肝风内动急煎尝。

镇肝熄风汤 《医学衷中参西录》

【组成】 怀牛膝一两（20g）　　生代赭石轧细，一两（30g）　　生龙骨捣碎，五钱（15g）

生牡蛎捣碎，五钱（15g）　　生龟板捣碎，五钱（15g）　　生杭芍五钱（15g）　　玄参五钱（15g）

天冬五钱（15g）　　川楝子捣碎，二钱（6g）　　生麦芽二钱（6g）　　茵陈二钱（6g）　　甘草钱半（4g）

【用法】 水煎服（原方水煎服）。

【功效】 镇肝熄风，滋阴潜阳。

【主治】 类中风。症见头目眩晕，目胀耳鸣，脑部热痛，心中烦热，面色如醉，或时常噫气，或肢体渐觉不利，口角渐至歪斜；甚或眩晕颠仆，昏不知人，移时始醒；或醒后不能复原，脉弦长有力。

【方解】 本方治证，为肝肾阴虚，肝阳上亢，血随气逆所致。因肝肾阴虚，阴不维阳，肝阳上亢，甚则阳亢化风，上扰清窍，故见头目眩晕，目胀耳鸣；肝阳上亢，血随之上逆，故面色如醉，脑中热痛；气血逆乱，阻塞经络，轻者口眼㖞斜，肢体不利，重则猝然颠仆，昏不知人，即《内经》所言"血之与气，并走于上，则为大厥。"由此可见，本病标实本虚，据"急则治其标"之原则，其治疗以镇肝熄风为主，辅以滋阴潜阳。方中重用怀牛膝、生赭石为君。其中怀牛膝"走而能补，性善下行"（《本草经疏》），以引血下行，并能滋养肝肾；生赭石质重性降，重镇肝气，扼止气血逆乱之势，二者相伍，镇肝熄风治其标。龙骨、牡蛎均为介类药物，质重善降，并且生用，助君药镇肝潜阳；阳亢缘于阴虚，若于阴不顾，虽"镇"亦难见效，故以龟板、白芍滋肾养肝，育阴潜阳，使阴足以制阳，肝阳不亢，肝风自熄，以上四药共为臣药。天冬、玄参滋阴清热，滋水涵木，有标本兼顾之意；肝为将军之官，性喜条达恶抑郁，如单纯镇潜摄纳，逆其升发之性，则必影响肝之疏泄条达，从而不利于肝阳平降，故又以少量之茵陈、川楝子、生麦芽，一则条达肝气之郁滞，二则清泄肝阳有余之热，且麦芽伍甘草和胃调中，防止金石类药物败胃，以上五药共为佐药。甘草调和诸药为使。全方配伍，镇潜以治其标，滋阴以治其本，标本兼顾，但以治标为主，共奏镇肝熄风之效。

【临床运用】

1. 运用要点：头目眩晕，脑部胀痛，面色如醉，脉弦长有力。

2. 原发性高血压、脑血管意外、血管性头痛、甲状腺机能亢进等属肝肾阴虚，肝阳上亢者，可用本方治之。

3. 根据原方加减之意，心中热甚者，加石膏以清泄胸热；痰多者，加胆南星以祛风痰；尺脉重按虚者，加熟地黄、净萸肉以滋补肾阴；大便不实者，去龟板、赭石之呆胃，加赤石脂以涩肠止泻。

4. 本方镇潜滋腻药较多，有伤脾胃之弊，故脾虚气弱者，慎用。

5. 方中茵陈，张锡纯谓："茵陈为青蒿之嫩者"。为此，后世医家有的改用青蒿，有的仍用茵陈。从该书"茵陈解"及有关医案分析，当以茵陈为是。

【参考文献摘录】　据临床报道：镇肝熄风汤加减治疗中风 50 例。结果：功能、语言、神志基本恢复正常，肌力达 V 级以上，生活完全自理为痊愈，共 15 例；功能、语言、神志明显改善，肌力提高为 III 级以上，生活基本自理为好转，共 33 例；治疗前后症状无变化者为无效，共 2 例，总有效率为 96%（陕西中医，1995，9：410）。

【方歌】

镇肝熄风芍天冬，玄参牡蛎赭茵供，

麦龟膝草龙川楝，肝阳风动有奇功。

天麻钩藤饮　　《杂病证治新义》

【组成】　天麻 (9g)　　　钩藤 (15g)　　　石决明 (18g)　　　山栀　　茯神　　黄芩 (各9g)　川牛膝　　杜仲　　益母草 (各12g)　　　桑寄生　　夜交藤原方未著用量 (各20g)

【用法】　水煎服，石决明先煎（原方未著用法）。

【功效】　平肝熄风，清热活血，补益肝肾。

【主治】　肝阳上亢证。症见头痛耳鸣，眩晕眼花，烦躁失眠，手足震颤，甚或半身不遂，舌红苔黄，脉弦。

【方解】　本方治证为肝肾阴虚，肝阳上亢，火热上扰所致。由于肝阳上亢，风阳上扰，以致头痛耳鸣，眩晕眼花，手足震颤，甚或半身不遂；肝阳偏亢，热扰心神，心神不宁，故烦躁失眠；舌红苔黄，脉弦为肝阳上亢，火热上扰之候。治宜平肝熄风为主，配合清热活血，补益肝肾。方中天麻甘平入肝，既熄肝风，又平肝阳，为止眩晕之良药；钩藤既清肝热，又平肝阳，为治肝火上攻，肝阳上亢之头痛、眩晕之要药，二者相伍，平肝熄风，用以为君。石决明咸寒清热，质重潜阳，专入肝经，为"凉肝、镇肝之要药。"栀子、黄芩清热泻火，使肝经之热得清而不致上扰，以上三药相伍，共奏平肝熄风清热之功，用作臣药。益母草活血利水；川牛膝引血下行，两药均活血利水，且药性下行，以利肝阳平降，亦与"治风先治血，血行风自灭"之法相符；杜仲、寄生补益肝肾；夜交藤、茯神安神定志，以上六药俱为佐药。诸药合用，共奏平肝熄风，清热活血，补益肝肾之效。

【临床运用】

1．运用要点：头痛，眩晕，失眠，舌红苔黄，脉弦。

2．原发性高血压、血管性头痛、耳源性眩晕等属肝阳上亢者，可用本方治疗。

3．舌红干，脉细数，肝肾阴虚较甚者，可去益母草之活血利水，加白芍以滋阴清热。

4．本方加石菖蒲、胆南星、菊花、白芍可用治癫痫属肝阳上亢，风痰内扰者。

【参考文献摘录】　据临床报道：天麻钩藤饮治疗眩晕 98 例，方用天麻 30g、钩藤 30g、生石决明 40g、牛膝 30g、桑寄生 20g、杜仲 20g、山栀子 30g、黄芩 20g、茯神 20g、益母草 30g、夜交藤 30g，水煎服，1 日 2 次，随证加减。结果：服药 2 周内眩晕、视物不清、耳鸣、汗出等全部症状消失者为治愈，共 65 例，占 66.33%；服药 3～4 周，视物不清程度减轻，无耳鸣汗出，但有时还有轻度眩晕者为好转，共 31 例，占 31.63%；无效 2 例，占 2.04%。总有效率为 97.96%（吉林中医药，1995，5：34.）。

【方歌】

天麻钩藤石决明，杜仲牛膝寄生灵，

栀子黄芩益母草，茯神交藤神安宁。

大定风珠 《温病条辨》

【组成】　生白芍六钱（18g）　　阿胶三钱（9g）　　生龟板四钱（12g）　　干地黄六钱（18g）
麻仁二钱（16g）　　五味子二钱（6g）　　生牡蛎四钱（12g）　　麦冬连心，六钱（18g）　　炙甘草
四钱（10g）　　鸡子黄生，二枚（2个）　　鳖甲生，四钱（20g）

【用法】　水煎去渣，再入鸡子黄搅匀，温服（原方水八杯，煮取三杯，去滓，再入鸡子
黄，搅令相得，分三次服）。

【功效】　滋阴熄风。

【主治】　阴虚动风证。症见神倦乏力，瘛疭，舌绛苔少，脉气虚弱，有时时欲脱之
势者。

【方解】　本方为温病后期，真阴亏耗，虚风内动而设。温病久羁，邪热伤阴，或因误
汗、妄攻，重伤阴液，以致真阴大耗，故神倦乏力、舌绛苔少，脉虚，有欲脱之势；肝为风
脏，主藏血，今阴液大伤，血不养肝，水不涵木，则虚风内动，故手足瘛疭。此时"邪气已
去八九，真阴仅存一二"。所以应着重使用味厚滋阴养液之品，以填补欲绝之真阴，平熄内
动之虚风。方中鸡子黄、阿胶，二者皆为血肉有情之品，擅长滋阴养血以熄虚风，为君药。
生地、麦冬、白芍用量较重，意在滋阴柔肝，滋水涵木；生龟板、生鳖甲均为味咸性微寒之
品，为水中生物，潜藏而得水中阴气，善入肝、肾二经，故具滋阴潜阳之功，五药相伍，共
助君药滋阴养液，使真阴足而虚风熄，同时滋潜之品又能沉潜欲浮之真阳，为臣药。麻仁质
润多脂，滋养补虚；牡蛎咸寒，平肝潜阳；五味子味酸收敛，养阴滋肾，收敛浮阳；炙甘草
和中，得白芍、五味子而能酸甘化阴，以上均为佐药。甘草调和诸药，亦兼作使药。诸药合
用，使阴液得补，浮阳得潜，则虚风自熄，故对阴虚风动，邪少虚多者，甚为合适，实为治
病求本之法则。

本方是由《温病条辨》加减复脉汤（炙甘草、干地黄、白芍、麦冬、阿胶、麻仁）衍化
而成。因邪热久留，阴伤更甚，故又增加诸滋阴潜阳之品，从而使一首滋阴润燥之方变为滋
阴熄风之剂。

【临床运用】

1. 运用要点：神倦瘛疭，舌绛苔少，脉虚弱。

2. 乙型脑炎、病毒性脑炎、结核性脑膜炎、佝偻病、维生素D缺乏性手足搐搦症等属
阴虚动风者，可用本方治疗。

3. 根据原方加减之意，喘者加人参补肺气以定虚喘；自汗者加龙骨、人参、小麦以补
气敛汗；悸者加茯神、人参、小麦以补气安神。

4. 阴液虽虚，邪气仍盛者，非本方所宜，正如吴鞠通所言："壮火尚盛者，不得用定风珠"。

【附方】

1. 三甲复脉汤（《温病条辨》）

组成：炙甘草10g　　干地黄20g　　生白芍各六钱（18g）　　麦冬　　生牡蛎各五钱（各15g）
阿胶烊化，三钱（9g）　　麻仁三钱（19g）　　生鳖甲八钱（24g）　　生龟板一两（30g）　　功效：
滋阴熄风。主治：温病热邪久羁下焦，热深厥甚，脉细促，心中憺憺大动，甚则心中痛者。

2. 阿胶鸡子黄汤（《通俗伤寒论》）

组成：陈阿胶二钱（9g）　　生白芍　　络石藤各三钱（各12g）　　石决明五钱（15g）

双钩藤二钱（12g）　　　大生地　　生牡蛎（各20g）　　茯神木15g（各四钱）　　清炙草六分（3g）
鸡子黄二枚（2个）　　功效：滋阴养血，柔肝熄风。主治：邪热久羁，阴血不足，虚风内动证。症见筋脉拘急，手足瘛疭或头目眩晕，舌绛苔少，脉细数等。

大定风珠、三甲复脉汤、阿胶鸡子黄汤三方均有滋阴熄风之效，均可治阴虚风动之证。但大定风珠填补真阴之力最强，善治真阴大亏之虚风内动而见神倦、脉虚欲脱者；三甲复脉汤则长于养心复脉，善治阴虚风动而见心悸、脉细促者；阿胶鸡子黄汤兼有凉肝熄风之功，善治阴虚风动而肝热尚存之证。

【参考文献摘录】　据临床报道：用大定风珠原方制成冲剂，治疗小儿难治性锌缺乏症47例。对照组43例按常规剂量服用葡萄糖酸锌粉。两组均10日为1疗程，连服3个疗程。结果：治疗组显效35例，占74.5%；有效10例，占21.3%；无效2例，占4.2%。总有效率为95.80%（$P<0.01$）（国医论坛，1995，2：28）。

【方歌】

大定风珠鸡子黄，再合加减复脉汤，

三甲并同五味子，滋阴熄风是妙方。

【类方比较】

羚角钩藤汤	均能平熄内风，用治肝风内动证	凉肝熄风为主，兼以增液舒筋。用治肝经热盛，热极动风而见高热烦躁，手足抽搐、舌绛干、脉弦数（多见于温病急性期，病势急剧，属实证）
镇肝熄风汤		镇肝熄风为主，兼以滋阴潜阳。用治肝肾阴虚，肝阳上亢，肝风内动而见头目眩晕，脑部胀痛，面色如醉，脉弦长有力（属本虚标实之证）
大定风珠		滋阴熄风为主。用治阴虚风动而见神倦瘛疭，舌绛苔少，脉虚弱（多见于温病后期，病势较缓，属虚证）

自 学 指 导

【重点难点】

1．外风证是因风邪外袭所致，因此，治之宜疏而不宜滋，滋则恐腻邪；内风证是因肝风内动所致，故治之宜平熄而不宜疏散，辛散则恐劫伐肝阴。

2．川芎茶调散集祛风止痛药于一方，方中薄荷既可升散外邪，清利头目，又能防止众风药过于温燥。服时以清茶调下，不但能清头目，而且制约风药的温燥与升散，使升中有降。

3．独活寄生汤用药体现邪正兼顾，标本同治之特点，故治风寒湿痹日久，肝肾气血不足之证。此外，该方之用芎、归、白芍，有"治风先治血"之意。

4．羚角钩藤汤中配伍桑叶、菊花清泄肝热，以助羚羊角、钩藤凉肝熄风之功，与桑菊饮中桑叶、菊花疏散风热，清肺止咳有别。

5. 镇肝熄风汤中重用怀牛膝引血下行，直折亢阳，与济川煎、玉女煎、血府逐瘀汤之用牛膝均是取其"下行"之性，但达到不同的治疗目的。

6. 大定风珠以大量滋阴之品配伍三甲，以填补欲竭之真阴，平熄内动之虚风。

【治风剂小结】

本章共选方11首。按其功效分为疏散外风与平熄内风两类。

1. 疏散外风：川芎茶调散长于疏散上部风邪而止痛，适用于外风头痛证。独活寄生汤在祛风除湿止痛的同时，尚兼补肝肾，益气血，主治痹证日久，肝肾不足，气血两虚之腰膝疼痛证。大秦艽汤具有祛风清热，养血活血作用，主治风邪初中经络证。小活络丹功具祛风除湿，化痰逐瘀，通络止痛，主要用于痹证而偏于寒湿血瘀者。牵正散、玉真散均能祛风化痰止痉，但前者长于祛头面之风痰，适用于风痰阻滞面部经络之口眼㖞斜；后者止痉之力著，专用于治疗破伤风证。消风散于疏风中兼养血活血，清热除湿，是治疗风疹、湿疹的方剂。

2. 平熄内风：羚角钩藤汤、镇肝熄风汤、天麻钩藤饮、大定风珠均有平熄内风的作用。但羚角钩藤汤长于凉肝熄风，主治肝经热盛，热极生风证；镇肝熄风汤镇肝潜阳熄风之功较强，用于肝肾阴虚，肝阳上亢，气血上逆之类中风证；天麻钩藤饮平肝熄风中兼清热活血安神之效，用于肝阳偏亢，肝风上扰之头痛、眩晕、失眠；大定风珠为滋阴熄风之剂，适于温病后期，热灼真阴，虚风内动，手足瘛疭证。

【复习思考题】

1. 为什么说内风宜平熄而忌辛散？
2. 凉肝、镇肝、柔肝、疏肝等法有何不同？是否互有联系，试举例说明之。
3. 治风剂为什么常与理血、滋阴等药物配伍？试举例说明之。
4. 川芎在四物汤、酸枣仁汤、川芎茶调散的意义各有何不同？
5. 济川煎、玉女煎、独活寄生汤、血府逐瘀汤、镇肝熄风汤中均用牛膝，其配伍意义各有何异同？
6. 川芎茶调散、独活寄生汤、大定风珠的运用要点是什么？
7. 试比较羚角钩藤汤与镇肝熄风汤的功效、主治。

(文乐分　贺又舜)

第十六章　治燥剂

【目的要求】

1. 熟悉治燥剂的含义、分类、使用注意。
2. 要求掌握的方剂：杏苏散、清燥救肺汤、麦门冬汤、养阴清肺汤。
3. 要求熟悉的方剂：桑杏汤、增液汤。
4. 要求了解的方剂：玉液汤。

【自学时数】

3 学时。

1. 含义：凡以轻宣辛散或甘凉滋润的药物为主组成，具有轻宣燥邪或滋阴润燥等作用，以治疗燥证的方剂，统称治燥剂。

2. 分类：燥证有外燥与内燥之分。外燥是指感受燥邪所发生的病证。由于秋令气候温凉有异，因而感受燥邪后，又有凉燥、温燥之分。内燥是指由于脏腑津液精血亏耗所致的病证。从发病部位来说，内燥又有上燥、中燥、下燥之别。在治疗上，外燥宜轻宣，内燥宜滋润，故本章方剂分为轻宣外燥与滋阴润燥两类。

(1) 轻宣外燥——本类方剂具有轻宣温润或清宣润肺等作用，适用于凉燥证或温燥证。凉燥证常发病于深秋初冬，症见恶寒发热，头痛无汗，咳嗽痰稀，鼻塞嗌干等，代表方如杏苏散。温燥证常发病于夏末初秋，症见身热头痛，干咳少痰，甚或气逆喘急，心烦口渴等。代表方如桑杏汤、清燥救肺汤等。

(2) 滋阴润燥——本类方剂具有滋阴养液等作用，适用于内燥证。如燥在上者（上燥），可见干咳气喘，或咽燥，咳血等肺燥阴伤证；燥在中者（中燥），可见呕逆而食不下，或肌热易饥，口中燥渴等胃燥阴伤证；燥在下者（下燥），可见消渴，咽干，或津枯便秘等肾虚津亏证。代表方如麦门冬汤、养阴清肺汤等。

3. 使用注意：

(1) 首先要详辨外燥或内燥，然后分别治之。若外燥证与内燥证合病者，治疗当分清主次，大抵先轻宣外燥，后滋润内燥，或内外燥并治，但亦应以轻宣为主，兼以滋润，切莫单纯滋润，以免留邪。

(2) 治燥剂用药多为滋腻之品，易助湿碍气，故素体多湿者慎用。脾虚便溏以及气滞、痰盛者亦应慎用。

(3) 燥邪最易化热，伤津耗气，故治疗时可酌情配伍清热泻火或益气生津之品。而辛香耗气，苦燥伤阴之品，则非治燥之所宜。

第一节　轻宣外燥

杏苏散　《温病条辨》

【组成】　苏叶（10g）　　杏仁（10g）　　半夏（10g）　　茯苓（10g）　　橘皮（6g）
前胡（10g）　　苦桔梗（10g）　　枳壳（6g）　　甘草（5g）　　生姜（10g）　　大枣原方未注用量（6枚）

【用法】　水煎服（原方未注用法）。

【功效】　轻宣凉燥，宣肺化痰。

【主治】　凉燥证。症见头微痛，身疼，恶寒无汗，咳嗽痰稀，鼻塞嗌干，苔白，脉弦。

【方解】　凉燥者，乃秋燥之时，凉气袭人所致，正如《温病条辨》引沈目南《燥病论》所言："……燥病属凉，谓之次寒，病与感寒同类。"因凉燥外犯肌表，故见恶寒无汗，头微痛等表证；肺为娇脏，不耐寒温，今凉燥束肺，肺失宣降，津液不布，聚而为痰，故见咳嗽痰稀；鼻为肺窍，嗌为肺系，今凉燥犯肺，故鼻塞咽干。综观本方证，系凉燥外袭，肺气不宣，痰湿阻滞所致，故其治当轻宣凉燥，宣肺化痰为法。方中苏叶辛温轻扬，入肺走表，能微发其汗，使凉燥从表而解；杏仁苦降温润，主入肺经，能宣利肺气，止咳化痰。二者相伍，温而不燥，既可宣散凉燥，又可利气止咳，共为君药。桔梗开宣肺气，祛痰利咽，枳壳行气宽胸，消痰除满，两药相伍，一升一降，助杏仁以宣利肺气；前胡疏风降气，化痰止咳。合而用之，既助苏叶发散表邪，又助杏仁止咳、祛痰，共为臣药。半夏、橘皮、茯苓燥湿化痰，理气和胃，其中橘皮与枳壳配伍，又可理气宽胸，正合前人所谓"治痰先治气，气顺痰自消"之说；生姜、大枣调和营卫，通行津液，以上五药共为佐药。甘草和中调药，伍桔梗又能化痰利咽，为使药。诸药合用，使凉燥之邪得以外解，肺之气机宣降复常，津液不聚而痰无由生，凉燥诸症自除。

【临床运用】

1. 运用要点：恶寒无汗，咳嗽痰稀，咽干，苔白，脉弦。

2. 流行性感冒、急性支气管炎、慢性支气管炎急性发作、肺气肿等属外感凉燥，肺气不宣，痰湿内阻者，可用本方治之。

3. 无汗，脉弦或紧者，加羌活以微透其汗；汗后咳不止者，去苏叶，加苏梗以畅利肺气；兼泄泻腹满属外燥内湿者，加苍术、厚朴燥湿利气，以止泻除满；头痛兼眉棱骨痛者，加白芷以祛风止痛。

【参考文献摘录】　据临床报道：杏苏散加减治疗外感咳嗽 560 例，方用杏仁 9g，苏叶 9g，前胡 12g，半夏 9g，陈皮 9g，沙参 15g，瓜蒌 12g，桑白皮 12g，贝母 9g，桔梗 9g，甘草 6g。水煎分 2 次服，每日 1 剂，随证加减。另设川贝枇杷糖浆对照组 60 例。结果：治疗组痊愈 478 例，占 85.36%；显效 47 例，占 8.39%；有效 16 例，占 2.86%；无效 19 例，占 3.37%。对照组痊愈 6 例，占 10%；显效 11 例，占 18.33%；有效 16 例，占 23.34%；无效 29 例，占 48.34%。治疗组总有效率为 96.6%，对照组总有效率为 51.06%，两组的总有效率差异有显著性（$P < 0.01$）（广西中医药，1985，6：37）。

【方歌】

杏苏二陈枳桔前，生姜大枣一齐研；

轻宣温润治凉燥，止咳化痰病自痊。

桑杏汤 《温病条辨》

【组成】 桑叶一钱 (15g)　　杏仁一钱五分 (10g)　　沙参二钱 (15g)　　象贝一钱 (6g)
香豉一钱 (6g)　　梨皮一钱 (10g)　　栀皮一钱 (6g)

【用法】 水煎服（原方水二杯，煮取一杯，顿服之，重者再作服）。

【功效】 轻宣凉润，清肺止咳。

【主治】 温燥证。症见头痛，身热不甚，干咳无痰，或痰少而粘，咽干口渴鼻燥，舌红，苔薄白，脉浮数而右脉大等。

【方解】 本方所治为温燥犯肺之轻证。温燥外袭，伤于肺卫，卫气被遏，故头痛身热，脉浮数；燥热伤肺，耗津灼液，肺失清肃，故干咳无痰，或痰少而粘，咽干口渴鼻燥。病属初起，邪在肺卫，治必辛透与凉润并进，故宜轻宣凉润，清肺止咳。方中桑叶轻清凉散，善入肺经，既能轻宣透表，又能清肺止咳，因其性兼润凉，故对温燥之邪最为恰当；杏仁苦辛温润，善能降气润燥止咳，与桑叶配伍，除燥热，治咳嗽，共为君药。豆豉为"解表之润剂"，有发汗不伤阴之说，故用之以助桑叶轻宣解表；象贝清热化痰；沙参润肺止咳，共助杏仁止咳化痰，同为臣药。栀子，清热泻火，"内热用仁，表热用皮"（《得配本草》），本方用栀子皮者，以热在肺卫也；梨皮润肺止咳，降火生津，共助君、臣以凉润肺金，为佐药。诸药合用，清宣凉润并用，使燥热除而肺津复，则诸症可解。《温热经纬》所言："以辛凉甘润之方，气燥自平而愈。"正是此意。"轻药不得重用，重用必过病所。"（《温病条辨》）因此，本方诸药用量较轻。

【临床运用】

1. 运用要点：干咳少痰，唇干口燥，身微热，舌红苔薄白，脉数。

2. 上呼吸道感染、支气管炎、支气管扩张、肺不张、肺结核、喉源性咳嗽、百日咳等属外感温燥轻证者，可用本方治之。

3. 咽痛者，可加牛蒡子、薄荷以清利咽喉；鼻衄者，加白茅根、旱莲草以凉血止血；咳痰粘稠难出者，加马兜铃、天花粉以清热化痰。

4. 麻疹后期，症见皮肤干燥，鼻干咽燥，微热口渴，干咳无痰，舌苔薄白而干者，可用本方加芦根、麦冬、天花粉以养阴润燥。

5. 本方药味轻清，煎煮时间不宜过长（一般以 20～30 分钟为宜）。

【参考文献摘录】 据临床报道：桑杏汤治疗百日咳 72 例，其中服药 1 剂痉咳次数减少的有 69 例。全部病例中 24 例服药 3 剂，33 例服药 5～10 剂，痉咳完全停止，精神、食欲均好转（新疆中医药. 1994，4：60）。

【方歌】

桑杏汤中象贝宜，沙参栀豉与梨皮，

干咳鼻燥还身热，清宣凉润温燥医。

【类方比较】

桑杏汤	均能轻宣外燥，用治外燥证	属凉润法，有轻宣温燥之功。用治外感温燥证。临证以头痛身热，干咳少痰，口干舌红苔白脉数为特征
杏苏散		属温润法，有轻宣凉燥，理肺化痰之功。用治外感凉燥证。临证以头痛恶寒，咳嗽痰稀，鼻塞咽干，苔白脉弦为特征

清燥救肺汤 《医门法律》

【组成】 桑叶经霜者，去枝梗，三钱(15g)　　　石膏煅，二钱五分(15g)　　　甘草一钱(6g)
人参七分(6g)　　　胡麻仁炒，研，一钱(15g)　　　真阿胶八分(8g)　　　麦门冬去心，一钱二分(10g)
杏仁去皮尖，炒黄，七分(8g)　　　枇杷叶刷去毛，蜜涂炙黄一片(8g)

【用法】 水煎服(原方以水一碗，煎六分，频频二三次滚热服)。

【功效】 清燥润肺，益气生津。

【主治】 温燥证。症见身热头痛，干咳无痰，气逆而喘，咽喉干燥，鼻燥唇干，心烦口渴，胸膈满闷，舌红少苔，脉虚大而数等。

【方解】 本方证是由秋令久晴无雨，温燥伤肺，伤及气阴所致。肺主皮毛，燥热伤肺，故身热头痛；肺主气，司呼吸，肺为温燥所灼，气阴两伤，清肃失常，故干咳无痰，气逆而喘，胸膈满闷。至于咽喉干燥，鼻燥唇干，舌干少苔，脉虚大而数则系温燥伤肺，气阴两伤之象。当此之时，既不能用辛香之品，以免辛散耗气，亦不可用苦寒泻火之品，以免化燥伤津，惟宜清燥润肺之法。方中重用桑叶为君，取其轻宣凉润，宣肺散邪而无辛香耗气伤阴之弊；温甚为热，治之宜清，燥胜则干，治之宜润，故臣以石膏、麦冬，前者辛甘而寒，清泄肺热而又能生津止渴除烦；后者甘寒多液，养阴润肺而善治燥咳，二药与桑叶配伍，宣中有清，清中有润，石膏虽沉寒，麦冬虽滋腻，但用量均较轻，当不碍君药之轻宣散邪。如此配合，则邪有出路，肺得清润。肺气以肃降为顺，《素问·藏气法时论》说："肺苦气上逆，急食苦以泄之"故方中用入肺苦泄之杏仁、枇杷叶，以降泄肺气；《难经·第十四难》说："损其肺者益其气，"燥伤肺气，故以人参、甘草补之；阿胶、胡麻仁滋阴润燥，以协麦冬润肺生津，使肺得滋润，则治节有权，以上六药均为佐药。甘草兼能调和诸药，以为使。诸药配伍，燥邪得以清宣，气阴得以补养，则温燥伤肺诸症自愈，故以"清燥救肺"名之。

【临床运用】

1. 运用要点：身热，干咳少痰，气逆而喘，舌红少苔，脉虚大而数。

2. 咽炎、扁桃腺炎、支气管炎、支气管哮喘、肺炎、肺结核、肺气肿、肺癌等属温燥伤肺，气阴两伤者，可用本方治之。

3. 痰多者，加贝母、瓜蒌以润肺化痰；热甚者，加桑白皮、地骨皮以清肺止咳；咳血者，加侧柏叶、白及以止血。

4. 本方有阿胶、胡麻仁等滋腻之品，脾胃虚弱者慎用。

【参考文献摘录】 据临床报道：清燥救肺汤治疗慢性喉痹73例(慢性咽炎49例、慢性扁桃体炎24例)。临床表现：咽部不适，或痒、或痛、或咽鼻干燥，咳嗽，无痰或仅有少量粘液泡沫痰，检查常见咽部慢性充血(淡红色)，咽后壁淋巴滤泡增生，或扁桃腺肿大，慢性充血，血象正常。方用：冬桑叶、枇杷叶、沙参、麦冬、麻仁各15g，石膏20g，阿胶、杏仁、蝉衣、僵蚕、紫菀、百部、前胡各12g 桔梗6g 甘草5g。结果：痊愈(症状完全消失，咽部或扁桃腺充血消失，淋巴滤泡消失或缩小)59例，好转(咽部或扁桃腺充血消失，但偶有咽部不适，轻微咳嗽）12 例，无效（服药 2 周后症状与体征仍无明显改善）2 例。有效率 97.26%。痊愈病例最短 7 天，最长 21 天，平均 12.69 天（实用中西医结合杂志，1992，9：533）。

【方歌】

清燥救肺参草杷，石膏胶杏麦胡麻，

经霜收下冬桑叶，清燥润肺效可嘉。

【类方比较】

桑杏汤	均有轻宣外燥作用，均可治外感温燥之证	轻宣凉润，适应于温燥外袭，邪轻而肺津受灼之轻证。症见身热不甚，干咳少痰，舌红苔白，右脉数大等
清燥救肺汤		清燥润肺，并能益气生津，适应温燥袭肺，邪甚而气阴两伤之重证。症见身热较甚，干咳，气逆而喘，心烦口渴，舌红少苔，脉虚大而数等

第二节　滋阴润燥

麦门冬汤 《金匮要略》

【组成】　麦门冬七升 (70g)　　半夏一升 (10g)　　人参三两 (6g)　　甘草二两 (6g)
粳米三合 (15g)　　大枣十二枚 (4枚)

【用法】　水煎服（原方上六味，以水一斗二升，煮取六升，温服一升，日三夜一服）。

【功效】　滋养肺胃，降逆下气。

【主治】

1. 肺痿。症见咳唾涎沫，气喘短气，咽干口燥，舌干红少苔，脉虚数等。

2. 呕逆。症见气逆呕吐，口渴咽干，舌干红少苔，脉虚数等。

【方解】　本方所治为肺胃阴虚，气逆不降所致。肺为华盖，乃娇嫩之脏，禀受于中焦，为胃土之子。若胃津不足，虚火上炎，肺叶既受虚火所灼，又失阴津濡养，故日渐枯萎而成肺痿。肺叶枯萎，气无所主，故见气喘短气。虚火灼肺，炼津成痰，痰浊填阻肺道，故咳唾涎沫。胃气以降为顺，今胃阴亏虚，胃气不降，故见气逆呕吐。它如咽干口燥，舌干红少苔，脉虚数，均系肺胃阴虚，津枯热灼之象。治宜滋养肺胃，降逆下气。方中麦冬甘寒多液，既滋肺胃之阴津，又清肺胃之虚火，故重用为君。半夏降逆化痰，止咳止呕，并能开通胃气，以利痰浊从肺道排除而为臣。津液的生成、输化，有赖于气，故方用人参补气以生津，再用粳米、大枣，补脾养胃，促进水谷以化津液，使胃阴充足，脾气健运，则津液自能上输于肺，寓有"培土生金"之意，共为佐药。甘草既助人参以益气，又助粳米、大枣以扶中，还能调和诸药，是为佐使之职。方中半夏，性虽温燥，但小量予之，仅取一升，在七倍麦冬的相伍下，则燥性被制而降逆之性独存，二药一润一燥，润不碍痰化逆降，燥不妨津生热清，有相反相成之妙。费伯雄说："半夏之性，用于温燥药中则燥，用于清润药中则下气而化痰，胃气开通，逆火自降，与徒用清寒者真有霄壤之别。"全方药仅六味，以润为主，以降为辅，养胃阴而润肺燥，降逆气而止浊唾，堪称稳妥缜密之方。

【临床运用】

1. 运用要点：咳唾涎沫，短气喘促，或气逆呕吐，舌干红少苔，脉虚数。

2. 肺不张、肺气肿、支气管炎、支气管扩张、慢性咽喉炎、矽肺、肺结核等属肺胃阴虚，气火上逆者；胃及十二指肠溃疡、慢性萎缩性胃炎属胃阴不足，胃气上逆者，均可用本方治疗。

3. 若阴亏较甚，可加沙参、玉竹以养阴液；若阴亏而兼潮热，可加桑白皮、地骨皮以清退虚热；若胃脘灼热疼痛，可加石斛、海螵蛸以滋阴制酸。

4. 虚寒咳逆、呕吐者，忌用本方。

【参考文献摘录】 据临床报道：以麦门冬汤加竹茹、石斛、炙枇杷叶治疗阴虚呕吐 42 例，其中男 18 例，女 24 例；年龄最大者 72 岁，最小者 15 岁；病程最长者 15 天，最短者 3 天。诊断标准：①患者多有胃肠疾患致呕吐、腹泻等失液史；②主要症见呕吐外，有舌红无苔或苔少薄黄，乏津液；脉多虚细或沉细数；③一般止吐药物无效或收效甚微。服药量最少 3 剂，最多 9 剂。治愈 20 例，显效 15 例，有效 4 例，无效 3 例（四川中医，1989，9：21）。

【方歌】

麦门冬汤用人参，枣甘粳米半夏斟，

肺痿咳逆因虚火，益胃生津降逆珍。

养阴清肺汤 《重楼玉钥》

【组成】 大生地二钱 (25g) 麦冬一钱二分 (15g) 生甘草五分 (6g) 玄参一钱半 (20g) 贝母去心，八分 (6g) 丹皮八分 (10g) 薄荷五分 (3g) 白芍炒，八分 (15g)

【用法】 水煎服（原方未著用法）。

【功效】 养阴清肺，解毒利咽。

【主治】 白喉。症见喉间起白如腐，不易拭去，拭去则血出，咽喉肿痛，或发热或不发热，鼻干唇燥，或咳或不咳，呼吸有声，似喘非喘，舌红，脉数无力或细数。

【方解】 白喉一证，内因于素体肺肾阴虚，里有蕴热；外因于感触白喉疫毒而发病。正如《重楼玉钥》所说："此症发于肺肾，凡本质不足者，或遇燥气流行，或多食辛热之物，感触而发。"喉为肺系，肾脉挟咽系舌本，肺肾阴虚，虚火与疫毒壅结熏灼咽喉，肉烂膜腐而成痰浊，故见咽喉肿痛，喉间起白如腐，不易拭去，甚则痰浊填阻咽喉而见呼吸有声，似喘非喘。疫毒已入血分，故拭去白膜则血出。其病位主要在肺系，病机为虚火与疫毒壅结，熏灼阴津。治之之法，既要养阴清肺，又要解毒利咽。方中大生地既能滋肾养液，又能清热凉血，故重用为君。玄麦既助生地下滋肾水，养阴润燥，又能解毒散结，利咽消肿；麦冬上养肺阴，润燥生津，与玄参合而为臣药，君、臣相协，相辅相成，使肺肾之阴得补，燥热得清。丹皮凉血解毒，活血消肿；白芍养阴泄热，敛阴和营；贝母润肺化痰，散结去腐；薄荷宣肺祛邪，利咽止痛，以上四味，共为佐药。甘草为使，清热解毒，调和诸药。全方合力，养阴清肺，解毒利咽，不仅为治白喉之良方，亦为治阴虚咽痛之常用方。

【临床运用】

1. 运用要点：喉间起白如腐，拭去则血出，咽喉肿痛，鼻干唇燥，舌红脉数。

2. 白喉、急性扁桃体炎、急性咽喉炎、鼻咽癌、口腔炎、唇炎、声带息肉、声带出血等属阴虚燥热者，可用本方治疗。

3. 阴虚甚者，加大熟地以滋阴补肾；热毒甚者，加土牛膝、银花以清热解毒；燥甚者，加天冬、鲜石斛以养阴润燥；若兼表证，加桑叶、葛根以辛凉疏表

4. 白喉忌表，尤忌辛温发汗，据原方后记载："如有内热及发热，不必投表药，照方服去，其热自除。"

5. 治白喉可配合应用《重楼玉钥》之吹药方：青果二钱 (6g)　　黄柏一钱 (3g)　　川贝母一钱 (3g)　　冰片五分 (1.5g)　　儿茶一钱 (3g)　　薄荷一钱 (3g)　　凤凰衣五分 (1.5g)。各研细末，再入乳钵内和匀，加冰片研细，瓶装备用。用细竹管盛药粉少许，吹入喉中，每日数次。

【参考文献摘录】　据临床报道：用养阴清肺汤加减治慢性咽喉炎200例，每日1剂，分2次早晚服。结果：痊愈125例，占62.5%，好转70例，占35%；无效5例，占2.5%。总有效率97.5%（陕西中医学院学报，1993，1：45）。

【方歌】

养阴清肺是妙方，玄参草芍麦地黄，

薄荷贝母丹皮入，时疫白喉急煎尝。

玉液汤　《医学衷中参西录》

【组成】　生山药一两 (30g)　　生黄芪五钱 (15g)　　知母六钱 (10g)　　生鸡内金捣细，二钱 (6g)　　葛根钱半 (10g)　　五味子三钱 (10g)　　天花粉三钱 (10g)

【用法】　水煎服（原方未著用法）。

【功效】　益气生津，固肾止渴。

【主治】　消渴病。症见口渴引饮，饮水不解，小便频数量多，或小便混浊，困倦气短，脉虚细无力等。

【方解】　本方所治乃脾气不升，真阴不足，脾肾两虚所致（以脾虚为主）。脾主升清，散精于肺，肺主治节，上以布津润口，下以通调水道，注入膀胱。今脾不升清，津不上承于口，故口渴引饮，饮水不解；肾阴不足，肾失封藏，膀胱不约，故小便频数量多；脾肾两虚，故困倦气短，脉虚细无力。治宜益气生津为主，辅以固肾止渴。方中山药、黄芪用量较重为君，取其补脾固肾，益气生津之功，一则使脾气升，散精达肺，输布津液以止渴，二则使肾气固，封藏精微以缩尿。知母、天花粉滋阴清热，润燥止渴为臣药。佐以葛根助黄芪升发脾胃清阳，输布津液而止渴；鸡内金助脾健运，运化水谷精微，"化饮食中糖质为津液也"（《医学衷中参西录》）；五味子助山药补肾固精，收敛阴津以缩尿，使精微不致于下趋。全方药用七味，脾肾同治，标本兼顾，且升发与封藏并行，共奏益气生津，固肾止渴之效。

【临床运用】

1. 运用要点：口渴尿多，困倦气短，脉虚细无力。

2. 癌症放疗后、糖尿病、甲亢、小儿夏季热、尿崩症等见口渴尿多属脾肾两虚者，可用本方治之。

3. 气虚甚者，加人参以补气生津；小便频数者，加山茱萸以固肾缩尿。

【参考文献摘录】　据临床报道：用玉液汤化裁治疗糖尿病60例。方用：生山药、天花粉各30g，生黄芪25g，知母、生鸡内金、粉葛根各15g，五味子12g。如腰膝酸软，全身倦怠，小便量多频数，混浊失禁者，加山茱萸、益智仁各15g，覆盆子20g，桑螵蛸30g。结果：显效29例，有效25例，无效6例

（河南中医，1990，6：22.）。

【方歌】

玉液山药芪葛根，花粉知味鸡内金，

消渴口干小便数，补脾固肾益气阴。

增液汤 《温病条辨》

【组成】 元参一两（30g）　　麦冬八钱（24g）　　细生地八钱（24g）

【用法】 水煎服（原方水八杯，煮取三杯，口干则与饮令尽，不便，再作服）。

【功效】 滋阴清热，润燥通便。

【主治】 津亏肠燥证。症见大便秘结，口渴，舌干红，脉细稍数，或沉而无力等。

【方解】 本方是为阳明温病，阴津大伤，大便秘结者而设。温病迁延日久，或素体阴虚，使液涸肠燥，肠失濡润，传导不利，故大便秘结，即所谓"无水行舟"；阴津亏损，津不上潮，故口渴，舌干；阴虚内热，故舌红，脉细数无力。此证乃"液干多而热结少者"，其治不可用承气汤重竭其津，当用增液润燥之法，"增水行舟"。方中重用玄参为君，其性咸寒润下，善滋阴降火，润燥生津。麦冬甘寒体润，大有滋阴润燥之功；细生地滋阴壮水，清热润燥，共为臣佐。三药合而用之，大补阴津，即以增水，水满则舟自行。全方药少力专，"妙在寓泻于补，以补药之体，作泻药之用，既可攻实，又可防虚"（《温病条辨》）。

【临床运用】

1. 运用要点：便秘，口渴，舌干红，脉细稍数。

2. 过敏性结肠炎、肛裂、痔疮、肠结核等属肠燥者，可用本方治疗。慢性牙周炎、慢性咽喉炎、口腔溃疡、糖尿病等属阴津不足者，亦可用本方治之。

3. 津伤热结甚者，可加大黄、芒硝以清热泻下，名增液承气汤；若阴虚牙痛可加牛膝、丹皮以凉血、泻火、解毒；对于胃阴不足，舌质光绛，口干唇燥者，亦可使用本方加入沙参、玉竹、石斛等以养阴生津。

4. 阳明实热引起的便秘，则非本方所宜。

5. 本方诸药均须重用，才能见效，正如原著所云："非重用不为功。"

【参考文献摘录】 据临床报道：用增液汤加味治疗便秘88例，每日1剂，水煎，分早、中、晚3次，饭后服用，连服半月。结果：治疗7天后便秘缓解者35例，14天后缓解者20例，3周后缓解者30例，35天后缓解者1例，无明显效果者2例（湖北中医杂志，1994，3：25.）。

【方歌】

增液玄参与地冬，热病津枯便不通，

补药之体作泻剂，但非重用不为功。

【类方比较】

增液汤	均含有玄参、麦冬、生地，均有滋阴增液的作用，用治津亏便秘证	功专增液润燥。用治津亏便秘证。临证以大便秘结，口渴，舌干红，脉细数或沉而无力为特征。属滋阴润燥之剂
增液承气汤		配大黄、芒硝。兼能泄热通便，用治热结阴亏便秘证。临证以燥屎不行，下之不通，脘腹胀满，口干唇燥，舌红苔黄，脉数为特征。属攻补兼施之剂

自 学 指 导

【重点难点】

1. 燥证有内外燥之分，外燥宜宣（凉燥宜温宣，温燥宜清宣），内燥宜润。

2. 杏苏散中苏叶配杏仁，轻宣凉燥，止咳化痰。因燥邪易于伤津化热，因此，虽为凉燥，亦不可过用辛温燥烈之品。

3. 清燥救肺汤中桑叶配伍石膏、麦冬，宣中有清，清中有润，且石膏、麦冬用量轻于桑叶，使不碍桑叶之轻宣，保证该方的清宣之功。

4. 麦门冬汤中麦冬与半夏用量比例为 7:1，麦冬用量如此之大，一是该药药性平和，对阴虚而有虚火之证，非大剂难以奏效；二是半夏温燥，自须多加麦冬以制之，如此配伍，麦冬滋阴清热，得半夏辛温散结之性则无凝腻之弊，半夏降逆止咳，得麦冬之滋润则无伤阴之忧，二者相反，实以相成。

5. 养阴清肺汤所治证系因肺肾阴虚之体，"遇燥气流行……感触而发。"（《重楼玉钥》）因此，治之既要养阴清肺，又要解毒利咽。

【治燥剂小结】

本章共选方 7 首，按其功效分为轻宣外燥，滋阴润燥两类。

1. 轻宣外燥：杏苏散、桑杏汤、清燥救肺汤均有轻宣外燥的作用，均适用于外燥证。其中杏苏散轻宣温润，宣肺化痰，适用于外感凉燥证。凉燥谓之"小寒"，故该方亦可用于风寒伤肺咳嗽。桑杏汤与清燥救肺汤均治外感温燥证，但前者用于温燥轻证，以身热不甚，干咳少痰，右脉数大为辨证要点；后者用于温燥重证，以身热干咳，气逆而喘，脉虚大而数为辨证要点。

2. 滋阴润燥：麦门冬汤、养阴清肺汤、玉液汤、增液汤均有滋润内燥的作用，均适用于内燥证。其中麦门冬汤滋养肺胃，降逆下气，主治虚热肺痿，亦治胃阴虚之呕逆证；养阴清肺汤重在养阴清肺，兼解毒利咽，主治白喉，亦治阴虚咽痛证；玉液汤在养阴生津的同时益气固肾，专治脾肾气阴两虚之消渴者；增液汤增水行舟，主治阳明温病，液涸肠燥之大便秘结。

【复习思考题】

1. 试述治燥剂的分类。

2. 杏苏散、桑杏汤、清燥救肺汤、麦门冬汤均治咳嗽，临床如何区别运用？

3. 清燥救肺汤与麦门冬汤二方所治病位均在肺，为何均配伍人参、甘草等健脾养胃之品？

4. 橘皮、半夏、茯苓在杏苏散、二陈汤中的作用有何异同？

5. 试述麦门冬汤麦冬与半夏的配伍意义。

6. 试述"培土生金"法在麦门冬汤的运用。
7. 养阴清肺汤养阴清肺之中为何还要辅以解毒利咽？
8. 玉液汤山药与黄芪配伍有何意义？

（文乐兮　贺又舜）

第十七章 祛湿剂

【目的要求】

1. 熟悉祛湿剂的概念、分类与适应范围、使用注意。
2. 要求掌握的方剂：平胃散、藿香正气散、茵陈蒿汤、三仁汤、五苓散、苓桂术甘汤、真武汤、完带汤。
3. 要求熟悉的方剂：八正散、二妙散、猪苓汤、实脾散、防己黄芪汤、甘露消毒丹。
4. 要求了解的方剂：五皮散、萆薢分清饮。

【自学时数】

4学时。

1. 含义：凡以祛湿药为主组成，具有化湿行水，通淋泄浊等作用，治疗水湿为病的一类方剂，统称为祛湿剂。属于"八法"中的消法范畴。

2. 分类：湿邪为病，有外湿、内湿之分。外湿每由居处卑湿，天雨湿蒸；冒雾或淋雨涉水，汗出沾衣，感受湿邪，正不胜邪所致。其病机为湿邪伤人肌表经络。症见恶寒发热，头胀身重，周身酸痛，四肢关节疼痛，或面目浮肿等，病位多在肌表。内湿每因恣食生冷，酒酪过度，脾阳失运所致。症见胸脘痞闷，呕恶泄泻，黄疸，淋浊，足跗浮肿等，病位多在脏腑。然肌表与脏腑表里相关，表湿可以内传脏腑，里湿亦可以外溢肌肤，故外湿与内湿为病有时也可相兼互见。此外，又因人的体质有强弱，邪气有兼杂，故病情又有寒化、热化、属虚、属实以及兼风夹暑等复杂变化。因此，治疗方法有很大差别。若湿邪在上在外者，可表散微汗以解之，使从外入者仍从外出；在内在下者，可芳香苦燥以化之；或甘淡渗湿以利之；湿从寒化者，宜温阳化湿；湿从热化者，宜清热利湿；体虚湿盛者，又当祛湿扶正兼顾。故祛湿剂亦相应分为芳香化湿、清热利湿、利水渗湿、温化水湿及祛湿化浊五类。

（1）芳香化湿——本类方剂具有芳香化湿，辟秽化浊的作用，适用于湿浊内盛，阻滞脾胃气机以致脾胃升降运化失调证。症见脘腹痞满，嗳气吞酸，呕吐泄泻，食少体倦等。代表方如平胃散、藿香正气散等。

（2）清热祛湿——本类方剂具有湿热两清的作用，适用于外感湿热或湿从热化，以致湿热内盛，湿热下注等病证。如湿温、湿热黄疸、湿热霍乱、湿热痹证、湿热带下等。代表方如茵陈蒿汤、三仁汤、甘露消毒丹、八正散、二妙散等。

（3）利水渗湿——本类方剂具有渗利水湿的作用。适用于水湿壅盛所致的癃闭、淋浊、水肿、泄泻等证。代表方如五苓散、五皮散、防己黄芪汤等。

· 213 ·

（4）温化水湿——本类方剂具有温阳化湿作用，适用于湿从寒化，或阳虚不能化饮之水肿、痰饮、寒湿脚气等。代表方如苓桂术甘汤、真武汤、实脾散等。

（5）祛湿化浊——本类方剂具有祛湿化浊的作用，适用于湿浊不化所致的膏淋、白浊、妇女带下等证。代表方如萆薢分清饮、完带汤等。

3. 使用注意

（1）本类方剂多由辛香温燥或甘淡渗利之品组成，每易耗伤阴津，故素体阴亏、血虚及孕妇慎用。

（2）"气化则湿亦化"，因此，祛湿剂常需配伍理气药，使其疗效更加完满。

第一节　芳香化湿

平胃散　《太平惠民和剂局方》

【组成】　苍术去粗皮，米泔浸二日，五斤（15g）　　　厚朴去粗皮，姜汁制，炒香，3斤二两（10g）
陈皮去白，3斤二两（10g）　　　甘草炒，三十两（6g）

【用法】　上药为末，每日3次，每次9g，水一碗，生姜二片、大枣二枚，煎至半碗，送服。亦可作汤剂，水煎服，用量按原方比例酌定（原方为细末，每服二钱，以水一盏，入姜二片，干枣二枚，同煎至七分，去姜、枣，带热服，空心食前，入盐一捻，沸汤点服亦得）。

【功效】　燥湿运脾，行气和胃。

【主治】　湿滞脾胃证。症见脘腹胀满，不思饮食，口淡乏味，嗳气泛酸，肢体沉重，怠惰嗜卧，常见大便溏薄，日一二次，舌苔白腻而厚，脉缓。

【方解】　本方治证系因湿困脾胃，阻滞气机而致。湿困脾胃，纳运失调，升降失衡，故见不思饮食，口淡乏味，嗳气吞酸，大便溏薄，日一二次；湿阻脾胃气机，故见脘腹胀满；湿性重浊，故见肢体沉重，怠惰嗜卧；舌苔白腻，脉缓，是湿阻中焦之象。病因（主因）是湿邪，因此，治之既要燥湿运脾，又要行气和胃。方中苍术擅燥湿，兼能健脾，旨在燥湿健脾以助运化，故重用为君药。湿阻脾胃可致气机阻滞，而气机阻滞又可加重湿郁，故又配以厚朴为臣，行气除胀，兼以燥湿，与苍术相须为用，燥湿以运脾，行气以化湿。佐以陈皮，行气化滞，燥湿运脾，以助君臣之力。使以甘草和中，调和诸药。煎加姜枣，加强炙甘草调和中焦脾胃之功。诸药合用，使湿浊得化，气机调畅，脾复健运，诸证可除。

【临床运用】

1. 运用要点：脘腹胀满，苔白厚腻，脉缓。

2. 慢性胃炎、胆囊炎、脂肪肝、胃及十二指肠溃疡、消化道功能紊乱等属于湿滞脾胃者，可用本方治之。

3. 脾胃气虚之脘腹胀满不宜应用本方。

4. 口淡乏味，大便溏薄，可加干姜、茯苓以健脾化湿；嗳气泛酸，可加白豆蔻、槟榔以行气制酸。

【参考文献摘录】　据临床报道：用平胃散去甘草、红枣，随证加味治疗急慢性胃炎、急性肠炎、肝炎、胆囊炎、慢性肾炎、冠心病等多种疾病。本方的运用，除胸闷作恶，胃呆等症状外，重点以舌苔白腻，或白腻而厚，或白滑而腻为依据，再结合脉象濡滑或沉滑。此时虽有他症（如肝、胆、心、肾诸症），必先治脾胃湿困为主，或根据病情，两者兼顾。待湿困症状解除，其他诸症亦可随之减轻或消失（江苏医药，1977，6：32）。

【方歌】

平胃散用朴陈皮，苍术甘草姜枣齐，

燥湿运脾除胀满，调胃和中此方宜。

藿香正气散 《太平惠民和剂局方》

【组成】　藿香去土，三两（30g）　　白芷一两（10g）　　紫苏一两（10g）　　茯苓去皮，一两（10g）　　半夏曲二两（20g）　　白术二两（20g）　　厚朴二两，去粗皮，姜汁炙（20g）　　苦桔梗二两（20g）　　甘草炙，二两半（25g）

【用法】　上药为末，每次6g，每日2次，温水送服。亦可作汤剂，水煎服，用量按原方比例酌定（原方为细末，每服二钱，水一盏，姜三片，枣一枚，同煎至七分，热服。如欲汗出，衣被盖，再煎并服）。

【功效】　解表化湿，理气和中。

【主治】

1. 外感风寒，内伤湿滞证。症见恶寒发热，头痛，脘闷食少，恶心呕吐，肠鸣泄泻，腹胀腹痛，舌苔白腻，脉浮或濡缓。

2. 霍乱吐泻、水土不服、晕车晕船、山岚瘴疟等由于湿浊内阻，脾胃不和所致者。

【方解】　本方证为外感风寒，内伤湿滞所致。由于风寒外束，卫阳被郁，正邪交争，故见恶寒发热，头痛，脉浮；湿浊中阻，气机不畅，则脘腹胀痛；脾胃居中焦，现为湿所困而升降失调，致胃气上逆，则恶心呕吐；湿浊下注，则肠鸣泄泻。治宜外散风寒，内化湿浊，兼以理气和中之法。方中藿香既能辛温散寒，祛风解表，又能芳香化湿，和胃止呕，一药能治病证的两个方面，两擅其功，故重用为君药。配以紫苏、白芷辛散风寒，以助君药解表，其中紫苏兼行气和中止呕；半夏曲、陈皮和胃止呕，理气化湿除满，上述四药为加强君药之力而设，共为臣药。厚朴行气化湿；大腹皮行气，利湿；茯苓、白术健脾祛湿；桔梗宽胸利膈，又寓升清降浊之意；生姜、大枣调和脾胃，生姜兼以和中止呕，共为佐药。炙甘草调和诸药为使。诸药合用，使风寒外解，湿浊得化，气机通畅，脾胃调和，诸症可愈。

【临床运用】

1. 运用要点：恶寒发热，呕吐泄泻，舌苔白腻，脉浮。

2. 肠胃型感冒、急性胃肠炎等属属于外感风寒，内伤湿滞者，可用本方治之。

3. 本方含芳香挥发性药物较多，故煎煮时应武火急煎，久煎则丧失药效。

4. 本方辛香温燥，对于苔黄腻，发热而不恶寒，证属湿热者忌用。

【参考文献摘录】　据临床报道：本方用于胃肠型感冒时，以恶寒发热（其热为微热至中等热度）、欲吐、腹泻、舌苔白腻作为投药指征。笔者治疗胃肠型感冒25例，其中属微热至中等热度者15例，均投藿香正气散1~3剂后，全部治愈；用于急性胃肠炎时，以全身疲乏沉重，腹泻，舌苔白腻作为投药指征，用藿香正气散治疗85例急性腹泻，成人每天服3次，重症每次服2丸（约8g），轻症每次服1丸，小儿酌减，其中治愈73例（86%），有效12例（14%），一般奏效较为迅速，大部分患者于服药1~2天后症状基本消失，均未发现不良反应（《时方的临床应用》）。

【方歌】

藿香正气白芷苏，甘桔陈苓术朴呼，

夏曲腹皮加姜枣，风寒暑湿并能除。

【类方比较】

平胃散	均具芳香化湿、辟秽祛浊、行气和中之功，都可用治湿滞脾胃之脘腹胀满、吐泻食少、舌苔白腻等证	重在燥湿运脾，行气和胃，专治湿困脾胃，气机受阻之脘腹胀满、嗳气吞酸、口淡纳呆、苔白腻等证，为燥湿、和胃的代表方
藿香正气散		兼能外散风寒，主治外感风寒、内伤湿滞之寒热头痛、腹痛吐泻等证，为解表、化湿并用之剂

第二节　清热祛湿

茵陈蒿汤 《伤寒论》

【组成】　茵陈六两（15g）　　栀子擘十四枚（10g）　　大黄二两（6g）

【用法】　水煎服（原方上三味，以水一斗二升，先煮茵陈，减六升，内二味，煮取三升，去滓，分三服）。

【功效】　清热利湿退黄。

【主治】　湿热黄疸。症见一身面目俱黄，黄色鲜明，食少呕恶，腹满便秘，小便黄赤，舌苔黄腻，脉沉数。

【方解】　黄疸有阴、阳之分，阳黄责之于湿热，阴黄责之于寒湿。本方证为肝胆湿热内蕴，郁蒸不解所致，属于阳黄范畴。由于湿热郁蒸，使肝失疏泄，胆汁外溢肌肤，故见身目俱黄，黄色鲜明；湿热内阻，脾失健运，胃失纳降，故食少呕恶；湿热下注膀胱，气化失常，故小便黄赤；气机阻滞，故腹满便秘；舌苔黄腻，脉沉数，均为湿热之象。治宜清热利湿、退黄之法。方中茵陈为治黄疸专药，能清泄肝胆郁热，且能利湿以退黄，故重用为君药。臣以栀子清利三焦，并使湿热从小便而出。佐以大黄泻热通便，并使湿热由大便而下。三药合用，前后分消，使湿热从二便而出，黄疸即可消退。原方后注说："小便当利，尿如皂角汁，色正赤，一宿腹减，黄从小便去也，"说明黄疸之消退，与小便通利与否有密切关系。

【临床运用】

1. 运用要点：一身面目俱黄，黄色鲜明，舌苔黄腻，脉沉数。

2. 传染性黄疸型肝炎、疟疾、肠伤寒、胆囊炎、胆石症、钩端螺旋体病等属于湿热内蕴者，可用本方治之。

3. 湿热黄疸又有湿重于热与热重于湿的区别,本方适于湿热俱重者。若湿多者,加茯苓、猪苓以利水渗湿;热多者,加黄柏、虎杖以清热祛湿;胁痛者,可加柴胡、川楝子以疏肝气;小便短赤,加车前草、金钱草以增强清热利尿作用;黄疸甚,选加垂盆草、田基黄等以利湿退黄。

【附方】

茵陈四逆汤（《卫生宝鉴》）

组成：茵陈六两（18g）　　干姜一两半（6g）　　附子炮，一枚（9g）　　甘草炙，二两（6g）。

功效：温里助阳,利湿退黄。主治:阴黄。症见:黄色晦暗,神倦食少,肢体逆冷,脉细无力者。

茵陈蒿汤与茵陈四逆汤均有利湿退黄之功,均可用于黄疸证。然前者以茵陈配以栀子,清热利湿并重,主治湿热俱盛之黄疸（阳黄）;后者以茵陈与附子干姜相伍,有温阳化湿退黄之功,主治寒湿郁遏之黄疸（阴黄）。

【参考文献摘录】　据临床报道:用茵陈蒿汤加减治疗传染性肝炎有明显黄疸者 20 例,黄疸消退最短者 5 天,最长者 21 天,平均为 14 天。服药最少为 11 剂,最多为 43 剂,平均 21 剂（上海中医药杂志,1957,8:19）。

【方歌】

茵陈蒿汤用大黄,栀子加入共煎尝,

身目黄如橘子色,清热利湿退黄良。

八正散　《太平惠民和剂局方》

【组成】　木通一斤（3g）　　瞿麦一斤（30g）　　车前子一斤（30g）　　萹蓄一斤（30g）
滑石一斤（30g）　　甘草炙,一斤（30g）　　大黄煨,一斤（30g）　　山栀子一斤（30g）

【用法】　上药为末,每日 1~2 次,每次 6~9 克,水一碗,入灯心草 5 扎,煎至半碗,送服;儿童酌情减量。亦可作汤剂,水煎服,用量按原方比例酌定（原方为散,每服二钱,水一盏,入灯心,煎至七分,去滓,温服,食后,临卧。小儿量力少少与之）。

【功效】　清热泻火,利水通淋。

【主治】　湿热淋证。症见尿频尿急,尿时涩痛,淋漓不畅,尿色浑赤,甚或癃闭不通,小腹胀满,口燥咽干,舌苔黄腻,脉滑数。

【方解】　本方证为湿热下注所致。湿热下注膀胱,则气化不利,故见尿频尿急,尿时涩痛,淋漓不畅,甚则癃闭不通,少腹胀满;邪热上炽,灼伤津液,故口燥咽干;苔黄腻、脉滑数为湿热之象。治之既要清热利湿,又要通淋止痛。方中瞿麦利水通淋,清热凉血;木通利水降火,共为君药。萹蓄、车前子、滑石、灯心草清热利湿,通淋利窍以助君药之力,共为臣药。佐以栀子、大黄清热泻火,泄热下行。甘草调和诸药,缓急止痛为使。诸药合用,可使湿热清除,小便通利,淋证自除。

【临床运用】

1. 运用要点:尿频尿急,尿痛,舌苔黄腻,脉数。

2. 膀胱炎、尿道炎、急性前列腺炎、泌尿系结石、急性肾炎、肾盂肾炎等属于湿热下注者,可用本方治疗。

3. 血尿可加小蓟、白茅根以凉血止血;石淋涩痛加海金砂、金钱草以通淋化石;大便稀溏,可去大黄。

4. 本方为苦寒通利之剂,实证者可用。若淋证日久,肾虚气弱,以及孕妇,均不宜用。

【参考文献摘录】　据临床报道:用本方加减治疗热淋 91 例,其中单用中药者 61 例,治疗前尿蛋白阳性率为 88.5%,尿中红细胞阳性率为 73.8%,脓球阳性率为 95.1%,治疗后分别降为 9.8%、13.1% 及 21.3%;治愈 34 例,好转 7 例;对湿热型及热毒型的疗效无显著差异（湖北医学院学报,1981,3:87）。

【方歌】

八正木通与车前,萹蓄大黄栀滑研,

瞿麦灯心及甘草,湿热诸淋均能痊。

三仁汤　《温病条辨》

【组成】　杏仁五钱 (12g)　　　飞滑石六钱 (30g)　　　白通草二钱 (10g)　　　白蔻仁二钱 (6g)
竹叶二钱 (10g)　　　厚朴二钱 (10g)　　　生薏仁六钱 (30g)　　　半夏五钱 (12g)

【用法】　水煎服（原方以甘澜水八碗，煮取三碗，服一碗，日三服）。

【功效】　清热利湿，宣畅气机。

【主治】　湿温初起，或暑温夹湿证。症见恶寒头痛，身重疼痛，面色淡黄，胸闷不饥，午后身热，身热不扬，舌苔白腻，脉弦细而濡。

【方解】　本方证为湿热之邪，留恋气分，弥漫三焦，郁蒸不解，阻遏气机所致。湿温初起，卫阳被遏，故恶寒头痛，身重疼痛；湿为阴邪，湿遏热伏则午后身热，身热不扬；阻遏气机则胸闷不畅；舌苔白腻，脉弦细而濡，均为湿重之象。此湿热邪在气分，湿重热轻之证，徒清热则湿不退，徒祛湿则热愈炽。本方证之治法，《温病条辨》曾示三点告诫：一曰，不可见其头痛恶寒，以为伤寒而汗之，汗伤心阳，则神昏耳聋，甚则目瞑不欲言；二曰，不可见其中满不饥，以为停滞而下之，下之则洞泄；三曰，不可见其午后身热，以为阴虚而用柔药润之，湿为胶滞阴邪，再加柔润阴药，两阴相合，遂有锢结而不解之势。惟以芳香苦辛，轻宣淡渗之法，清利湿热，宣畅气机为宜。方中杏仁苦平，宣通上焦肺气，使气化则湿亦化；湿邪非温不化，故用性温的白豆蔻芳香化湿，行气畅中；薏苡仁甘淡，渗利湿热。三药合用，宣上畅中渗下，使湿热之邪从三焦分解，故共为君药。半夏、厚朴除湿消痞，行气散满，共为臣药。通草、滑石、竹叶清热利湿，均为佐药。诸药合用，能疏利气机，宣畅三焦，上下分消，湿化热清，诸证自解。

【临床运用】

1. 运用要点：恶寒头痛，午后身热，胸闷不饥，苔白不渴。

2. 肠伤寒、急性胃肠炎、肾炎、布氏杆菌病、钩端螺旋体病、关节炎等属于湿重于热者，可用本方治疗。

3. 若湿热俱重者，可加栀子、茵陈等以加强清热之力；若夹有秽浊，加藿香、佩兰等以化浊；若卫分症状未罢，有恶寒现象者可加香薷、藿香等以解表邪；有寒热往来者，酌加草果、青蒿等以退热。

4. 舌苔黄腻，热重于湿者，不宜应用。

【参考文献摘录】　据临床报道：用三仁汤加减治疗肾盂肾炎 15 例，获得了较好的效果。其中急性肾盂肾炎 9 例，慢性肾盂肾炎 6 例，皆因急性发作而入院，均单纯应用中药治疗。其中女性 13 例，男性 2 例；年龄在 22~44 岁；已婚者 12 例，未婚者 3 例；病程在 3 个月以内者 9 例，6~18 个月以内者 5 例，7 年者 1 例。症状表现多有腰痛、尿急、尿频、尿道热痛，口干不欲饮、胸闷不知饥、或恶寒发热、身重疼痛等。检查：舌苔白腻者 12 例，黄腻者 3 例。脉象濡数者 7 例，濡缓者 8 例。左侧肾区有叩击痛者 2 例。尿常规化验：15 例均有不同程度的蛋白、脓细胞及红细胞。导尿培养：致病菌阳性者 15 例，其中大肠杆菌 10 例，产气杆菌 3 例，链球菌 2 例。治疗结果：痊愈者 5 例，临床治愈者 7 例，好转者 3 例。平均症状消失时间为 6.4 天，平均尿菌转阴时间为 26.6 天，平均住院日为 42.13 天（中医杂志，1966，5：41）。

【方歌】

三仁杏蔻薏苡仁，朴夏通草滑竹伦，

宣上畅中并渗下，湿温初起此方遵。

甘露消毒丹　《温热经纬》

【组成】　飞滑石十五两 (45g)　　　绵茵陈十一两 (33g)　　　淡黄芩十两 (30g)　　　石菖蒲六两 (18g)　　川贝母五两 (15g)　　木通五两 (15g)　　藿香四两 (12g)　　射干四两 (12g)　　连翘四两 (12g)　　薄荷四两 (12g)　　白豆蔻四两 (12g)

【用法】　共为极细末，每次 6～9 克，一日 2～3 次，温开水送服；或以神曲糊丸，每次 6～9 克，温开水化服；亦可作汤剂，水煎服，用量按原方比例酌定（原方上药生晒研末，每服三钱，开水调下，或神曲糊丸，如弹子大，开水化服亦可）。

【功效】　清热利湿，化浊解毒。

【主治】　湿温、时疫。症见身热困倦，胸闷腹胀，小便短赤，大便泻而不畅，或有轻度黄疸，或有咽痛，颐肿，舌苔黄腻，脉濡数。

【方解】　本方证为湿热之邪留恋气分，郁蒸不解所致。由于湿热郁蒸，湿遏热伏，故身热困倦；湿热阻滞气机，则胸闷腹胀；热毒上壅，故咽痛，颐肿；湿热郁阻，不得发越，故而发黄；湿性重浊粘腻，故大便泻而不畅；观其舌质不绛，舌苔或白或腻或黄，知邪仍在气分，治宜清热利湿，化浊解毒。方中滑石清热利湿；茵陈清热利湿而退黄；黄芩清热燥湿，泻火解毒，三者相配，清热利湿，两擅其长，故重用为君药。藿香、石菖蒲、白豆蔻芳香化浊，宣畅气机，醒脾运湿；木通清热利湿，以导湿热由小便而出，共为臣药。热毒上壅，故用连翘清热解毒；贝母、射干清咽散结；薄荷疏表透热，兼利咽喉，四药共为佐药。诸药合用，可使湿热之邪从中焦而化，从小便而去，从肌表而散，且可清热解毒，利咽散结，体现了清热、芳化、利湿三法，尤以清利为主，故能治疗多种湿热病证。

【临床运用】

1. 运用要点：身热困重，胸闷尿赤，舌苔黄腻，脉濡数。

2. 伤寒、急性胃肠炎、传染性黄疸型肝炎、胆囊炎、急性泌尿系感染、钩端螺旋体病等属于湿热之邪留恋气分（湿热并重）者，可用本方治之。

3. 若湿重胸闷纳呆，可加厚朴、薏苡仁以祛湿和胃；如见黄疸，黄色鲜明，可加栀子、虎杖以清利湿热退黄疸；小便短赤涩痛，可加萹蓄、瞿麦以清热利尿；咽颐肿甚者，可加板蓝根、马勃以清热解毒，利咽消肿。

【参考文献摘录】　据临床报道：用本方治疗 26 例小儿急性传染性肝炎，均有黄疸、食欲不振、肝脾肿大等症状，肝功能异常。以甘露消毒丹原方生药粗末煎服。结果：黄疸指数增高的 9 例均在 2 周内降至正常，谷丙转氨酶升高的 24 例在 3 周内降至正常（上海中医杂志，1965，9：27）。

【方歌】

甘露消毒蔻藿香，茵陈滑石木通菖，

芩翘贝母射干薄，湿热留连可煎尝。

【类方比较】

三仁汤	均能清热利湿，用治湿温初起，邪在气分之身热体倦，头重胸闷，小便不利，不思饮食等症	治以芳香苦辛，轻宣淡渗之法，故以"三仁"并用，宣上畅中渗下，但重在宣畅气机。适用于湿温初起，卫阳郁遏，三焦气机不利之湿重热轻证（苔白腻）
甘露消毒丹		治以清上、化中、利下之法，但重在清热利湿，兼以芳化行气，解毒利咽。适用于湿温时疫初起，邪在气分，湿热交蒸于三焦之湿热并重证（苔黄腻）

连朴饮　《霍乱论》

【组成】　制厚朴二钱(10g)　　　川连姜汁炒，一钱(10g)　　　石菖蒲一钱(10g)　　　制半夏一钱(10g)　　　香豉炒，三钱(15g)　　　栀子三钱(8g)　　　芦根二两(30g)

【用法】　水煎服（原方水煎温服）。

【功效】　清热化湿，理气化浊。

【主治】　湿热霍乱。症见上吐下泻，胸脘痞闷，心烦躁扰，小便短赤，舌苔黄腻，脉滑数。

【方解】　霍乱一病多发于夏秋之间，发病急骤，有挥霍缭乱之势，故命名为霍乱。其因皆由内伤饮食，外感湿浊，致使脾胃升降失常所致。由于感邪有寒热之别，所以临床上有寒霍乱、热霍乱之分。本方是治疗湿热霍乱之常用方，湿热蕴伏，清浊相干，胃失和降，脾失升清，故上吐下泻，胸脘痞闷，心烦躁扰。治宜清热祛湿，理气化浊之法。方中芦根清热和胃，止呕除烦，且能滋养胃阴，故重用为君。臣以黄连清热燥湿；厚朴理气祛湿；菖蒲芳香化浊；半夏和胃燥湿，四药合用，可使湿去热清，气机调和。佐以栀子、淡豆豉清宣胸脘郁热以除烦闷。诸药配伍，具有清热燥湿，升清降浊之特点，湿热既除，脾胃调和，则吐泻可止。

【临床运用】

1. 运用要点：吐泻烦闷，小便短赤，舌苔黄腻，脉滑数。

2. 急性胃肠炎、肠伤寒、副伤寒、细菌性痢疾等属于湿热霍乱者，可用本方治之。

3. 本方治证以呕吐为主，若腹泻较著属湿浊较盛者，宜加干姜、茯苓以温化湿浊。

【方歌】

连朴饮用香豆豉，菖蒲半夏焦山栀，

芦根厚朴黄连入，湿热霍乱此方施。

二妙散　《丹溪心法》

【组成】　黄柏炒(150g)　　　苍术米泔浸，炒，原方未注用量(150g)

【用法】　研末为散，每日2次，每次6～9g。亦可作汤剂，水煎服，用量按原方比例酌定（原方以上药为末，每服二三钱，日二三次，开水送服）。

【功效】　清热燥湿。

【主治】　湿热下注证。症见下肢痿软无力，或足膝红肿疼痛，或湿热带下，或下部湿疮，小便短黄，舌苔黄腻，脉濡数。

【方解】　本方所治诸证皆为湿热下注所致。湿热相搏，壅滞下焦，如若流注关节，则见足膝灼热红肿；如若阻滞经脉，气血运行不畅，则感足膝疼痛；日久致筋脉弛缓不用，则见下肢痿软无力而成痿证；如湿热浊气流注带脉，秽液下流，则带下浑浊；舌苔黄腻，脉濡数，均为湿热之象。本方所治湿热俱盛之证，非渗利芳化所能胜任，惟以苦寒清热燥湿法为最宜。方中黄柏苦寒清热燥湿，为治下焦湿热之要药，故为君药。苍术苦温燥湿以加强黄柏祛湿之力而为臣使药。二药合用，可使湿去热清，诸证得愈。

【临床运用】

1. 运用要点：痿、痹、脚气、带下、湿疮等见小便短赤，舌苔黄腻，脉濡数者。

2. 急性多发性神经根神经炎、风湿性关节炎、类风湿性关节炎、湿疹、阴囊炎、阴道炎等属于湿热下注者，可用本方治之。

3. 脚气病，属于下焦湿热者，可加赤小豆、薏苡仁以健脾渗湿，通利筋脉；腰膝关节痛属下焦湿热者，可加五加皮、石楠藤以加强去湿舒筋，通络止痛的作用；湿热带下，量多，色黄粘稠，可酌加芡实、樗白皮以健脾渗湿止带。

4. 本方治证为湿热俱盛，因此，湿多热少者，不宜使用本方，可选用四妙丸（《成方便读》）。

【附方】

1. 三妙丸（《医学正传》）

组成：黄柏切片，酒拌略炒，四两（120g）　苍术米泔浸一二宿，细切焙干，六两（180g）　川牛膝去芦，二两（60g）。功用：清热燥湿。主治：湿热下注筋肉。症见两脚筋肉麻木，或热如火烙。

2. 四妙丸（《成方便读》）

组成：黄柏　薏苡仁各八两（各240g）　苍术　怀牛膝各四两（各120g）。功用：清热除湿，舒筋通络。主治：湿热下注（湿多热少）于下肢筋骨证。症见两脚麻木痿软疼痛，或肿者。

三妙丸即二妙散加牛膝而成，引药下行，且能祛风湿，补肝肾，专治下焦湿热的两脚麻木疼痛，痿软无力。四妙丸即三妙丸加薏苡仁而成，利湿作用尤佳，故治湿热下注的两足麻痿肿痛者。

【方歌】

二妙散中苍柏兼，若云三妙牛膝添，

四妙再加薏苡仁，湿热下注痿痹痊。

第三节　利水渗湿

五苓散　　《伤寒论》

【组成】　猪苓十八铢，去皮（12g）　　泽泻一两六铢（18g）　　白术十八铢（10g）　　茯苓八铢（15g）　桂枝半两，去皮（6g）

【用法】　共为细末，每次6~9g，一日2~3次，温开水送服。服后多饮开水，汗出愈；亦作汤剂，水煎服，用量按原方比例酌定（原方以上药捣为散，以白饮和服方寸匕，日三服，多饮暖水，汗出愈，如法将息）。

【功效】　利水渗湿，通阳化气。

【主治】

1. 蓄水证。症见小便短少，头痛微热，烦渴欲饮，甚则水入即吐，舌苔白，脉浮。

2. 水湿内停证。症见水肿，泄泻，小便短少，以及霍乱吐泻。

3. 痰饮。症见脐下动悸，吐涎沫而头眩，或短气而咳者。

【方解】　本方在《伤寒论》中，原治太阳表邪未解，内传太阳膀胱之腑，以致膀胱气化不利，水蓄下焦形成"太阳经腑同病"之蓄水证。由于表邪未尽，故见发热头痛，脉浮；邪入膀胱，气化失常，水气不能通调，故见小便不利；水蓄下焦，气不化津，水津不布，故烦渴欲饮；愈饮愈蓄，愈蓄愈渴，饮入之水，由于小便短少，水无去路，故水入即吐而成为"水逆证"。水饮内停，或泛溢于外，或水走肠间，则可引起水肿、泄泻、痰饮等多种病证。上述所见病证虽有所不同，但总的原因均属于停饮蓄水为患，由于已经出现"水逆证"，治之则需"急利其水"，兼解外邪，水气一去，清阳自升，水津四布，则诸证自止。方中泽泻入膀胱，利水渗湿，故重用为君药。臣以茯苓、猪苓之淡渗，增强君药利水渗湿之力。佐以白术健脾而运化水湿，使水谷精微上输于肺而止其烦渴；泽泻利水之力虽属可靠，但起效缓慢，故又佐以起效快捷之桂枝，桂枝辛温通阳，内助膀胱气化以利水，外散风寒以解表，泽泻与桂枝相伍，共奏"急利其水"之效。若欲解其表，又当服后多饮暖水取汗，以水热之气，助人体之阳气，以资发汗，使表邪从汗而解。诸药合用，使膀胱气化复常，小便通利，则蓄水及水湿诸证自除。

【临床运用】

1. 运用要点：小便短少，舌苔白，脉浮或缓。

2. 肾炎、肝硬化所引起的水肿，心源性水肿、急性肠炎、尿潴留、脑积水等属于水湿内盛者，可用本方治之。

3. 若水肿较甚属于水湿壅盛者，可酌加大腹皮以行气利水；湿热泄泻，可加车前子、藿香以祛湿止泻。

【附方】

1. 四苓散 (《明医指掌》)

组成：白术　茯苓　猪苓　泽泻 (各9g)。功效：健脾渗湿，利水泄浊。主治：内伤饮食，湿滞中焦。症见脘腹胀满，大便溏泄，小便短少者。

2. 茵陈五苓散 (《金匮要略》)

组成：茵陈蒿末十分 (6g)　　　五苓散五分 (5g)。功效：清热利湿退黄。主治：湿热黄疸，湿多热少，小便不利者。

3. 胃苓汤 (《丹溪心法》)

组成：五苓散合平胃散 (各3g)，加姜枣。功效：祛湿和中，行气利水。主治：夏秋之间，脾胃伤冷，泻利不止，水谷不分，以及水肿腹胀，小便短少者。

以上三方均为五苓散加减而成。四苓散即五苓散去桂枝，功专淡渗利水，主治水湿内停，小便不利诸证。胃苓汤系平胃散与五苓散合用，具有行气利水，祛湿和胃之功，主要用于水湿内盛的泄泻，水肿，小便不利等。茵陈五苓散即五苓散加入茵陈，具有利湿清热退黄作用，适用于黄疸病属于湿多热少者。

【参考文献摘录】　据临床报道：易氏用本方加茅根治疗急性肾炎38例，其中痊愈36例。本方能治疗由外感或内伤所致的肺脾肾三脏功能失调而产生的水肿证，加上甘味的葛根以助脾行水，增强了整个方剂的作用，故对肾炎水肿，能获得预期的疗效 (四川中医，1985，9：19)。

【方歌】

五苓散方蓄水治，二苓术桂泽泻齐，

通阳化气尿可下，多饮暖水汗出愈。

猪苓汤　《伤寒论》

【组成】　猪苓一两（15g）　　　泽泻一两（10g）　　　茯苓一两（15g）　　　阿胶一两（10g）
滑石一两（30g）

【用法】　水煎，阿胶烊化后兑入服（原方上五味，以水四升，先煮四味，取二升，去
滓，内阿胶烊消，温服七合，日三服）。

【功效】　利水渗湿，养阴清热。

【主治】

1. 水热互结证。症见小便不利，发热，口渴欲饮，或心烦不寐，舌红苔白或微黄，脉
细数。

2. 热淋、血淋。症见小便灼热涩痛或尿血而痛，舌红苔黄干，脉细数。

【方解】　本方证系因邪热传入膀胱，与水相搏而成水热互结证。由于水热蕴结，气化不
行，故小便不利或小便涩痛，发热；热伤血络，故尿中带血；邪热伤阴，故口渴欲饮；邪热
上扰，故心烦不寐；舌红，苔黄，脉细数为邪热伤阴之象。治宜利水清热，养阴。方中猪苓
淡渗利水，为君药。泽泻、茯苓淡渗利水，助君之力为臣药。佐以滑石利水清热；邪热伤
阴，故又用阿胶滋阴润燥。诸药合用，利水而不伤阴，滋阴而不敛邪，使热清阴复，小便通
利，诸症自愈。

【临床运用】

1. 运用要点：小便不利，口渴，身热，舌红，脉细数。

2. 肾小球肾炎、心源性水肿、泌尿系感染、肾结核、膀胱炎、尿道炎、泌尿系结石、
风湿性关节炎等属于湿热蕴结下焦，兼邪热伤阴或阴虚有热者，可用本方治之。

3. 用治热淋，宜加车前子、瞿麦等以清热利水通淋；若用治血淋，宜加小蓟、白茅根
以通淋止血。

4. 内热盛，阴津大亏者忌用本方。《伤寒论》中指出："阳明病，汗出多而渴者，不可
与猪苓汤，以汗多胃中燥，猪苓汤复利其小便故也。"

【参考文献摘录】　据临床报道：用猪苓汤治疗急性膀胱炎 107 例，均服药 1～6 剂痊愈。方中常加
桔梗开提肺气，通行水道。若尿短淋沥，加车前子；尿时涩痛，加石苇、芍药；尿血加白茅根、茜草炭；
肾阴素亏，加玄参；腰痛加桑寄生、怀牛膝（浙江中医杂志，1982，10：448）。

【方歌】

猪苓汤内二苓全，泽泻阿胶滑石添，

小便不利兼口渴，滋阴利水此方选。

防己黄芪汤　《金匮要略》

【组成】　防己一两（12g）　　　黄芪一两一分（15g）　　　甘草炒，半两（6g）　　　白术七钱半（10g）

【用法】　加生姜、大枣，水煎服；服后取微汗（原方上药锉麻豆大，每抄五钱匕，生姜
四片，大枣一枚，水盏半，煎八分，去滓温服，良久再服，服后沼虫行皮中，以腰以下如
冰，后坐被上，又以一被绕腰以下，温令微汗，差）。

【功效】　益气祛风，健脾除湿。

【主治】　风水或风湿。症见汗出恶风，身重或肌体疼痛，重着麻木，浮肿，小便短少，

舌淡苔白，脉浮。

【方解】 本方证是由于表虚不固，外感风湿之邪，水湿郁于肌表所致。因表虚卫气不固，故汗出恶风；水湿停滞肌肤，则身重浮肿；风湿侵犯肌肉经络，故见肌体疼痛，重着麻木；苔白脉浮，为风邪在表之象。然风虽在肌腠，但因表虚不固，不能发汗，发汗则更伤卫；症虽脉浮汗出，但不属风寒表虚证，又非桂枝汤所能治。因此，必须益气健脾固表与祛风利水并用。利水可除湿，祛风可胜湿，但不宜过分发散；益气可强卫，健脾可运湿，土得培又可益肺卫。方中防己利水消肿，并能祛风除湿，通痹止痛，故为君药。黄芪益气固表，兼有利水消肿之功，与防己相伍，祛风不伤表，固表不留邪，为臣药。白术健脾燥湿，既可助黄芪益气实卫固表，又可助防己利水以祛湿，为佐药。甘草调和诸药，姜、枣调和营卫，共为使药。诸药合用，可使肌表得固，风湿得除，脾健湿运，水道通利，则风水、风湿自愈。

【临床运用】

1．运用要点：汗出恶风，身重，小便短少，苔白，脉浮。

2．慢性肾小球肾炎、心源性水肿、风湿性关节炎、风湿性心肌炎等属于表虚不固，外感风湿者，可用本方治之。

3．如气虚较重，可加党参补气；水肿较重，可与五皮散相合，以利水消肿。

4．本方证如兼见腹痛，属寒凝湿滞者，加干姜以散寒止痛；气上冲者，加桂枝散寒以降冲逆；寒盛者，加干姜、附子以温散寒邪；湿盛腰腿重着，每加茯苓、苍术以健脾燥湿；胸腹胀满属湿阻气机者，加陈皮、枳壳以行气化湿。

【参考文献摘录】 据临床报道：防己黄芪汤提取物在临床常规治疗量下对活动期类风湿性关节炎有非常显著的治疗作用，其止痛、消肿作用与增强握力及改善关节功能等，均优于地塞米松；能明显降低患者血沉和粘蛋白及 IgG、IgA、IgM；能明显提高 C_3、C_4、CH_{50} 水平；能显著调节 T 细胞亚群，使 T_4/T_8 比值恢复正常。从而起到改善临床症候和阻遏活动性类风湿性关节炎免疫病理的作用。近代中药免疫药理学研究表明，防己黄芪汤提取物中生物活性成分可抑制巨噬细胞对抗原的摄入，从而影响抗原信息的处理和免疫记忆细胞的产生，并能抑制抗原结合细胞增生和促进体内糖皮质激素离解，以增强其效用，抑制炎症介质的释放；并且还能在兴奋垂体-肾上腺皮质轴的同时，显著增强 T 细胞的免疫监督作用。值得指出的是，防己黄芪汤提取物具有明显使风湿因子转阴作用，提示该提取物可能具有封闭异常免疫球蛋白的基因表达作用（中医杂志，1993，3：158）。

【方歌】

金匮防己黄芪汤，白术甘草枣生姜，

风水风湿属表虚，汗出恶风辨可详。

五皮散 《华氏中藏经》

【组成】 生姜皮 (10g)　　　桑白皮 (15g)　　　陈橘皮 (12g)　　　大腹皮 (12g)　　　茯苓皮各等分 (20g)

【用法】 水煎服（原方以上药为粗末，每服三钱，水煎，不计时候温服）。

【功效】 利水消肿，理气健脾。

【主治】 皮水。症见全身浮肿，肢体沉重，脘腹胀满，上气喘急，小便不利，舌苔白腻、脉沉缓。亦治妊娠水肿。

【方解】 本方证为脾失健运，水湿内停，外溢肌肤，内阻气机所致。由于脾虚湿盛，运化失常，水湿泛滥，故全身浮肿，肢体沉重；水道不利，故小便不利；湿阻气机，则脘腹胀满，甚则水气上逆迫肺，则上气喘急；舌苔白腻，脉沉缓，为湿盛之象。本方证以水湿为主因，故此，治宜利水消肿为主，兼以理气健脾。方中茯苓皮淡渗利小便以消退水肿，故重用为君药。大腹皮下气行水，消胀除满；陈皮理气和胃，醒脾化湿，共为臣药。佐以桑白皮肃降肺气以通调水道而利水消肿；生姜皮辛散行水而消肿，并可除胀满。五药皆用皮，故名"五皮散"。药虽平淡，但擅行皮间水气，故可用治皮水。

本方药性平和，故可用治妊娠水肿属脾虚湿盛者。

【临床运用】

1．运用要点：水肿胀满，小便不利，舌苔白腻，脉沉缓。

2．肾炎、心源性水肿、肝硬化腹水以及妊娠水肿等属于脾失健运，水湿内停者，可用本方治之。

3．舌淡脾虚甚者，可加白术、山药以健脾祛湿；如腰以上肿甚兼风邪者，可加防风、羌活以祛风除湿；腰以下肿甚，为水湿下注者，可加防己、薏苡仁以利水消肿。

【参考文献摘录】 据临床报道：用五皮饮加减治疗慢性肾炎 26 例。结果：痊愈 5 例，有效 16 例，好转 4 例，无效 1 例。服药后无不良反应。处方：茯苓皮、大腹皮、桑白皮各 60g，地骨皮 30，姜皮、猪苓各 15g。加减：血压高者加杜仲；有恶心、呕吐、咳嗽、气短者加陈皮、半夏；胃脘不适者加白术。如水肿全消，一般症状好转，检查尿仍有异常者，加肉桂、当归、党参、熟地，而原方茯苓皮、大腹皮、地骨皮、桑白皮各减去半量（吉林医大学报，1959，4：175）。

【方歌】

五皮散用五般皮，陈茯姜桑大腹齐，

健脾利湿能消肿，水肿胀满此方宜。

第四节　温化水湿

苓桂术甘汤　《金匮要略》

【组成】　茯苓四两（20g）　　桂枝三两（10g）　　白术二两（10g）　　甘草炙，二两（6g）

【用法】　水煎服（原方上四味，以水六升，煮取三升，分温三服）。

【功效】　健脾渗湿，温化痰饮。

【主治】　痰饮病。症见胸胁支满，短气而咳，目眩心悸，舌苔白滑，脉沉滑。

【方解】　本方证为中焦阳虚，脾失健运，以致痰饮内生所致。痰饮停于胸胁，阻滞气机，故见胸胁支满；上凌心肺则心悸、短气而咳；饮邪中阻，清阳不升，则头目眩晕；舌苔白滑，脉沉滑，均为内有痰饮之象。由于痰饮属阴邪，治宜温化，兼以渗湿。故《金匮要略》指出"病痰饮者，当以温药和之"和"短气有微饮，当从小便去之"，可见"温药和之"，利其小便，是治痰饮病的重要经验。脾为生痰之源，故方中重用茯苓健脾渗湿，以杜绝生痰之源，为君药。饮属阴邪，非温不化，故用桂枝通阳化气，温化痰饮，为臣药。苓桂相伍，一利一温，颇具温化渗利之效。佐以白术健脾燥湿，与桂枝相配，则温运之力更强，使痰湿去而不复聚。甘草益气和中，调和诸药，为使药。诸药合用，可使脾阳得温，痰饮得化，诸症自愈。

【临床运用】

1. 运用要点：胸胁支满，目眩，心悸，舌苔白滑，脉沉滑。

2. 慢性支气管炎、支气管哮喘、心源性水肿、肾性水肿、慢性肠炎、耳源性眩晕等属于中阳不足，饮停心下者，可用本方治疗。

3. 呕吐痰水，可加半夏、陈皮以化痰止呕；如脾虚倦怠无力，可加党参、黄芪以益气健脾。

【参考文献摘录】 据临床报道：本方与生脉散或炙甘草汤合用治疗 96 例长期服用洋地黄后有不良反应者，其中获显效者 39 例，进步 36 例，总有效率为 77%（天津医药杂志，1967，8：503）。

【方歌】

苓桂术甘痰饮方，健脾祛湿又温阳，

饮邪为患胸胁胀，短气悸眩服之康。

【类方比较】

五苓散	均用桂枝、白术、茯苓。同具温阳化气，健脾利湿之功。用治气不化水，水湿内停之痰饮，症见眩晕、心悸、短气而咳等	重用泽泻配桂枝，故重在急利其水，兼可外散表邪。主治外有表邪，内停水湿，膀胱气化不利之蓄水证，症见头痛发热，小便不利，渴欲饮水，水入即吐等
苓桂术甘汤		重用茯苓配桂枝，故温阳化饮之力优。主治中阳不足，饮停心下之痰饮病。症见胸胁支满，目眩心悸，短气而咳，舌苔白滑，脉弦滑

真武汤 《伤寒论》

【组成】 茯苓三两 (15g)　　芍药三两 (10g)　　白术二两 (9g)　　生姜三两 (10g)　　附子炮，去皮，一枚破八片 (10g)

【用法】 水煎服（原方五味，以水八升，煮取三升，去滓，温服七合，日三服）。

【功效】 温肾利水。

【主治】

1. 阳虚水肿。症见全身浮肿，小便不利，四肢沉重，恶寒肢冷，腹痛下利，舌质淡胖，舌苔白滑，脉沉细。

2. 太阳病发汗太过，阳虚水泛证。症见其人仍发热，汗出，心下悸，头眩，身𡰪动，振振欲擗地。

【方解】 本方证为脾肾阳虚，以肾阳虚为主，气化不行，水湿内停所致。人体的水液代谢，是在脏腑功能的协调下完成的，其中与脾肾的关系最为密切。因肾为水火之脏，主气化而利水；脾主运化水湿。今脾肾阳虚，肾阳虚弱，则不能蒸化水液；脾阳不足，则不能运化水湿。二者均可造成水湿内停，泛滥肌肤，而发生肢体或全身浮肿；水气凌心，则心悸；水阻清阳，清阳不升，则头眩；肾与膀胱相表里，肾阳虚则不能化气行水，故见小便不利；阳虚不能温煦全身，故见恶寒肢冷，四肢沉重；脾虚湿盛，阴寒凝滞，故见下利腹痛；若太阳发汗太过，则伤阳耗阴，筋脉失以温煦濡养，筋脉挛急，故身𡰪动，振振欲擗地；虚阳外浮，则发热。治宜温补脾肾阳气，利水消肿。方中附子大辛大热，温肾暖脾，使脾肾阳气旺盛，则能化气行水，故为君药。白术、茯苓健脾渗湿，使水湿从小便而出，为臣药。生姜辛温以发散水气，并能助附子温阳化气以利水，又能助白术、茯苓健脾以化湿，故亦重用；白芍酸甘柔肝，敛阴舒筋以止筋惕肉瞤，并可监制附子、生姜之辛热太过伤阴，共为佐药。诸药合用，可使脾肾阳复，气化水行，水肿等症得以痊愈。

【临床运用】

1. 运用要点：小便不利，肢体沉重或浮肿，苔白脉沉。

2. 慢性肾小球肾炎、心源性水肿、肝硬化、醛固酮增多症、甲状腺功能低下、慢性支气管炎、慢性肠炎、肠结核、梅尼埃综合征等属于脾肾阳虚，水湿内停者，可用本方治之。

3. 根据原方加减之意，若咳者，为肺有寒饮，加细辛、干姜、五味子以温肺化饮；若小便利者，去茯苓，恐过利伤肾；若脾肾阳虚甚而下利者，去白芍之酸寒，加干姜以温脾止泻；若呕者，为水停于胃，倍生姜，加陈皮以温胃散水而止呕。

【参考文献摘录】 据临床报道：本方可能调节肾上腺皮质功能和醛固酮代谢水平，维持内耳的内环境恒定，调节内耳功能，从而使异常的病理变化恢复。另外，醛固酮又是调节机体水盐代谢的重要激素，本方治疗多种水肿性疾病有效，也可能与其对醛固酮分泌的影响有关。并对 41 例内耳眩晕证采用本方加味治疗，效果显著。其中治愈 35 例，好转 6 例（福建中医药，1981，5：20）。

【方歌】

温阳利水真武汤，茯苓术芍附生姜，

小便不利水湿停，阳虚水肿用之良。

实脾散 《重订严氏济生方》

【组成】 厚朴去皮，姜制，炒，一两(12g)　　白术一两(12g)　　木瓜去瓤，一两(12g)
木香不见火，一两(8g)　　草果仁一两(8g)　　大腹子一两(6g)　　附子炮，去皮脐，一两(10g)
白茯苓去皮(15g)　　干姜炮，一两(10g)　　甘草炙，半两(6g)

【用法】 共为粗末，每次 12～15g，加生姜 5 片，大枣 1 枚，水煎去渣温服，一日 2～3次。亦可作汤剂，加姜、枣水煎服，用量按原方比例酌定（原方上药㕮咀，每服四钱，水一盏半，生姜五片，枣子一枚，煎至七分，去滓，温服）。

【功效】 温阳健脾，行气利水。

【主治】 阳虚水肿。症见肢体浮肿，腰以下肿甚，脘腹胀满，食少便溏，舌质淡胖，舌苔白腻，脉沉细或沉迟。

【方解】 本方所治阳虚水肿，又称阴水，是因脾肾阳虚（脾阳虚为主），不能化气行水，水湿内停所致。由于阳虚水泛，故见肢体浮肿；水为阴邪，其性下趋，故见下肢肿甚；脾虚湿盛，气机不畅，故见脘腹胀满，食少便溏；舌质淡胖，苔白腻，脉沉细或沉迟，均为阳虚水湿内盛之象。治宜温阳健脾，行气利水。方中干姜、附子温暖脾肾，使脾肾阳气振奋以温化水湿，故为君药。白术、茯苓健脾渗湿；木瓜芳香醒脾而化湿，共为臣药。厚朴、木香、大腹子（槟榔）、草果行气导滞，化湿行水，使气行则湿化，气顺则胀消，俱为佐药。甘草益气健脾和中，调和诸药，为使药。生姜、大枣同煎，有健脾和中之意。诸药合用，可使脾肾阳气振奋，水湿得运，则水肿胀满可除。本方重点在于温脾阳以利水，故方名"实脾散"。

【临床运用】

1. 运用要点：腰以下肿甚，胸腹胀满，舌淡苔白腻，脉沉迟。

2. 慢性肾小球肾炎、心源性水肿、肝硬化腹水等属于脾肾阳虚，气化不行，水湿内停者，可用本方治之。

3. 水肿甚，加猪苓、泽泻、党参、黄芪等以健脾利水；大便溏泻者，去槟榔之导滞，加砂仁、草豆蔻以芳香化湿；大便秘结者，加商陆、冬瓜仁以通利二便。

【参考文献摘录】 据临床报道：用实脾散加味治疗慢性肾小球肾炎 187 例。结果：临床治愈 125 例，显效 23 例，有效 16 例，无效 23 例。总有效率 87.7%（陕西中医，1992，3：123）。

【方歌】

实脾苓术草附姜，厚朴腹皮瓜果香，

姜枣水煎去渣服，行气利水又温阳。

【类方比较】

真武汤	温补脾肾，助阳行水，同治脾肾阳虚，水气内停之小便不利，水肿苔白脉沉等阴水证	偏于温肾利水。主治脾肾阳虚，以肾阳虚为主，水气内停而见小便不利，浮肿，腹痛，身瞤动等证者
实脾散		偏于温补脾阳，兼行气导滞，主治脾肾阳虚而以脾阳虚为主，水停气滞之水肿，腹胀，食少便溏，舌苔白腻等症者

第五节 祛湿化浊

萆薢分清饮 《丹溪心法》

【组成】 益智仁 (12g)　　川萆薢 (15g)　　石菖蒲 (10g)　　乌药各等分 (12g)。

【用法】 水煎服（原方上锉，每服五钱，水煎，入盐一捻，食前服）。

【功效】 温肾利湿，分清化浊。

【主治】 膏淋、白浊。症见小便频数，混浊不清，白如米泔，稠如膏糊，舌淡苔白，脉沉。

【方解】 本方证为下焦虚寒，湿浊下注所致。由于肾虚受寒，封藏失职，故小便频数；肾虚受寒，气化无权，清浊不分，故小便混浊，或稠如膏糊；舌淡苔白，脉沉为下焦虚寒之象。治宜温肾利湿，分清化浊。方中萆薢利湿，分清化浊，为治白浊之主药，故为君药。益智仁温肾阳，缩小便，为臣药。乌药温肾化气；石菖蒲化浊通窍，分利小便，共为佐使药。四药合用，温肾祛湿，分清化浊，气化湿祛，则诸症可愈。

【临床运用】

1. 运用要点：尿液混浊，小便频数，舌淡苔白，脉沉。

2. 乳糜尿、慢性前列腺炎等属于下焦虚寒，湿浊下注者，可用本方治之。

3. 如肾阳虚甚，可与肾气丸合用，以增强温肾利湿的作用；如兼有中气不足，可加党参、黄芪以补益中气；妇女寒湿带下，可选加熟附子、肉桂、茯苓等以加强温肾利湿作用。

4. 本方药性偏温，如膏淋、白浊属于湿热（热重湿轻）下注膀胱而致者，不宜使用。

【参考文献摘录】 据临床报道：以本方加减治疗前列腺炎、慢性肾盂肾炎急性发作、慢性肾炎急性发作、慢性盆腔炎、滴虫性阴道炎等病，属于湿浊下注者，取得较好疗效。作者体会：本方是为下焦湿浊的有关病证而设。上述病证都在下焦，病机均为湿浊稽留下焦，影响气化，损伤脾胃，故皆可选用。尤以前列腺炎效果显著。本方在用于上述病证时一般以小便频数短赤灼痛，或溲出白腻粘液，滴沥难尽，或遗精、早泄、腰腹胀痛，或带下量多质稀，阴道瘙痒，或肢体浮肿，苔腻，脉缓或濡数等症为着眼点。同时应注意病情的虚实及兼证的特点，随证应变，灵活加减（广西中医药，1982，4：29）。

【方歌】
草薢分清石菖蒲，乌药益智共煎煮，
尿频白浊膏淋病，分清化浊病可除。

完带汤 《傅青主女科》

【组成】 白术一两，土炒（15g）　　山药一两，炒（15g）　　人参二钱（10g）　　白芍五钱，酒炒（15g）　　车前子三钱，酒炒（10g）　　苍术三钱，制（10g）　　甘草一钱（3g）　　陈皮二分（3g）　　黑芥穗五分（3g）　　柴胡六分（4g）

【用法】 水煎服（原方水煎服）。

【功效】 益气健脾，祛湿止带。

【主治】 带下病。症见带下色白或淡黄，缠绵不已，清稀无臭，倦怠少气，舌淡苔白，脉缓或弱。

【方解】 带下病多与脾、肝、带脉关系密切。盖脾主运化，若脾虚则运化失常，湿浊下注，而成带下；肝主疏泄，若肝郁横逆乘脾，则脾失健运，湿浊下注，亦见带下；若带脉有病，不能约束，亦可致带下。本方证为脾虚肝郁，湿浊下注所致。带脉不固，湿浊下注，故带下缠绵，清稀色白无臭；脾虚生化之源不足，故倦怠无力，舌淡苔白。《傅青主女科》说"带下俱是湿证……脾气之虚，肝气之郁，湿气之侵，热气之逼，安得不成带下之病哉？"所以治疗上不仅要益气健脾，祛湿止带，而且还要兼顾到疏肝解郁。方中重用炒白术、山药益气健脾，燥湿以止带；山药并能补肾以固带脉，使带脉约束有权，则带下可止，为君药。人参益气健脾；苍术燥湿运脾；车前子淡渗利湿，使湿邪由小便而去，共为臣药。君臣药相伍，使白带止而不留湿，湿邪去而不伤正。白芍、柴胡疏肝养血，使肝主条达，则脾不致受犯，且柴胡升发阳气，使湿浊不致于下流；黑荆芥祛湿止带；陈皮行气化湿，与柴胡相配，加强疏肝理气之效，与补气药配伍，使补而不滞，均为佐药。甘草补中，调和诸药，为使药。合而成方，使脾气健运，则湿浊不致下流；肝气条达，则不致横逆乘脾，带脉亦可恢复其约束之功，则带下自止。

【临床运用】

1. 运用要点：带下色白或淡黄，清稀无臭，缠绵不已，倦怠无力，舌淡苔白，脉细弱。

2. 阴道炎、宫颈糜烂、盆腔炎等属于脾虚肝郁，湿浊下注者，可用本方治疗。

3. 用本方时可酌情加入煅龙骨、煅牡蛎、白果等以增强收涩止带的作用；若腰酸甚者，可加桑寄生、杜仲、菟丝子以补肾壮筋强腰；若白带日久清稀属寒者，可加巴戟天、鹿角霜、炮姜等以温肾止带。若兼少腹痛甚者，可加乌药、小茴香以温经止痛。

4. 若带下色黄或赤白，稠粘臭秽，苔黄脉弦属肝郁化热，湿热下注者，非本方所宜。

【参考文献摘录】 据临床报道：用完带汤加减治疗白带过多47例，经检查均确诊为慢性子宫颈炎。处方：白术、苍术、党参、甘草、车前子各10g，柴胡、陈皮各5g，茯苓、山药、大枣各30g。气虚甚者，加黄芪、黄精；血虚者，加熟地、制首乌；肾阴虚者，加女贞子、桑寄生；肾阳虚者，加制附片、肉桂；夹湿热者，加茵陈、黄柏；夹湿毒者，加银花、连翘。经服药20～30剂后，获得临床痊愈25例；好转 18 例；无效 4 例（江苏中医，1988，4：17）。

【方歌】

完带汤用山药参，苍白二术车前陈，

柴芍甘草黑芥穗，脾虚湿浊带下珍。

自 学 指 导

【重点难点】

1. 祛湿剂为治疗水湿病证而设。水湿其本在肾，其标在肺，其制在脾，所以对于水湿病的治疗，必须密切联系脏腑，辨证论治。

2. "气化则湿亦化"，因此，祛湿剂常配伍行气药，如平胃散、藿香正气丸之用厚朴；三仁汤之用杏仁，此是祛湿剂配伍用药的重要法则。

3. 平胃散重在苦温燥湿。方中重用苍术燥湿运脾，辅以行气化湿和中之品，是治湿困脾胃之主方。

4. 藿香正气丸重在芳香化湿。藿香外解风寒，内化湿浊，其余的行气化湿，辛散解表之品皆辅藿香之用。治外感风寒，内伤湿滞之证，尤宜于夏月感寒伤湿而致吐泻之证。

5. 茵陈蒿汤清热利湿而退黄。茵陈为治湿郁发黄之主药，配以栀子、大黄，意在使湿热从二便而出，为治疗湿热黄疸之主方。

6. 三仁汤重在宣畅气机。方中宣泄并用，通畅三焦，使湿热分消。主治湿温初起，邪在气分，湿重于热者。

7. 五苓散重在化气利水。方中二苓、泽泻利水渗湿，更借桂枝温阳而助膀胱气化，使小便通畅则水饮得除，故治蓄水、痰饮而小便不利者。

8. 防己黄芪汤重在益气祛风。方中防己、黄芪相伍，共奏益气祛风之效，宜于风水证。

9. 苓桂术甘汤重在温脾化饮。方以茯苓、桂枝相伍，共奏温脾化饮之效。

10. 真武汤重在温肾利水。方中附子、生姜温阳行水，苓、术健脾渗湿，合则增强温化水湿，疏利小便之功。治脾肾阳虚，水湿内停之小便不利。

11. 实脾散重在温化水湿，行气消胀。方中以附子、干姜温阳化气，槟榔、厚朴、草果行气导滞，共奏温化水湿，行气消胀之效。

12. 完带汤重在健脾祛湿以止带，少佐疏肝之品，用治脾虚湿浊下注，兼有肝郁之带下证。

【祛湿剂小结】

祛湿剂共选方 16 首，按其功效分为芳香化湿、清热祛湿、利水渗湿、温化水湿、祛湿化浊五类。现分述如下：

1. 芳香化湿：本类方剂均有芳香化湿的作用，其中平胃散燥湿运脾，行气和胃，适用于湿困脾胃之证。藿香正气散具有外散风寒，内化湿浊，理气和中之效，适用于外受风寒，内伤湿滞之证。

2. 清热祛湿：本类方剂均有清热祛湿的作用，其中茵陈蒿汤清热利湿而退黄，适用于湿热黄疸（阳黄）。八正散清热利水，长于通淋，适用于热淋。三仁汤与甘露消毒丹皆可用治湿温，三仁汤利湿之力大于清热，适用于湿温初起，邪在气分，湿重于热者；甘露消毒丹清热利湿两者并重，适用于湿温，时疫，邪在气分，湿热并重者；二妙散清热燥湿，适用于湿热痿痹，以及湿疮、带下等证。

3. 利水渗湿：本类方剂均有利水渗湿的作用，适用于小便不利，水肿等证。其中五苓散与猪苓汤均能治疗小便不利，但五苓散以化气利水为主，适用于膀胱气化不行，水湿内停之蓄水证，以及水肿、泄泻等证；猪苓汤以清热滋阴利水为主，适用于阴虚有热，水热互结，小便不利之证；五皮散与防己黄芪汤均可治疗水肿，但五皮散偏于健脾行气利水，主要用于皮水。防己黄芪汤则偏于补气利水，主要用于风水。

4. 温化水湿：本类方剂均有温阳化湿的作用，适用于阳虚气不化水所致的水肿、痰饮等证。其中苓桂术甘汤温阳化饮，是治疗痰饮病的主方；实脾散温阳健脾，行气利水，主治以脾阳虚为主所致的水肿；真武汤温肾暖脾，利水消肿，主治以肾阳虚为主所致的水肿。

5. 祛湿化浊：本类方剂具有祛湿化浊的作用。其中萆薢分清饮温暖下元，利湿化浊，专治虚寒白浊。完带汤补脾疏肝，化湿止带，主治脾虚带下。

【复习思考题】

1. 祛湿剂分哪几类？
2. 试述茵陈蒿汤、八正散的药物组成、功效、主治、临床应用。
3. 五皮散、实脾散、真武汤、五苓散四方均能治疗水肿，临床如何区别应用？
4. 对比说明平胃散与藿香正气散；五苓散与猪苓汤的异同点。
5. 分析三仁汤、甘露消毒丹两方的方义。
6. 五苓散、真武汤、实脾散都能温阳利水，其功效、主治有何不同？
7. 列出 5 首方剂，并指出方中哪一味药是"行气化湿"？
8. 五苓散中哪两味药配伍共奏"急利其水"之效？

（黎同明　高汉森）

第十八章　祛痰剂

【目的要求】

1. 熟悉祛痰剂的含义、分类、使用注意。
2. 要求掌握的方剂：二陈汤、温胆汤、清气化痰丸、贝母瓜蒌散、止嗽散、半夏白术天麻汤。
3. 要求熟悉的方剂：小陷胸汤、苓甘五味姜辛汤。
4. 要求了解的方剂：茯苓丸。
5. 鉴别二陈汤与温胆汤、清气化痰丸与小陷胸汤功效、主治的异同。

【自学时数】

4 学时。

1. 含义　凡以祛痰药为主组成，具有排除和消解痰饮的作用，用以治疗各种痰证的一类方剂，统称为祛痰剂。属于"八法"中消法的范畴。

痰的产生，虽然有内伤、外感之分，但总以机体津液输布失常，水液凝聚而成。体内水液的运行，有赖于脾的运化、肺的通调、肾的气化，故肺、脾、肾的功能失常，均可使津液输布失常，凝聚而形成痰饮。痰之与饮，异名同类，均由水液凝聚而成，只不过是形质不同而已，大抵稠而浊者为痰，清而稀者为饮。

痰饮形成之后，可引起机体一系列的病理变化和临床证候，是为痰证。痰证的范围广泛，但无非一是指留滞于肺的痰涎，并因痰阻气道，肺失宣降而产生喘、咳之证；一是指在脏腑组织中逐渐积聚而形成的痰，多为津液凝聚而成，并随气机的升降出入而流注于脏腑、经络、肌肤、骨节之间等，无处不到，可引起多种病证，诸如痰核、流注、瘰疬、中风、癫痫等。治法亦因之而异。

2. 分类　根据痰证产生的病因，常见的痰证，不外乎寒痰、热痰、湿痰、燥痰、风痰五种。大凡脾不运湿，湿聚成痰者，此为湿痰，治宜燥湿化痰；火热内郁，炼津为痰者，此为热痰，治宜清热化痰；肺有燥热，灼津成痰者，此为燥痰，治宜润燥化痰；脾肾阳虚，寒饮内停，或肺寒留饮者，此为寒痰，治宜温化寒痰；风邪犯肺，肺失宣降，津聚成痰者，此为风痰，治宜疏风化痰；肝风夹痰，上扰清空者，此亦称为风痰，治宜熄风化痰，故此，治痰剂依据方剂功效的不同而相应分为燥湿化痰、清热化痰、润燥化痰、温化寒痰、治风化痰五类。

（1）燥湿化痰——本类方剂具有燥湿化痰，理气和中的作用，适用于湿痰证。湿痰的生成多因脾阳不振，运化失常，水湿停留，凝聚为痰。临证表现每以咳嗽痰多，色白易咯出，胸膈痞闷，舌苔白腻，脉滑等为特征。代表方剂如二陈汤、温胆汤等。

（2）清热化痰——本类方剂具有清肺热，化痰结的作用，适用于热痰证。热痰的产生，多由邪热内蕴，灼津成痰，或郁久化火，成为痰火之证。其临证表现每以咳嗽痰黄粘稠难咯出，口苦，舌质红，苔黄腻，脉滑数等为特征。代表方剂如清气化痰丸、小陷胸汤等。

（3）润燥化痰——本类方剂具有润燥化痰止咳的作用，适用于燥痰证，其病因多由燥热袭肺，灼津成痰而致。临证表现为痰少而粘稠，咯之不爽，咽喉干燥，甚至呛咳，声音嘶哑等。代表方剂如贝母瓜蒌散。

（4）温化寒痰——本类方剂具有温肺寒，化寒饮，止喘咳的作用，适用于寒痰证。寒痰的生成，每因脾肾阳虚，肺寒停饮而致。临床表现每以咳嗽痰多，清稀如涎，胸闷喘促，口淡，舌苔白滑，脉沉等为特征。代表方剂如苓甘五味姜辛汤、冷哮丸、三子养亲汤等。

（5）治风化痰——本类方剂具有疏风化痰止咳，或熄风化痰的作用，适用于风痰证。风痰为病，有内外之别，外风挟痰证，是因外感风邪，肺气不宣所致，临证表现以咳嗽咽痒，微有恶寒发热，舌苔薄白等为特征，代表方剂如止嗽散；内风夹痰证，多因痰湿内阻，引动肝风，风痰上扰所致，临证表现以眩晕，头痛，甚至昏厥，不省人事为特征。代表方剂如半夏白术天麻汤等。

3．使用注意

（1）痰证之治，古人尤其强调"治病求本"、"治其生痰之源"，即在祛痰的同时，必须根据具体病证、病因的不同而分别结合调肺、理脾、温阳化气等法以治本，从而提高疗效。

（2）痰随气而升降，气壅则痰聚，气顺则痰消，故治痰剂每多配伍理气之品以调畅气机，使气顺则痰消。

（3）注意根据痰证的性质，即寒、热、燥、湿的不同分别选用相应的方剂以治疗。同时对于痰的变证如：痰流经络、肌腠而为瘰疬、痰核者，治宜结合疏通经络、软坚散结法：若痰迷心窍，或引动肝风，兼有肝风内动而致惊厥、癫痫、中风者，又须结合通窍、治风等法，以提高疗效。

（4）痰证兼有咯血倾向者，对于辛温燥烈的祛痰剂宜慎用，以防引起大咯血；表邪未解或痰多者，慎用滋润之品，以免腻滞留邪，病久不愈。

第一节　燥湿化痰

二陈汤　《太平惠民和剂局方》

【组成】　半夏汤洗七次　　橘红各五两（各15g）　　白茯苓三两（9g）　　甘草炙，一两半（5g）

【用法】　加生姜7片，乌梅1枚，水煎服。（原方上药咬咀，每服四钱，用水一盏，生姜七片，乌梅一个，同煎六分，去滓热服，不拘时）。

【功效】　燥湿化痰，理气和中。

【主治】　湿痰证。症见咳嗽痰多，色白易咯出，胸膈痞闷，不欲饮食，恶心呕吐，头眩心悸，肢体困倦，舌苔白滑，脉滑。

【方解】 本方所治湿痰证，系以脾肺功能失调为主要病机。湿痰之生，责之于脾，脾失健运，湿聚成痰，湿痰郁积，气机受阻，诸证由生；而"肺为储痰之器"，湿痰上犯于肺，肺失宣降，则见咳嗽痰多，色白易咳出；痰阻气机，胃失和降，则见胸膈痞闷，恶心呕吐；湿痰凝聚，阻碍清阳，则头眩心悸；脾为湿困，运化失司，则肢体困倦，不欲饮食；舌苔白滑，脉滑也是湿痰之象。治当燥湿化痰，理气和中。方中半夏辛温性燥，尤善于燥湿化痰，且能降逆和胃止呕，为君药。橘红芳香醒脾，理气和中，调气以消痰，兼能燥湿化痰，合半夏增强燥湿祛痰，降逆和中之力，为臣药。脾为生痰之源，故又用茯苓甘淡健脾渗湿，使湿无所聚，则痰无由生，以治其生痰之源；生姜一则助半夏、橘红以降逆化痰，一则可制半夏之毒；复用少许乌梅以收敛肺气，与半夏相伍，散中有收，相反相成，使祛痰而不伤正，均为佐药。炙甘草和中祛痰，调和诸药，为使药。合而用之，共奏燥湿化痰，理气和中之效。方中半夏、橘红二药，贵在陈久，则无过燥之弊，故有"二陈"之名。本方是治痰的基础方，世称为治痰之通剂。

【临床运用】

1. 运用要点：咳嗽痰多，色白易咳，胸闷，苔白腻，脉滑。

2. 慢性支气管炎、肺气肿、慢性胃炎、耳源性眩晕、妊娠恶阻等属于湿痰为患者，可用本方治之。

3. 本方广泛应用于各种痰证。如寒痰而见咳吐痰稀，胸膈满闷者，加干姜、细辛以温肺祛痰；热痰而见痰黄而稠，舌苔黄腻者，加栝楼、浙贝母以清热化痰；风痰而见眩晕头痛，舌苔白腻者，加制南星、僵蚕以祛风化痰；食痰而见脘胀纳呆，嗳腐吞酸者，加莱菔子、枳实以消食化痰；顽痰不化，咳痰艰难者，加海浮石、青礞石以攻逐陈伏之痰。

4. 本方所用之药，性偏辛燥，对阴虚燥咳，痰中带血，或肺痨咯血者，不宜应用。

【附方】

1. 导痰汤（《济生方》）

组成：半夏四两 (12g)　　天南星炮，去皮 (9g)　　枳实　赤茯苓 (12g)　　橘红各一两 (6g)　　甘草炙，半两 (3g)　　生姜十片 (5片)。功效：燥湿祛痰，行气开郁。主治：一切痰厥，症见头目眩晕，或痰饮壅盛，胸膈痞塞，胁肋胀满，喘急痰嗽，头痛吐逆，涕唾稠粘，坐卧不安等。

2. 涤痰汤（《济生方》）

组成：半夏汤洗七次　南星姜制，各二钱半 (各12g)　　橘红一钱半 (6g)　　枳实麸炒茯苓去皮，各二钱 (各9g)　　人参、石菖蒲各一钱 (各5g)　　竹茹七分 (3g)　　甘草半钱 (3g)　生姜五片。功效：涤痰开窍。主治：中风痰迷心窍，舌强不能言。

3. 金水六君煎（《景岳全书》）

组成：当归、半夏、茯苓各二钱 (各9g)　　熟地黄三至五钱 (12g)　　陈皮一钱半 (6g)　炙甘草一钱 (5g)　　生姜三至五片 (5片)。功效：滋补肺肾，祛湿化痰。主治：肺肾不足，或年迈阴血不足，湿痰内盛，症见咳嗽呕恶，喘逆多痰，痰带咸味，舌苔花剥者。

以上三首附方皆由二陈汤化裁而成，均有燥湿化痰的功用。导痰汤是二陈汤去乌梅，加南星、枳实而成，燥湿行气化痰作用均较二陈汤为著，适用于痰厥及顽痰胶结的眩晕、咳嗽等证；涤痰汤在导痰汤中又加菖蒲、竹茹、人参，较之导痰汤又多开窍扶正之功，是治中风痰迷心窍的常用方；金水六君煎是二陈汤加熟地、当归，去乌梅而成。熟地、当归为滋阴养血药，故适用于年迈阴虚，或血气不足，咳嗽痰多之证。外感风寒，或肺肾虚寒之咳嗽，则不相宜。肺肾阴虚，干咳少痰属阴虚燥痰者，亦应忌用。

【参考文献摘录】　据临床报道：黄氏用二陈汤加苏子、五味子、桔梗治疗重型毛细支气管炎 80 例，显效 48 例（用药 1～3 天，喘憋消失，呼吸平稳，双肺喘鸣音消失），占 60%；有效 31 例（用药 4～6 天，喘憋基本消失，呼吸困难显著改善，双肺喘鸣音基本消失），占 38.8%；无效 1 例（6 天后，诸证未变），占 1.2%。同西药对照组比较，本方在消除喘憋、呼吸困难及双肺喘鸣音方面较对照组快，$P < 0.01$（中级医刊，1994，12：9）。

【方歌】

二陈半夏与橘红，甘草茯苓四味从，
生姜乌梅加其中，湿痰为病此方宗。

茯苓丸（原名：治痰茯苓元） 《是斋百一选方》

【组成】　茯苓一两（30g）　　枳壳麸炒去瓤，五钱（15g）　　半夏一两（30g）　　风化朴硝一分（3g）

【用法】　姜汁糊丸，每服 6g，姜汤或温开水送服；亦可作汤剂，加入生姜，水煎服，其中风化朴硝宜冲服，剂量按原方比例酌定（原方上四味为细末，生姜自然汁煮糊为丸，如梧桐子大，每服三十丸，生姜汤下）。

【功效】　燥湿行气，软坚消痰。

【主治】　痰流四肢之臂痛证。症见两臂疼痛，手不得上举，或左右时复转移，或两手疲软，或四肢浮肿，舌苔白腻，脉弦滑等。

【方解】　本方原治臂痛，系因痰停中脘，上攻于臂所致。四肢皆禀气于脾，脾湿生痰，痰饮流于四肢，故见四肢疼痛，甚则浮肿。《是斋百一选方》云："伏痰在内，中脘停滞，脾气不流行，上与气搏，四肢属脾，滞而气不下，故上行攻臂。"此证切不可以风湿论治，误用风药，非但贻误病机，且可徒伤正气，唯以燥湿行气化痰之法为宜。方中半夏为君，燥湿化痰，和中化浊。茯苓健脾渗湿，与君药相配，既可消既成之痰，又绝生痰之路，为臣药。枳壳理气宽中，使气顺则痰消；然痰伏中脘，流注肢节，非一般化痰药所能及，故而加入味咸而苦之风化硝，取其软坚润下，既荡涤中脘之伏痰，又助消融四肢之流痰；更以姜汁糊丸，不但取其制半夏之毒，又可化痰散结，共为佐使药。诸药合用，燥湿涤痰之力较强，确有推陈涤垢之效，对于痰停中脘，流于四肢的臂痛症，不治四肢，而治中脘之结癖停痰，俾脾运复健，流于四肢之痰亦潜消默运。痰消则疼痛除，浮肿消，实含"治病求本"之意。

【临床运用】

1. 运用要点：两臂酸痛，舌苔白腻，脉弦滑。

2. 肩周炎、颈椎病、慢性支气管炎、上肢血管性水肿等属于湿痰者，可用本方治疗。

3. 咳嗽痰多，胸膈满闷，舌苔白腻，脉弦滑属湿痰沉伏于肺者，也可应用本方加减治疗。

4. 本方亦为燥湿化痰之剂，方中加入朴硝，则非一般化痰剂可比，不仅化痰之力较强，而且又能攻下痰结，可谓攻伐之剂，应中病即止。虚人慎用。

【参考文献摘录】　据临床报道：丁某某，女，53 岁。1986 年 11 月 4 日初诊。右腕关节背侧肿痛 3 天。右腕酸软无力，伴中指、无名指、小指活动略受限。近 20 天来，曾先后左右肩胛下和双足背突发肿痛，活动受限，脚背肿痛处略红，但仅 1～2 日即消。诊见右腕关节背侧外 1/2 处漫肿约 3 cm×2 cm，按之柔软，边界不清，皮色不变。舌质淡暗，苔薄白略腻，脉左滑略数，右濡软略数。诊为白游风（血管性水肿）。辨证为痰浊夹风，流窜经络，随处而发。治当祛风通络，燥湿化痰。方选指迷茯苓丸加味。处方：清半夏 12g，风化硝 3 克（冲），炒枳壳 15g，云苓 15g，陈皮 12g，甘草 6g，石菖蒲 9g，桑枝 30g，防风 15g，细辛 3g，川牛膝 9g，鸡血藤 15g。服药 2 剂即愈，随访 2 年未见复发（中医杂志，1989，4：19）。

【方歌】

治痰茯苓丸半夏，风硝枳壳姜汤下，

中脘停痰而臂痛，气行痰消痛自罢。

温胆汤　《三因极一病证方论》

【组成】　半夏汤洗七次（12g）　　　竹茹（12g）　　　枳实麸炒，去瓤，各二两（9g）　　　陈皮三两（9g）　　甘草炙，一两（6g）　　茯苓一两半（9g）

【用法】　加生姜五片、大枣一个，水煎服（原方上锉散，每服四大钱，水半盏，姜五片，枣一枚煎七分，去滓，食前服）。

【功效】　清胆和胃，理气化痰。

【主治】　胆胃不和，痰热内扰证。症见胆怯易惊，虚烦不眠，或呕吐呃逆，或惊悸不宁，口苦吐涎，舌苔腻而黄，脉滑数或弦数，以及癫痫属痰热内扰者。

【方解】　本方所治之证，是因胆胃不和，痰热内扰所致。胆为奇恒之腑，藏清净之汁，内寄相火，胆属木，失其常则木郁不达，疏泄不利，胃气因而不和，进而化热生痰。痰热上扰心神，则见虚烦不眠，惊悸不宁；胆热犯胃，胃失和降，浊阴上逆，则见呕吐呃逆，口苦吐涎；痰浊蒙蔽清窍，则可发为癫痫；舌苔腻而黄，脉象滑数或弦数，均为痰热内郁之象。证属痰热内扰，胆热胃逆，胆胃不和，故治宜清胆和胃，理气化痰。方中半夏祛痰化浊，和胃降逆，为君药。竹茹清胆和胃，化痰清热，除烦止呕；枳实行气消痰，散结通痞，两者合君药既清胆胃之热，又行气降逆而化痰，共为臣药。陈皮理气燥湿；茯苓健脾渗湿，使湿祛而痰消；生姜、大枣和中醒脾培土，使水湿无以留聚，均为佐药。炙甘草益气和中，调和诸药，为使药。全方诸药合用，共奏清胆和胃，理气化痰，除烦止呕之效。用之可使痰热得清，胆胃得和，诸症可解。

本方名为"温胆"，实则清胆。胆属木，为清净之府，喜温和而主升发，以温为候，以不寒不热为宜，故清其痰热，复其清净温和之常，即达到"温胆"之目的。正如罗东逸所谓："和即温也，温之者，实凉之也"。

【临床运用】

1. 运用要点：胆怯易惊，虚烦不眠，口苦，苔腻而黄，脉弦滑。

2. 慢性胃炎、溃疡病、迁延性或慢性肝炎、神经官能症、早期精神分裂症、耳源性眩晕、慢性支气管炎、冠心病属于痰热内扰者，可用本方治之。

3. 若痰热甚而见舌苔腻而微黄，脉滑数者，加黄连以清热泻火；兼肝阳偏亢而见眩晕者，加白芍、石决明、钩藤以平肝潜阳；若痰热内扰而见心悸失眠者，加酸枣仁、龙齿以养心镇惊安神；若痰热内扰而见癫痫者，加胆南星、郁金、石菖蒲以涤痰开窍。

4. 凡心虚失眠、血虚心悸、阳虚眩晕、胃寒呕吐等，不宜应用本方。

【附方】

十味温胆汤（《世医得效方》）

组成：半夏汤洗七次　　枳实去瓤切，麸炒　　陈皮去白，各三两（各 9g）　　白茯苓去皮，两半（6g）　　酸枣仁微炒　　大远志去心　　甘草水煮，姜汁炒　　北五味子　　熟地黄酒炒　　条参各

一两 (各6g)　　　粉甘草五钱 (5g)　　　　生姜5片　　　大枣1枚。功效：化痰宁心，益气养血。主治：心胆虚怯证。症见短气乏力，心悸烦闷，坐卧不安，失眠多梦，触事易惊，心悸不宁，或癫狂等。

　　十味温胆汤即温胆汤减去清胆化痰的竹茹，加入益气养血，补心安神的人参、熟地、五味子、酸枣仁、远志而成。适用于痰浊内扰，气血不足之心胆虚怯，神志不宁之证。而温胆汤善于清胆和胃，化痰行气，适用于痰热内扰，胆胃不和之证。

【方歌】

温胆汤中苓半草，枳竹陈皮加姜枣，

虚烦不眠证多端，均属胆虚痰热扰。

【类方比较】

二陈汤	均能化痰理气，降逆和中。用治痰阻气滞，胃气不和之胸闷，呕逆，心悸眩晕，舌苔腻，脉滑等	善于燥湿化痰，理气和中，为治湿痰证的要方，世称"治痰通剂"。主治湿痰内阻而见咳嗽痰多色白易咯，胸膈痞闷，恶心呕吐，眩晕心悸，舌苔白腻，脉滑者
温胆汤		长于化痰清胆除烦，兼以行气和胃，为治痰热内扰，胆胃不和证的名方。用于虚烦不眠，惊悸不宁，呕吐呃逆，癫痫，苔腻而黄，脉弦滑者

第二节　清热化痰

清气化痰丸　《医方考》

【组成】　瓜蒌仁去油　　陈皮去白　　黄芩酒炒　　杏仁去皮尖　　枳实麸炒　　茯苓各一两 (各30g)　　胆南星　半夏各一两半 (各45g)

【用法】　姜汁为丸，每服 6～9g，温开水送下；亦可加生姜五片，作汤剂，水煎服，用量按原方比例酌定（原方用姜汁为丸，每服二至三钱，温开水下）。

【功效】　清热化痰，理气止咳。

【主治】　热痰证。症见咳嗽痰黄，粘稠难咳，胸膈痞满，甚则气急呕恶，舌质红，苔黄腻，脉滑数。

【方解】　本方所治之证，是因痰热壅结于肺而致。热淫于内，灼津成痰，痰热互结，肺失清宁，故见咳嗽痰黄，粘稠难咳；痰热内结，气机阻滞，则见胸膈痞满，甚则气逆于上，故气急呕恶；舌质红，苔黄腻，脉滑数，亦为痰热之象。治宜清热化痰，理气止咳。汪昂有云："气有余则为火，液有余则为痰，故治痰者必先降其火，治火者必顺其气"（《医方集解》）。本方的组成即由二陈汤去甘草、乌梅，加胆南星、瓜蒌仁、杏仁、黄芩、枳实而成。方中胆南星味苦性凉，归经入肺，功善清热豁痰，以治痰热壅闭于肺，为君药。黄芩清泻肺火；瓜蒌仁清热化痰，二者共助君药以增强清肺热，化痰结之力；治痰须理气，故又以枳实行气消痰，散结通痞；陈皮芳香，能行能降，理气消滞，燥湿化痰，二者相合，行气降逆，消痰散结，使气顺痰消，四药共为臣药。脾为生痰之源，肺为储痰之器，故又用茯苓健脾渗湿，以治生痰之源；杏仁降利肺气以助消痰止咳；半夏燥湿化痰，消痞散结，降逆止呕，三味共理脾肺而治痰为佐药。诸药相合，共奏清热化痰，理气止咳之效，用之使热清火降，气顺痰消，则咳喘可除。

【临床运用】

1. 运用要点：咳嗽痰黄，粘稠难咯，胸闷，舌质红，苔黄腻，脉滑数。

2. 支气管炎、肺炎、支气管扩张、肺气肿合并感染属痰热内结者，可用本方治之。

3. 若肺热壅盛，加鱼腥草、蚤休以清泻肺热；痰稠难咳者，加花粉、海浮石以清化痰热；兼大便秘结者，加大黄以泻热通便。

4. 本方为治热痰之主方，凡寒痰、燥痰不宜使用。

【方歌】

清气化痰星夏橘，杏仁枳实瓜蒌实，

苓芩姜汁糊为丸，气顺火消痰自失。

小陷胸汤 《伤寒论》

【组成】 半夏洗, 半升 (12g)　　　黄连一两 (9g)　　　瓜蒌实大者一枚 (15g)

【用法】 水煎服（原方三味，以水6升，先煮瓜蒌取升三升，去滓，内诸药，煮取二升，去滓，分温三服）。

【功效】 清热化痰，宽胸散结。

【主治】 小结胸证。症见胸脘痞闷，按之则痛，或咳痰黄稠，口苦，舌苔黄腻，脉滑数。

【方解】 本方所治之小结胸证，是因邪热内陷，与痰互结于胸中、心下，气郁不通而致。由于痰热互结心下，气郁不通，升降失职，故见胸脘痞闷，按之则痛；痰热互结，肺失宣降，故见咳吐黄痰，质粘而稠；舌苔黄腻，脉滑数，无不为痰热之象。治宜清热化痰，宽胸散结。方中瓜蒌实味甘性寒，善入肺经，既可清热涤痰，祛除胸中之痰热邪气，又能利气宽胸，治气郁不畅之胸满痞痛，故为君药。半夏消痰降逆，散结消痞，为臣药。黄连清热降火，合君药则清化痰热之力更强，为佐药。而且半夏与黄连同用，辛开苦降，既清散痰热之郁结，又开郁除痞。全方药虽三味，配伍精当，合而具有清热化痰，宽胸散结之效，为治痰热阻结，胸脘痞痛之剂。

【临床运用】

1. 运用要点：胸脘痞闷，按之则痛，舌苔黄腻，脉滑数。

2. 渗出性胸膜炎、支气管炎、肋间神经痛、胃炎、胆囊炎、胰腺炎、胆道蛔虫症等属于痰热互结者，可用本方治之。

3. 胸脘胀者，加枳实、郁金以行气解郁止痛；痰黄稠者，加胆南星、浙贝母以清热化痰。

4. 脾胃虚寒，大便溏泄者不宜使用本方。

【参考文献摘录】 据临床报道：用小陷胸汤分别治疗急性黄疸型肝炎，慢性胆囊炎，冠心病，均获满意效果。虽然病各不同，但其病机皆是湿热或痰热内阻，结于心下而致。笔者从临床经验得知，小陷胸汤的适应证不仅是"正在心下，按之则痛"，而且也可以是心下痞满而无压痛；也可以是心下闷胀而痛，或是心下按痛，不按则不痛。并提出湿热或痰热内阻，必热象偏盛，若口苦、口粘、大便干结、舌苔黄腻、

脉浮滑或弦滑者，用之必效（新中医，1986，12）

【方歌】

小陷胸汤连夏蒌，宽胸开结涤痰优，

膈上热痰痞满痛，舌苔黄腻服之休。

【类方比较】

清气化痰丸	均能清热化痰，用治痰热互结之热痰证，以咳痰黄稠，胸闷，舌苔黄腻，脉滑数等为特征	清热化痰之力较强，兼能理气止咳。用治痰热较甚，内结于肺，肺气上逆而致热痰证，以咳嗽痰黄，气急呕恶为主症
小陷胸汤		并能宽胸散结，用治痰热互结心下，气郁不通之小结胸证，以胸脘痞闷，按之则痛为主症

第三节　润燥化痰

贝母瓜蒌散　《医学心悟》

【组成】　贝母一钱五分（15g）　　瓜蒌一钱（12g）　　花粉（12g）　　茯苓（9g）　　橘红（9g）　　桔梗各八分（9g）

【用法】　水煎服（原方水煎服）。

【功效】　润肺清热，利气化痰。

【主治】　燥痰证。症见咳嗽少痰，涩而难出，上气喘促，咽喉干燥哽痛，舌质红，苔干，脉数。

【方解】　本方所治之证，是因燥热伤肺，灼津成痰，燥痰阻肺，肺失清肃而致。肺为娇脏，喜清肃濡润，既不耐湿，又不耐燥。燥热伤肺，灼津成痰，痰阻气道，肺失清肃，故见咳嗽有痰，咳痰不利，痰粘，涩而难出，甚则肺气上逆而见上气喘促；燥热灼伤肺津，故见咽喉干燥哽痛；舌质红苔干，脉数均为肺有燥热之象。肺燥不宜用味辛耗散之品；而燥痰粘稠，涩滞难出，又不宜用滋腻之药，以免胶腻滞痰。惟清润祛痰之品，以润肺清热，利气化痰，方为合拍。方中川贝母味苦、甘而性微寒，主入肺经，有清热化痰，润肺止咳之功，为君药。瓜蒌甘寒而润，润而不腻，功专清热涤痰，利气润燥；天花粉清热生津，润肺化痰，二者助君药以增强清润化痰之力，使热去痰消，令肺气肃降有权，则咳嗽自然而愈，共为臣药。痰因脾虚而生，因气滞而凝，故用茯苓健脾渗湿，以杜生痰之源；橘红理气化痰，使气顺痰消；再以桔梗宣利肺气，化痰止咳，使肺金宣降有权，均为佐药。合而成方，具有润肺清热，利气化痰之效。

【临床运用】

1. 运用要点：咳嗽咳痰不利，咽喉干燥哽痛，舌红苔干脉数。

2. 支气管炎、肺炎、肺气肿合并感染、慢性咽炎、上呼吸道感染等属于肺经燥热有痰者，可用本方治之。

3. 若风热犯肺，加桑叶、前胡、牛蒡子以宣肺利咽，疏散外邪；燥热较甚，咽干哽痛甚者，加玄参、知母、芦根以清热润燥；兼声音嘶哑，痰中带血者，加生地黄、白茅根、仙鹤草以滋阴凉血止血；痰粘涩而难出者，加胆南星、海浮石以清热化痰。

4. 肾阴不足，虚火上炎之咳嗽证，不宜用本方。

【方歌】

贝母瓜蒌花粉填，陈皮桔梗茯苓研，

呛咳咽干痰难咯，清润肺燥化痰涎。

第四节　温化寒痰

苓甘五味姜辛汤　《金匮要略》

【组成】　茯苓四两 (15g)　　　甘草 (6g)　　　干姜 (9g)　　　细辛各三两 (6g)　　　五味子半升 (6g)

【用法】　水煎服（原方五味，以水八升，煮取三升，去滓，温服半升，日三次）。

【功效】　温肺化饮。

【主治】　寒饮咳嗽证。症见咳嗽痰多而清稀，口淡喜唾，胸膈痞满，舌苔白滑，脉弦滑。

【方解】　本方所治之咳嗽，是因阳虚阴盛，寒饮停肺而致。寒饮之生，本因脾阳不足，寒从中生，运化失司，则聚湿而成饮；复因肺寒，肺失宣降，津液输布失常，积而成痰饮。本方所治者，偏重于肺寒留饮。盖寒邪痰饮停滞于肺，肺失宣降，故见咳嗽痰多，清稀色白，喜唾；痰饮内停，阻滞气机，故见胸膈痞满；舌苔白滑，脉弦滑，亦为寒饮内停之象。证属寒痰水饮，寒饮非温不化，故治宜温肺化饮止咳。方中干姜性味辛热，既可温肺散寒以化饮，又能温运脾阳以祛湿，标本兼顾，为君药。细辛温肺散寒，助君药以温化寒饮；茯苓健脾渗湿，助君药运湿，以杜生痰之源，使脾阳健运，痰湿无由而生，二者同为臣药。五味子温敛肺气而止咳，其与干姜、细辛相伍，一散一收，使散寒化饮而不伤正，敛肺止咳而不留邪，相反相成，增强温化痰饮之力，是为佐药。再以甘草和中调药，为使药。各药相合，散中寓敛，开中有合，配伍严谨，共奏温肺化饮之效，为治肺寒留饮喘咳证的有效良方。

本方与小青龙汤均有温肺散寒化饮之功，用治寒饮停肺之证；但苓甘五味姜辛汤功专温肺化饮，用治寒饮内停的咳嗽痰稀证。而小青龙汤则能外解风寒，内蠲寒饮。主要用于外感风寒，内停寒饮，喘咳痰稀伴有恶寒发热、无汗者。

【临床运用】

1. 运用要点：咳嗽痰多而清稀，胸闷，口淡，舌苔白滑，脉弦滑。

2. 慢性支气管炎、肺气肿、支气管哮喘等属于肺寒留饮者，可用本方治之。

3. 痰多欲呕者，加半夏以化痰降逆止呕；兼冲气上逆者，加桂枝或沉香以温中降逆；咳甚颜面浮肿者，加杏仁宣利肺气而止咳。

4. 本方辛温药较多，对肺热、肺燥的喘咳证应忌用。

【方歌】

苓甘五味姜辛汤，寒饮咳嗽常用方，

咳痰量多胸膈满，速化痰饮保安康。

第五节　治风化痰

止嗽散　《医学心悟》

【组成】　桔梗炒　　荆芥　　紫菀蒸　　百部蒸　　白前蒸，各二斤（各1000g）　　　甘草炒，十二两（360g）　　陈皮去白，一斤（500g）

【用法】　为散剂，每服 9g，温开水或姜汤送下；亦可加生姜三片，水煎服，用量按原方比例酌定（原方共为末，每服三钱，开水调下，食后，临卧服。初恶风寒，生姜汤调下）。

【功效】　止咳化痰，疏风宣肺。

【主治】　风邪犯肺咳嗽证。症见咳嗽咽痒，咯痰不爽，或微有恶风发热，舌苔薄白，脉浮。

【方解】　本方所治之咳嗽证，乃因风邪犯肺，肺气不宣而致。肺主宣发肃降，风（寒）邪外袭，肺气闭郁，宣降失调，津液失于输布，壅遏为痰，以致风邪挟痰犯肺，肺气逆而不降，郁而不宣，故见咳嗽咽痒，咯痰不爽；风寒在表未尽，但邪尚轻浅，故见微有恶风发热，舌苔薄白，脉浮。证属风寒犯肺，肺气不宣，病位在肺，以咳嗽为主症，因此，治宜止咳化痰为主，辅以疏风宣肺。方中紫菀味苦甘性温而质润，具有温而不燥的特点，功能温肺下气，祛痰止咳，是下气化痰止咳之良药；百部温润止咳，与紫菀同用，增强理肺化痰，下气止咳之效，共为君药。白前长于降气化痰止嗽；桔梗开宣肺气，祛痰利膈，二者合君药则宣降并施，疏利肺气，化痰止咳共为臣药。荆芥辛散疏风，透邪解表，使在表之风邪得以宣泄；陈皮理气行痰，使气顺而痰消；生姜合荆芥以散风寒而祛邪，合陈皮则降逆和中而化痰，均为佐药。甘草调和诸药，为使药。全方诸药合用，具有温而不燥，润而不腻，散寒而不助热，解表而不伤正的特点，共奏止咳化痰，疏风宣肺之效。是治疗风痰犯肺，新、久咳嗽之良方。临证加减变通，可用治诸般咳嗽之证。

《医学心悟·卷二》另有一止嗽散，作汤剂服。方中用桔梗、白前、百部、紫菀各一钱五分，橘红一钱，炙甘草五分，水煎服。方后云："风寒初起加防风、荆芥、紫苏子。"

【临床运用】

1. 运用要点：咳嗽咽痒，咯痰不爽，微恶寒发热，苔薄白，脉浮。

2. 上呼吸道感染、支气管炎、百日咳等疾病属于风邪犯肺者，可用本方治之。

3. 原书加减法："风寒初起，头痛鼻塞，发热恶寒而咳嗽者，用止嗽散加防风、苏叶、生姜以散邪……若湿气生痰，痰涎粘稠者，用止嗽散加半夏、茯苓、桑白皮、生姜、大枣以祛其湿。若燥气焚金，干咳无痰者，用止嗽散加栝楼、贝母、知母以润燥。"

4. 本方药性虽平和，但总属辛温之剂，故阴虚劳嗽者，不宜应用。

【参考文献摘录】　据临床报道：用本方加味治疗外感咳嗽280 例，其中 238 例发病时间在 15 天内，多数伴有发热头痛，怕冷，舌苔薄白，舌质正常或边尖红，脉浮数或浮滑等。结果治愈273 例，平均服药三帖略强；7 例疗效不满意。其中 200 例服 2～3 剂痊愈，其服药帖随发病时间增长而增加。在全部观察的

病例中，均无不良反应（江苏中医，1965，9：13）

【方歌】

止嗽散内用白前，紫菀荆芥百部研，

桔梗甘草陈皮入，姜汤调服咳嗽痊。

半夏白术天麻汤 《医学心悟》

【组成】 半夏一钱五分（12g）　　天麻（9g）　　茯苓（9g）　　橘红各一钱（6g）　　白术三钱（15g）　　甘草五分（6g）

【用法】 生姜三片，大枣二枚，水煎服（原方生姜一片，大枣一枚，水煎服）。

【功效】 化痰熄风，健脾祛湿。

【主治】 风痰证。症见眩晕，头痛，胸膈痞满，痰多，呕恶，舌苔白腻，脉弦滑。

【方解】 本方所治的眩晕、头痛证，乃因脾虚生痰与内生之风相夹，风痰上扰清空而致。《素问·至真要大论》云："诸风掉眩，皆属于肝。"脾主运化水湿，若脾胃内伤，湿浊不化，凝聚成痰，痰湿壅遏，引动肝风，肝风夹痰上扰清空，故见眩晕、头痛；痰湿内阻，气机郁滞，痰气交阻，故见胸膈痞闷；痰湿中阻，胃失和降，故见恶心呕吐；舌苔白腻，脉弦滑，亦为痰湿夹风之征象。可见本方证风痰上扰为标，脾虚生湿为本，治宜化痰熄风以治其标，健脾祛湿以治其本，标本兼顾，但以治标为先。本方之组成乃以二陈汤去乌梅，加天麻、白术、大枣而成。方中半夏味辛性温而燥，功善燥湿化痰，且能降逆消痞，为君药。天麻甘平柔润，能入肝经，平肝熄风而止眩晕，李东垣云："足太阴痰厥头痛，非半夏不能疗，眼黑头眩，虚风内作，非天麻不能除。"（《脾胃论》）故以之与君药相配，则化痰熄风而止眩之力尤强，二药均为治风痰眩晕头痛之要药；白术补脾健中而燥湿，使脾健运则湿痰去，湿痰去则眩晕可除，其为臣药。橘红理气化痰，燥湿和中，既助均药以祛痰湿，又调气以消痰；茯苓健脾渗湿，与白术相须为用，以治生痰之源；生姜、大枣调和脾胃，共为佐药。使以甘草和中而调和诸药。诸药相合，共奏化痰熄风，健脾祛湿之效，为治风痰眩晕之方。

《医学心悟·券三》另有一半夏白术天麻汤，较本方多蔓荆子一钱，白术减为一钱，主治"痰厥头痛，胸膈多痰，动则眩晕"之证。

【临床运用】

1. 运用要点：眩晕，胸闷，苔白腻，脉弦滑。

2. 神经衰弱、耳源性眩晕、原发性高血压病、脑动脉硬化、神经性眩晕等其属于风痰上扰者，可用本方治之。

3. 若眩晕较甚，加僵蚕、胆南星以加强化痰祛风之效；头痛甚者，加白蒺藜、川芎以祛风止痛；气虚乏力者，加党参、黄芪以补气健脾。

4. 肝阳上亢之眩晕头痛，不宜应用本方。

【参考文献摘录】 据临床报道：以半夏白术天麻汤为主，治疗眩晕病35例，其中，男性11例，女性24例；年龄：20～30岁19例，31～50岁16例；病程：2～5年28例，5～15年17例。半数以上女性病例有肥胖，白带多，脘腹痞闷等表现。本组病例发病均有恶心呕吐，心悸眩晕，如立舟车，闭目不敢言动。血压检查：偏高者7例（150～180）/（90～120）mmHg，偏低者5例（60～100）/（40～60）mmHg。眼底检查：小动脉轻度硬化者7例。治疗方药：半夏白术天麻汤，常规用量。若烦躁易怒，面部潮红，少寐多梦者加钩藤、石决明、珍珠母以平肝潜阳；口苦目赤，舌红苔黄，小便短赤者加丹皮、栀子、黄芩以清肝泻火；眩晕较甚，四肢麻木，手足震颤者加龙牡、磁石、龟板以镇肝熄风；头目眩晕，呕吐频作者加赭石，旋覆花，姜半夏以镇逆消痰；脘闷纳呆，舌苔白腻者加砂仁、白蔻、神曲化浊消滞，醒脾开胃；若心悸健忘，失眠多梦，加远志、枣仁、夜交藤养心安神；如食少便溏，少气懒言者加黄芪、党参补脾益气（陕西中医，1989，10：534）。

【方歌】

半夏白术天麻汤，苓草橘红枣生姜，

眩晕头痛风痰盛，痰化风熄复正常。

自 学 指 导

【重点难点】

1. 祛痰剂中，常配以理气之品，以调畅气机，气顺则痰易消。如二陈汤中用芳香行气的陈皮，以理气燥湿，芳香醒脾，使气机通畅，湿去痰消；又如清气化痰丸中配以理气的陈皮、枳实以行气破结化滞，使气顺则痰自消，痰消则火无所附，诸证自可解除。

2. 二陈汤被称为"治痰之总剂"，主要是针对其功效而言，"脾为生痰之源，肺为储痰之器"。湿痰的生成直接关系到脾肺两脏，而重点在脾，二陈汤诸药合用，燥湿、化痰，理气、健脾之功具备，标本兼顾，实为一首应用广泛的化痰和胃方剂。《医方集解》云"治痰通用二陈"，诸多治痰的名方均系二陈汤化裁而来，如导痰汤、涤痰汤、金水六君煎等等。

3. 温胆汤重在清胆和胃化痰，盖胆为中正之官而主决断，又为清静之腑，其气以生发为主，柔和为畅。若痰热互结于内，则胆失清静之所，胃失和降之功，表现为虚烦不得眠，口苦、呕涎等症。故方以陈皮、半夏、茯苓燥湿化痰，理气和中，加竹茹清胆和胃，除烦止呕，枳实降气和胃，于是痰热清，胆胃和，则"虚怯"、"易惊"之症可愈，故方虽冠以"温胆"，实则重在清胆和胃化痰，正如罗东逸所云"和即温也，温之者，实凉之也"。

4. 贝母栝楼散所治之燥痰证，乃因肺中燥热，炼津成痰而致。肺燥非外邪所致，故不用轻宣之品而用清润为治；但有燥痰粘稠，涩而难出，若过用滋腻，反更胶着粘黏。本方以贝母、栝楼、花粉、桔梗为主，重在润燥化痰，清热止咳；橘红、茯苓以理气调中而治痰，如此配伍，使热清则痰消，肺润则气肃，诸证自愈。

5. 止嗽散原书主治"诸般咳嗽"。乃因其为止咳化痰，疏风宣肺之剂，温润和平，不寒不热，故可用治多种咳嗽，尤适用于外感咳嗽已久，但表证未尽，咳嗽咽痒，咳痰不畅，微恶风发热者。方以百部、紫菀、白前、桔梗、甘草温润化痰，宣肺止咳，陈皮理气祛痰，荆芥疏风解表。体现了温而不燥，润而不腻，散寒不助热，解表不伤正的特点。对于新久咳嗽，伴有咽痒，咳痰不爽者皆可加减运用。但本方究偏温性，阴虚劳咳者则不宜使用。

6. 半夏白术天麻汤中半夏辛温性燥，功能燥湿化痰，为治湿痰之要药；天麻味甘温润，平肝熄风而止眩，为治风痰眩晕之要药；两药相配，尤善化痰熄风，正如《医学心悟》所云"有湿痰壅遏者，书云头晕眼花，非天麻半夏不能除是也。"故本方为治风痰上扰眩晕头痛之名方。

【治痰剂小结】

祛痰剂常用方共选9首，按其作用不同，分为燥湿化痰、清热化痰、润燥化痰、温化寒痰、治风化痰五类。

1. 燥湿化痰：二陈汤具有燥湿化痰，理气和中作用，为治痰的基础要方，主治湿痰内阻的咳嗽痰多等症。随证加味，可用于多种痰证。茯苓丸具有燥湿行气，软坚化痰之功用，主治痰停中脘，流于四肢所致的臂痛，或两手疲软，四肢浮肿等。温胆汤能理气化痰，清胆和胃，主治胆胃不和，痰热内扰的虚烦不得眠、呕逆、惊悸、癫痫等证。

2. 清热化痰：清气化痰丸与小陷胸汤均有清热化痰的作用，但清气化痰丸又能理气止咳，主治痰热内结，咳嗽痰稠色黄之证；而小陷中汤尚能宽胸散结，主治痰热互结胸脘的小结胸证。

3. 润燥化痰：贝母栝楼散具有润肺化痰之功，主治肺经燥痰所致的咳嗽痰稠，咳之不爽，涩而难出，咽喉干燥之证。

4. 温化寒痰：苓甘五味姜辛汤为温肺化饮的主要方剂，主治寒饮停肺，咳嗽痰多，清稀色白之证。

5. 治风化痰：止嗽散与半夏白术天麻汤均有治风化痰的作用，但止嗽散止咳化痰中，并能疏散外风，主治风邪犯肺所致新、久咳嗽证；而半夏白术天麻汤燥湿化痰与平肝熄风并用，化痰熄风而治痰浊阻滞，引动肝风，风痰上扰的眩晕、呕吐，以及痰厥头痛等证。

【复习思考题】

1. 试述祛痰剂的含义、分类、使用注意。

2. 祛痰剂中配伍理气药有何意义？

3. 试分析二陈汤、温胆汤、清气化痰丸、半夏白术天麻汤的组方意义。

4. 你对前人所谓"二陈汤为治痰的总方"是如何理解的？

5. 试分析半夏在二陈汤、半夏泻心汤、半夏厚朴汤、温经汤、麦门冬汤等方剂中的作用特点。

6. 温胆汤的"温胆"何意？本方善治何证？

7. 试述二陈汤与温胆汤、清气化痰丸与小陷胸汤、苓甘五味姜辛汤与小青龙汤功效、主治的异同？

（李政木）

第十九章　消食剂

【目的要求】

1. 熟悉消食剂的含义、分类、使用注意。
2. 要求掌握的方剂：保和丸、健脾丸。
3. 要求熟悉的方剂：枳实导滞丸。
4. 要求了解的方剂：木香槟榔丸。

【自学时数】

2学时。

1. 含义：凡以消食导滞药为主组成，具有消食和胃、行气导滞等作用，用以治疗食积内停证的方剂，称为消食剂。属"八法"中消法范畴。

2. 分类：消法的适应范围较广，气、血、痰、湿、食等结聚而成的有形之邪，均可使用。本章主要论述饮食内停的治法与方剂。饮食内停之证，多因饮食不节，饥饱失常，或脾胃素弱，进食生冷，以致胃之腐熟受损，脾胃失和，消化机能紊乱而成。由于饮食内停证的病因病机、证候表现有所不同，因此消食剂分为消食化滞与健脾消食两类。

(1) 消食化滞——本类方剂具有消食化积的作用，适用于食积内停之证。症见胸脘痞闷，嗳腐吞酸，恶食呕逆，腹痛泄泻，舌苔厚腻，脉滑等。代表方如保和丸、枳实导滞丸等。

(2) 健脾消食——本类方剂既有消食又有健脾的作用，适用于脾胃虚弱，食积内停之证。症见脘腹痞满，不思饮食，面黄体瘦，倦怠乏力，大便溏薄等。代表方如健脾丸。

3. 使用注意：

(1) 消食剂与泻下剂均能消除体内有形实邪，但在临床应用时，两者应有区别。泻下剂攻逐急下，多用于病势较急，积滞较甚之有形积滞证；消食剂渐消缓散，多用于病势较缓之有形积滞证。若宜泻而用消，则病重药轻，其疾难瘳；若应消而用泻，则病轻药重，易伤正气。临证运用须明辨之。

2. 消食剂虽较泻下剂缓和，但终属克伐之剂，故不宜长期使用，纯虚无实者禁用。

3. 食积易阻滞气机，又易生湿化热，因此，消食剂常配伍行气、化湿、清热之品，如保和丸之用陈皮、连翘，健脾丸之用陈皮、黄连等。

第一节　消食化滞

保和丸　　《丹溪心法》

【组成】　山楂六两 (180g)　　　神曲二两 (60g)　　　半夏　　茯苓各三两 (各90g)　　　陈皮
连翘　　萝卜子各一两 (各30g)

【用法】　研末为丸，每服 6～9g，每日 3 次，温开水或麦芽汤送下。亦可作汤剂水煎服，用量按原方比例酌定（原方为末，炊饼丸如梧桐子大，每服七八十丸，食远白汤下）。

【功效】　消食和胃。

【主治】　食积。症见脘腹痞满胀痛，嗳腐吞酸，厌食呕吐，或大便泄泻，舌苔厚腻而黄，脉滑等。

【方解】　本方为治饮食积滞证之常用方。由于暴饮暴食，恣啖酒肉，以致食积停滞难化，中焦气机受阻，故见脘腹胀满，甚则疼痛；食积滞于中焦，脾胃升降失司，故厌食呕吐，嗳腐吞酸，大便泄泻；食积郁而化热生湿，故舌苔厚腻而黄，脉滑。治宜消食化滞。方中重用山楂为君，以消食化积，尤善消肉食油腻之积。臣以神曲消食和胃，更化酒食陈腐之积；莱菔子消食下气，擅长于消谷面之积。君臣相配，消食之力倍增，能消各种食物积滞。然食积可致中焦气滞，气滞又使食积难消，故在消食的同时配以理气和胃之陈皮、半夏，陈皮味辛气香，能消陈腐之气；半夏化滞消痞，和胃止呕；食积郁而化热，所谓"痞坚之处，必有伏阳"（《成方便读》），故又配以连翘清热散结；茯苓健脾利湿，和中止泻，以上四药共为佐药。综合全方，共奏消食和胃，清热祛湿之功。本方药力缓和，药性平稳，故以"保和"命名。

原方用炊饼为丸。炊饼即蒸饼，系用小麦面经发酵蒸制而成，乃今馒头之类。《本草纲目》云蒸饼"消食，养脾胃，温中化滞，益气和胃。"并注曰："小麦面……是酵糟发成，单面所造。"可知，用炊饼为丸，意在消食养胃。

【临床运用】

1. 运用要点：脘腹胀满，嗳腐厌食，苔厚腻，脉滑。

2. 胃炎、肠炎、消化不良、胆囊炎、胰腺炎等属食积内停者，可用本方治之。

3. 本方为消食轻剂，适于食积不甚，正气未虚之证。若食滞较重，可酌加枳实、槟榔等以增强其消食导滞之力；食积化热较甚，而见苔黄，脉数者，可酌加少量黄连以清热；大便秘结者，可加少许大黄以缓下通便。

【附方】

大安丸（《丹溪心法》）

保和丸原方加白术二两　功用：消食健脾。主治：饮食不消，脾胃虚弱。尤宜于小儿食积不化而兼脾虚者。

【参考文献摘录】　据临床报道：用本方加减治疗介入化疗之胃肠道反应患者 110 例，其临床表现为胃脘胀闷和胀痛，不思饮食，伴恶心呕吐，大便不爽。若神疲乏力，纳食减少者，加黄芪、白术；苔黄便秘者，加酒军；口渴舌红少津者，加沙参、麦冬、石斛。日 1 剂，从介入化疗前 3 天开始，连服 10 剂。同时配合静滴胃复安 40mg，日 1 次。结果：治愈 105 人（临床症状消失，饮食正常）；好转 5 人（临床症状明显改善），有效率为 100%（中医药信息，1995，6：45）。

【方歌】

保和神曲与山楂，苓夏陈翘莱菔加，

诸般消化不良证，麦芽加入效堪夸。

枳实导滞丸　《内外伤辨惑论》

【组成】　大黄一两 (300g)　　枳实麸炒　　神曲炒，各五钱 (各150g)　　茯苓　　黄芩

黄连　　白术各三钱 (各90g)　　泽泻二钱 (60g)

【用法】　研末为丸，每服 6～9g，每天 2～3 次开水送下。亦可作汤剂，水煎服，用量按原方比例酌定（原方研为细末，汤浸蒸饼为丸，如梧桐子大，每服五十丸至七十丸，温水送下，食远量虚实加减服之）。

【功效】　行气导滞，清热祛湿。

【主治】　湿热积滞证。症见脘腹胀痛，下痢泄泻，或大便秘结，小便短赤，舌红苔黄腻，脉沉有力等。

【方解】　本方所治乃积滞内停，生湿蕴热所致。积滞内阻，气机壅塞，传导失司，故脘腹胀痛，大便秘结。积滞不消，湿热内生，下迫于肠，故下痢泄泻。小便短赤，舌苔黄腻，脉沉有力均系湿热积滞，正邪俱实之候。治宜行气导滞，清热祛湿。因本方所治病势较急，非推荡之则难以为功，故方中重用大黄为君，苦寒泻下，攻积泻热，使湿热积滞从大便而下。枳实苦辛而寒，行气化滞，既助大黄攻积之力，又除气滞之腹胀痞痛，其用麸炒者，一则和缓其破气之性，以防重伤脾气；二则得谷气之助，于消食导滞有益；神曲消食化滞而和胃，与枳实共为臣药。病属湿热，故佐黄连、黄芩清热燥湿，且可厚肠止痢；茯苓、泽泻渗湿止泻；白术则健脾燥湿，不但助苓、泽祛湿，且可防大黄、枳实攻下伤正，配伍神曲又可防大黄、黄芩、黄连之苦寒败胃，以上五药共为佐药。诸药合用，使积去食消，湿化热清，则诸症自解。

本方乃消法与下法并用之剂，用于泄泻、下痢，亦属"通因通用"之法。

【临床运用】

1．运用要点：脘腹胀痛，大便不畅，苔黄腻，脉沉有力。

2．胃肠功能紊乱、消化不良、肠麻痹、急慢性痢疾等属湿热积滞者，可用本方加减治疗。

3．若腹胀较重，里急后重者，可酌加木香、槟榔等以行气导滞。

4．泄痢而无积滞者，不可妄投；孕妇不宜使用；脾虚食滞者忌用。

【参考文献摘录】　据临床报道：本方加味治疗肠麻痹获显效。处方：大黄 15g，枳实 10g，神曲、黄芩、黄连各 15g，白术、茯苓、泽泻各 10g。邪热蕴结，痢毒内陷者，加银花 30g、白头翁 40g；中焦热结之里实证，加芒硝 10g；呕吐甚者，加竹茹 15g、生赭石 30g。水煎服，日煎 1～2 剂，空腹分 3～4 次服（吉林中医药，1983，3：34）。

【方歌】

枳实导滞首大黄，芩连曲术茯苓襄，

泽泻蒸饼糊丸服，湿热积滞力能攘

木香槟榔丸　《儒门事亲》

【组成】　木香　　槟榔　　青皮　　陈皮　　广茂（莪术）烧　　黄连麸炒，各一两（各

30g）　黄柏　大黄各三两（各90g）　　香附子炒　牵牛各四两（各120g）

【用法】　研末为丸，每服6g，每日2～3次，生姜汤或温开水送下。亦可作汤剂，水煎服，用量按原方比例酌定（原方为细末，水丸如小豆大，每服三十丸，食后生姜汤送下）。

【功效】　行气导滞，攻积泄热。

【主治】　湿热积滞。症见脘腹痞满胀痛，大便秘结，或下痢赤白，里急后重，舌苔黄腻，脉沉实等。

【方解】　本方所治之证，系饮食不节，积滞内停，气机壅阻，生湿蕴热而成。积滞内停，气机不畅，故脘腹痞满胀痛。积滞留而不去，生湿蕴热，内结于中，腑气不通，则大便秘而不行；或湿热下迫于肠，清浊相混，酿生痢疾，故见下痢赤白，里急后重。治宜行气导滞以消痞满，攻积泻热以除积滞。方中木香、槟榔善行肠胃之气而化滞，既消脘腹胀满，又除里急后重，为君药，并以名方。大黄、牵牛攻积导滞，泄热通便，使积滞从大便排出；香附、青皮疏肝理脾，行胸腹之滞气，助木香、槟榔行气导滞，共为臣药，君臣相配，行气与泻下并施，相须为用，相辅相成。莪术行气消胀；陈皮理气和胃，二者共助君臣药之行气破积；因积滞内停，生湿蕴热，故配以黄连、黄柏清热燥湿，且又厚肠止痢，以上皆为佐药。综观全方，以行气导滞为主，兼以泄热通便，使积滞得化，腑气得通，湿热无留着之地，诸证则可消除。

【临床运用】

1. 运用要点：脘腹胀痛，便秘或下痢，里急后重，苔黄腻，脉沉实。

2. 胆囊炎、胰腺炎、肠伤寒、细菌性痢疾、急性胃肠炎、消化不良等属湿热食积，气机壅塞者，可用本方加减治疗。

3. 本方破气攻积之力较强，宜于积滞较重而形气俱实者，虚人老人慎用。

【参考文献摘录】　据临床报道：用本丸治疗小儿痢疾、食积、虫积、疳积等证，均获良效。小儿湿热下痢，每次1.5～3g，日3次，以炒扁豆、炒苡仁各9～12g，煎汤和药送下，药后滞下畅行，后重自除，脓血消失；小儿食积者，可用本丸加荷叶、陈米同煎；虫积者，可用本丸3g，研碎，砂糖少许，加入葱汁30～40mL服下；疳积，用本丸1.5g，日3次，红枣6枚、山药30g，煮熟捣烂，取浓汁化丸服下（河南中医，1982，5：20）。

【方歌】

木香槟榔青陈皮，黄柏黄连莪术齐，

大黄牵牛兼香附，泻痢后重热滞宜。

【类方比较】

木香槟榔丸	均为消、下并用之法，以治湿热积滞证	攻破力强。用治湿热积滞重证
枳实导滞丸		兼于祛湿。用治湿热积滞轻证

第二节　健脾消食

健脾丸　《证治准绳》

【组成】　白术炒，二两半（75g）　　白茯苓二两（60g）　　木香另研　　黄连酒炒　　人参各一两五钱（各45g）　　**神曲**炒　　**陈皮**　　**砂仁**　　**麦芽**炒　　**山楂**取肉　　**山药**　　**肉豆蔻**
（面裹煨熟纸包槌去油）各一两（各30g）　　**甘草**七钱半（23g）

【用法】　研末为丸，每服6～9g，一日二次，温开水送下。亦可作汤剂，水煎服，用量按原方比例酌定（原方上为细末，蒸饼为丸，如绿豆大，每服五十丸，空心服，一日二次，陈米汤下）。

【功效】　健脾和胃，消食止泻。

【主治】　脾虚食积证。症见食少难消，脘腹痞闷，大便溏薄，苔腻微黄，脉象虚弱等。

【方解】　本方主治脾胃虚弱而引起的食积证。胃虚不降，则不能受纳；脾虚失升，则不能运化，故虽"食少"，亦可出现"难消"；食停则气滞，故见脘腹痞闷；食积化热则见苔腻微黄；脉虚弱为脾虚之证。对此脾虚食停之证，其治疗若单补脾胃，则食积不消；若纯消食积，则脾更不健，故应补脾以促运化，消导以化食积。方中重用白术健脾益气，燥湿止泻，以促进脾胃运化而为君药。人参、茯苓助白术健脾益气，其中茯苓淡渗利湿又增白术止泻之功；因脾虚与食积并存，故用山楂、神曲、麦芽消食导滞以化食积，五药共为臣药。食停每多气滞，气滞则食积难消，故用木香、砂仁、陈皮辛香理气，醒脾以促进运化，增强消食化滞之力，亦治痞闷胀满等症；山药、煨肉蔻健脾而固肠止泻；食积不化，常易蕴化为湿热，故配酒炒黄连清热燥湿，厚肠止泻，黄连酒炒之后可减其伤中败胃之弊，以上六味，共为佐药。甘草既可调和脾胃，又可调和诸药而为使药。方中健脾药居多，脾胃健则食积消，故方以"健脾"名之。

【临床运用】

1. 运用要点：食少难消，脘腹痞闷，大便溏薄，苔腻微黄，脉虚弱。

2. 慢性胃炎、慢性肠炎、消化不良、肠结核、胆囊炎、肝硬化、脂肪肝、胰腺炎等属脾虚食积者，可用本方治之。

3. 若脾胃虚寒，并无热象者，当去黄连，加干姜以温中祛寒；湿甚者，可加大腹皮、泽泻以行气化湿。

4. 若由饮食不节，暴饮暴食而致积滞属于正邪俱实者，不宜使用本方。

5. 服药期间，忌食生冷、油腻之物。

【附方】

枳术丸（《脾胃论》引张元素方）

组成：枳实麸炒，一两（30g）　　白术二两（60g）　　荷叶原方未著用量（15g）　功效：健脾消痞。主治：脾虚气滞，饮食停聚，症见胸脘痞满，不思饮食等。

【参考文献摘录】　以健脾丸加减制成健宝口服液治疗小儿厌食症、消化不良44例，其中男24例，女20例，年龄2～12岁。每次10mL，每日3次，15天为一疗程。6个月后随访临床症状（纳差、厌食、面黄肌瘦等）消失，平均为32天。所治病例中有40人体重低于正常，26人血红蛋白在100g/L以下，用药后基本恢复到正常水平（中医药信息，1998，6：12.）。

【方歌】

健脾参术苓草陈，肉蔻香连合砂仁，

楂肉山药曲麦炒，消补兼施此方寻。

【类方比较】

健脾丸	均以四君子汤为基础方，均能补气健脾，治脾虚泄泻证	消食和胃，清热化湿。用治脾虚食停，生湿化热而见食少难消，脘腹痞闷，大便溏薄，苔腻微黄，脉虚弱等症
参苓白术散		长于健脾和胃，燥湿止泻。用治脾虚挟湿而见脘腹痞闷，肠鸣泄泻，四肢乏力，舌淡苔白腻，脉虚缓等症

自 学 指 导

【重点难点】

1. 食积内停有轻重虚实之别。属实者，轻则消食化滞，重则消食与泻下二法并施；脾虚者，又当补消结合，不可一味消导。

2. 保和丸纯属消食之剂，适于食积证，尤宜肉积证，故方中以山楂为君，神曲为臣。

3. 健脾丸为消补兼施，以补为主之方剂。因食积易致气滞，且补益之药，每多壅滞，故方中配伍木香、砂仁、陈皮理气和胃，既助消食导滞之功，又可使诸补药补而不滞。方中黄连性虽苦寒，然配伍在大队健脾益气药物之中，且用酒炒，故无败胃之弊。

4. 食积易于生热，故保和丸中配伍连翘，健脾丸中配伍黄连。

【消食剂小结】

本章共选方4首，按其功效分为消食化滞、健脾消食两类。

1. 消食化滞：保和丸、枳实导滞丸、木香槟榔丸均有消食导滞之功，但保和丸长于消食和胃，作用缓和，为消食化积之通用方剂，主治一切食积；而枳实导滞丸与木香槟榔丸则均有行气导滞，攻积泄热之功，前者攻下之力小，长于祛湿，适用于湿热积滞之轻证；后者攻破之力较峻，适用于湿热积滞之重证。

2. 健脾消食：健脾丸具有健脾消食，和胃止泻之功，主治脾虚食积证。

【复习思考题】

1. 试述消食剂的含义、分类、使用注意。

2. 消食剂为何常配伍理气药？

3. 健脾丸、参苓白术散、补中益气汤、理中丸均可治疗泄泻，如何区别运用？

4. 保和丸与平胃散均可治疗脘腹胀满，两者在立法、用药上有何不同？

5. 枳实导滞丸中何以要配伍攻下之品？

6. 健脾丸为何要用苦寒之黄连？

（文乐兮　贺又舜）

第二十章　驱虫剂（自学）

【目的要求】

1. 了解驱虫剂的含义、使用注意。
2. 要求熟悉的方剂：乌梅丸。
3. 要求了解的方剂：布袋丸。

【自学时数】

2学时。

1. 含义：凡以驱虫药为主组成，具有驱虫，杀虫或安蛔等作用，用于治疗人体寄生虫病的方剂，统称驱虫剂。
2. 分类：人体内的寄生虫种类很多，常见的有蛔虫、蛲虫、钩虫、绦虫等消化道的寄生虫。其成因多因饮食不洁，误食沾染虫卵的食物而引起。其在症状表现上，多为脐腹作痛，时发时止，痛而能食，面色萎黄，或青或白，或生虫斑，或嘈杂呕吐清水，舌苔剥落，脉象乍大乍小等。如迁延日久，可呈现肌肉消瘦，肚大青筋，成为疳积之证。此外，嗜食异物，唇内有红白点，是蛔虫的见症；肛门作痒，是蛲虫的独有特点；便下白色节片，是绦虫的特征；嗜食异物，面色萎黄，虚肿，则为钩虫的见症。本类方剂能驱虫，消积，对上述诸虫，均为适应。

驱虫剂常选用驱虫药如乌梅、槟榔、雷丸、鹤虱、使君子、苦楝根皮等为主组方。因寄生虫症有寒热虚实之不同，驱虫剂的配伍也因证而异。若虫证属寒者，常配伍温中祛寒药如蜀椒、干姜等；若虫证属热者，常配以苦寒清热药如黄连、黄柏等；若寒热错杂者，又当寒热并调；若虫证兼有食积成疳者，常配消食化积之神曲、独脚金；若虫积兼正虚者，常配以益气补血之人参、当归；为了促进虫体的排出，驱虫剂还常配泻下之槟榔、大黄等。代表方剂如乌梅丸、化虫丸、布袋丸等。

3. 使用注意：

(1) 驱虫剂的用量宜适当，若过大则易伤正或中毒，若剂量不足，则达不到治疗目的。

(2) 应用驱虫药时，一般宜空腹服，忌油腻。

(3) 由于驱虫药多系攻伐之品，易伤脾胃，故应中病即止，不宜过服。服驱虫药后，要注意调理脾胃，以善其后。年老、体弱、孕妇均慎用。

乌梅丸　《伤寒论》

【组成】　乌梅三百枚 (20g)　　　细辛六两 (3g)　　　干姜十两 (9g)　　　黄连十六两 (6g)

当归四两（6g）　　　附子炮、去皮六两（6g）　　　蜀椒炒香，四两（5g）　　　桂枝六两（6g）　　　人参六两（6g）　　　黄柏六两（6g）

【用法】　乌梅用50%醋浸一宿，去核打烂，和余药打匀，烘干或晒干，研成末，加蜜制丸，每服9g，每日一至三次，空腹温开水送下。亦可作汤剂水煎服，用量按原方比例酌定（原方十味，异捣筛，合治之。以苦酒浸乌梅一宿，去核，蒸之五斗米下，饭熟，捣成泥，和药令相得，内臼中，与蜜杵二千下，丸如梧桐子大，先食饮服十丸，日三服，稍加至二十丸。禁生冷、滑物、臭食等）。

【功效】　温脏安蛔。

【主治】　蛔厥证。症见腹痛时作时止，痛甚则手足厥冷，伴烦闷呕吐，常自吐蛔。亦治久痢久泻。

【方解】　本方所治蛔厥，是因上热下寒，蛔动不安所致。蛔虫原寄生在肠内，喜温而恶寒，若肠寒，不利于蛔虫之生存，蛔虫为避下寒而就上热，故上窜入胃或入胆道，则发生蛔厥腹痛；肠寒则蛔虫不时扰动而见腹痛时作，痛剧则阴阳之气不相顺接，以致四肢厥冷；胃受虫扰，故烦闷，呕吐，或吐蛔。治疗上应以温脏安蛔，兼清上热为法。"蛔得酸则静"，故用乌梅味酸制蛔，安其扰动，使蛔静而痛止，重用为君药；然蛔虫因于肠寒而向上窜动，故用细辛、蜀椒味辛可伏蛔，性温可暖肠祛寒；并用桂枝、附子、干姜辛温之品，以加强暖肠祛寒之力，五药共为臣药。蛔虫上扰与胃热亦有关联，故又用苦寒之黄连、黄柏清胆胃之热，令蛔虫折回肠内，此即"蛔得苦则下"之理；人参、当归补养气血，扶正以祛邪，四药共为佐药；蜂蜜甘缓和中，调和诸药，为使药。柯韵伯说："蛔得酸则静，得辛则伏，得苦则下。"（《名医方论》）本方辛酸苦味俱备，且寒热并用，共奏温脏安蛔，兼清上热之功，其立法重在安蛔止痛，使蛔静下行，腹痛自止，厥逆可消。

方中乌梅酸涩，可涩肠止泻；黄连、黄柏苦寒，能清热燥湿止痢；附子、干姜、桂枝、川椒、细辛皆温热之品，可温肾暖脾而助运化；人参、当归益气补虚而扶正。诸药相合，具有温中补虚，清热燥湿止痢之功。因此，对于寒热错杂，正气虚弱之久泻、久痢亦可奏效。

【临床运用】

1. 运用要点：腹痛时作，手足厥冷，常自吐蛔。

2. 蛔虫症、慢性肠炎、慢性细菌性痢疾等属寒热错杂而正虚者，可用本方治疗。

3. 本方以安蛔为主，杀虫力较弱，若用于杀虫或驱虫时可加使君子、苦楝根皮、榧子、槟榔等以加强驱虫之力。

4. 由于乌梅味酸，有生津止渴作用，故对于消渴而属上热下寒，气血已虚者，也可用本方治疗。

【附方】

布袋丸（《补要袖珍小儿方论》）

组成：夜明砂拣净，二两（60g）　　　芜荑炒，去皮二两（60g）　　　使君子二两（60g）　　　白茯苓去皮，半两（15g）　　　人参去芦，半两（15g）　　　白术无油者，去芦，半两（15g）　　　甘草半两（15g）　　　芦荟研细，研末为丸半两（15g）。功效：驱虫消疳，补气健脾。主治：小儿虫疳。症见体热面黄，肢细腹大，发焦目暗，舌淡脉弱。

本方与乌梅丸都有驱虫作用，但本方驱虫力较强，且有补养脾胃的作用，主治小儿脾虚虫疳而见面黄肢细，腹大如布袋之证。乌梅丸以安蛔为主，杀虫力较弱，兼有调和寒热的作用，主治上热下寒，寒热错杂之蛔厥，又可治疗虚实相兼，寒热错杂之久痢、久泻等证。

【参考文献摘录】 据临床报道：用乌梅汤治疗胆道蛔虫症 225 例，治愈率为 97.6％，有效率为 100％。225 例分为偏寒型、寒热错杂型、偏热型，均采用乌梅汤加减治疗。偏寒型，用乌梅 15～30g，槟榔、川楝各 15g，蜀椒、桂枝、熟附子各 6g，细辛、干姜各 3g（小儿酌减）；寒热错杂型，上方加黄柏 9g，栀子 9g，黄连 6g；偏热型，上方去桂枝、附子、细辛，均获满意疗效（湖南医药卫生科技成果选编，1971，1：1）。

【方歌】

乌梅丸味苦辛酸，连柏辛椒姜桂方，

参归附子虚寒治，温脏安蛔法可传。

自 学 指 导

【重点难点】

1. 运用驱虫剂，首先要辨别寄生虫证的寒热虚实，驱虫剂的配伍也因证而异。

2. 使用驱虫剂的注意事项中，最重要的是剂量要适当，以免攻伐正气或中毒。

3. 乌梅丸是治疗蛔厥证的代表方，该方在配伍上有下列特点：

（1）酸、辛、苦三味并用。以乌梅之酸安蛔，以蜀椒、细辛之辛伏蛔，以黄连、黄柏之苦下蛔。

（2）寒热并用。以蜀椒、细辛、干姜、附子之温热辛散而温脏寒，以黄连、黄柏之苦寒而清腑热。

【驱虫剂小结】

本章只选 1 首方剂，即乌梅丸。乌梅丸主要功效是温脏安蛔，兼清胃热，主治上热下寒之蛔厥。

【复习思考题】

1. 使用驱虫剂时应注意什么？

2. 乌梅丸有何配伍特点？

3. "蛔得酸则静，得辛则伏，得苦则下"的机理在哪里？

4. 乌梅丸为什么亦可用治消渴？

5. 布袋丸功用是什么？

（施旭光）

第二十一章　涌吐剂（自学）

【目的要求】

1. 了解涌吐剂的含义、使用注意。
2. 要求了解的方剂：瓜蒂散、盐汤探吐方。

【自学时数】

2 学时。

1. 含义：凡以涌吐药为主组成，具有涌吐痰涎、宿食、毒物的作用，用以治疗痰涎、宿食、毒物在胃的方剂，统称涌吐剂。属"八法"中的"吐法"。

2. 分类：涌吐剂的作用，主要是使停蓄在咽喉、胸膈、胃脘的痰涎、宿食、毒物从口吐出。常用于中风、癫狂、喉痹之痰涎壅塞，以及宿食停滞胃脘，毒物尚留胃中，干霍乱吐泻不得等，属于病情急迫而又急需吐出之证。

中风、癫狂、喉痹等证，症见痰涎壅盛，阻塞咽喉，呼吸急迫，痰声如锯者，使用本类方剂通关豁痰，令痰涎排出，病情往往可得到好转。宿食停滞胃脘，症见胸闷脘胀，时时欲吐不能者，可用涌吐剂以除宿食。误食毒物，为时不久，毒物尚留胃中者，用吐法排出毒物是一种简便易行的急救方法。干霍乱吐泻不得乃中焦气机窒塞，上下不通所致，用涌吐剂催吐，令气机开通，则窒塞可解。

3. 使用注意：

(1) 本类方剂作用迅猛，易伤胃气，故宜中病即止。

(2) 年老体弱、孕妇、产后均宜慎用。

(3) 服后仍不吐者，可用手指探喉以助涌吐；服后吐不止者，可用姜汁或冷粥、冷开水以止吐。

(4) 吐后调理：①令病者避风寒，以防吐后体虚而感外邪；②注意调理脾胃，可食糜粥自养，切勿骤进油腻及不易消化之食物，以免伤胃。

瓜蒂散　《伤寒论》

【组成】　瓜蒂熬黄，一分（100g）　　　赤小豆一分（100g）

【用法】　将瓜蒂、赤小豆研细末和匀，每服 1～3g，用淡豆豉 9g 煎汤送服。如欲急催吐，服药后可用洁净翎毛探喉取吐，若仍不吐，可再服一次（原方二味各别捣筛，为散已，合治之，取一钱匕，以香豉一合，用热汤七合，煮作稀糜，去滓，取汁和散，温顿服之。不吐者，少少加，得快吐乃止）。

【功效】 涌吐痰涎宿食。

【主治】 痰涎宿食壅滞胸脘证。症见胸中痞硬，烦懊不安，欲吐不出，气上冲咽喉不得息，寸脉微浮者。

【方解】 本方所治乃痰涎壅塞胸中，或宿食停于上脘之证。由于痰食壅塞，气不得通，故见胸中痞硬，烦懊不安，上冲欲呕等症。治疗上应因势利导，按照《素问·至真要大论》"其高者，因而越之"的原则，采用涌吐法，使病邪从涌吐而解。方中瓜蒂味苦，善于涌吐痰涎宿食，为君药。赤小豆味酸平，能祛湿除烦满，为臣药。君臣二药相配，酸苦涌泄，相须相益，可增强催吐之力。瓜蒂苦寒有毒，催吐力峻，易伤胃气，故又以淡豆豉，既能宣解胸中邪气，利于涌吐，与赤小豆相伍，又可安中护胃，使在快吐之中兼顾胃气，为佐使。三药相合，涌吐痰涎宿食，宣越胸中邪气，使壅滞胸脘之痰食得以涌吐排出，则胸痞烦懊诸症自解。

【临床运用】

1. 运用要点：胸中痞硬，欲吐不出，气上冲咽喉不得息，或误食毒物仍在胃中者。

2. 食物（或药物）中毒、精神分裂症等属于痰涎宿食壅滞胸脘者，可用本方治之。

3. 服瓜蒂散而吐不止者，可服麝香 0.03~0.06g，或丁香 0.3~0.6g 以解之。

4. 本方去淡豆豉，加山栀子，亦名瓜蒂散（《温病条辨》）。主治太阴温病，症见痰涎壅盛，心烦不安，胸中痞塞，欲呕等属于痰热壅塞上焦者。与《伤寒论》瓜蒂散相比，本方证有痰热，故加入清热之栀子，以吐热痰。

5. 若宿食已离胃入肠，或痰涎不在胸膈，或体虚患者，均须禁用。

【方歌】

瓜蒂散用赤豆研，散和豉汁不需煎，

宿食痰涎填上脘，逐邪宣壅服之先。

盐汤探吐方　《备急千金要方》

【组成】 食盐原方未注用量（炒，适量）

【用法】 用开水调匀，制成饱和盐汤，每服 200~500 mL，服后用洁净翎毛或手指探喉助吐（原方用极咸盐汤三升，热饮一升，刺口令吐宿食使尽，不吐更服，吐讫复饮，三吐乃住，静止）。

【功效】 涌吐宿食。

【主治】 宿食停胃。症见脘腹胀痛不舒；或干霍乱，欲吐不得吐，欲泻不得泻。亦治误食毒物，尚停留在胃中者。

【方解】 本方治证乃因暴饮暴食，或秽浊之气，阻遏中焦所致。由于宿食或秽浊之气中阻，气机升降窒塞，上下不通，故见脘腹胀痛，吐泻不得等症。治疗上应因势利导，涌而吐之。方中以盐汤极咸之味，激起呕吐，以开通气机，并使宿食随吐而出。气机得以调畅，则塞者可通，胀痛可止。盐汤用于涌吐，《本草经》早已有"令人呕"之记载，《成方切用》亦有记载："咸能下气，过咸则引涎水聚于膈上，涌吐以泄之也。"

【临床运用】

1. 运用要点：脘腹胀痛不舒，欲吐不得吐，欲泻不得泻。

2. 癫病、精神分裂症、食物（或药物）中毒、急性胃炎等见脘腹胀痛不舒者，可用本方治之。

3. 饱食填胃而致的食厥；肝气郁极而致的气厥，亦可采用本方，以得吐则气机通利，厥逆自复。

4. 本方探吐之力和缓，服本方后若仍不吐，可再服一次，并以手指探喉，以助其吐，务得使吐乃住。

【附方】

参芦饮（《丹溪心法》）

组成：人参芦研末，每服3~6g，温水送服。功效：涌吐痰涎。主治：虚弱之人，痰涎或宿食壅塞上焦。症见胸膈满闷，愠愠欲吐，脉象虚弱者。

本方药性缓和，既可涌吐痰涎，又能扶助正气，邪正两顾，适用于虚弱之人，痰涎壅盛者。而盐汤探吐方虽药性也较平和，且使用便利，但无扶助正气的功效，主要用于治疗干霍乱，吐泻不得，腹中痛，以及宿食、食厥、气厥等证。

【方歌】

盐汤探吐千金方，干霍乱兮宜急尝，

食停上脘气机阻，运用及时效亦彰。

自 学 指 导

【重点难点】

1. 涌吐剂的作用机制是使痰涎、宿食或毒物从口中吐出，适用于痰涎、宿食壅塞上焦，毒物尚留胃中，病情急迫，急需吐出者。

2. 服涌吐剂之后若仍不吐者，可用翎毛或手指探喉，以助其吐。服后若呕吐不止者，可服姜汁以止吐。

3. 瓜蒂散为涌吐法的代表方。方中瓜蒂催吐力强而快捷，但属苦寒有毒之品，兼之吐法易伤胃气，故又选用赤小豆、淡豆豉谷类之品，取谷气以保胃气，使快吐而不伤正，此为本方之配伍特点。

【复习思考题】

1. 涌吐剂的适应证是什么？
2. 使用涌吐剂时应注意些什么？
3. 瓜蒂散立法依据是什么？
4. 试分析瓜蒂散与盐汤探吐方功用的异同点。

（施旭光）

第二十二章　治痈剂

【目的要求】

1. 熟悉治痈剂的含义、分类、使用注意。
2. 要求掌握的方剂：仙方活命饮、阳和汤、苇茎汤、大黄牡丹汤。
3. 要求熟悉的方剂：五味消毒饮、四妙勇安汤、透脓散。
4. 要求了解的方剂：内补黄芪汤。
5. 鉴别仙方活命饮与五味消毒饮功效、主治的异同。

【自学时数】

4 学时。

1. 含义：凡具有解毒消痈，托里排脓，生肌敛疮等作用，用以治疗痈疽疮疡病证的一类方剂，统称为治痈剂。治痈剂属于"八法"中"消法"的范畴。

痈疡之生，有因内伤七情，郁滞化火者；有因恣食辛热炙煿食物，生湿蕴热者；有因外感六淫，侵入肌肉、经络、筋骨、血脉者；有因阳虚寒凝，营血虚滞，痰浊壅阻而致者；如《灵枢·痈疽篇》所云："寒邪客于经络之中，则血泣，血泣则不通，不通则卫气归之，不得复返故痈肿。"或因其他外来伤害，导致气血凝泣，经脉阻滞，营卫不和，变生痈疡者，但诸因之中，尤以湿热、火毒为患者居多。正如《灵枢·痈疽篇》有云："营卫稽留于经脉之中，则血泣（泣通涩）不行，不行则卫气从之而不通，壅遏不得行，故热。大热不止，热盛则肉腐，肉腐则为脓，故命曰痈。"《医宗金鉴》说："痈疽原是火毒生，经络阻隔气血凝"。可见，本病主要病机是由热毒或阴寒之邪凝滞，营卫失调，气血凝滞，经络阻塞而成。

2. 分类：痈疽疮疡病证依据发病部位的不同而有外痈与内痈之分，故治痈剂相应分为治外痈剂与治内痈剂两大类。

（1）治外痈剂——本类方剂适用于邪壅肌腠而成之外痈证；即生于机体躯干、四肢等体表部位的痈疡病证。诸如痈、疽、疔、疖、丹毒、流注、瘿瘤、瘰疬等。

外痈证的辨证重在辨别阴阳，通常是分为阳痈、阴疽二类。阳痈者，多因热邪入里，或内生积热，机体气血受热毒邪气的困滞而壅塞不通而致；其证每以痈疡肿形高起，患处皮色赤红，灼热焮痛，红、肿、热、痛明显，而且病变部位界线分明，或根脚紧束；一般具有发病急，病程短，未成脓者易消，已成脓者易溃，溃后疮口易收的特点。阴疽者，每因阳虚寒凝，痰湿阻结于肌腠、筋骨之间，气血郁滞经脉所致；临证表现常以痈疡外形平塌，患处皮色不变，不红不热，病变范围松散，漫肿界线不清，或坚硬或软陷，不痛或微痛、或酸痛等为特征；一般具有病势缓慢，病程较长，脓未成者难消，脓成者难溃，溃后疮口难收的特点。此外，痈疡辨证还要结合内外传变的不同而予辨证，如颜面疔疮，可因热毒炽盛而致"走黄"、"内陷"等危证。

外痈的治法，有外治法和内治法的不同。外治法如外箍围药、外贴膏药、手术切开、挂线等；内治法即内服药物的治疗方法。本章重点介绍其内治法的常用方剂。外痈证的内治法侧重于依据病证发展过程的三个不同阶段（一般分为痈疮初起、成脓、溃后）而分期论治，分别应用消、托、补三法施治。《疡科纲要》有谓："治疡之要，未成者必求其消，治之于早，虽有大证，而可以消散于无形。"所谓消法，即"消散"之意。多用于痈疡初期，尚未成脓时，以散邪解毒，疏利气血，使毒散肿消，制止成脓。消法具体包括疏散解表、清热解毒、温阳散寒、祛痰除湿、行气活血等多种治法。代表方剂如仙方活命饮、五味消毒饮、四妙勇安汤等。所谓托法，即"托毒外透"之意。多用于痈疡中期，内脓已成，出现邪盛毒深而正气不足时，如正虚邪陷，脓成难溃，或正虚毒盛，难溃难腐者，应用托法，以扶助正气，托毒外出，溃坚透脓，使内毒移深就浅，促其易溃、易敛。代表方剂如透脓散。所谓补法，即"补益正气"之意。多用于痈疡后期，疮疡溃后，正气亏虚，此时毒势已去，气血皆虚，或脾胃、肝肾不足，出现脓液清稀，疮口经久不敛者，应用补法调治，即以补益气血，养阴生肌，使正气充实，促使疮口收敛。代表方剂如内补黄芪汤。

总之，外痈证的治疗以解毒消肿，活血理气为大法。若热毒火盛，可配伍清热解毒，凉血之品；若阳虚寒凝而致者，宜配伍温阳散寒解凝之药；若挟有痰凝瘀滞者，宜配伍化痰散结、活血通滞之品；若因正虚不能托毒，脓成难溃，则宜配伍扶助正气药以托毒排脓。

（2）治内痈剂——本类方剂适用于邪结脏腑，即生于脏腑中的痈证，如肺痈、肠痈等。内痈的辨证，重在分清病证的寒热虚实、已成脓或未成脓等。据此分别确定相应的治法，诸如清热解毒，逐瘀排脓，散结消肿等。若夹有寒湿者，宜配伍温利寒湿之品；若兼正气不足者，宜配伍补益扶正之品。如肺痈为痰热瘀结而致者，治疗常以清肺化痰药与逐瘀排脓药同用，代表方剂如苇茎汤；肠痈若因瘀热郁滞，气血结聚所致者，治疗常以泻火祛瘀药与破滞散结药同用，代表方剂如大黄牡丹汤；若因寒湿郁滞而致者，又当以温利寒湿为用，代表方剂如薏苡附子败酱散。

3. 使用注意：

（1）痈疡的辨证，当首辨其阴阳属性、病位的内外，从而分别选用相应的方剂。

（2）外痈的内治法应根据痈疡初起、成脓、溃后三个不同阶段而分别采用消、托、补三法。但临证应用时尚须注意下列问题：①痈疡脓已成者，不宜固执内消一法，应配合外箍围药以清热消散或切开排脓，以免痈疡难溃、难收；②外痈证中期，毒盛而正气未衰者，可应用透脓之法，促其早日脓出毒泄，以免脓毒旁窜深溃；若毒邪炽盛，又须侧重清热解毒之法以增强祛邪之力；若化脓迟缓，则须配伍攻透之品以透脓溃坚；③疮疡虽溃，毒邪未尽之时，切勿过早运用补法，以免留邪为患。

（3）对于疮疡，热毒犹盛时，忌用温补，以免助长热邪，而犯"实实"之戒。

第一节　治外痈

仙方活命饮　《校注妇人良方》

【组成】　白芷 (6g)　　贝母 (6g)　　防风 (9g)　　赤芍 (9g)　　当归尾 (6g)　　甘草节 (6g)　　皂角刺炒 (6g)　　穿山甲炙 (6g)　　天花粉 (12g)　　乳香 (6g)　　没药各一钱 (6g)　　金银花 (24g)　　陈皮各三钱 (9g)　（原方未著用量）

【用法】　水煎服，或水酒各半煎服（原方上用酒一大碗，煎五七沸服）。

【功效】　清热解毒，行气活血，消肿溃坚。

【主治】　痈疡初起。症见患处红肿焮痛，或身热，微恶寒，舌苔薄黄，脉数有力者。

【方解】　本方所治之痈疮初起，乃因外感六淫，邪从火化，以致热毒壅聚，营卫涩滞，气血凝滞而成。由于邪气客于肌腠经络，气血阻滞，聚而成形，郁而化热，故见患处红肿热痛；另外，机体气血旺盛，尚能拘毒于外，故见患处皮色红赤、灼热；风热邪毒壅郁肌腠，邪正相争，故见发热恶寒；舌苔薄黄，脉数有力，亦为正盛邪实，热毒壅滞之征。证属热毒痈疮，治法当以清热解毒为主，配合理气活血，消肿散结为辅。方中金银花，甘寒清轻，功善清热解毒，既能泄热清气，又能清解血毒，且具芳香透散之性，以助消痈散结，是治一切阳证痈疮肿毒之要药，正如《景岳全书·本草正》云："金银花，善于化毒，故治痈疽肿毒——诚为要药。毒未成者能散，毒已成者能溃。且其性缓，用须倍加"，故重用为君药。陈皮理气行滞，有利于消肿止痛；当归尾、赤芍活血通滞和营；乳香、没药散瘀消肿止痛；五药合用以调畅气血，通行祛滞，使经络气血通畅，则邪毒无滞留之所，共为臣药。白芷、防风辛散疏风透邪，以解营卫之涩滞，使邪从外透解，有助于痈肿的消散；穿山甲、皂角刺走窜行散，通行经络，透脓溃坚，解毒消肿；浙贝母、天花粉清热化痰散结，内消肿毒，均为佐药。甘草清热解毒，和中调药。加酒同煎，借其通行周身，助药力直达病所，使邪尽散，共为使药。诸药合用，共奏清热解毒，消肿溃坚，活血止痛之效，用之可使热清毒解，气行血畅，则肿消痛止。临证用于痈疡脓未成者，服之可使痈肿消散；脓已成者，服之可使其外溃，故乃治阳证疮痈肿毒之良方。

【临床运用】

1. 运用要点：疮疡肿毒，患处红、肿、热、痛，脉数有力。

2. 蜂窝织炎、疖肿、深部脓肿、脓疱疮、扁桃体炎、急性乳腺炎等属于热毒壅滞者可用本方治之。

3. 原方记载"本方治一切疮疡，未成（脓）者即散，已成（脓）者即溃。"故前人誉本方为"疮门开手攻毒之第一方"。若疮痈疼痛不甚者，可去乳香、没药；若热毒甚者，加蒲公英、紫花地丁、野菊花以清热解毒。

4. 临证应用本方，可根据痈疮所在部位的不同，分别加入引经的药物，以提高疗效：如在头部者宜加川芎；在颈项者宜加桔梗；在胸部者宜加瓜蒌皮；在胁部者宜加柴胡；在腰脊者宜加秦艽；在上肢者宜加姜黄；在下肢者宜加牛膝。

5．本方治疗疮疡肿毒既可内服亦可外敷。

6．疮痈溃后，不可再服；阴疽者，忌用本方。

【附方】

双柏散（录自《中药方剂学》广州中医药大学第一附属医院伤科经验方）

组成：侧柏叶 大黄（各1000g） 黄柏 薄荷 泽兰（各500g）共研细末，开水、蜜调敷，或煎水外洗。功效：祛瘀止痛，清热散风。主治：跌打骨折，扭挫损伤，筋肉肿痛；或瘀热郁结所致的胸胁疼痛、缩脚肠痈。

本方与仙方活命饮都有清热解毒，活血祛瘀的作用，均可用于热毒壅结之疮疡肿毒。所不同者，仙方活命饮尚能理气消肿，透络溃坚，其消肿溃坚之力较强，适于疮疡肿毒而热毒偏盛者，且多作内服之用；本方则祛瘀止痛以及清热之力较强，多用于跌打损伤而瘀热偏盛者，且多作外用。

【参考文献摘录】 据临床报道：用本方治疗头疽43例，其中采用中药治疗者32例，并辅以西药治疗者11例。其中热毒型28例以本方加减用药：二花、连翘、黄芩、蒲公英、蚤休、归尾、赤芍、丹皮、乳没、黄芪、穿山甲、皂角刺；气血两虚型8例以本方加减用药：党参、白术、茯苓、当归、白芍、川芎、二花、连翘、黄芩、黄连、穿山甲、皂角刺、蚤休；阴虚型8例以本方加减用药：生地、白芍、花粉、知母、玄参、二冬、黄芪、当归、皂角刺、穿山甲、川贝，进行治疗。合并糖尿病者加用胰岛素、降糖灵等，同时外敷金黄散加拔毒膏合治。结果：治疗30天，痊愈43例，总有效率为100%（河南中医 1998，5：31）

【方歌】

仙方活命金银花，防芷陈皮皂山甲，

贝母花粉及乳没，赤芍甘草酒煎佳。

【类方比较】

黄连解毒汤	均具有清热解毒之功，均可用治热毒痈疮等证	集苦寒泻火药于一方，相须为用，泻火解毒力强，且直达三焦，直折火势，善治火热毒盛，充斥三焦之壮热烦躁，咽干口燥，错语不眠，或吐衄，发斑，舌红苔黄等。为泻火解毒之代表方
仙方活命饮		解毒与消散并用，功专解毒消痈，消肿溃坚，活血止痛。用治热毒内壅，气血瘀滞，营卫不畅之痈疮肿毒初起证，脓未成者，服之可消，脓已成者，服之可溃。是外科"消法"的代表方

五味消毒饮 《医宗金鉴》

【组成】 金银花三钱（30g） 野菊花 蒲公英 紫花地丁 紫背天葵子各一钱二分（各12g）

【用法】 水煎，加酒一二匙和服（原方水二盏，煎八分，加无灰酒半盏，再滚二三沸时热服，（取）滓，如法再煎服，被盖出汗为度）。

【功效】 清热解毒，消散疔疮。

【主治】 火毒结聚之痈疮疔疖。症见疮痈初起，局部红、肿、热、痛，或有发热恶寒；各种疔毒，疮形如粟，坚硬根深，状如钉丁，如钉着骨，舌红，苔黄，脉数。

【方解】 本方所治之痈疮或疔毒，皆由邪火热毒蕴结而成。盖因外感热毒邪气，或恣食辛辣燥热，内生积热，以致火邪热毒蕴结于肌肤，气血凝滞于络脉而发，痈疮见局部红肿热痛或疔疮形如粟粒，坚硬根深，状如钉丁；治宜清热解毒，消散疔疮。方中金银花既善清气血之热毒，又能清宣透邪，以消散痈肿疔疮，为治痈之要药，《本草纲目》中言其能治："诸肿毒，痈疽，疥癣，杨梅诸恶疮"，故重用为君药。蒲公英长于清热解毒，兼能消痈散结；"治一切疔疮痈疡红肿热痛诸证"(《本草正义》)；紫花地丁苦寒而善清解热毒，又归血分兼能凉血散痈，故有消散热毒痈肿之能，尤长于用治疔毒恶疮，两者相配，助君药以增强清热解毒，消散痈肿的作用，共为臣药。佐以野菊花、紫背天葵子清热解毒而治痈疮疔毒，其中野菊花尤常治"痈肿疔疮，瘰疬眼瘜"(《本草纲目》)，而紫背天葵子则能"散诸疮肿，攻痈疽，排脓定痛"(《滇南本草》)。以上五药同用，性皆寒凉，故其清热解毒犹强，并能凉血消肿，消散痈结；加少量酒同煎，以宣通血脉，助药力，为使药之用。诸药相合，力专效宏，共奏清热解毒，消散疔疮之效，为治疗毒痈肿之重要方剂。

【临床运用】

1. 运用要点：痈疮，局部红肿热痛；或各种疔疮，疮形如粟，坚硬根深、状如钉丁，舌红脉数。

2. 外科多种感染性疾病，诸如疔、痈、丹毒、蜂窝织炎、脓肿、手部感染、急性乳腺炎等；以及化脓性胆管炎、急性结膜炎、急性泌尿系感染、急性肾炎、化脓性扁桃腺炎、败血症等属于热毒蕴结者，可用本方治疗。

3. 热毒甚者，加连翘、黄连以加强清热解毒之效；肿甚者，加防风、白芷以散风消肿，透邪外出；若用治乳痈，宜重用蒲公英，并加瓜蒌、贝母以散结消肿。

4. 阴疽忌用；脾胃素虚者慎用。

【参考文献摘录】 据临床报道：以五味消毒饮加味为主，治疗多发性疖病 45 例。处方为原方加连翘、丹参、黄精、黄芪、甘草，日 1 剂，分 2 次温服，早晚各 1 次，以黄酒为引。7 剂为一疗程。服药最少 5 剂，最多 15 剂，平均为 12.9 剂，全部治愈。17 例随访 6 月～7 年，均未复发。(新医药学杂志，1973,7)。

【方歌】

五味消毒治诸疔，银花野菊蒲公英，

紫花地丁天葵子，煎加酒服效非轻。

【类方比较】

仙方活命饮	均能清热解毒,消散痈肿,用于热毒壅结之痈疮疖肿,局部见红肿热痛,舌红脉数等邪正俱实之证	尚能活血理气,消肿溃坚,用于痈疮初起,热毒结聚,气血壅滞较甚者
五味消毒饮		清热解毒之力强,尤善于清解疔毒,用于热毒较盛之痈肿疔毒

四妙勇安汤 《验方新编》

【组成】 金银花　　玄参各三两 (各30g)　　当归二两 (15g)　　甘草一两 (6g)

【用法】 水煎服（原方水煎服，一连十剂，永无后患，药味不可少，减则不效，并忌抓擦为要。）

【功效】 清热解毒，活血止痛。

【主治】 脱疽。症见患肢黯红，微肿灼热，烧灼样剧痛，疮面溃烂，腐臭难闻，甚则脚趾节节脱落，延及足背，烦热口渴，舌红脉数。

【方解】 脱疽是一种发于四肢末端，尤以下肢多见的病证。《灵枢·痈疽篇》曰："发于足趾，名脱疽"。本方所治之脱疽，乃因火毒内郁，血行不畅，瘀阻经脉，阴血耗伤而致。盖郁火邪毒蕴于脏腑，消灼阴液，阴亏不能制火，或因内有积热，外感寒湿毒气，邪盛壅滞，以致局部气血凝滞，血行不畅，经脉瘀阻不通，故见患肢末端黯红微肿，疼痛剧烈；火毒内郁，肉腐血败，故见患肢灼热溃烂腐臭，甚至指趾坏死脱落；热盛津伤，则烦热口渴；舌红，脉数，亦为火热内郁之象。证属热毒内蕴，经脉瘀滞，治宜清热解毒为主，兼以活血通脉。方中金银花甘寒气清，善于清热解毒，故重用以为君药。玄参以其性味苦甘咸寒而质润，长于清热凉血，泻火解毒，并能滋养阴液，散结软坚，合君药既能清气分之热，又能解血分之毒，故亦重用为臣药。当归养血活血，既可行气血之凝滞，化瘀通脉而止痛，又合玄参养血滋阴而生新，为佐药。生甘草既助清热解毒，又调和诸药，为使药。本方用药，具有药少、量大、力专的特点。合而用之，共奏清热解毒，活血止痛之效。

【临床运用】

1．运用要点：患处红肿剧痛，溃烂腐臭，烦热口渴，舌红脉数。

2．血栓闭塞性脉管炎、血栓性静脉炎、丹毒、骨髓炎、溃疡型下肢静脉曲张等属于热毒内蕴，瘀阻经脉，阴血亏耗者，可用本方治之。

3．脱疽为邪毒深重，痊愈较难之证，因此本方清热泻火解毒药用量较重，且服药时间较长（原书载"一连十剂"），是恐用量少、时间短而难奏效。

4．脾胃虚弱者慎用；脱疽属寒湿及气血亏损者，皆非本方所宜。

【参考文献摘录】 据临床报道：用本方加乳香、没药、黄芪、赤芍、炮山甲治疗血栓闭塞性脉管炎 30 例，结果临床症状都有不同程度的改善，其中近期控制 9 例（30％），好转 21 例（70％）。一般在服药 4～5 剂后，疼痛减轻，连服 10～15 剂疼痛大部分消失或显著减轻，患肢由凉变暖，肤色由暗变为红润，血液循环明显改善，局部溃疡经过处理，也日渐愈合，因而认为，本方有缓解血管痉挛，促进建立侧肢循环的作用（新药简讯，1972，8：51～53）。

【方歌】

四妙勇安用当归，玄参银花甘草随，

清热解毒兼活血，热毒脱疽此方魁。

透脓散 《外科正宗》

【组成】 生黄芪四线 (12g)　　穿山甲炒末，一钱 (6g)　　川芎三钱 (9g)　　当归二钱 (9g)
皂角针一钱五分 (6g)

【用法】 水煎服，临服入酒适量亦可（原方水二盏，煎一半服，随病前后服，临服入酒一杯亦可）。

【功效】 益气养血，托毒溃脓。

【主治】 痈疡不溃证。症见疮痈内已成脓，外不易溃，或酸胀疼痛。

【方解】 痈疡虽已成脓，但由于气血耗损，正气不支，无力托毒外透，故脓成而难于溃破，毒亦难泄。因此，治以补益气血，活血化瘀，溃坚排脓为法，以扶助正气，透脓托毒，使毒邪外泄，以免内陷。方中黄芪甘而微温，生用则性走，并长于大补元气而托毒排脓，故前人称之为"疮家之圣药"，为君药。当归养血活血；川芎活血行气，化瘀通络，两药与黄芪相伍，既补益气血，扶正以托毒，又通畅血脉，血脉通畅，则可透脓外泄，并鼓营卫外发，生肌长肉，共为臣药。穿山甲、皂角刺善于消散穿透，可直达病所，软坚溃脓；加酒少许，宣通血脉，以助药力，均为佐使药。诸药合用，共奏托毒透脓，益气养血之效。

【临床运用】

1. 运用要点：疮痈脓成而体虚，无力外溃。

2. 气血虚甚，不易溃脓外出者，加党参、白术以补气生血，透脓外出；若阳虚寒甚者，加肉桂心、鹿角片以温阳托毒。

3. 蜂窝炽炎、深部脓肿、乳腺炎、甲沟炎、毛囊炎等属气血衰弱，内脓已成，难以溃透者，可用本方治疗。

4. 若痈疮溃后，脓液清稀，流出不畅属于气血耗损，正气不支者，亦可用本方治疗。此时可去皂角刺，加肉桂、鹿角胶以温补血脉，使脓稠而流畅。

【方歌】

透脓散治毒成脓，芪归山甲皂刺芎，

程氏又加银蒡芷，更能速奏溃破功。

阳和汤 《外科证治全生集》

【组成】 熟地一两（30g）　白芥子炒研，二钱（6g）　鹿角胶三钱（9g）　肉桂一钱去皮，研粉（3g）　姜炭五分（2g）　麻黄五分（2g）　生甘草一钱（3g）

【用法】 水煎服，其中鹿角胶宜烊化（原方未注用法）。

【功效】 温阳补血，散寒通滞。

【主治】 阴疽。症见患处漫肿无头，皮色不变，酸痛无热，口不渴，舌淡苔白，脉沉细或沉迟；或贴骨疽、脱疽、流注、痰核、鹤膝风等属于阳虚寒凝者。

【方解】 本方善治阴疽证。其中贴骨疽，又名附骨疽，指生于筋骨部位的病证；鹤膝风指以膝关节肿大疼痛，而股胫的肌肉消瘦为特征的一种病证；流注则是指毒邪流走不定，注无定处，而生于深部组织的化脓性病证，等等。证虽不同，皆因素体阳气不足，精血亏虚，一旦邪气内侵，则从寒化，以致阳虚寒凝，营血虚滞，痰浊痹阻于筋骨、肌肉、血脉而致，故见局部酸痛无热，口淡不渴，舌淡苔白脉沉细或沉迟；此外，由于精血亏虚，无力拘毒于外，以致寒湿毒邪漫散，故见漫肿无头，皮色不变。治宜温阳补血以治其本；温经散寒，除痰通滞以疗其标。方中重用熟地黄甘而微温，味厚质润，善能温补营血，填精益髓；鹿角胶甘温，属血肉有情之品，生精补髓，养血助阳，强筋壮骨，其与熟地黄相配，则益精血，助阳气之力更强，以治其本，共为君药。肉桂、炮姜温阳散寒而通利血脉，为臣药。佐以少量麻黄辛温宣散，发越阳气，开泄腠理，以散肌表卫分之寒凝；白芥子善于消散祛除皮里膜外（亦即经络、筋骨之间）的寒痰凝聚。臣、佐四药相伍，辛温宣散、宣通气血以消肿散结；辛散温行，使本方补而不滞。熟地黄得麻黄则滋而不腻，麻黄得熟地则温通肌腠而不在发汗，肉桂、炮姜得鹿胶、熟地则温通而不伤阴血，鹿胶、熟地得肉桂、麻黄则使药力易于流通，正如《马评外科全生集》所言："阴疽治法……非麻黄不能开其腠理，非肉桂、炮姜不能解其寒凝……腠理一开，寒凝一解，气血乃行，毒亦随之消矣。"甘草解毒，调和诸药，为使药。纵观全方，补阴与温阳药合用，辛散与滋腻之品并行，补中寓散，使温散寒凝而不伤正，滋补精血而不恋邪，共奏助阳补血，温经散寒，除痰通滞之效。是治疗痈疽疮疡属阴证的著名方剂。正因为本方温阳补血，散寒通滞，用治阴疽，犹如离照当空，阴霾自散，可化阴凝而阳和，故以阳和名之。

【临床运用】

1. 运用要点：局部漫肿无头，皮色不变，酸痛无热，面色㿠白，口不渴，舌淡脉细。

2. 骨结核、关节结核、淋巴结核、腹膜结核、慢性骨髓炎、慢性淋巴结炎、类风湿性关节炎、血栓闭塞性脉管炎、肌肉深部脓肿，以及慢性气管炎、慢性支气管哮喘、痛经、腰椎骨质增生、坐骨神经痛等属于阳虚血弱，寒凝痰滞者，可用本方治之。

3. 本方为治阳虚血弱，寒凝血滞的要方，临床运用时，一般熟地黄宜重用以加强补血固本之力；麻黄用量宜少，以免辛散太过而耗伤正气；若无鹿角胶可用鹿角片代之；若阳虚寒甚者，可加附子以温阳散寒。

4. 关节痹痛、痛经属于血虚寒凝者；哮喘属于肾阳不足，寒痰壅肺者，亦可用本方治之。

5. 阳痈，或阴虚有热，或阴疽破溃者，均不宜使用。《马评陶批外科全生集》中评注说："阴虚有热及破溃日久者，不可沾唇"，"麻黄未溃可用，已溃之后，断不可重开腠理"。

【参考文献摘录】 据临床报道：用本方加味治疗类风湿性关节炎68例。处方：熟地、黄芪、浙贝母各30g，白芥子、鹿角胶各12g，肉桂（冲）0.9g，当归、制川乌各6g，姜炭、麻黄、甘草各3g，乳香、没药各5g。局部剧痛，经久不愈，或见关节肿大变形者加姜黄10g，每剂水煎二次，早晚温服。疗效标准依据1988年第一届中西结合风湿类疾病学术会议制定的类风湿疗效标准，分为：近期控制：治疗后受累关节肿痛消失，关节功能改善或恢复正常，RF、ESR恢复正常，且停药后维持3个月以上。显效：受累节肿痛明显好转或消失，ESR、RF滴度降低或正常，但关节肿痛尚未消失。有效：经治疗后受累关节疼痛或肿痛有好转。无效：经治疗1~3个疗程受累冠军舰肿痛无好转。结果：近期控制32例，显效21例，有效10例，无效5例。总有效率为92.6%（新中医，1992，11：17）。

【方歌】

阳和汤方治阴疽，贴骨流注鹤膝宜，
熟地鹿胶桂姜炭，麻黄白芥甘草施。

内补黄芪汤 《外科发挥》

【组成】 黄芪盐水拌炒（18g） 麦门冬去心 熟地黄酒拌（各15g） 人参（6g） 茯苓各一钱（9g） 炙甘草三分（3g） 白芍药炒（9g） 远志去心，炒（5g） 川芎（6g） 官桂3g 当归各五分酒拌（9g）

【用法】 加生姜3片、大枣3枚，水煎服，其中人参宜另炖，肉桂泡服（原方作一剂，水二盏，姜三片，枣一枚，煎八分，食远服）。

【功效】 温补气血，生肌敛疮。

【主治】 痈疽溃后，气血两虚证。症见溃处作痛，或疮口日久不敛，脓水清稀，倦怠懒言，食少乏味，自汗口干，间或发热，经久不退，舌淡苔薄，脉细弱。

【方解】 本方所治之证，乃因痈疽溃后，气血两虚，不能生肌敛疮而致。痈疽溃后，正气大伤，气血不足，或素体元气亏虚，不能祛腐生肌，收敛疮口，故见疮口经久不敛；气血亏虚，不能托毒化脓，故见脓水清稀；气虚阳弱，寒凝血滞，经脉不畅，故见痈疽溃处作痛；气血相依，若气血两虚，血虚则气无所依，阳气浮越于外，故见发热而日久不退；中气不足，脾胃运化乏力，故见倦怠，食少乏味；气虚不能固护肌表，腠理疏松，阴液外泄故见自汗；气虚则气不化津，津不上承，故口干；舌淡，脉细弱，均为气血亏虚之象。治宜温补气血，生肌敛疮。方中黄芪甘而微温，善补脾肺之气，兼能生肌敛疮，《神农本草经》谓其："主痈疽败疮，排脓止痛"，为君药。人参大补元气，补脾益肺，与黄芪相须为用，增强益气扶正，生肌敛疮之效；肉桂助阳散寒，通畅气血，合君药以温补阳气，而有鼓舞气血化生之功；熟地黄滋养阴血，与黄芪同用，益气养血，以促进祛腐生肌，收敛疮口之效，均为臣药。当归、川芎活血养血，行滞通络；麦门冬、白芍滋阴补血，敛阴以配阳；远志宣泄通达，疏泄痰滞；茯苓健脾泄浊；生姜、大枣调补脾胃，助君药以益中州，促运化，均为佐药。炙甘草益气和中，调和诸药，为使药。全方诸药同用，实乃十全大补汤去白术，加麦冬、远志而成。具有温补气血，生肌敛疮之效。用之可使气血充盛，腐祛肌生，疮口收敛，则痈疽可愈。

【临床运用】

1. 运用要点：痈疽溃后，脓水清稀，日久不敛，溃处作痛，舌淡苔白，脉细弱。

2. 血栓闭塞性脉管炎、溃疡性下肢静脉曲张、深部脓肿、化脓性炎症后期，疮口久溃不敛属于气血不足者，可用本方治之。

3. 痈疽溃处痛甚者，可加乳香、没药以活血祛瘀，消肿止痛。

4. 痈疽肿毒属阳证者，不宜应用本方。

【方歌】

内补黄芪芎芍归，参苓草地麦远随，

官桂姜枣益气血，养阴生肌功效最。

第二节　治内痈

苇茎汤　《备急千金要方》

【组成】　苇茎二升切，加水二斗，煮取五升，去滓（60g）　　薏苡仁半升（30g）　　瓜瓣半升（24g）
桃仁三十枚（9g）

【用法】　水煎服（原方上四味㕮咀，纳苇汁中，煮取二升，服一升，再服，当吐如脓）。

【功效】　清肺化痰，逐瘀排脓。

【主治】　肺痈。症见身有微热，咳嗽痰多，吐腥臭脓痰，胸中隐隐作痛，咳则痛增，舌质红，苔黄腻，脉滑数。

【方解】　本方所治之肺痈，乃因痰热瘀血壅结于肺所致。风邪热毒蕴结于肺，或嗜食辛辣厚味，内生积热，热毒迫肺，以致热伤血脉，热壅血瘀，肉腐血败，酝酿而成痈化脓，故见咳吐腥臭脓痰；痰热壅肺，肺失清肃，故见咳嗽，发热；痰热瘀血壅结于肺，肺络不通，故见胸中隐隐作痛，咳则痛增；舌红苔黄腻，脉滑数，也是痰热内蕴之征。治当清热毒，化痰湿，散瘀结，排痈脓。方中重用苇茎甘寒而质轻浮，具宣透之性，主入肺经，既善于清泄肺热而疗痈，又能宣肺利窍而化痰排脓，《本经逢原》言："其茎中空，专于利窍，善治肺痈，吐脓血臭痰"，为治肺痈之要药，故重用为君药。冬瓜仁长于涤痰排脓，清热利湿，且其性滑，因此，肺痈脓未成者用之可化痰，脓已成者用之可排脓，是治内痈之要药，与君药相伍，则清肺涤痰排脓力更著，为臣药。桃仁既能活血行滞，散瘀消痈，又能滑肠通下，引瘀热从大便而出；薏苡仁具有上清肺热而排脓，下利水湿而祛邪，共为佐药。四药合而成方，共奏清热化痰，逐瘀排脓之效，对于肺痈脓未成者，可使其消散；脓已成者，可使脓浊外排，为治肺痈常用而有效的方剂。

方中之冬瓜子，在原书中为"瓜瓣"，《张氏医通》认为"瓜瓣即甜瓜子"，后人常以冬瓜子代瓜瓣，现代临床上通用冬瓜子。

【临床运用】

1. 运用要点：胸痛，咳吐腥臭脓痰，舌红苔黄腻，脉数。

2. 肺炎、急性支气管炎、慢性支气管炎合并肺部感染、肺脓疡、百日咳、肺结核等属于热毒壅肺，痰瘀互结者，可用本方治之。

3. 若肺痈脓未成者，宜加鱼腥草、蒲公英、金银花等以增清热解毒之效；脓已成者，加贝母、桔梗、甘草以增化痰排脓之功。

【参考文献摘录】 据临床报道：本方对肺脓疡有较好疗效，适用该病各期，而尤以呈"咳而胸痛，吐痰腥臭，或咳吐脓血者"为佳，患者服药后排痰爽利，诸症缓解，较快痊愈。四川医学院报道，治疗肺脓肿15例，运用千金苇茎汤，并重用苇茎和冬瓜仁，结果，15例全部治愈。本组病例中，有部分病人曾使用抗生素和磺胺药治疗而无效者；有不适宜手术治疗或本人不愿手术者，均采用上方治疗而痊愈（中药通报，1958，12：427）。

【方歌】

苇茎汤方出千金，桃仁薏苡冬瓜仁，

瘀热结肺成痈毒，清热排脓病自宁。

【类方比较】

泻白散	均具有清泻肺热而止咳之功，用治肺热咳嗽证	以桑白皮配地骨皮为主，重在清肺中伏火以消邪热，且甘寒清热而不伤阴，标本兼顾；为泻肺止咳之剂。用治肺有伏火郁结，伏热伤阴之咳嗽气喘，皮肤蒸热，日晡尤甚，舌红苔黄，脉细数者
苇茎汤		以苇茎配冬瓜仁为主，功善清热化痰，逐瘀排脓以消痈，为清肺消痈之方。用治热毒壅肺，痰瘀互结之肺痈，见以咳吐腥臭脓痰，胸痛，舌红苔黄腻，脉滑数者

大黄牡丹汤 《金匮要略》

【组成】 大黄四两 (10g)　　牡丹一两 (9g)　　桃仁五十个 (12g)　　冬瓜子半升 (30g)
芒硝三合 (9g)

【用法】 水煎服，其中芒硝宜冲服（原方右五味，以水六升，煮取一升，去滓，内芒硝，再煎沸，顿服之）。

【功效】 泻热破瘀，散结消痈。

【主治】 肠痈初起证。症见右下腹疼痛拒按，甚或局部肿痞，或右足屈而不伸，伸则牵引痛剧，发热恶寒，自汗出，舌苔黄腻，脉滑数。

【方解】 肠痈是指肠内发生痈肿而出现腹部疼痛等为特征的一种病证。具体包括大肠痈与小肠痈，临证尤以大肠痈为多见。本方所治之肠痈初起，乃因湿热邪毒淤结肠中，气血凝结而成。盖大肠为传导之官，以通为用。若湿热内蕴肠中，与气血相博结，气血郁滞，瘀热壅郁而成痈肿，腑气受阻而不通，故见右下腹疼痛拒按，甚至局部肿痞，右足屈而不伸（右下腹为阑门所居，属肠痈好发部位，邪气壅滞于此，故疼痛多发于此）；湿热之邪阻滞气血，营卫失调，邪正相争，故见发热恶寒；肠胃湿热蕴结，浊气上泛，则舌苔黄而腻；湿热邪盛，故脉滑数有力。证为湿热郁蒸，气血瘀滞，以致瘀热内结于肠中，正如陈实功《外科正宗》所云："气血乖违，湿动痰生，多致肠胃痞塞，运化不通，气血凝滞而成。"治当泻热破瘀，散结消痈。方中大黄苦寒降泄，其清热泻火，荡涤肠中热毒作用尤强，且能活血化瘀以通滞，尤宜于热结瘀滞之内痈证；桃仁苦平入血，破血散瘀，与大黄相配，泻热逐瘀、解毒散结中又能通降下行，使瘀热从大便而去，二药共为君药。芒硝清热泻下，软坚散结，协助大黄荡涤实热而速下；牡丹皮清热凉血，散瘀消肿，尤善"疗痈肿"（《神农本草经》），助君药活血逐瘀而通滞，以治肠痈，共为臣药。冬瓜仁清肠中湿热，排脓散结消痈，亦善治内痈，为佐药。诸药合用，共奏泻热破瘀，散结消痈之效。使瘀热通而痈自散，血行畅而肿痛消，诸症自愈。

【临床运用】

1. 运用要点：右下腹疼痛拒按，舌苔薄黄腻，脉滑数。

2. 急性阑尾炎、阑尾脓肿、盆腔炎、输精管结扎术后感染等属于湿热郁蒸，血瘀气滞者，可用本方治疗。

3. 本方为《金匮要略》治疗肠痈初起的主方，应用时若热毒壅盛者，宜加金银花、红藤、败酱草等以增强清热解毒之力；若气滞明显而见腹部胀痛者，宜加枳实、青皮等以行气消痞止痛。

4. 对于重型急性化脓性或坏疽性阑尾炎、阑尾炎合并腹膜炎、婴儿急性阑尾炎、妊娠期阑尾炎合并腹膜炎等，均不宜使用本方；此外，老人、孕妇、体质虚弱者，均应慎用。

【附方】 薏苡附子败酱散（《金匮要略》）

组成：薏苡仁十分（30g）　　　附子二分（6g）　　　败酱草五分（15g）。功效：排脓消肿。主治：肠痈日久，内已成脓。症见身无热，肌肤甲错，腹皮急，按之濡软如肿胀，脉数。

本方与大黄牡丹汤均有散结消肿之功，均用于治疗肠痈。但大黄牡丹汤集苦寒泻下，清热除湿，消瘀散结三法，旨在寒下热结湿滞，消除肠间瘀结；适用于肠痈初起，体壮邪实者，病机属湿、瘀、热毒搏结，气血壅滞肠腑；而薏苡附子败酱散以清热解毒，排脓消肿与辛热助阳并用，旨在清热排脓消痈而不伤阳气，辛热温阳而不助热毒。用于肠痈日久，邪实正伤，病机属痈脓内蓄肠间，热毒尚存而阳气已伤者。

【参考文献摘录】 据临床报道：大黄牡丹汤为主中西医结合治疗外科急腹症104例，其中急性阑尾炎、包裹性阑尾脓肿、粘连性肠梗阻各20例，肠蛔虫阻塞、胆道蛔虫症各10例，急性胆囊炎15例，结石性胆道感染并中毒性休克5例，急性坏死性胰腺炎4例。结果治愈100例，中转手术仅4例，作者认为外科急腹症而有里实热证者，采用本方酌加清热解毒、活血化瘀、通里攻下、理气开郁、驱蛔之品，常可收到预期效果（云南中医杂志，1983，6）

【方歌】

金匮大黄牡丹汤，桃仁瓜子芒硝襄，

肠痈初起腹按痛，泻热逐瘀自能康。

【类方比较】

桃核承气汤	两方均以大黄、桃仁为主，均有泻热逐瘀之功。用治瘀热互结之证	本方专以逐瘀泄热为用。原治太阳表邪未解，化热内传，与血相搏，瘀热互结下焦经脉，又有瘀热上扰心神之少腹急结，至夜发热，甚则其人如狂之蓄血证，以及血瘀痛经、闭经、脉沉实。其病属瘀结互结，深陷血分，并内扰心神者
大黄牡丹汤		本方泻热逐瘀之中，长以散结消痈。用治湿热郁蒸，气血凝滞，瘀热互结于肠中之右下腹疼痛拒按，肿痞，舌苔薄腻而黄，脉滑数之肠痈初起者。其病位在肠，气血同病以气分为主者

自 学 指 导

【重点难点】

1. 痈疡病证，依据其发病部位的不同可分为外痈与内痈两大类。痈疡的辨证治疗，外痈当首辨其病证性质的阴阳属性，外痈的内治法，一般是按痈疡发展过程的初起、成脓、溃后三个不同阶段，分别使用消、托、补三法。而内痈则重在辨别病证性质的寒热虚实，治疗重在清热解毒，逐瘀排脓，散结消痈。

2. 仙方活命饮之所以被誉称为"疮痈之圣药，外科之首方"，要从本方所治之证的病机及本方功效来理解。痈疮肿毒初起，多由热毒壅聚，血气瘀滞而成，正如罗美所云"痈疽即发，未有不从营气之郁滞，因而血结痰滞蕴崇热毒为患"。故本方以清热解毒的银花，行气的陈皮，活血祛瘀的当归尾、赤芍、乳香、没药，通经溃坚的穿山甲、皂角刺为主；佐以疏风散邪的防风、白芷，化痰散结的天花粉、贝母，等药物组合而成，功能清热解毒，行血结，通经络，消肿止痛，从而达到消散疮痈的目的。

3. 五味消毒饮清热解毒，消散疔疮之力强，乃针对痈疮疔毒是因热毒蕴结肌肤，气血凝滞而设，正如《医宗金鉴》曰："夫疔疮者，乃火证也"；喻昌亦说："疮疡之起……外因者，天时不正之时毒也，郁怒横决之火毒也"。故本方善治一切火热毒聚之疔疮痈肿证。

4. 四妙勇安汤组成药物不多，但其用量大而力专，原方尤其重用金银花、玄参，用量倍于当归、甘草分别为1.5倍和3倍。方中玄参之用，是因脱疽一证系由火毒内生，阴血耗伤而致。玄参甘、苦、咸而寒，其甘寒清热养阴，苦寒清热解毒，咸能软坚散结，一药而具清热滋阴，泻火解毒，软坚散结之功，并助金银花，使解毒力更强。配合当归、甘草活血养血通脉，故本方功善清热解毒，活血通脉，用治热毒瘀阻，兼有阴伤之脱疽。

5. 阳和汤的组方，突出以熟地黄、鹿角胶等温补营血药与炮姜、肉桂、麻黄、白芥子等温阳散寒药相配而用，即温阳补虚和散寒通滞兼顾，使补精血而不滞，温阳通经络而不过于辛散，故本方善治既有阳虚寒凝，又有营血内虚，痰浊凝滞之阴疽证。方中麻黄之用，是取其辛温宣散，温通开达腠理，祛散阴寒邪气，不在于发汗解表，故不予重用。

6. 苇茎汤药仅四味，但既能宣肺以清气分之热，又能化瘀以消血分之滞，更能宣肺祛痰而排脓，故为治肺痈属于痰热壅结，兼有瘀阻者的有效方剂。临床应用本方，肺痈脓未成者，服之可使消散，脓已成者，服之可使痰瘀两化，脓液外排，痈则可愈，是以本方为治肺痈之主方。

7. 大黄牡丹汤组方用药乃集泻下、祛瘀、泻热、祛湿四法而成，尤重在泻热逐瘀，旨在荡涤邪热瘀滞，从下而解，故本方善治湿热、热毒郁蒸，瘀滞肠中之肠痈初起证。临床不论脓成与否，凡证属湿热者，皆可应用本方泻热行瘀，使瘀热脓血随大便而去，则肠痈可愈。

【治痈剂小结】

治痈剂共选方8首，按其所治病证的不同，分为治外痈剂与治内痈剂两类。

1. 治外痈剂：仙方活命饮与五味消毒饮均具有清热解毒，消散痈肿的作用，适用于热毒壅结，气血郁滞所致的痈疮肿毒证。其中仙方活命饮并长于活血理气，消肿溃坚，其解毒与消散并重，为治痈疡之良方，多用于痈疮肿毒初起，热毒壅结，气血壅滞较甚，见局部红肿热痛，舌苔薄黄者；而五味消毒饮清热解毒力强，尤善于清解疔毒，多用于热毒炽盛，结聚于肌肤所致的痈疖疔疮，初起见局部红肿热痛或疮形如粟，坚硬根深，状如钉丁，舌红苔黄，脉数者；四妙勇安汤清热解毒之中，并能活血行滞，通脉止痛，长于治疗火毒内蕴，兼有瘀阻经脉，阴血耗伤之脱疽。临证以患肢黯红微肿，灼热剧痛，甚至溃烂腐臭，舌红脉数为特征。

透脓散与内补黄芪汤均具有益气养血，扶正托毒的作用，适用于痈疽疮疡，气血亏虚，不能托毒排脓或生肌敛疮者。但透脓散重在托毒透脓为主，是治外痈证托法的代表方，多用于痈疮肿毒内已成脓，不能外溃而属于气血不足，不能托毒排脓外出者；而内补黄芪汤则重在温补气血以助生肌敛疮，属补法的代表方，适用于痈疽疮疡后期，痈疽溃后，气血亏虚，不能生肌敛疮，而见疮口经久不敛，或脓水清稀，溃处作痛，舌淡脉细弱者。

阳和汤长于温阳补血，兼以散寒除痰而通滞，为治阴疽的要方，主治阴疽属于血虚阳弱，寒凝痰滞者，临证以患处漫肿无头，酸痛无热，皮色不变，舌淡苔白，脉沉细等为特征。

2. 治内痈剂：苇茎汤功效长于清肺排脓逐瘀，主治痰热瘀血壅结于肺之肺痈，临证以发热，胸痛，咳吐腥臭脓痰，舌红苔黄腻，脉滑数为特征，不论脓成或未成，均可使用。大黄牡丹汤则重在泻热破瘀，兼能散结消痈，用治湿热邪毒瘀结之肠痈，临证以右下腹肿痞，疼痛，拒按，舌苔薄腻而黄为特征。

【复习思考题】

1. 试述外痈证与内痈证总的辨证与治法特点。
2. 试分析仙方活命饮、阳和汤、苇茎汤、大黄牡丹汤的组成原则。
3. 试比较仙方活命饮与黄连解毒汤、五味消毒饮与仙方活命饮功效、主治的异同。
4. 试分析黄芪在透脓散、内补黄芪汤、补中益气汤、玉屏风散、当归补血汤、补阳还五汤中的作用特点。
5. 仙方活命饮、阳和汤均配伍辛温解表药（防风、白芷、麻黄），其配伍意义是什么？

（李政木）

附 篇

模拟试题及参考答案

模 拟 试 题 (一)

一、单项选择题 (在备选答案中选择 1 个最佳答案,并把它的标号写在题后的括号内。每题 1 分,共 40 分)

1. 我国现存最古老的方剂专著是 (　　)
   A.《五十二病方》　　B.《黄帝内经》　　C.《伤寒杂病论》　　D.《医方集解》

2. 在中医学史上,创造性地融理、法、方、药于一体的医著是 (　　)
   A.《黄帝内经》　　B.《医方考》　　C.《伤寒杂病论》　　D.《太平惠民和剂局方》

3. 被誉为我国历史上第一部由政府编修的中成药药典的方剂专著是 (　　)
   A.《五十二病方》　　B.《太平惠民和剂局方》　　C.《医方集解》　　D.《伤寒杂病论》

4. 三仁汤中应用杏仁的作用是 (　　)
   A. 宣降肺气以化湿　　B. 宣降肺气以通便　　C. 宣降肺气以平喘　　D. 宣降肺气以调水

5. 君药的含义指 (　　)
   A. 直接治疗次要症状的药物。　　B. 针对兼病、兼症起主要治疗作用的药物。　　C. 制约君、臣药烈性、毒性的药物。　　D. 针对主病因主病证起主要治疗作用的药物。

6. 某患者症见心胸烦热,口舌生疮,口渴面赤,小便赤涩刺痛,舌红脉数,治法宜 (　　)
   A. 清心养阴,利水通淋　　B. 苦寒直折,泻火解毒　　C. 清泻肝胆实火　　D. 清热凉血,透热养阴

7. 理中丸与小建中汤均能温中补虚,但其中理中丸并能:(　　)
   A. 和里缓急　　B. 降逆止呕　　C. 健脾燥湿　　D. 甘温除热

8. 黄土汤的主治证候,下列错误的是 (　　)
   A. 出血血色鲜红　　B. 四肢不温　　C. 面色萎黄　　D. 舌淡苔白

9. 龙胆泻肝汤组成药物中无 (　　)
   A. 泽泻　　B. 车前子　　C. 木通　　D. 滑石

10. 藿香正气散的功效是 (　　)
    A. 燥湿运脾,行气和胃　　B. 解表化湿,理气和中　　C. 宣畅气机,清利湿热　　D. 利湿化浊,

清热解毒

11. 滋阴疏肝法的代表方是（　　）
　　A. 逍遥散　　B. 一贯煎　　C. 六味地黄丸　　D. 大补阴丸

12. 下列除哪一项外均属固涩剂的适应证（　　）
　　A. 气虚自汗证　　B. 肺虚久咳证　　C. 虚寒泄泻证　　D. 湿热带下证

13. 半夏厚朴汤的功效是（　　）
　　A. 行气散结，消痞除满　　B. 行气散结，降逆化痰　　C. 降逆化痰，益气和胃　　D. 和胃降逆，开结除痞

14. 四神丸配用补骨脂的作用是（　　）
　　A. 温壮下元，涩肠止泻　　B. 补肾助阳，温脾止泻　　C. 温脾暖胃，固涩止泻　　D. 温补脾肾，收涩止泻

15. 麦门冬汤主治证的病机是（　　）
　　A. 肺胃阴虚，气机逆上　　B. 肺胃宣降失常，痰气逆阻　　C. 肺肾阴虚，虚火上炎　　D. 肺肾阴虚，复感疫毒

16. 二陈汤的功效是（　　）
　　A. 燥湿化痰，理气和中　　B. 燥湿祛痰，行气开郁　　C. 降逆化痰，益气和胃　　D. 行气散结，降逆化痰

17. 生脉散中配用五味子的作用是（　　）
　　A. 敛阴止汗　　B. 敛肺止咳　　C. 收涩止泻　　D. 敛心安神

18. 镇肝熄风汤的病机是（　　）
　　A. 肝阳上亢，风阳上扰　　B. 肝经热盛，热极动风。　　C. 阴虚阳亢，气血逆上　　D. 真阴大亏，虚风内动。

19. 气虚发热症，治宜首选（　　）
　　A. 当归补血汤　　B. 四君子汤　　C. 小建中汤　　D. 补中益气汤

20. 四逆散主治之四逆证是因（　　）
　　A. 阳衰阴盛　　B. 血虚寒厥　　C. 阳明腑实　　D. 阳气内郁。

21. 下列除哪一项外，均属四物汤组成中的药物？（　　）
　　A. 熟地黄　　B. 白芍　　C. 首乌　　D. 川芎

22. 有关玉屏风散的论述，下列论述不正确的是（　　）
　　A. 为益气固表法的代表方　　B. 佐以防风发汗解表邪。　　C. 主治表虚自汗，易感风邪者。
　　D. 君以黄芪大补脾肺之气，固表止汗。

23. 玉女煎中石膏配伍熟地黄的作用是（　　）
　　A. 清胃滋阴　　B. 清胃凉血　　C. 清胃泻火　　D. 滋阴降火

24. 下列除哪一项外，均为清热剂的作用特点（　　）
　　A. 解毒　　B. 泻火　　C. 凉血　　D. 滋阴

25. 半夏泻心汤的功效是（　　）
　　A. 降逆化痰，益气和胃　　B. 行气消痞，健脾和胃　　C. 和胃降逆，开结除痞　　D. 行气散结，降逆化痰。

26. 下列哪一项不是桑菊饮与银翘散所共有的药物？（　　）
　　A. 连翘　　B. 薄荷　　C. 杏仁　　D. 桔梗

27. 川芎茶调散的功效是（　　）
　　A. 疏风止痛　　B. 散寒止痛　　C. 通络止痛　　D. 疏肝止痛

28. 下列理中丸的主治证，哪一项是错误的？（　　）
　　A. 中焦虚寒的病后喜唾涎沫证　　B. 脾胃虚寒证　　C. 胸阳不振，气结痰阻证　　D. 阳虚失血证

29. 清营汤的主治证候，下列错误的是（　　）

A. 身热夜甚　　B. 时有谵语　　C. 心烦少寐　　D. 斑疹紫黑

30. 温脾汤组成药物中无（　　）

　　A. 大黄　　B. 附子　　C. 甘草　　D. 细辛

31. 羚角钩藤汤与百合固金汤组成中共有的药物是（　　）

　　A. 竹茹、当归　　B. 贝母、菊花　　C. 熟地、麦冬　　D. 白芍、生地

32. 功效利水渗湿，温阳化气的方剂是（　　）

　　A. 苓桂术甘汤　　B. 真武汤　　C. 防己黄芪汤　　D. 五苓散

33. 某患者发热恶寒，头痛，脘腹疼痛，呕吐泄泻，胸膈满闷，舌苔白腻，治宜选用（　　）

　　A. 平胃散　　B. 三仁汤　　C. 保和丸　　D. 藿香正气散

34. 具有泻火通便，清上泄下功效的方剂是（　　）

　　A. 大承气汤　　B. 清营汤　　C. 龙胆泻肝汤　　D. 凉膈散

35. 八法的内容中无（　　）

　　A. 吐、汗　　B. 燥、涩　　C. 消、补　　D. 温、清

36. 清热的方剂，煎药法宜（　　）

　　A. 武火急煎　　B. 武火久煎　　C. 文火急煎　　D. 文火久煎

37. 清营汤组成中无（　　）

　　A. 黄连　　B. 丹皮　　C. 竹叶　　D. 连翘

38. 半夏泻心汤所体现的治法是（　　）

　　A. 调和肝脾法　　B. 清上泄下法　　C. 辛开苦降法　　D. 燥湿化痰法

39. 败毒散组成药物中无：（　　）

　　A. 薄荷　　B. 柴胡　　C. 荆芥　　D. 独活

40. 桂枝汤的方义，下列哪一项是错误的（　　）

　　A. 君以桂枝解肌散寒，温助卫阳　　B. 臣以白芍养阴柔肝而熄风。　　C. 佐以生姜助桂枝解表调
　　卫　　D. 佐以大枣助白芍养阴和营。

二、多项选择题（在备选答案中有 2～5 个是正确的，将其全部选出并将他们的标号写在题后的括号内，错
　　选或漏选均不给分。每题 1 分，共 10 分）

1. 六味地黄丸"三阴"并补，"三阴"是指（　　）

　　A. 肝阴　　B. 肺阴　　C. 脾阴　　D. 心阴　　E. 肾阴

2. 朱砂安神丸中朱砂配黄连的作用是（　　）

　　A. 养阴血　　B. 清心火　　C. 镇惊悸　　D. 敛心阴　　E. 安心神

3. 酸枣仁汤组成药物中有（　　）

　　A. 川芎　　B. 朱砂　　C. 茯苓　　D. 知母　　E. 甘草

4. 方剂学研究的内容包括（　　）

　　A. 方剂学的基本理论　　B. 方剂中药物的配伍规律　　C. 中药学的基本理论　　D. 中药的性能功
　　效　　E. 方剂的临床运用

5. 治法与方剂的关系，下列论述正确的是（　　）

　　A. 辨证审因　　B. 治法是方剂的依据　　C. 方剂是治法的具体体现　　D. "方从法出"
　　E. "以法统方"

6. 半夏白术天麻汤中半夏配天麻的作用是（　　）

　　A. 化痰　　B. 降逆　　C. 熄风　　D. 定惊　　E. 止眩

7. 方剂的变化形式有（　　）

　　A. 药味增减的变化　　B. 临证加减的变化　　C. 剂型更换的变化　　D. 药量增减的变化
　　E. 药味药量同时增减的变化

8. 大承气汤主治（　　）

A. 阳明腑实证　　B. 热结旁流证　　C. 热厥属里热积滞者　　D. 发狂属里热积滞者　　E. 痉病属里热积滞者

9. 白虎汤主治证候的"四大症"是指（　　）

A. 大热　　B. 大汗　　C. 大渴　　D. 大烦　　E. 脉洪大

10. 清热剂的适应证有（　　）

A. 气分热盛证　　B. 湿热内蕴证　　C. 热毒壅盛证　　D. 血分热盛证　　E. 邪伏阴分证

三、填空题（将正确的答案写在空内。每空1分，共20分）

1. 八法指的是_____。

2. 桂枝汤中桂枝配白芍的作用是_____；小柴胡汤中柴胡配黄芩的作用是_____；麻杏甘石汤中麻黄配石膏的作用是_____。

3. 黄芪在玉屏风散中的作用是_____；在补中益气汤中的作用是_____，_____，_____；在补阳还五汤中的作用是_____。

4. 方剂的组成原则指的是_____。

5. 败毒散的君药是_____；理中丸的君药是_____；四君子汤的君药是_____。

6. 滋阴疏肝法的代表方是_____；甘温除热法的代表方是_____；补火生土法的代表方是_____。

7. 佐药的含义有_____、_____、_____。

四、名词解释（每小题2分，共6分）

1. 方剂学　　2. 透热转气　　3. 甘温除热

五、问答题（共8分）

1. 简述补益剂、理气剂、理血剂、祛湿剂、祛痰剂和消导化积剂中配伍理气药的意义。（5分）

2. 温里剂的使用注意事项是什么？

六、论述题（每题8分，共16分）

1. 试分析小柴胡汤的组成原则、功效、主治。

2. 试比较归脾汤与黄土汤的功效、主治的异同。

模 拟 试 题（二）

一、单项选择题（在备选答案中选择1个最佳答案，并把它的标号写在题后的括号内。每题1分，共40分）

1. 生化汤中应用当归的作用是（　　）

A. 活血祛瘀，养血调经　　B. 补血活血，祛瘀生新　　C. 温补肝血，行血通脉　　D. 补血活血，生肌消肿

2. 苓桂术甘汤的功效是（　　）

A. 温化痰饮，健脾利湿　　B. 温肺化饮，止咳平喘　　C. 温阳利水，降逆和胃　　D. 利水渗湿，解表化饮

3. 古医籍中，系统论述"八法"的是（　　）

A.《伤寒论》　　B.《黄帝内经》　　C.《医方集解》　　D.《医学心悟》

4. 使用解表剂的注意事项，下列哪一项不正确（　　）

A. 不宜久煎　　　B. 表里同病者宜先表后里或表里双解　　　C. 避寒风　　　D. 疮疡已溃、麻疹已透、虚性水肿也可应用

5. 具有清胆利湿，和胃化痰功效的方剂是（　　　）

    A. 蒿芩清胆汤　　B. 温胆汤　　C. 龙胆泻肝汤　　D. 甘露消毒丹

6. 下列组成中无白芍的方剂是（　　　）

    A. 小青龙汤　　B. 龙胆泻肝汤　　C. 小建中汤　　D. 四逆散

7. 某患者心下痞满而不痛，呕吐，肠鸣下利，舌苔薄黄而腻，脉弦数，治宜选：（　　　）

    A. 半夏泻心汤　　B. 藿香正气丸　　C. 枳实消痞丸　　D. 健脾丸

8. 玉女煎中石膏配伍熟地黄的作用是（　　　）

    A. 清胃滋阴　　B. 清胃凉血　　C. 清胃泻火　　D. 滋阴降火

9. 炙甘草汤中应用桂枝的作用是（　　　）

    A. 温经散寒　　B. 温阳通脉　　C. 温阳化气　　D. 平冲降逆

10. 清气化痰丸的君药是（　　　）

    A. 黄芩　　B. 半夏　　C. 胆南星　　D. 枳实

11. 某患者喘咳气急，发热，口渴，无汗，舌苔薄黄，脉浮数，治宜选用（　　　）

    A. 桑菊饮　　B. 定喘汤　　C. 麻黄汤　　D. 麻杏甘石汤

12. 真武汤与吴茱萸汤中所共有的药物是（　　　）

    A. 白芍　　B. 大枣　　C. 白术　　D. 生姜

13. 下列理中丸的主治证，哪一项是错误的（　　　）

    A. 中焦虚寒的病后喜唾涎沫证　　B. 中焦虚寒的小儿慢惊证　　C. 气结痰阻证　　D. 阳虚失血证

14. 某患者症见发热头痛，汗出恶风，口不渴，舌苔白，脉浮缓，治宜选用（　　　）

    A. 补中益气汤　　B. 防己黄芪汤　　C. 桂枝汤　　D. 玉屏风散

15. 某患者腰膝酸软，盗汗遗精，头目眩晕，耳鸣耳聋，舌红少苔，脉细数，治宜选用（　　　）

    A. 金锁固精丸　　B. 天王补心丹　　C. 肾气丸　　D. 六味地黄丸

16. 败毒散中无（　　　）

    A. 薄荷　　B. 柴胡　　C. 荆芥　　D. 独活

17. 某患者面色萎黄，心悸怔忡，健忘失眠，盗汗虚热，食少体倦，舌淡苔白，脉细弱，治宜选用（　　　）

    A. 天王补心丹　　B. 炙甘草汤　　C. 归脾汤　　D. 四物汤

18. 组成中应用干姜的方剂是（　　　）

    A. 温经汤　　B. 炙甘草汤　　C. 真武汤　　D. 乌梅丸

19. 四君子汤主治证候中无（　　　）

    A. 舌淡脉细缓　　B. 语音低微　　C. 食少体倦　　D. 肠鸣腹胀

20. 四逆散主治之四逆是因（　　　）

    A. 阳衰阴盛　　B. 血虚寒厥　　C. 阳明腑实　　D. 阳气内郁

21. 下列除哪一方外，均可用治脾虚出血证（　　　）

    A. 理中丸　　B. 归脾汤　　C. 参苓白术散　　D. 黄土汤

22. 善治上盛下虚，肺气上逆喘咳证的方剂是（　　　）

    A. 苏子降气汤　　B. 定喘汤　　C. 小青龙汤　　D. 麻杏甘石汤

23. 五苓散的君药是（　　　）

    A. 桂枝　　B. 白术　　C. 茯苓　　D. 泽泻

24. 独活寄生汤的功效，下列哪一项是错误的（　　　）

    A. 祛风湿　　B. 化痰瘀　　C. 止痹痛　　D. 补肝肾

25. 消风散的功效，下列哪一项是错误的（　　　）

    A. 清热　　B. 疏风　　C. 化痰　　D. 祛湿

26. 被誉为我国历史上第一部由政府编修的中成药典的著作是（　　　）

A. 《五十二病方》　　B.《太平惠民和剂局方》　　C.《医方集解》　　D.《伤寒杂病论》

27. 逆流挽舟法的代表方是（　　）
　　A. 补中益气汤　　B. 清暑益气汤　　C. 败毒散　　D. 藿香正气散

28. 患者咳嗽痰多色白易吐，胸膈痞闷，恶心呕吐，舌苔白腻，脉滑，治宜选用（　　）。
　　A. 温胆汤　　B. 二陈汤　　C. 小青龙汤　　D. 苓桂术甘汤

29. 在中医学史上第一部专门剖析方剂论理的专著是（　　）
　　A.《伤寒明理药方论》　　B.《黄帝内经》　　C.《医方考》　　D.《医方集解》

30. 下列哪一项不属于祛痰剂的分类（　　）
　　A. 温化寒痰　　B. 治风化痰　　C. 燥湿和胃　　D. 润燥化痰

31. 真武汤与实脾散均能温阳健脾而利水消肿，但实脾散重在温健脾阳，并能（　　）
　　A. 养阴敛阳　　B. 祛风消肿　　C. 燥湿和胃　　D. 行气除满

32. 羚角钩藤汤与百合固金汤组成中共有的药物是（　　）
　　A. 竹茹、当归　　B. 贝母、菊花　　C. 白芍、生地　　D. 百合、玄参

33. 归脾汤与固冲汤均能益气健脾以摄血止血，其中固冲汤并能（　　）
　　A. 益气健脾　　B. 养血补心　　C. 滋阴潜阳　　D. 收涩止血

34. 茵陈蒿汤中应用大黄的作用是（　　）
　　A. 泻火解毒　　B. 清热泻火　　C. 降泄瘀热　　D. 活血祛瘀

35. 体现王冰所谓"壮水之主，以制阳光"理论的方剂是（　　）
　　A. 六味地黄丸　　B. 一贯煎　　C. 百合固金汤　　D. 增液汤

36. 半夏白术天麻汤所体现的治法是（　　）
　　A. 镇肝熄风法　　B. 凉肝熄风法　　C. 滋阴熄风法　　D. 化痰熄风法

37. 下列方中之药，除哪一项外均属"制性存用"而用的（　　）
　　A. 银翘散——荆芥　　B. 大黄附子汤——大黄　　C. 麻杏甘石汤——麻黄　　D. 枳实消痞丸——
黄连

38. 冲任虚寒，瘀血阻滞之月经不调证，治宜选（　　）
　　A. 四物汤　　B. 逍遥散　　C. 温经汤　　D. 黄土汤

39. 某患者，女性，29岁。证见数月来两胁隐痛，口燥咽干，精神不振，不思饮食，月经错后，乳房作
胀，舌淡脉弦而虚，治宜首选（　　）
　　A. 一贯煎　　B. 四逆散　　C. 温经汤　　D. 逍遥散

40. 某患者见脘腹胀满，不思饮食，口淡无味，恶心呕吐，嗳气吞酸，苔白腻，脉缓，治宜选（　　）
　　A. 保和丸　　B. 枳实消痞丸　　C. 藿香正气丸　　D. 平胃散

二、多项选择题（在备选答案中有 2～5 个是正确的，将其全部选出并将他们的标号写在题后的括号内，错
　　选或漏选均不给分。每题 1 分，共 10 分）

1. 归脾汤中配用人参、黄芪等补气药的意义（　　）
　　A. 益气升阳　　B. 益气健脾　　C. 益气生血　　D. 益气摄血　　E. 益气固表
2. 麦门冬汤与旋覆代赭汤所共有的药物是（　　）
　　A. 人参　　B. 麦冬　　C. 大枣　　D. 半夏　　E. 炙甘草
3. 炙甘草汤的功效包括（　　）
　　A. 滋阴养血　　B. 涤痰通窍　　C. 益气温阳　　D. 复脉定悸　　E. 活血化瘀
4. 组成中含有四君子汤药物的方剂是（　　）
　　A. 参苓白术散　　B. 补中益气汤　　C. 健脾丸　　D. 枳实消痞丸　　E. 陈夏六君子汤
5. 佐药的含义包括（　　）
　　A. 反佐药　　B. 制约药物烈、毒性的药物　　C. 直接治疗次要症状的药物　　D. 针对兼病兼证起
主要治疗作用的药物　　E. 协助君臣药加强治疗作用的药物

6. 可用治久泻、久痢的方剂是（　　）
   A. 补中益气汤　　B. 理中丸　　C. 四神丸　　D. 乌梅丸　　E. 藿香正气丸
7. 组成中含有薄荷的方剂有（　　）
   A. 地黄饮子　　B. 川芎茶调散　　C. 养阴清肺汤　　D. 逍遥散　　E. 桑菊饮
8. 桑菊饮与银翘散组成中所共有的药物是（　　）
   A. 连翘　　B. 桔梗　　C. 芦根　　D. 薄荷　　E. 甘草
9. 完带汤治证的病机包括（　　）
   A. 湿浊下注　　B. 肝气郁结　　C. 脾气壅滞　　D. 带脉不固　　E. 脾虚气弱
10. 朱砂安神丸中黄连配朱砂的作用是（　　）
   A. 镇惊悸　　B. 安心神　　C. 敛心阳　　D. 清心火　　E. 养阴血

三、填空题（将正确的答案写在空内。每空1分，共20分）

1. 方剂学研究的内容有①＿＿＿＿＿；②＿＿＿＿＿；③＿＿＿＿＿。
2. 麻杏甘石汤中麻黄配石膏的作用是＿＿＿＿＿；四逆散汤中柴胡配枳实的作用是＿＿＿＿＿；桑菊饮中桑叶配杏仁的作用是＿＿＿＿＿。
3. 五味子在小青龙汤中的作用是＿＿＿＿＿；在生脉散中的作用是＿＿＿＿＿；在四神丸中的作用是＿＿＿＿＿。
4. 小柴胡汤和蒿芩清胆汤均具有＿＿＿＿＿的功效，其中小柴胡汤并能＿＿＿＿＿，而蒿芩清胆汤则重在＿＿＿＿＿。
5. 平胃散的君药是＿＿＿＿＿；阳和汤的君药是＿＿＿＿＿；镇肝熄风汤的君药是＿＿＿＿＿。
6. 调和营卫法的代表方是＿＿＿＿＿；甘温除热法的代表方是＿＿＿＿＿；滋阴疏肝法的代表方是＿＿＿＿＿。
7. 龙胆泻肝汤中生地、当归在方中的作用是＿＿＿＿＿；朱砂安神丸中生地、当归在方中的作用是＿＿＿＿＿。

四、名词解释（每小题2分，共6分）

1. 补火生土　　2. 方剂　　3. 凉开

五、问答题（共8分）

1. 试述黄土汤的配伍特点。
2. 理气剂使用时应注意些什么？

六、论述题（每题8分，共16分）

1. 试述银翘散的组成原则。
2. 试比较苏子降气汤与小青龙汤功用、主治之异同。

模 拟 试 题 (三)

一、单项选择题（在备选答案中选择1个最佳答案，并把它的标号写在题后的括号内。每题1分，共40分）

1. 半夏厚朴汤的功用是（　　）
   A. 行气散结，降逆化痰　　B. 益气和胃，降逆止呕　　C. 和胃消痞，降逆止呕　　D. 益气除痰，行气散结

2. 某患者虚烦少寐，心悸神疲，梦遗健忘，大便干结，口舌生疮，舌红少苦，脉细数，治宜选用（   ）

    A. 朱砂安神丸   B. 六味地黄丸   C. 天王补心丹   D. 酸枣仁汤

3. 首创把中医理、法、方、药融为一体的医著是（   ）

    A.《五十二病方》   B.《伤寒杂病论》   C.《普济方》   D.《太平惠民和剂局方》

4. 下列哪一项不是羚角钩藤汤的主治证候（   ）

    A. 高热躁扰   B. 手足抽搐   C. 目胀耳鸣   D. 脉弦数

5. 祛痰剂的分类，下列哪一项是不正确的（   ）

    A. 润燥化痰   B. 化痰熄风   C. 温化寒痰   D. 燥湿和胃

6. 桂枝汤的功用是（   ）

    A. 发汗解表，宣肺平喘   B. 温通心阳，平冲降逆   C. 解肌发表，调和营卫   D. 发汗祛湿，止咳平喘

7. 最能体现"壮水之主，以制阳光"理论的方剂是（   ）

    A. 肾气丸   B. 一贯煎   C. 六味地黄丸   D. 炙甘草汤

8. 桑菊饮与银翘散均能疏风散热，其中桑菊饮功效尤偏于（   ）

    A. 清热解毒   B. 散邪解表   C. 清肺平喘   D. 宣肺止咳

9. 下列哪一项不属"十剂"的范围（   ）

    A. 温、清   B. 宣、通   C. 补、泄   D. 滑、涩

10. 某患者带下黄稠而秽臭，口苦咽干，下腹时痛，小便短黄，舌红苔黄腻，脉滑数，宜选用（   ）

    A. 完滞汤   B. 龙胆泻肝汤   C. 导赤散   D. 黄连解毒汤

11. 杏苏散治证的病机是（   ）

    A. 风寒束表，肺失宣降   B. 风寒束表，水饮停肺   C. 凉燥犯肺，肺失宣降   D. 凉燥伤肺，气阴两伤

12. 麻黄汤可用治（   ）

    A. 外感风寒表虚证   B. 外感风寒表实证   C. 外感风寒、咳逆痰喘证   D. 外感风寒、营卫不和证

13. 大承气汤治证的病机是（   ）

    A. 热结阳明   B. 脾阳不足   C. 津亏肠燥   D. 寒积内结

14. 功善疏风止痛的方剂是：（   ）

    A. 吴茱萸汤   B. 银翘散   C. 消风散   D. 川芎茶调散

15. 桂枝汤中桂枝与芍药用量的比例是（   ）

    A. 1:1   B. 1:2   C. 2:1   D. 3:1

16. 化痰熄风法的代表方是（   ）

    A. 牵正散   B. 半夏白术天麻汤   C. 大定风珠   D. 羚角钩藤汤

17. 四君子汤组成药物中无（   ）

    A. 人参   B. 茯苓   C. 白术   D. 苍术

18. 产后血虚寒凝，瘀阻胞宫的腹痛，宜选用（   ）

    A. 四物汤   B. 桃红四物汤   C. 温经汤   D. 生化汤

19. 麦门冬汤功效是（   ）

    A. 滋养肺胃，降逆和中   B. 养阴清热，利咽止咳   C. 滋阴清热，润肺化痰   D. 养胃生津，降逆止咳

20. 四物汤组成药物中无（   ）

    A. 熟地   B. 当归   C. 川芎   D. 生地

21. 具有温阳健脾，养血止血功用的方剂是（   ）

    A. 理中丸   B. 补中益气汤   C. 归脾汤   D. 黄土汤

22. 理中丸的君药是（   ）

A. 干姜　　B. 人参　　C. 白术　　D. 桂枝

23. 小建中汤的君药是（　　）

A. 芍药　　B. 人参　　C. 黄芪　　D. 饴糖

24. 清暑益气汤治证的表现无（　　）

A. 体倦少气　　B. 身热汗多　　C. 心烦口渴　　D. 神疲谵语

25. 某患者尿频尿急，溺时涩痛，淋沥不畅，尿色浑赤，甚则癃闭不通，小腹急满，口燥咽干，舌苔黄腻，脉滑数，治宜（　　）

A. 龙胆泻肝汤　　B. 小蓟饮子　　C. 八正散　　D. 导赤散

26. 具有益气健脾，渗湿止泻功效的方剂是：（　　）

A. 理中丸　　B. 补中益气汤　　C. 参苓白术散　　D. 四君子汤

27. 苦寒直折法的代表方是（　　）

A. 白虎汤　　B. 犀角地黄汤　　C. 黄连解毒汤　　D. 清营汤

28. 理中丸与小建中汤都有温中补虚的功效，但其中理中丸并能（　　）

A. 和里缓急　　B. 降逆化浊　　C. 益气生脉　　D. 健脾燥湿

29. 六味地黄丸三阴并补，所补之"阴"是（　　）

A. 脾、肝、肾　　B. 脾、肺、肾　　C. 肺、肝、肾　　D. 心、肝、肾

30. 藿香正气散组成中无（　　）

A. 白芷　　B. 半夏曲　　C. 苍术　　D. 厚朴

31. 阳和汤与生化汤的共同药物是（　　）

A. 鹿角胶　　B. 炮姜　　C. 白芥子　　D. 肉桂

32. 三仁汤用治湿温初起，其症状无（　　）

A. 头痛恶寒　　B. 胸闷不饥　　C. 午后身热　　D. 咽喉肿痛

33. 以下哪一方剂，不宜用治妇人崩漏（　　）

A. 固冲汤　　B. 黄土汤　　C. 血府逐瘀汤　　D. 四物汤

34. 清燥救肺汤配伍麦冬的作用是（　　）

A. 养阴润肺　　B. 益胃生津　　C. 清心除烦　　D. 化痰止咳

35. 下列除哪一方剂外，组成药物中均含有杏仁（　　）

A. 麻子仁丸　　B. 定喘汤　　C. 百合固金汤　　D. 桑菊饮

36. 镇肝熄风汤证的脉象特点是（　　）

A. 弦数　　B. 弦细　　C. 弦数有力　　D. 弦长有力

37. 乌梅丸的功用是（　　）

A. 温脏清腑　　B. 平调寒热　　C. 缓急止痛　　D. 温脏安蛔

38. 组成中含有四物汤的方剂是（　　）

A. 归脾汤　　B. 独活寄生汤　　C. 血府逐瘀汤　　D. 补中益气汤

39. 组成中同时含有附子、干姜的方剂是（　　）

A. 半夏泻心汤　　B. 真武汤　　C. 肾气丸　　D. 乌梅丸

40. 保和丸中连翘的作用是（　　）

A. 清热解毒　　B. 疏风散热　　C. 清心泻火　　D. 清热散结

二、多项选择题（在备选答案中有2~5个是正确的，将其全部选出并将他们的标号写在题后的括号内，错选或漏选均不给分。每题1分，共10分）

1. 清营汤中用以"透热转气"的药物是：（　　）

A. 生地黄　　B. 银花　　C. 黄连　　D. 竹叶　　E. 连翘

2. 佐药的含义是指：（　　）

A. 针对次要症状起主要治疗作用的药物　　B. 反佐药　　C. 针对兼病、兼证起主要治疗作用的药物

D. 协助君药治疗主病主证的药物　　E. 制约君臣药烈、毒性的药物

3. 八正散与导赤散的共有药物是（　　）

　　A. 木通　　B. 滑石　　C. 生地黄　　D. 甘草　　E. 车前子

4. 和法的功用包括（　　）

　　A. 和解少阳　　B. 调和肝脾　　C. 表里双解　　D. 和血行滞　　E. 调和营卫

5. 独活寄生汤的功用是（　　）

　　A. 补肝肾　　B. 益气血　　C. 祛风湿　　D. 止痹痛　　E. 散瘀血

6. 黄土汤的组成中有（　　）

　　A. 黄芩　　B. 炮姜　　C. 附子　　D. 阿胶　　E. 干地黄

7. 完带汤治证的病机包括（　　）

　　A. 湿浊下注　　B. 肝气郁结　　C. 脾气壅滞　　D. 脾气虚弱　　E. 带脉不固

8. 体现"甘温除热"法的方剂有（　　）

　　A. 当归补血汤　　B. 小建中汤　　C. 清暑益气汤　　D. 补中益气汤　　E. 参苓白术散

9. 逍遥散治证的病机包括（　　）

　　A. 脾气虚弱　　B. 湿浊下注　　C. 肝气郁结　　D. 肝血不足　　E. 肝郁化火

10. 有止汗作用的方剂是（　　）

　　A. 桂枝汤　　B. 归脾汤　　C. 牡蛎散　　D. 玉屏风散　　E. 阳和汤

三、填空题（将正确的答案写在空内。每空1分，共20分）

1. 治法与方剂的关系，概而括之：治法是方剂的_____，而方剂则是治法的_____。"八法"是指___
　　_____。

2. 益气渗湿法的代表方是_____，温阳摄血法的代表方是_____，益气活血法的代表方是_____。

3. 二陈汤中陈皮配半夏的作用是_____；镇肝熄风汤中牛膝配代赭石的作用是_____；旋覆代赭汤中
　　旋覆花配代赭石的作用是_____。

4. 败毒散的君药是_____；真武汤的君药是_____；大承气汤的君药是_____。

5. 桂枝在桂枝汤中的作用是_____；在小建中汤中的作用是_____；在苓桂术甘汤中的作用是___
　　_____。

6. 脾肾阳虚之泄泻，宜选用_____；外有风寒，内伤湿滞之吐泻，宜选用_____；脾虚夹湿之泄泻，
　　宜选用_____。

7. 温病"三宝"指至宝丹、_____、_____。

四、名词解释（每小题2分，共6分）

1. 急下存阴　　2. 益气升阳　　3. 热伏阴分

五、问答题（共8分）

1. 方剂的组方目的是什么？
2. 试分析镇肝熄风汤中配伍茵陈、川楝子、麦芽的意义？

六、论述题（每题8分，共16分）

1. 试述一贯煎的组成原则。
2. 试分析比较羚角钩藤汤与镇肝熄风汤功效、主治的异同。

参 考 答 案

模 拟 试 题 (一)

一、单项选择题

1. A　2. C　3. B　4. A　5. D　6. A　7. C　8. A　9. D　10. B　11. B　12. D　13. B　14. B　15. A　16. A　17. A　18. C　19. D　20. D　21. C　22. B　23. A　24. D　25. C　26. C　27. A　28. C　29. D　30. D　31. D　32. A　33. D　34. D　35. B　36. A　37. B　38. C　39. C　40. B

二、多项选择题

1. ACE　2. BCE　3. ACDE　4. ABE　5. BCDE　6. ACE　7. ACDE　8. ABCDE　9. ABCE　10. ACDE

三、填空题

1. 汗法、吐法、下法、和法、温法、清法、补法、消法
2. 调和营卫　　和解少阳　　宣肺泄热　　平喘止咳
3. 益气固表止汗　　补中益气　　升阳举陷　　固表止汗　　益气以推动血行
4. 君、臣、佐、使
5. 羌活、独活　　干姜　　人参
6. 一贯煎　　补中益气汤　　四神丸
7. 佐助药　　佐制药　　反佐药

四、名词解释

1. 方剂学是研究及阐明治法与方剂的关系，方剂的配伍规律及临床运用的一门学科，又称处方学。
2. 透热转气：是治热邪初入营分的一种治法。当热邪初入营分而见身热夜甚，神昏谵语，斑疹隐隐，舌绛脉细数时，除用解毒清营法治疗外，尚可用透热外出的药物治疗，使初入营分之热，透出气分而解，这种治法称为"透热转气"法。
3. 甘温除热：是治疗气虚发热证的一种治法。当脾气不足，中气下陷时，出现身热汗出，渴喜热饮，面色㿠白，体倦气短，四肢乏力，饮食减少，舌胖苔白，脉虚时，采用甘温的药物，如黄芪、党参等，补益中气，使脾气健旺，发热消退，这种治法称为"甘温除热"法。

五、问答题

1. 理气药尤其行气药，可调理脾胃气滞，促进痰湿及食积的消除，又可推动血行，故诸方常配伍之。在补益剂中配行气药，可使补而不滞，通过调理脾胃，有助补益药物作用的发挥；在理血剂中使气行血亦行，有助于活血祛瘀，消散血瘀；祛湿剂之用理气药，意在使气化湿亦化，有助于运化水湿及利小便；在祛痰剂中，因痰因气而聚，痰生成后每致气机阻滞，用理气药既可有助于消痰，又可治疗气滞，故有"治痰必先治气"之说；消导化积剂中配伍理气药，主要通行气滞以助食积消除，又能治疗因食积内停之气机阻滞。

2. ①药多辛燥温热，易耗伤阴津，用时须注意防燥。

②凡真热假寒者，不宜应用。

③素体阴虚或宿有失血者，虽有里寒，用量宜轻。

④素体阳气虚者，常配伍补阳药，温补并用，虚寒并治，才可持续发挥疗效。

⑤阴寒太盛而拒药者，宜配反佐法。

六、论述题

1. 小柴胡汤由柴胡、黄芩、法半夏、人参、生姜、大枣、炙甘草七药组成，功能和解少阳，主治少阳证。症见往来寒热，胸胁苦满，默默不欲饮食，心烦喜呕，口苦咽干，目眩，舌苔薄白，脉弦者。并治热入血室、疟疾、黄疸病而见少阳证者。方中柴胡透泄少阳半表之邪，兼疏泄气机，为君药；黄芩清泄少阳半里之热，与柴胡合用以和解少阳，为臣药；佐以半夏、生姜和胃降逆止呕，人参、大枣益气健脾，防邪内传；使以炙甘草调和诸药，兼助参、枣扶正。诸药合用，以和解少阳为主，兼和胃气。是治少阳病之总方。

2. 归脾汤与黄土汤在功用上均能补脾统血，兼补阴血，用治脾虚，脾不统血之出血，面色萎黄，体倦乏力，气短食少等症。但归脾汤以益气健脾为主，并无止血治标之药，兼可养心血而安心神。其所治的月经过多，或崩漏等出血证，是由于脾气不足，脾不统血所致，属补气摄血治本之剂，主要用治脾气虚弱而见食少懒言，体倦乏力，月经过多，色淡淋漓不断，或便血、皮下出血等，并治心脾两虚，气虚血少之心悸怔忡，健忘失眠等症。而黄土汤标本兼顾，既可温阳健脾，又可收敛止血，而且以收敛止血为主，其所治的出血证，是由于脾阳虚，脾不统血而致，属温阳止血之剂。主治脾阳虚弱，脾不统血之出血，凡出血而兼有畏寒肢冷，脉沉细无力等阳虚者，多用之。

模 拟 试 题 （二）

一、单项选择题

1. B　　2. A　　3. D　　4. D　　5. A　　6. B　　7. A　　8. A　　9. B　　10. C　　11.
D　12. D　　13. C　　14. C　　15. D　　16. C　　17. C　　18. D　　19. D　　20. D
21. C　22. A　　23. D　　24. B　　25. C　　26. B　　27. C　　28. B　　29. A　　30. C
31. D　32. C　　33. D　　34. C　　35. A　　36. D　　37. D　　38. C　　39. D　　40. D

二、多项选择题

1. BCD　　2. ACDE　　3. ACD　　4. ACDE　　5. ABCE　　6. ACD　　7. ABCDE
8. ABCDE　　9. ABDE　　10. ABD

三、填空题

1. 方剂与治法的关系　　方剂的配伍规律　　方剂的临床运用
2. 宣肺泄热，平喘止咳　　疏肝理脾，调畅气机　　疏散风热，宣肺止咳
3. 敛肺止咳　　收敛止汗　　涩肠止泄
4. 和解少阳　　益气扶正　　清热利湿，理气化痰
5. 苍术　　熟地黄、鹿角胶　　淮牛膝
6. 桂枝汤　　补中益气汤　　一贯煎
7. 养阴补血，使祛邪而不伤正　　补养心血，兼以清热

四、名词解释

1. 补火生土指温壮、补益命门之火，以温养脾土的治法，用以治疗命门火衰，不能上暖脾土，脾失健运而

281

致之五更泄泻，不思饮食，食不消化之证。其代表方如四神丸。

2. 方剂又称"处方"，是在辨证审因，决定治法之后，选择适当的药物，按照组方原则，酌定用量，用法，妥善配伍而成的处方。

3. 凉开是指采用凉心开窍，清热化痰的药物，治疗热闭神昏的一种治法。热邪内陷心包或痰热蒙蔽心窍时，每见高热烦躁，神昏谵语，甚至抽搐，可采用安宫牛黄丸治疗，以清心解毒，豁痰开窍，故安宫牛黄丸即属凉开的代表方。

五、问答题

1. 黄土汤的配伍特点是：其一、标本兼顾。既用附子、白术温脾阳以复脾胃统摄之权，治疗阳虚失血之本，又用灶心黄土、阿胶收敛止血以治出血之标。其二，刚柔并济。以刚药附子、白术温阳健脾，用柔药阿胶、生地养阴补血，使该方温而不燥，滋而不腻。其三，寒热并用。以温热之附子、灶心土，配苦寒之黄芩，相反相成，共达止血之效。

2. 理气剂的使用注意是：(1) 应注意分清病情寒热虚实与兼夹的有无，勿犯虚虚实实之戒。若气滞实证，误用补气，则其滞愈增；若气虚证误用行气，则更伤其气。(2) 气滞而兼气逆者，宜行气与降气并用；若兼气虚者，则宜行实兼顾。(3) 理气剂多属芳香辛燥之品，易伤津耗气，应适可而止，慎勿过剂，尤其对年老体弱者，或阴虚火旺者，孕妇等，均当慎用。

六、论述题

1. 银翘散中以银花、连翘为君，辛凉透表，清热解毒，又能芳香辟秽；臣以薄荷、牛蒡子辛凉解表，利咽解毒，荆芥、淡豆豉辛散透邪外出；佐以桔梗宣肺止咳化痰，竹叶、芦根清热生津；甘草为使，调和诸药，甘草与桔梗相合，能清利咽喉。诸药合用，共成辛凉透表，清热解毒之剂。

2. 苏子降气汤与小青龙汤在功用上均能温化寒痰，平喘止咳，同可用治寒痰犯肺，肺气上逆之咳嗽，气喘，痰涎清稀，口淡等症。但苏子降气汤属降气之剂，方由苏子、半夏等配肉桂组成，除温肺化痰作用外，长于降气平喘，并兼能温肾纳气，故常用治上盛（寒痰壅盛于肺）下虚（肾气亏虚于下）的喘咳。凡咳喘日久不止，痰涎清稀，胸闷气逆，或腰酸脚软，眩晕耳鸣，动则气喘，呼多吸少，气难接续者，多用之。而小青龙汤属解表之剂，方由麻黄、桂枝配细辛、干姜等组成，除温肺化饮作用外，长于散寒解表，故常用于外寒（风寒束于肌表）内饮（寒饮犯肺）之喘咳。治证上每见头痛，恶寒发热，无汗，胸痞咳喘，痰白清稀，肢体浮肿重痛等。

模 拟 试 题（三）

一、单项选择题

1. A　　2. C　　3. B　　4. C　　5. D　　6. C　　7. C　　8. D　　9. A　　10. B　　11. C　　12. B　　13 A　　14. D　　15. A　　16. B　　17. D　　18. D　　19. A　　20. D　　21. D　　22. A　　23. D　　24. D　　25. C　　26. C　　27. C　　28. D　　29. A　　30. C　　31. B　　32. D　　33. C　　34. A　　35. C　　36. D　　37. D　　38. C　　39. D　　40. D

二、多项选择题

1. BCDE　　2. ABDE　　3. AD　　4. ABC　　5. ABCD　　6. ACDE　　7. ABDE　　8. ABD　　9. ACD　　10. ABCD

三、填空题

1. 依据　　体现　　汗法、吐法、下法、和法、温法、清法、补法、消法
2. 参苓白术散　　黄土汤　　补阳还五汤

3. 燥湿化痰，理气和中　　引血下行，镇肝降逆　　降逆下气，消痰止噫
4. 羌活、独活　　附子　　大黄
5. 解肌发表，温助卫阳，温通经脉　　温阳散寒　　温阳化饮
6. 四神丸　　藿香正气散　　参苓白术散
7. 紫雪　　安宫牛黄丸

四、名词解释

1. 急下存阴指用药性峻猛的药物，急下邪热积滞，以护阴液，免除因热邪积滞内停日久而致津液耗伤之患。如大承气汤峻下热结，以治疗阳明腑实证，即体现这一治法。
2. 益气升阳：指以补气药配伍升举阳气药组合成方，以治疗中气虚弱，清阳下陷病证的一种治法。代表方是补中益气汤。
3. 热伏阴分：语出《温病条辨》，是温病后期，热邪不解，内传阴分，阴液被伤的病证。以久热不退，夜热早凉，热退无汗，舌红苔少，脉细数为特征。

五、问答题

1. ①"相须"为用，增强药效；②综合药效，扩大适应范围；③有机组合，产生新的药效；④降低或消除药物的毒、烈性，减少副作用。
2. 镇肝熄风汤主要用治阴虚阳亢，气血上逆之类中风证。针对其病机，除用重镇降逆，滋阴潜阳药外，选用茵陈、川楝子、麦芽，一则可清泄肝热，疏泄肝气，以利肝阳的平降镇潜；又可以麦芽调中和胃，防金石类药物碍胃之弊。

六、论述题

1. 君药生地黄重用滋阴养血，补益肝肾。臣以枸杞子、当归身滋阴血，补肝肾，滋水涵木；北沙参，麦冬养阴补肺，既资水之上源，又能清金以制木。佐药川楝子疏肝理气，清泄郁热。
2. 相同点：两方均具有平肝熄风的功效。用治肝风内动而见头目眩晕，烦躁，脉弦有力者。
   不同点：羚角钩藤汤长于凉肝熄风，清热止痉，并能柔润舒筋。多用治肝经热盛，引动肝风而见高热烦躁，四肢抽搐，舌绛而干，脉弦数等证者。而镇肝熄风汤善于重镇降逆，潜阳熄风，并能滋阴液，舒肝气。多用治肝肾阴亏，肝阳上亢而动风，气血逆上之类中风证。临证以头目眩晕，脑部胀痛，面色如醉，脉弦长有力等为特征。而且不论中风之前，中风举发或中发之后，凡其病机相符者，均可应用。

(黎同明)

附　录

方名索引

参 考 书 目

1　傅瑞卿. 全国高等中医院校函授教材；中医方剂学. 长沙：湖南科学技术出版社，1986

2　广州中医学院. 全国高等医药院校试用教材；方剂学. 上海：上海科学技术出版社，1979

3　段富津. 普通高等教育中医药类规划教材；方剂学. 上海：上海科学技术出版社，1995

4　杨医亚. 中国医学百科全书；方剂学. 上海：上海科学技术出版社，1988

5　熊曼琪，张横柳. 临证实用伤寒学. 北京：中国科学技术出版社，1991

6　欧明，李衍文，高汉森. 汉英常用中医处方手册. 广州：广东科技出版社，1991

7　李庆业. 高等中医院校协编教材；方剂学. 北京：中国医药科技出版社，1989

8　何国梁，李政木，何奇宽. 方剂学应试指南. 广州：广东科技出版社，1999

9　广州中医学院. 海外函授教材；方剂学. 厦门：厦门大学出版社，1981

10　罗元恺. 高等医药院校教材；中医妇科学. 上海：上海科技出版社，1986

图书在版编目（ＣＩＰ）数据

方剂学/高汉森主编. — 长沙 ： 湖南科学技术
出版社，2012.1（2025.4 重印）
全国高等中医药院校成人教育教材
ISBN 978-7-5357-0393-4

Ⅰ．①方… Ⅱ．①高… Ⅲ. 方剂学—成人高等教
育—教材 Ⅳ．①R289

中国版本图书馆 CIP 数据核字（2012）第 006865 号

全国高等中医药院校成人教育教材

方剂学

委托修订：国家中医药管理局人事教育司
主编单位：广州中医药大学
主　　编：高汉森
出 版 人：潘晓山
责任编辑：鲍晓听 黄一九 石 洪
出版发行：湖南科学技术出版社
社　　址：长沙市芙蓉中路一段 416 号泊富国际金融中心
网　　址：http://www.hnstp.com
邮购联系：本社直销科 0731-84375808
印　　刷：长沙市宏发印刷有限公司
（印装质量问题请直接与本厂联系）
厂　　址：长沙市开福区捞刀河大星村 343 号
邮　　编：410153
版　　次：2012 年 1 月第 3 版
印　　次：2025 年 4 月第 52 次印刷
开　　本：787mm×1092mm　1/16
印　　张：19.25
字　　数：480 千字
书　　号：ISBN 978-7-5357-0393-4
定　　价：30.00 元